Frauen

Bildnachweis:

Archiv Kneipp-Verlag	182, 210, 375, 343, 344/345, 353, 375, 409, 410 (2x)
Bárci Peter	78, 118, 120/121, 126, 130, 175, 406, 411, 426
Begsteiger	368
Bilderbox	355
Brand X Pictures	12/13, 65, 185
Creativ Collection	95, 101, 128, 172/173, 174, 232, 241, 270, 286
Digital Vision	54, 82/83, 86, 108, 138, 289, 365
Eisl	256, 257, 262 (2x), 392, 394, 395
GS Ultimate	41
Image Source	20, 43, 48, 58, 73, 135, 143, 144, 158, 194/195, 214, 229, 231, 232, 240, 243, 245, 246, 249, 251, 258, 260/261, 281, 339, 373, 400/401, 402, 407, 412, 413, 419, 425, 427, 428
It Stock Free	359
Medicalpicture	204, 239, 277, 348, 352, 381, 383, 398
MEV	28/29, 34, 38, 39, 45, 69, 76, 77, 91, 98, 107, 122, 124, 137, 141, 159, 162, 181, 186, 208/209, 221, 248, 267, 324, 338, 346, 358, 361, 364, 372, 376, 378, 392, 397, 398, 421
Photo Alto, Eric Audras	68, 163, 238, 322
Photo Alto, Pierre Bourrier	84, 94, 132
Photo Alto, John Dowland	164, 415, 422
Photo Alto, Isabelle Rozenbaum/ Frédéric Cirou	131
Photodisc	140, 165
Stockbyte	22, 44, 52, 59, 64, 70, 74, 80, 81, 88, 90, 102, 132, 139, 150/151, 152, 153, 154, 157, 160, 166, 167, 176, 199, 235, 238, 315, 330, 341
Stock Picture Desk	386, 388
Wilke	215, 336

Autoren Univ.-Prof. Dr. Anita Rieder, Univ.-Prof. Dr. Christine Kurz,
Univ.-Doz. Mag. Dr. Ingrid Kiefer, Ingrid Edelbacher

Layout, Satz,
technische Bearbeitung WOW!-Werbeoffice Wilbold, Martin Jurkowitsch, Kneipp-Verlag

Coverbild It Stock Free

Druck Theiss GmbH, A-9431 St. Stefan

ISBN 3-7088-0359-0

Printed in Austria, 2005

Anita Rieder / Christine Kurz
Ingrid Kiefer / Ingrid Edelbacher

Frauen

Das große Gesundheitsbuch

KNEIPP VERLAG
LEOBEN · WIEN

Neuestes Wissen
von Frauen für Frauen

Inhalt

Vorwort 8

Einleitung 10

Gesund bleiben – gesund werden 13

Die Gesundheit liegt in unserer Hand 14

Vorbeugung 15

Die Vorsorge-Schwerpunkte . . 16

Das Herz 22

Risikofaktoren 29

Alkohol 30

Bewegungsmangel 34

Blutdruck 46

Diabetes mellitus 52

Fettstoffwechselstörungen 54

Gicht und Hyperurikämie 58

Homozystein 63

Rauchen 65

Stress 76

Übergewicht 79

Gesunde Ernährung für Frauen 83

Nährstoffe, die Frauen brauchen . . 84

Die Zusammensetzung unserer Nahrung 84

Eiweiß 84

Fett 85

Kohlenhydrate 86

Ballaststoffe 87

Vitamine und Mineralstoffe . . . 88

Wasser 89

Energiezufuhr 89

Wichtige Nährstoffe kurz erklärt 93

So essen Frauen in allen Lebenslagen richtig 121

Bedarfsgerechte Ernährung, Gesundheit und Wohlbefinden hängen zusammen 122

Jugendliche / Pubertät 122

Ernährung und Anti-Aging 125

Essen gegen Stress und schlechte Laune 129

Vorbeugung durch Essen und Trinken 132

Sportlerinnen 137

Menopause 143

Ernährung im fortgeschrittenen Alter 145

So werden Frauen schneller schlank 151

Frauen nehmen anders ab 152
- Realistische Zielsetzung 155
- Das »ideale« Gewicht 156

Frauen nehmen schwerer ab 157
- Risiko Schwangerschaft 158
- Rauchen und Gewicht 159
- Gewichtszunahme und Wechseljahre 159
- Gewichtszunahme unter hormoneller Verhütung 160
- Gewichtszunahme durch Hormonersatztherapie nach der Menopause 161

Hände weg von Diäten! 162

Spezielle Probleme beim Abnehmen 165
- Wenn das Gewicht steht 166

Alles über Menstruation, Verhütung und das erste Mal beim Gynäkologen 173

Das erste Mal beim Gynäkologen 174
- Wann soll man das erste Mal zum Frauenarzt gehen und warum?.................... 174
- Wie funktioniert eine gynäkologische Untersuchung? 175

Monatshygiene / Intimhygiene .. 181

Die Menstruation 182
- Wie kann ich meine Regel verschieben? 184

Wie verhüte ich richtig, welche Methode ist für mich am besten geeignet? 185
- Kondom und Pille 187
- Hormonale Verhütung 187
- Nicht-hormonale Verhütung .. 189

Krebsvorsorge 195

Hier gilt besonders: Vorbeugen ist besser! 196
- Gebärmutterhalskrebs 196
- Gebärmutterkörperkrebs 197
- Eierstockkrebs 198
- Darmkrebs 198
- Brustkrebs 199

Hormone – wie sie wirken ... 209

Was sind Hormone? 210
- Was sind Sexualhormone und wo werden sie gebildet? .. 211

Schilddrüsenhormone 216

Was ist die Menstruation – Regel, Periode, Mens, die Tage? 219

Hormonelle Verhütung – wie sie wirkt 222

Hormone und körperliche Veränderungen 228
- Zyklusstörungen 228
- Endometriose 231
- PCO, Polyzystisches Ovarsyndrom 231
- PMS, Prämenstruelles Syndrom..... 232

Dysmenorrhö ... 233

Neurologische und psychische Erkrankungen ... 233

Erkrankungen, die auch Hormon-assoziiert sind ... 234

Migräne ... 234

Multiple Sklerose ... 236

Morbus Alzheimer ... 237

Herzinfarkt ... 237

Chronische Polyarthritis, rheumatoide Arthritis ... 238

Osteoporose ... 240

Diabetes mellitus ... 240

Krebs ... 241

Hautveränderungen ... 242

Sexuelle Dysfunktion ... 243

Blasen- und Vaginalinfektionen ... 244

Die Wechseljahre ... 246

Hormonersatztherapie – der ewige Jungbrunnen? ... 250

Soll man Hormone ersetzen, wenn sie fehlen? ... 250

Gibt es Alternativen zur Hormontherapie? ... 255

Krankheiten von A – Z und ihre Behandlung ... 261

Ausfluss – Fluor vaginalis ... 262

Blasen- und Vaginalinfekte ... 264

Blutungen, vaginale ... 268

Blutungsanomalien → siehe Zyklusstörungen

Diabetes mellitus → siehe Risikofaktoren

Dysfunktion, sexuelle ... 269

Dysmenorrhö → siehe Zyklussstörungen

Eierstockzysten ... 271

Endometriose ... 273

Geschlechtskrankheiten ... 277

Harnverlust ... 280

Hautveränderungen ... 281

Herz-Kreislauf-Erkrankungen ... 283

Herzinfarkt und Schlaganfall ... 283

Hyperandrogenämie ... 286

Kaiserschnitt → siehe Geburt

Krampfadern → siehe Venenleiden

Krebs (Karzinom) ... 288

Kürettage → siehe Operationen

Migräne und Kopfschmerzen ... 295

Morbus Alzheimer ... 300

Operationen ... 303

Osteoporose ... 309

PCO, Polyzystisches Ovarsyndrom ... 314

PMS, Prämenstruelles Syndrom ... 316

Polyarthritis, progressiv chronische ... 318

Psychosomatische Erkrankungen ... 320

Angst ... 320

Druck ... 321

Eifersucht ... 322

Depression ... 326

Schilddrüsenprobleme 326
Unterleibsschmerzen 330
Uterus Myomatosus 332
Venenleiden 333
Wechsel, zu früher (Climacterium praecox) 337
Wechselbeschwerden 338
Zyklusstörungen 340
Dysmenorrhö 341

Rund um Schwangerschaft und Geburt 345

Kinderwunsch – Wunschkind 346
Von der Insemination zur Retortenbefruchtung 348
Abenteuer Schwangerschaft 349
Hilfe, ich bin schwanger – was tun? 351
Welche Untersuchungen in der Schwangerschaft? 353
Rhesusinkompatibilität 358
Unauffälliger Schwangerschaftsverlauf 359
Was ist Toxoplasmose? 361
Diabetes – ein Problem für die Schwangerschaft 362
Ernährung und Schwangerschaft 364
Arzneimittel in der Schwangerschaft 374
Sport und Schwangerschaft 375
Fliegen in der Schwangerschaft .. 376
Alles vorbereitet – das Kind kann kommen 377
Geburtsablauf 380
Geburtshilfliche Operationen 382
Ambulante Geburt 384
Hausgeburt 386
Der Kaiserschnitt (Sectio caesarea) 388
Was ist ein Dammschnitt 390
Geburtserleichterung 392
Baby-Blues (Wochenbettdepression) 398

Praktische Lebenshilfe für Frauen 401

Einteilungssache 402
Die große Kunst, »Nein« zu sagen 402
Zeitmanagement 404
Atmen, abschalten, schlafen 407
Atmen Sie Stress weg 407
Wie schalte ich ab? 411
Schlaf 413
Heilsame Gefühle 418
Glücksgefühle 418
Freundeskreis 421
Gelassenheit 422
Lachen 425
Weinen 426
Gefühle 428

Lexikon / Sachregister 430

Frauen – Das große Gesundheitsbuch

Vorwort

Liebe Leserinnen!

Geschlechtsspezifische Gesundheit und geschlechtsspezifische Medizin haben sich als Begriffe in den letzten Jahren einen festen Platz im öffentlichen Gesundheitsbereich, in der Wissenschaft und in den Medien gesichert.

Frauengesundheit als großes Gesundheitsthema dagegen existiert schon lange. Es scheint ein einfacher Begriff zu sein, der aber schwer zu definieren ist und der so vieles beinhaltet. Frauengesundheit schließt auch vieles mit ein, was mit unserer Rolle als Frau zusammenhängt. Als Frau ist man beinahe von Kindheit an, spätestens aber ab der frühesten Jugend daran gewöhnt, sich mit dem eigenen Körper auseinanderzusetzen, mit seinen Funktionen und den damit verbundenen Veränderungen, die sich im Lebenszyklus ergeben.

Die Vorsorge begleitet einen ebenfalls von sehr früh an, was im Laufe des Lebens von Vorteil sein sollte. Wir sorgen vor durch Verhütung, durch frühe Vorsorgeuntersuchungen bei Frauenärztin/Frauenarzt, in der Schwangerschaft für die Gesundheit des Kindes und unsere eigene Gesundheit, später für die Kinder durch den Gang zu Kinderärztin/Kinderarzt, Fürsorge für die Familie und die älteren Familienmitglieder. Vorsorge ist für uns eigentlich eine lebensbegleitende Tätigkeit. Jedoch müssen wir zugeben, dass wir vielleicht im Laufe der Jahre unsere eigene Gesundheit an den Rand rücken, weil die (Vor)Sorge um andere im Vordergrund steht, aus Zeitmangel, und weil wir vielleicht glauben, dass uns Frauen manche Krankheiten nicht wirklich ernsthaft betreffen, wie zum Beispiel Herzinfarkt. Bei anderen Krankheiten sind wir möglicherweise der althergebrachten Meinung, dass Sie uns mit dem Alter unvermeidlich treffen werden, z. B. Blasenschwäche, Gewichtszunahme nach den Wechseljahren, poröse Knochen durch Osteoporose, Blutdruckerhöhung und so weiter. Aber wir müssen uns nicht damit abfinden, sondern wir können in jedem Lebensalter und in jeder Lebensphase etwas für unsere Gesundheit tun und Krankheiten vorbeugen, in dem wir uns um unsere Ernährung, seelisches Gleichgewicht und um regelmäßige

Fitnessaktivitäten bemühen und natürlich nicht rauchen. Genauso wichtig ist, regelmäßige Untersuchungen durchzuführen, damit Krankheiten schon im Frühstadium erkannt und besser behandelt werden können. Frauentumore wie Brustkrebs, Gebärmutterkörperkrebs und Gebärmutterhalskrebs nehmen im Laufe des Älterwerdens an Häufigkeit zu, leider verringern sich aber mit zunehmendem Alter unsere Besuche bei Frauenärztin und Frauenarzt. Daran müssen wir etwas ändern, denn Frauengesundheit und Gesundheitsvorsorge spielen im ganzen Leben einer Frau eine sehr große Rolle.

Dieses große Frauengesundheitsbuch soll Ihnen in klassischer Weise die großen Frauengesundheitsthemen von A – Z nahe bringen, und Ihnen das neueste Wissen einfach und kompakt liefern.

Univ. Prof. Dr. Anita Rieder

Frauengesundheit – von spezifischen »Frauenthemen« bis zum Lebensstil

Einleitung

Dieses Buch entstand aus dem Bedürfnis, interessierten Frauen in kurzer, prägnanter Form Informationen über ihren eigenen Körper nahe zu bringen.

Über die Anatomie und Funktion der weiblichen Organe werden Störungen und Krankheitsbilder erklärt und so den betroffenen Frauen leicht verständlich gemacht. Wichtig ist es mir ebenso, vor allem Mädchen und jungen Frauen die Scheu vor dem ersten Besuch beim Frauenarzt zu nehmen. Durch die Beschreibung einer normalen gynäkologischen Untersuchung können, so denke ich, Vorurteile, Angst und Unbehagen vor der Frauenärztin/dem Frauenarzt genommen werden. Gleiches gilt auch für die vielen Fragen, die jede Frau vor einer bevorstehenden Operation beunruhigen.

Das Vorher und Nachher der gängigsten gynäkologischen Operationen und einzelne Operationsschritte sollen für die Patientinnen gut nachvollziehbar und verständlich werden.

Heutzutage weiß man, dass Hormone starke Veränderungen im weiblichen Körper und der Psyche der Frau bewirken. Hormone sind sehr wichtige Bausteine im Stoffwechsel. In diesem Ihnen vorliegenden Buch werden Funktionen und Auswirkungen der einzelnen Hormone, Störungen und Krankheitsbilder kurz beschrieben und erklärt.

Der Inhalt hat in erster Linie orientierend informativen Charakter und soll in keiner Weise den Besuch beim Facharzt und Spezialisten für endokrine Erkrankungen ersetzen.

Für Frauen gibt es in wesentlichen Teilen andere Ernährungsempfehlungen als für Männer. Alle sachkompetenten Ratschläge in diesem Buch stammen von Univ.-Doz. Mag. Dr. Ingrid Kiefer, die Themen Vorsorgeuntersuchungen, Risikofaktoren und Lebensstil sowie wertvolle Tipps zur Entspannung, hat Ingrid Edelbacher, Medizinjournalistin, ausführlich dargelegt.

Frau Univ.-Prof. Dr. Anita Rieder hat als Gesamtherausgeberin und Autorin wertvolle Arbeit geleistet.

Mit Hilfe der Fragen und Bemerkungen meiner kritischen Nichten Magdalena, Barbara, Johanna, Katharina und Antonia ist dem breiten Thema der Verhütung mit allen Vor- und Nachteilen sowie Nebenwirkungen ausreichend Rechnung getragen. Meinen Nichten möchte ich dafür danken und ihnen dieses Buch auch widmen.

Den Hormonteil dieses Buches möchte ich meinem Lehrer und Mentor Prof. DDr. Johannes Huber, dem ich mein Wissen verdanke, in ewiger Verbundenheit widmen.

Ich wünsche Ihnen, dass Sie durch dieses Buch viele interessante Informationen erhalten und manches davon zum besseren Verständnis der Zusammenhänge beiträgt.

Herzlichst

Univ.-Prof. Dr. Christine Kurz

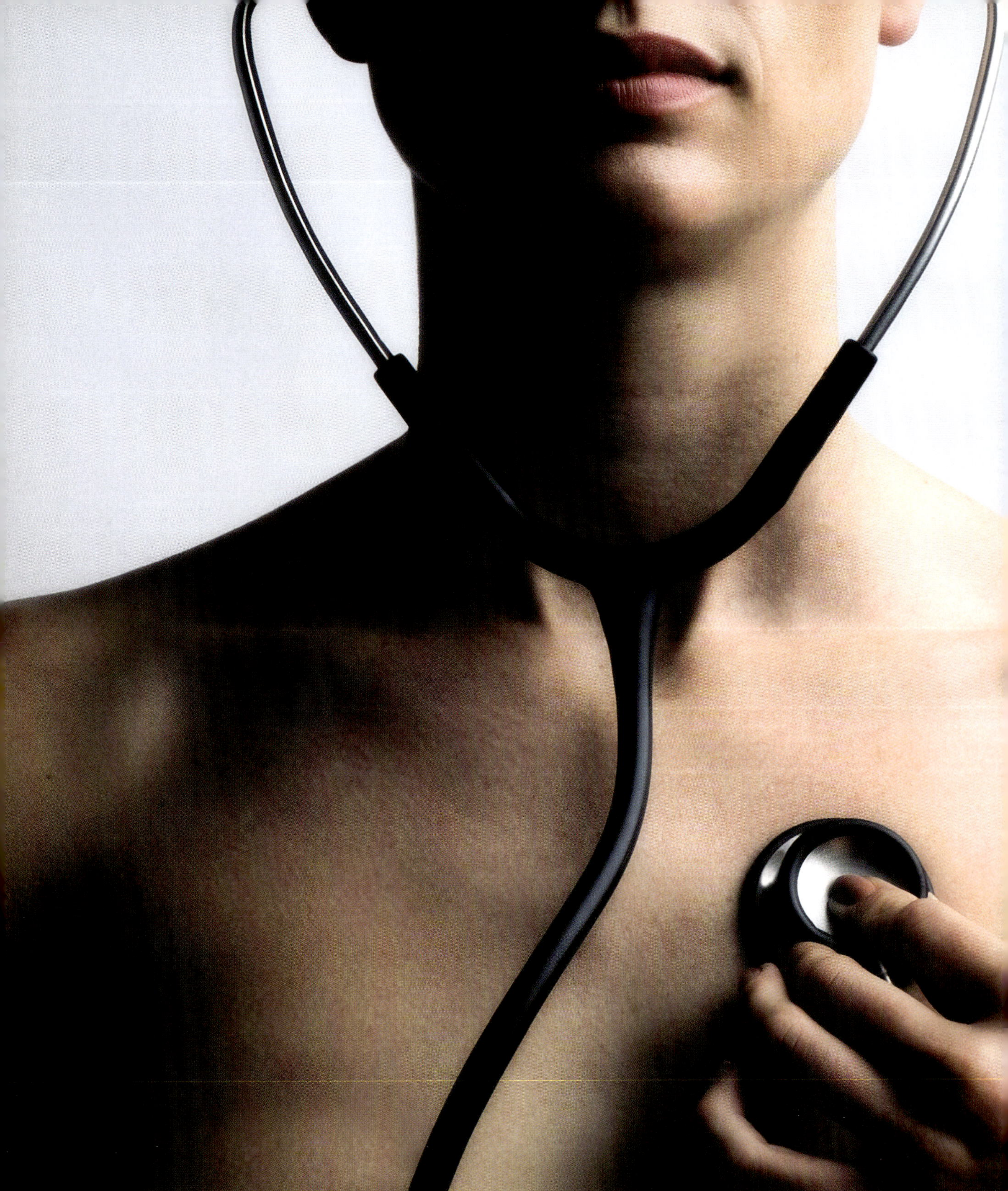

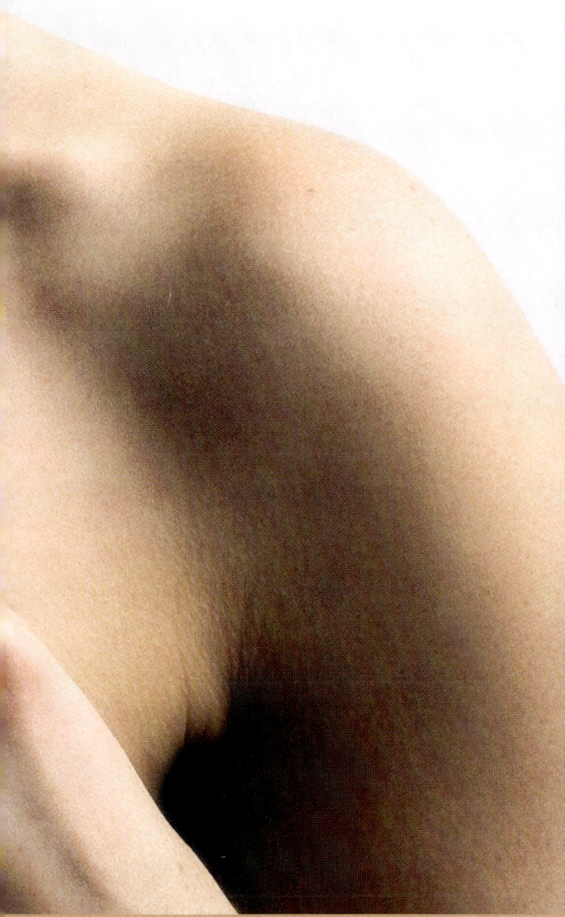

Gesund bleiben – gesund werden

Vorsorgen ist besser als sich Sorgen zu machen. Sie ist so einfach, aber trotzdem werden die Untersuchungen von vielen Frauen nur zögernd angenommen.

Deshalb stellen wir sie als wichtigstes Anliegen an den Anfang.

Die Gesundheit liegt in unserer Hand

→ Zwei Drittel aller Gesundheitsprobleme sind »selbst gemacht«

Noch nie zuvor waren die Chancen so groß wie heute, zur eigenen Gesundheit beizutragen. Wir wissen so viel wie noch nie und haben Diagnostik- und Therapiemöglichkeiten wie nie zuvor.

Für seinen Körper ist jeder selbst verantwortlich und sollte so wenig wie möglich gegen ihn arbeiten. Lediglich ein Drittel der altersbedingten Veränderungen im menschlichen Organismus sind auf erbbedingte Steuermechanismen zurückzuführen, also Anlagen oder Krankheiten, die quasi in die Wiege gelegt wurden und gegen die wir nichts tun können. Zwei Drittel der Probleme werden von unserem Lebensstil verursacht – und den können wir selbst bestimmen.

Grundsätzlich wirkt ein gesunder Lebensstil vorbeugend gegen Herz-Kreislauf-Krankheiten, Krebs und Osteoporose – jene Leiden, die uns am häufigsten betreffen. Gesund leben bedeutet aber nicht Verzicht, sondern einfach vernünftige Auswahl: Fettarmes, vitaminreiches Essen wird fettreichen, dick machenden Nahrungsmitteln vorgezogen.

Richtiger Lebensstil macht Spaß, führt zu Wohlbefinden und einem allgemein besseren Gesundheitszustand.

Das heißt: Wenn es einem gelingt, das Cholesterin zu senken, reduziert man nicht nur das Risiko für Herzkrankheiten, sondern kann sich auch über mehr Fitness und Leistungsfähigkeit freuen.

Neben Gesundheitsvorsorge ist es wichtig, sich Lebensfreude, Mut, Selbstvertrauen und Mitgefühl zu bewahren.

Wer lebenslustig und aktiv ist, wer sich also selbst liebt, der ist auch fähig, Liebe zu geben und Liebe zu empfangen. Mit diesen Eigenschaften werden wir wichtig für andere und damit wichtig für uns selbst. Menschen, die wirklich glücklich sind, halten sich länger jung.

Dieses Kapitel soll Frauen als Leitfaden dienen, der ihnen sagt, worauf sie besonders achten sollen, damit sie gesund bleiben – wie das Frauenherz im richtigen Takt bleibt und warum Blutdruck und Cholesterin so wichtig sind.

Die Geschwindigkeit des Alterns hängt von drei Faktoren ab: Von der genetischen Veranlagung, der Disziplin der Lebensführung und dem privaten wie beruflichen Glück. Die Gene sind nicht zu beeinflussen, sehr wohl aber kann man mit Eigeninitiative auf die Altersbremse steigen. Für unsere Gesundheit sind wir selbst verantwortlich.

Diese Verantwortung kann uns kein Arzt und kein Sozialsystem abnehmen. Dafür werden umfangreiche Programme und Einrichtungen geboten, um die Gesundheit zu erhalten bzw. Krankheiten frühzeitig zu erkennen und rechtzeitig heilen zu können. Vorsorgeuntersuchungen sollten regelmäßig in Anspruch genommen werden.

Vorbeugung

Vorsorgeuntersuchungen

Ab 18 kann sich jede Frau, jeder Mann in Österreich einmal im Jahr gründlich untersuchen lassen. Die Vorsorgeuntersuchung muss nur beim Hausarzt/bei der Hausärztin angemeldet werden, die Kosten übernimmt die Krankenkasse.

Der Check umfasst eine medizinische Durchuntersuchung, bei der auch die persönliche und familiäre Krankengeschichte erfasst und Risikofaktoren festgestellt werden.

In Deutschland bezahlen die Krankenkassen folgende Untersuchungen: Die allgemeinmedizinische Untersuchung alle zwei Jahre für alle über 35-Jährigen, die jährliche Krebsvorsorgeuntersuchung für Frauen ab dem 20. und für Männer ab dem 45. Lebensjahr sowie die zahnärztliche Untersuchung, zweimal jährlich für alle zwischen fünf und 18, einmal jährlich für alle über 18-Jährigen. Zusätzlicher Vorsorgeschutz ist von der jeweiligen Krankenversicherung abhängig.

Als Erstes wird gemessen und gewogen: Größe, Gewicht, Bauchumfang und Blutdruck. Der Patient/die Patientin wird abgeklopft, abgehorcht, ausgeleuchtet und auf Reflexe überprüft. Auch die Wirbelsäule und die Gelenke werden genau untersucht, sowie die Haut genau inspiziert.

Einen wesentlichen Teil der Vorsorgeuntersuchung stellen Laboruntersuchungen dar. Der Harn wird auf Stoffe und Faktoren untersucht, die nicht enthalten sein sollten, und die auf Krankheiten oder Störungen der Nieren und Harnwege hinweisen. Stuhl wird üblicherweise ab 50 Jahren auf Blut untersucht, zusätzlich wird auch eine Darmspiegelung empfohlen.

Und natürlich erfolgt eine Blutabnahme – dazu möglichst in der Früh mit nüchternem Magen zum Arzt/zur Ärztin gehen.

Bestimmt werden: Gesamt- und HDL-Cholesterin, Blutzucker, ein Leberwert (Gamma-GT), Triglyzeride und das rote Blutbild bei Frauen.

Mit Vorliegen des Befundes und nach Abschluss aller Tests ist das ärztliche Gespräch sehr wichtig. Das Resultat und weiterführende Maßnahmen sollen erklärt und besprochen werden. Manchmal ist es notwendig, weitere Diagnoseschritte (Röntgen, Ultraschall etc.) bei Fachärzten/Fachärztinnen einzuleiten und anschließend gezielte Therapien durchzuführen.

Wenn alles in Ordnung ist, bedarf es keiner weiteren Untersuchungen – und man hat ein unglaublich gutes Gefühl. Dennoch: Nicht vergessen und sich regelmäßig wieder zur Kontrolle anmelden!

→ Vorsorgeuntersuchungen – zahlen sich aus

Zahnarzt/Zahnärztin

Regelmäßige Besuche bei Zahnarzt/Zahnärztin sind für die Vorsorge und die Früherkennung von Erkrankungen der Zähne und Mundhöhle sehr wichtig. Professionelle Zahnreinigung und Mundhygiene tragen auch zur Zahngesundheit bei. Dabei kann der Arzt kleinste Veränderungen bemerken, gegen Karies und Belag vorgehen oder eventuell nötige Regulierungen in die Wege leiten.

Wer regelmäßig seinen Zahnarzt aufsucht, wird blendend schöne Zähne behalten, außerdem können sich in den kurzen Zeitabständen auch keine größeren Zahnschäden entwickeln.

→ Kontrollbesuche sollen für Frauen zur Routine werden

Besonders wichtig in der Vorsorge ist zum Beispiel die Früherkennung von Paradontitis, Zahnfleischentzündung, wobei auch Gewebe abgebaut wird.

Frauenarzt/Frauenärztin

Der erste Besuch beim Frauenarzt sollte nicht erst mit 18 Jahren stattfinden. Je nach Entwicklung (Pubertät, Menstruationsbeschwerden, Geschlechtsverkehr etc.) sollten Mädchen viel früher zum Gynäkologen, zur Gynäkologin.

Das kann mit 12 Jahren genauso sein wie mit 15 oder 16; hier muss individuell entschieden werden. Mütter sollten jedenfalls aufmerksam sein: Sollte die Tochter über gynäkologische Beschwerden klagen oder die Pille verlangen, bitte unbedingt eine(n) Facharzt/Fachärztin konsultieren. Prinzipiell sollten Frauen mindestens einmal im Jahr ihre Gynäkologin oder ihren Gynäkologen aufsuchen – auch zur Gebärmutter- und Brustuntersuchung und um den Krebsabstrich durchführen zu lassen.

Das ist ein Muss! (mehr darüber auf Seite 196ff.)

Die Vorsorge-Schwerpunkte im Überblick

Für Frauen zwischen 18 und 30

Eine allgemeine medizinische Durchuntersuchung wird ab dem 18. Lebensjahr empfohlen. Sie sollte auch von jenen in Anspruch genommen werden, bei denen keine Risikofaktoren vorliegen und die sich rundum wohl und gesund fühlen, was ja in diesem Alter meist der Fall ist.

Herz: Blutuntersuchung durchführen lassen um Gewissheit zu erhalten, dass die Werte (Cholesterin etc.) in Ordnung sind. Wenn das nicht der Fall ist, kann frühzeitig entgegengewirkt werden. Von Herzinfarkten sind immer öfter auch jüngere Menschen betroffen. Deshalb raten Mediziner/-innen bereits in diesem Altersabschnitt zur regelmäßigen Blutdruckmessung: Entweder zweimal im Jahr beim Arzt oder in der Apotheke, oder man schafft sich ein eigenes Messgerät für zu Hause an.

EINSCHÄTZUNG DES KARDIALEN RISIKOS FÜR 19- BIS 39-JÄHRIGE (AHA RISK CALCULATOR)

Risikostufe
5-Jahres-Risiko für ein kardiales Ereignis bei Personen im Alter ab dem **19. bis zum 39. Lebensjahr**

Risikostufe	Punkte	Interpretation der Ergebnisse (siehe Bemerkungen)
hoch	11, 10, 9, 8	Die Werte liegen deutlich erhöht über dem Durchschnitt der Altersgruppe
moderat	7, 6, 5, 4	Die Werte liegen moderat erhöht über dem Durchschnitt der Altersgruppe
gering	3, 2, 1, 0	Werte liegen im Durchschnitt der Altersgruppe

Zusätzliche kumulative Risikopunkte:

1. alle Männer im Alter von 35 bis 39: + 1 Punkt
2. Diabetes bei Männern: + 1 Punkt
3. Diabetes bei Frauen: + 2 Punkte

Berechnung der Gesamtrisikopunkte:
Risikopunkte laut Tabelle
+ zusätzliche kumulative Risikopunkte
= Gesamtrisikopunkte

* behandelte Hypertonie

körperlich inaktiv

Quotient v. Gesamtcholesterin/HDL-Cholesterin; Systolischer Blutdruck (mmHg)

	Systolischer Blutdruck (mmHg)	keine familiäre Belastung – Nichtraucher ≤4	≤6	>6	keine familiäre Belastung – Raucher ≤4	≤6	>6	familiäre Belastung – Nichtraucher ≤4	≤6	>6	familiäre Belastung – Raucher ≤4	≤6	>6
Männer BMI > 26,7 / **Frauen** BMI > 24,3	>170	4	5	6	5	6	7	6	7	8	7	8	9
	≤170*	3	4	5	4	5	6	5	6	7	6	7	8
	<140	2	3	4	3	4	5	4	5	6	5	6	7
Männer BMI ≤ 26,7 / **Frauen** BMI ≤ 24,3	>170	2	4	5	4	5	6	5	6	7	6	7	8
	≤170*	2	3	4	3	4	5	4	5	6	5	6	7
	<140	1	2	3	2	3	4	3	4	5	4	5	6

körperlich aktiv

Quotient v. Gesamtcholesterin/HDL-Cholesterin; Systolischer Blutdruck (mmHg)

	Systolischer Blutdruck (mmHg)	keine familiäre Belastung – Nichtraucher ≤4	≤6	>6	keine familiäre Belastung – Raucher ≤4	≤6	>6	familiäre Belastung – Nichtraucher ≤4	≤6	>6	familiäre Belastung – Raucher ≤4	≤6	>6
Männer BMI > 26,7 / **Frauen** BMI > 24,3	>170	3	4	5	4	5	6	5	6	7	6	7	8
	≤170*	2	3	4	3	4	5	4	5	6	5	6	7
	<140	1	2	3	2	3	4	3	4	5	4	5	6
Männer BMI ≤ 26,7 / **Frauen** BMI ≤ 24,3	>170	2	3	4	3	4	5	4	5	6	5	6	7
	≤170*	1	2	3	2	3	4	3	4	5	4	5	6
	<140	0	1	2	1	2	3	2	3	4	3	4	5

Quellennachweis: Die Tabelle wurde vom PiCo Consulting (Dr. med. Piribauer, F) gemeinsam mit dem Wissenschaftszentrum Gesundheitsförderung/Prävention der VAEB, (Dipl.Ing. Kvas G.) auf Basis des Risikokalkulators der American Heart Association erstellt. Der Risikokalkulator wurde auf Anraten von NIVEL (siehe Patronanzen) von der Internet-Site des "Institute for Algorithmic Medicine" bezogen (http://www.medal.org sowie NIVEL-Bericht, Kapitel kardiovaskuläres Risiko: http://www.zaeg.at -> NIVEL-Report).

→ **Körperlich inaktive Raucher mit familiärer Belastung haben das größte Risiko**

Krebs: Früherkennung ist vor allem bei Hautkrebs besonders wichtig. Junge Menschen mit Muttermalen sollten sehr vorsichtig sein. Je nach Anzahl der Muttermale und deren Beschaffenheit ist eine Kontrolle durch den Hautarzt halbjährlich bis alle drei Jahre ratsam.

Ab 18 ist die jährliche gynäkologische Untersuchung für Frauen unerlässlich (Krebsabstrich und Brustuntersuchung). Um auf Veränderungen sofort reagieren zu können, sollte außerdem ab diesem Alter die Brust regelmäßig selbst untersucht werden – am besten am 7. bis 10. Zyklustag (mehr darüber auf Seite 199ff.).

→ Ausgeklügelte Tests für gute Risikoeinschätzung

Für Frauen zwischen 31 und 40

In diesem Alter treten oft erste Krankheitssymptome oder Störungen auf.

Herz: Das Risiko, in den nächsten 5 Jahren einen Herzinfarkt zu erleiden, kann mittels eines einfachen Tests der Amerikanischen Herzgesellschaft abgeschätzt werden. Fragen Sie Ihren Hausarzt! Ab jetzt regelmäßige Blutdruckkontrolle – am besten durch Selbstmessung. Blutzucker- und Blutfettwerte sind besonders wichtig, wenn man übergewichtig ist und/oder hohen Blutdruck hat.

Krebs: Der regelmäßige PAP-Abstrich (siehe Seite 50) ist enorm wichtig. Risikopatientinnen, in deren Familien Brust- und Eierstockkrebs vorkommen, werden regelmäßige Untersuchungen (alle sechs bis 24 Monate) an spezialisierten Zentren empfohlen.

Augen: Ab jetzt sollte auch der Augenarzt aufgesucht, Augeninnendruck und Sehvermögen kontrolliert werden. Ist alles in Ordnung, wird der Augenarzt den Termin zur nächsten Untersuchung festlegen. Wichtig ist, über seinen Augendruck Bescheid zu wissen, besonders wenn Risikofaktoren vorhanden sind, z. B. Fälle von grünem Star (Glaukom) in der Familie. Man spürt ihn nicht, aber erhöhter Augendruck kann zu grünem Star werden, was zur Erblindung führen kann. Erhöhter Druck ist in der Mehrzahl der Fälle leicht zu behandeln – Betroffene müssen meist zweimal täglich die Augen eintropfen.

Rauchen: Unbedingt das Aufhören ernsthaft in Angriff nehmen.

Rücken: Bei sitzenden Berufen kommt es in diesen Jahren oft zu Problemen und Schmerzen. Suchen Sie den Orthopäden auf, er checkt Sie auf Haltungsschäden durch und leitet eventuelle Therapien ein.

Für Frauen zwischen 41 und 50

Zur allgemeinen jährlichen Vorsorgeuntersuchung und den oben erwähnten Kontrollen ist in diesen Jahren meist zusätzlich der Augenarzt / die Augenärztin sehr gefragt.

Augen: Sollten Sie den Spezialisten/die Spezialistin noch immer nicht aufgesucht haben, tun Sie es bald:

EINSCHÄTZUNG DES KARDIALEN RISIKOS FÜR ÜBER 40-JÄHRIGE (NEW ZEALAND RISK SCALE)

Risikostufe	Fünf-Jahres-Risiko für ein kardiales Ereignis (nicht fatal und fatal)	Nutzen: vermiedene kardiale Ereignisse während fünf Jahren pro 100 behandelten Personen*	Nutzen: Anzahl der Menschen die fünf Jahre behandelt werden müssen, um ein kardiales Ereignis zu vermeiden*
sehr hoch	› 30%	› 10	‹ 10
	25–30%	9	11
	20–25%	7,5	13
hoch	15–20%	6	16
moderat	10–20%	4	25
gering	5–10 %	2,5	40
	2,5–5 %	1,25	80
	‹ 2,5 %	‹ 0,8	› 120

Kästchen mit diesem Zeichen (•) zeigen an, dass bei Patienten mit einem sehr hohen Cholesterinspiegel (› 160 mg/dl) oder Blutdruck (› 170/100 mHg) das Risiko höher sein kann als angegeben.

* Dieser Risikotafel liegt die Annahme zugrunde, dass Patienten, die Ihre erhöhten Cholesterinwerte um 20 Prozent reduzieren, bzw. jene, die Ihren erhöhten Blutdruck um 12/6 mmHg reduzieren, eine 30-prozentige Reduktion Ihres Herzrisikos bewirken, unabhängig von Ihrem Risiko vor der Behandlung.

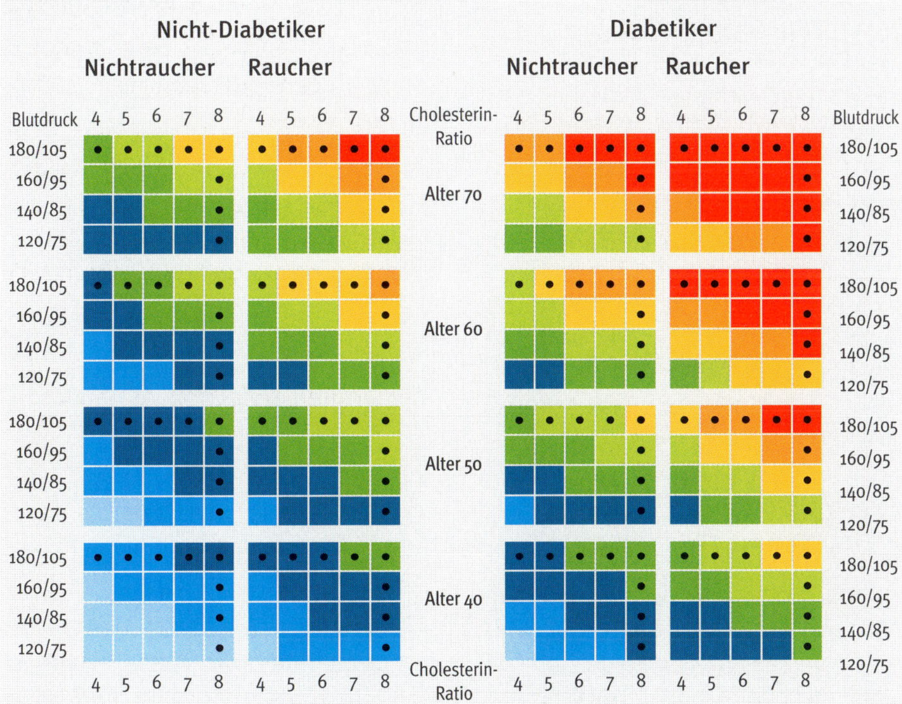

Cholesterin-Ratio: Quotient von Gesamtcholesterin/HDL-Cholesterrin

→ **Raucherinnen und Diabetikerinnen haben das höchste Risiko**

→ Mit zunehmendem Alter spielt die Vorsorge eine immer wichtigere Rolle

Zur allgemeinen Kontrolle wie zuvor beschrieben und auch wegen der Lesebrille, die viele Menschen in dieser Altersgruppe einfach brauchen und die das Leben beträchtlich vereinfachen kann. Die Lesebrille schont vor allem Augen und Kopf, denn das ständige Anvisieren, Weghalten oder Verdrehen von Texten, damit man sie endlich »erliest«, kann überaus anstrengend sein. Es ist nun einmal nicht zu ändern: Ab 40 kann sich Weitsichtigkeit einschleichen, die altersbedingt ist und die man mit einer Lesebrille ausgleichen kann. Es muss aber nicht dazu kommen – es gibt Frauen, die auch mit 70 noch gestochen scharf sehen.

Wohlbefinden: Möglicherweise macht bereits der sinkende Hormonspiegel zu schaffen. Falls Symptome dafür vorhanden sind, Frauenarzt/Frauenärztin aufsuchen, dort werden Sie weiter beraten und eventuell wird eine Hormonuntersuchung gemacht. Eine Knochendichtemessung (zur Prophylaxe von Osteoporose) kann sinnvoll sein, wenn ein massives Osteoporoserisiko besteht (z. B. Eierstockentfernung). Bei unklaren Beschwerden könnte auch die Schilddrüse dahinter stecken – eine Untersuchung bringt rasch Klarheit.

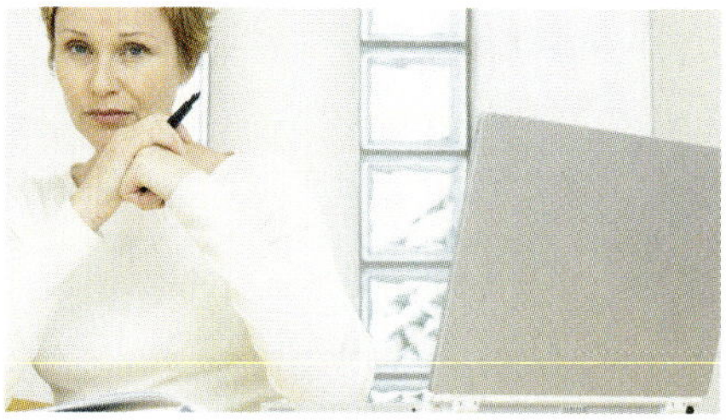

Herz: Zu dieser Lebensphase gehört unbedingt ein umfassender Herz-Kreislauf-Check, vor allem wenn man zuckerkrank ist und Risikofaktoren vorhanden sind, z. B. hohe Cholesterinwerte, hoher Blutdruck, Rauchen oder familiäre Belastung (das Risiko können Sie mit dem Test auf Seite 19 abschätzen!).

Krebs: Eine jährliche Darmspiegelung (Koloskopie) wird Menschen mit familiärer Belastung ab dem 40. Lebensjahr angeraten, sonst ab 50 alle fünf Jahre. Die Mammografie der Brust ist ab 40 alle zwei Jahre routinemäßig empfohlen.

Zuckerkrankheit: Wichtig sind die regelmäßigen Blutzuckerkontrollen bei der Vorsorgeuntersuchung, besonders bei Übergewicht und nahen Angehörigen mit Zuckerkrankheit. Frauen haben bei Zuckerkrankheit ein höheres Risiko für Herzkranzgefäßverkalkungen.

Für Frauen ab 50

Lassen Sie sich »auf Herz und Nieren« untersuchen und alle Vorsorgeuntersuchungen beim Allgemeinmediziner, Internisten, Gynäkologen, Augenarzt und Zahnarzt wie zuvor beschrieben durchführen. Was jetzt dazu kommen kann ist, dass mit zunehmendem Alter die Knochenmasse abnimmt. Und damit steigt das Risiko, an Osteoporose zu erkranken. Wenn keine besonderen Risikofaktoren vorliegen, wird empfohlen, ab 65 Jahren routinemäßig zur

Knochendichtemessung zu gehen. Bei vielen Frauen treten Wechselbeschwerden ab 50 verstärkt auf. Lassen Sie sich beraten, wie Sie diese Probleme am besten in den Griff bekommen und meistern können. Manchmal muss man mehrere Präparate ausprobieren, ehe man das richtige findet. Über Pro und Contra Hormonersatztherapie lesen Sie auf Seite 250ff.

Krebs: Ab 50 sollte der Stuhl einmal im Jahr routinemäßig auf Blut untersucht werden. Dafür erhält man entweder vom Arzt oder in der Apotheke einfache Teststreifen. Zur Darmkrebsfrüherkennung wird alle 10 Jahre eine hohe Darmspiegelung (Koloskopie) empfohlen.

Für Frauen steigt in dieser Altersphase auch das Brustkrebsrisiko und jenes für Gebärmutterkrebs. Wichtig: Jährlich zum Frauenarzt gehen sowie alle zwei Jahre Mammografie und eventuell auch Ultraschall der Brust durchführen lassen. Auf die monatliche Selbstuntersuchung nicht vergessen.

Augen und Ohren: Regelmäßige Untersuchungen zur Früherkennung und Vorbeugung von Sehschwächen und Augenerkrankungen, ab 65 Jahren routinemäßige Untersuchung zur Früherkennung von grauem Star.

Mit zunehmendem Alter ist es auch immer wichtiger, die Hörleistung zu überprüfen und beeinträchtigtes Hören frühzeitig zu erkennen.

Früherkennung macht oft alles wieder gut

Frauen sollten sich mit den Früherkennungsmaßnahmen vertraut machen.

Krankheiten, die frühzeitig erkannt werden, sind wesentlich besser zu behandeln oder lassen sich gänzlich heilen. Obwohl die Vorsorgeuntersuchungen ein großer Erfolg sind, werden sie bei weitem nicht von allen Frauen in Anspruch genommen.

57 Prozent der Frauen im Alter zwischen 45 und 59 lassen regelmäßig eine Mammografie durchführen. Ab 60 werden die Zeitabstände wieder größer, in denen sie zu Vorsorgeuntersuchungen gehen. Doch gerade in diesem Alter nimmt das Risiko zu, an Krebs zu erkranken. Eine Früherkennung erhöht die Heilungschance.

Auch Darmkrebs, Diabetes und Bluthochdruck kommen bei Frauen immer häufiger vor – hier ist ebenfalls eine regelmäßige Kontrolle erforderlich.

→ Ab 60: Nicht nachlassen in der Vorsorge!

Impfungen

Zur Vorbeugung gehören auch Impfungen als wesentliche Strategien zum Gesundbleiben, wie die jährliche Grippeimpfung für alle und die Pneumokokkenimpfung ab dem 60. Lebensjahr. Wichtig auch bei Erwachsenen sind Diphterie, Tetanus, Keuchhusten, Kinderlähmung, FSME, Hepatitis A und B sowie Mumps, Masern, Röteln (falls kein Impfschutz vorhanden ist).

Das Herz

Frauenherzen schlagen anders

Die meisten Frauen fühlen sich vom Herzinfarktrisiko nicht betroffen, gilt der Herzinfarkt doch seit jeher als Männersache. Frauen neigen dazu, Herzinfarkt und Schlaganfall zu unterschätzen und dafür das Krebsrisiko zu überschätzen.

→ Auch Frauen sind Herzinfarkt-gefährdet!

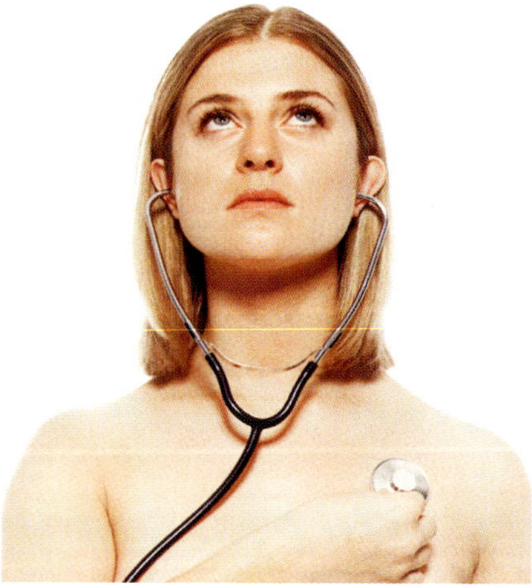

Generell sind Herz-Kreislauf-Erkrankungen mit über 50 Prozent die häufigste Todesursache bei Frauen und Männern, Tendenz steigend. Zu den Herz-Kreislauf-Erkrankungen zählen Herzinfarkt, Schlaganfall, Erkrankungen der Herzkranzgefäße und Beinarterien oder Bluthochdruck. Sie entstehen vor allem durch Gefäßverkalkung (Arteriosklerose) und den damit verbundenen Gefäßveränderungen.

Trifft es zunächst mehr Männer, setzt die Problematik bei Frauen nach der Menopause ein. Das Risiko für Erkrankungen der Herzkranzgefäße verdoppelt sich, weil nach der Menopause die Hormonproduktion sinkt und im Gegenzug Blutdruck, Blutfette und Cholesterinspiegel steigen.

Wissenschafter haben festgestellt, dass das erhöhte Risiko für ältere Frauen nicht nur auf das Alter, sondern auch auf die oben genannten Veränderungen im Stoffwechsel nach der Menopause zurückzuführen ist (siehe auch »Wechseljahre«, Seite 246ff.). Im Alter werden dann die Männer von den Frauen überholt. Frauen bekommen ihren Herzinfarkt bis zu zehn Jahre später. Bei einer immer älter werdenden Bevölkerung wird Herzinfarkt als Todesursache bei Frauen weiter zunehmen.

Frauen überleben seltener als Männer

Das Problem für die Frau: Wegen so genannter atypischer Symptome wird ihr Herzinfarkt oft zu spät entdeckt und kann daher nicht so gut behandelt werden wie bei Männern. Die Herzinfarkt-Todesrate in Krankenhäusern liegt bei Frauen höher (16 Prozent) als bei Männern (elf Prozent). Bei Herzinfarkt und Schlaganfall ist die Zeit entscheidend: Kommt ein(e) Patient/Patientin innerhalb von sechs Stunden nach Verspüren der Symptome und Schmerzbeginn ins Spital, sind die Chancen groß, ein

Blutgerinnsel rechtzeitig auflösen zu können und eine Wiederdurchblutung des absterbenden Gewebes zu erzielen. Auch die Sterblichkeit ein Jahr nach einem Herzinfarkt ist bei Frauen höher als bei Männern.

Das hat folgende Ursache: Medikamenten-Studien wurden früher nur mit Männern durchgeführt und auf den männlichen Organismus abgestimmt; den Frauen verabreichte man dann vom selben Medikament etwas weniger. Inzwischen erforscht man aber auch die Bedürfnisse des Frauenherzens.

Dennoch: Frauen haben bei chirurgischen Eingriffen eine schlechtere Prognose als Männer. Nach Operationen dauert es länger, bis Frauen keine Schmerzen mehr haben und sie müssen auch öfter nachoperiert werden.

Der größte Risikofaktor für Herzinfarkt und Schlaganfall ist das Alter, und beim Älterwerden bekommen wir die Sünden von früher zu spüren.

Meist ist es nämlich ein ungesunder Lebensstil, der den Rhythmus des Lebensmotors aus dem Takt bringt. Erhöhte Cholesterin- und Blutdruckwerte, Übergewicht, Diabetes, Rauchen, Stress und Bewegungsmangel sind Gift für die Gefäße. Erhöhte Werte dürfen nicht ignoriert, sondern müssen unbedingt behandelt werden. Sollten Sie erhöhte Blutdruckwerte und/oder zu hohes Cholesterin haben und dazu noch rauchen und wenig Bewegung machen, steigen die Herzinfarkt- und Schlaganfallgefahr enorm an, weil es durch diese Faktoren zu krankhaften Veränderungen der Blutgefäße kommen kann. Eine Zuckerkrankheit setzt unseren Gefäßen besonders zu. Ablagerungen (Plaque) setzen sich ab und verengen die Gefäße. Diese Fetteinlagerungen werden vor allem durch Cholesterin verursacht. Erste Einlagerungen, die bereits im jugendlichen Alter beginnen können, engen das Gefäß zunächst noch nicht ein. Mit der Zeit steigt die Verengung aber, weil stetig weitere Ablagerungen dazu kommen. Irgendwann ist das Gefäß dann dermaßen verengt, dass es zum Verschluss kommt.

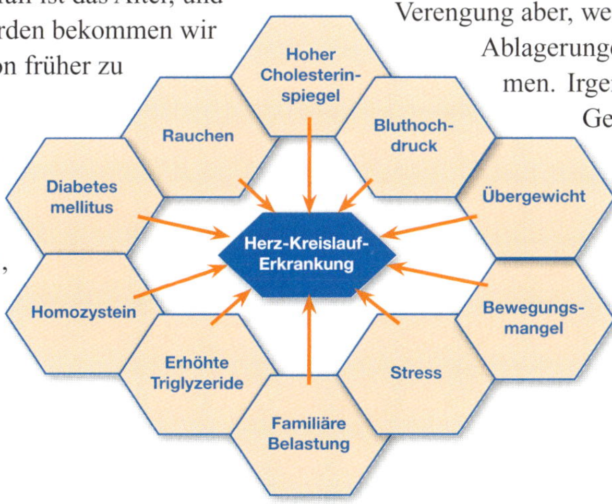

Verschiedene Faktoren sind an der Entstehung der Arteriosklerose und damit an Herz-Kreislauf-Erkrankungen beteiligt.

→ **Ein ungesunder Lebensstil bringt den »Lebensmotor« aus dem Rhythmus**

Wie gefährdet sind Sie: Herz-Kreislauf-Test

Bitte das (am ehesten) Zutreffende wählen:

→ Dieser Test kann Ihr Leben retten ...

1.	Ich bin eine Frau	1 Punkt	
2.	Ich bin über 55 Jahre alt	1 Punkt	
	Ich bin 55 Jahre oder jünger	0 Punkte	
3.	Einer oder mehrere meiner nahen Verwandten hatten einen Herzinfarkt oder Schlaganfall vor dem 60. Lebensjahr	12 Punkte	
	Einer oder mehrere meiner nahen Verwandten hatten einen Herzinfarkt nach dem 60. Lebensjahr	6 Punkte	
	Keiner meiner nahen Verwandten hatte eine dieser Erkrankungen	0 Punkte	
4.	Ich hatte einen Herzinfarkt, eine Herz- oder Gefäßoperation oder einen Schlaganfall vor dem 50. Lebensjahr	20 Punkte	
	Ich hatte eine oder mehrere dieser Erkrankungen nach dem 50. Lebensjahr	10 Punkte	
	Ich hatte keine dieser Erkrankungen	0 Punkte	
5.	Ich wurde bereits vor dem 40. Lebensjahr Diabetiker und spritze Insulin	10 Punkte	
	Ich wurde nach dem 40. Lebensjahr Diabetiker und spritze jetzt Insulin bzw. nehme Tabletten	5 Punkte	
	Ich habe keinen Diabetes oder einen durch entsprechende Ernährung eingestellten Diabetes bzw. der Blutzucker ist nur geringfügig erhöht und ich bin älter als 55 Jahre	0 Punkte	
6.	Ich rauche 40 oder mehr Zigaretten pro Tag	10 Punkte	
	Ich rauche zwischen 20 und 40 Zigaretten pro Tag	5 Punkte	
	Ich rauche weniger als 20 Zigaretten pro Tag	3 Punkte	
	Ich habe erst längstens ein Jahr mit dem Rauchen aufgehört	2 Punkte	
	Ich rauche schon zwischen einem Jahr und 5 Jahren nicht mehr	1 Punkt	
	Ich habe vor mehr als 5 Jahren aufgehört zu rauchen oder ich habe niemals regelmäßig geraucht	0 Punkte	
7.	Mein Cholesterinspiegel ist über 250 mg/dl	10 Punkte	
	Mein Cholesterinspiegel ist zwischen 200 und 250 mg/dl	5 Punkte	
	Mein Cholesterinspiegel ist unter 200 mg/dl	0 Punkte	
8.	Mein HDL-Cholesterin ist unter 45 mg/dl	5 Punkte	
	Mein HDL-Cholesterin ist 45 mg/dl oder höher	0 Punkte	

9.	Mein LDL-Cholesterin ist über 160 mg/dl	10 Punkte	
	Mein LDL-Cholesterin ist zwischen 130 und 160 mg/dl	5 Punkte	
	Mein LDL-Cholesterin ist unter 130 mg/dl	0 Punkte	
10.	Mein Triglyzeridspiegel ist über 200 mg/dl	10 Punkte	
	Mein Triglyzeridspiegel ist zwischen 150 und 200 mg/dl	5 Punkte	
	Mein Triglyzeridspiegel ist unter 150 mg/dl	0 Punkte	
11.	Mein Taillenumfang ist größer als 88 cm	5 Punkte	
	Mein Taillenumfang ist 88 cm oder kleiner	0 Punkte	
12.	Mein Body-Mass-Index* ist über 30	10 Punkte	
	Mein Body-Mass-Index ist zwischen 27 und 30	5 Punkte	
	Mein Body-Mass-Index ist unter 27	0 Punkte	
13.	Mein oberer Blutdruckwert liegt in der Regel über 160 und/oder mein unterer Wert liegt gewöhnlich bei 105 oder höher	6 Punkte	
	Mein oberer Blutdruckwert beträgt in der Regel 140 bis 160 und/oder mein unterer Wert liegt meistens zwischen 90 und 105	4 Punkte	
	Mein Blutdruckwert liegt gewöhnlich nicht über 140/90	0 Punkte	
14.	Dass ich durch sportliche Aktivitäten bzw. körperliche Bewegung mind. 20 Minuten lang ins »Schwitzen« komme, passiert nicht einmal pro Woche	4 Punkte	
	Ein- bis zweimal pro Woche komme ich durch sportliche Betätigung oder körperliche Aktivität ins »Schwitzen«	2 Punkte	
	Dreimal oder häufiger pro Woche komme ich durch sportliche Betätigung oder körperliche Aktivität ins »Schwitzen«	0 Punkte	
15.	Ich bin äußerst frustriert, wenn ich mich irgendwo in einer Schlange anstellen muss, bin oft unter Zeitdruck, leicht erregbar und nervös	4 Punkte	
	Zu warten ist nicht meine Sache, nur gelegentlich komme ich unter Zeitdruck und bin nur manchmal nervös	2 Punkte	
	Es stört mich nicht besonders zu warten, ich bin selten in Eile und nehme die Dinge meist leicht	0 Punkte	
	Gesamtsumme Punkte:		

28 oder weniger Punkte = geringes Risiko
29 bis 51 Punkte = mäßiges Risiko
52 oder mehr Punkte = hohes Risiko

* Körpergewicht in kg dividiert durch die Körpergröße in m^2

→ 52 Punkte und darüber: Sofort Lebensstil ändern und zum Arzt!

→ Pflanzliche Hormone können gegen Wechselbeschwerden helfen

Frauensache nach der Menopause

Dass der Herzinfarkt eine typische »Männer- und Managerkrankheit« ist, gilt also längst nicht mehr. Hauptverantwortlich für den sprunghaften Anstieg der Todesfälle bei Frauen nach der Menopause ist die Einstellung der Hormonproduktion. Die Medizin begegnet diesem Mangel mit individueller Hormonersatztherapie. Diese ist jedoch nicht immer frei von Risiken und muss im Einzelfall einer ausführlichen Nutzen-/Risiko-Abwägung unterzogen werden.

Heute werden Frauen gegen Wechselbeschwerden zunächst pflanzliche Hormone empfohlen – diese wirken aber nicht bei jeder. Während mehr als die Hälfte der Frauen das Klimakterium kaum wahrnehmen, leiden 45 Prozent extrem darunter. Das kann sich schwer aufs Gemüt schlagen und die Lebensqualität empfindlich stören. Die Beschwerden sind oft derart heftig, dass Frauen kaum noch schlafen können oder schwere Depressionen bekommen. Für sie empfiehlt sich trotz allem eine Hormonersatztherapie. Das Motto dabei lautet: Die Dosierung so gering und die Zeitdauer so kurz wie möglich halten! (Details dazu lesen Sie auf Seite 250ff.)

Gefahren für das Frauenherz

Was Herz-Kreislauf-Erkrankungen anlangt, wird sich die Situation in Zukunft zu Ungunsten der Frauen weiter massiv verschlechtern. Der Grund: 30 Prozent der Frauen rauchen, bei den unter 30-Jährigen sind es sogar bis zu 50 Prozent – und Rauchen zählt neben erhöhtem Cholesterin, Blutzucker, Bluthochdruck sowie Übergewicht und Bewegungsmangel zu den hauptsächlichen

Cholesteringehalt in mg pro 100 g ausgewählter Milchprodukte	
Butter	240
Schlagobers (Schlagsahne)	119
Tilsiter	95
Schweineschmalz	86
Emmentaler, 45 % F.i.T.	86
Gervais, 55 % F.i.T.	83
Parmesan	82
Brie, 55 % F.i.T.	74
Camembert, 55 % F.i.T.	74
Brie, 45 % F.i.T.	54
Sauerrahm (saure Sahne)	49
Schlosskäse	39
Bierkäse, 15 % F.i.T.	19
Cottage Cheese, 20 % F.i.T.	15
Sauermilch	13
Hüttenkäse, 22 % F.i.T.	13
Vollmilch	12
Buttermilch	4
Quargel	2
Magermilch	1

Ursachen für Herz-Kreislauf-Erkrankungen. Die Zahl der Lungenkrebserkrankungen unter der weiblichen Bevölkerung ist steigend.

Besonders schlecht ausgeprägt ist bei Frauen das Problembewusstsein bei erhöhten Cholesterinwerten: Während sich mehr als 90 Prozent der Frauen bei Bluthochdruck und Blutzucker behandeln lassen, sind nur 33 Prozent bereit, etwas gegen zu hohes Cholesterin zu tun. Ungesundes Ernährungsverhalten setzt vielen berufstätigen Frauen zu – unregelmäßige, rasche Mahlzeiten mit einseitigem Ernährungsangebot schwächen die Frau, anstatt sie zu stärken. Hier sollten Sie gegensteuern und darauf achten, dass Sie sich fit halten, denn Arterienverkalkung ist durch gesunden Lebensstil vermeidbar (siehe Seite 34ff.).

Gesunder Lebensstil schützt das Frauenherz

Frauen, die sich gesund ernähren (wenig Fett und Fleisch, dafür mehr Getreide, Gemüse und Obst), haben kaum Probleme mit der Figur und in Folge auch nicht mit den Blutwerten. Wenn Sie zusätzlich noch regelmäßig Bewegung machen und nicht rauchen, brauchen Sie keine körperlichen Schwierigkeiten befürchten.

Gesunde Ernährung, Bewegung, Nichtrauchen und Vorsorgeuntersuchungen sind wichtige Bausteine für eine bessere Gesundheit, mehr Wohlbefinden und höhere Lebensqualität. Schließlich wollen wir alle gesund älter werden. Zum richtigen Lebensstil gehört – wie schon oben erwähnt – auch das seelische Gleichgewicht. Dieses wird leicht durch Stress, Leistungsdruck, Ärger oder Kränkung gestört. Das Herz geht sehr rasch auf unterschiedliche Stimmungen ein. Gefühle wie Angst oder Ärger führen zu einem deutlichen Anstieg der Herztätigkeit. Nagender und länger anhaltender Ärger schädigt zusätzlich, weil sich dabei die Herzkranzgefäße verengen.

Stress vermeiden, nicht alles ernst nehmen

Sie sollten krank machenden Stress so gut es geht vermeiden. Pflegen Sie Ihre Partnerschaft, Familie und Ihren Freundeskreis, denn auch Liebe und Zufriedenheit sind wichtige Aspekte für die Gesundheit. Wir sollten uns um mehr Gelassenheit bemühen, nicht alles persönlich und tierisch ernst nehmen. Unser Herz liebt Humor – also lachen Sie öfter (siehe auch Seite 425f.).

→ Wer öfter lacht, lebt länger

Unser Herz will gepflegt sein. Es leistet schließlich Schwerstarbeit, hält das Blut in ständiger Bewegung und sorgt dafür, dass der Nachschub von Sauerstoff und Nährstoffen nicht versiegt. Pro Minute pumpt es fünf bis sechs Liter Blut durch den Kreislauf. Bei Anstrengung erhöht es die Pumpleistung um ein Vielfaches; unnötige Belastungen sollte man ihm also ersparen.

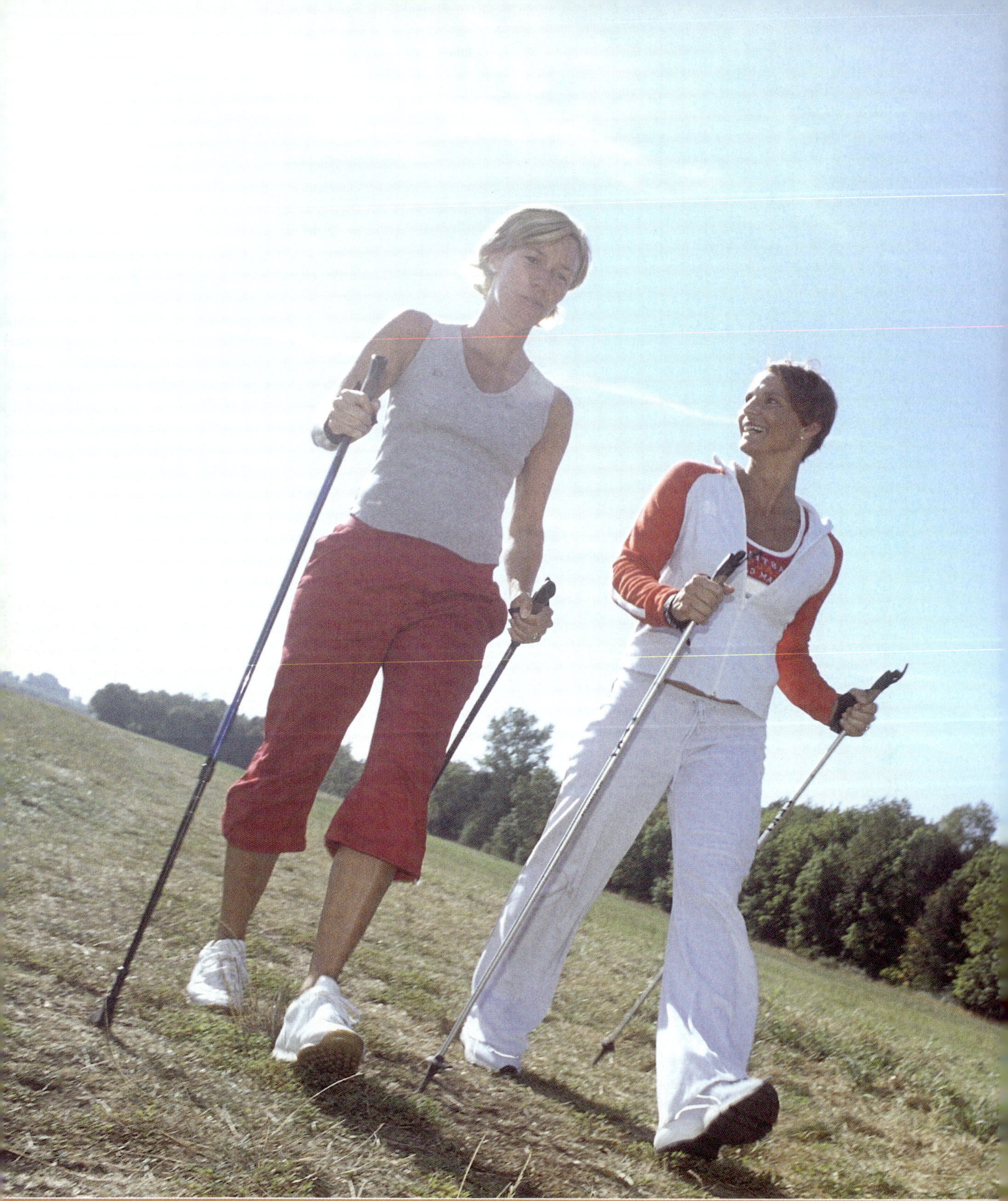

Risikofaktoren

Neben der spezifischen Vorbeugung bei bereits manifesten Risikofaktoren kommt der Bewegung der größte Stellenwert zu: Kein Medikament bewirkt so viel wie regelmäßige Bewegung.

Alkohol

»Gesundheit« – Alkohol hat damit nichts zu tun

Zu viel davon tut uns Frauen gar nicht gut. Hier dürfen wir uns nicht mit den Männern messen – der weibliche Organismus verträgt bei weitem nicht so viel Alkohol wie der männliche.

→ Zu viel Alkohol macht dick und krank

Außerdem ist Alkohol ein wesentlicher Energieträger: 1 Gramm davon schlägt sich mit 9,3 Kalorien auf die Figur – das ist genauso viel wie Fett. Wird diese Energie nicht verbraucht, wird sie im Körper in Fett umgewandelt und gespeichert.

Natürlich hat Alkohol zuweilen positive Wirkungen. Er kurbelt die Produktion der Hirnbotenstoffe Dopamin und Serotonin an: Das entspannt uns, hebt die Laune und versetzt uns in Hochstimmung. Doch die Kehrseite ist, dass Alkohol Leber und Blutgefäße belastet und unser Wahrnehmungs- und Denkvermögen einschränkt.

Wer ständig zu tief ins Glas schaut, zerstört nicht nur seine Leber, sondern schädigt auch sein Gehirn und vermindert seine intellektuelle Leistung. Die Faustregel für Frauen: maximal ein Achtel Wein am Tag (dies gilt nicht für die jungen Frauen). Übrigens: Ein Achterl hat durchschnittlich 80 Kalorien.

Alkohol wird durch die Schleimhäute des Magens und des Dünndarms in die Blutbahn aufgenommen. Die Geschwindigkeit, mit der Alkohol im Magen durch die Schleimhäute dringt, hängt von der Menge und der Zusammensetzung des Mageninhaltes ab. Eine langsame Alkoholaufnahme ins Blut erfolgt bei ausreichender Magenfüllung vor allem mit fettreicher Nahrung. Eine schnelle Aufnahme geschieht bei nüchternem Magen und durch kohlensäurehaltige Getränke (Sekt, Spritzer).

Steter Konsum schadet der Frau

Der aufgenommene Alkohol gelangt in die Leber, von der er abgebaut wird. Die gesunde Leber einer Frau baut pro Stunde etwa 0,86 Gramm pro 10 Kilo Körpergewicht ab (bei Männern 1 Gramm). Das entspricht einem stündlichen Abbau von etwa 0,15 Promille. Dieser Abbau lässt sich nicht beschleunigen. Im Gegenteil: Mit zunehmendem Alter, aber auch durch Schädigung der Leber wird dieser Abbau noch langsamer. Weil Frauen nicht sehr viel Alkohol vertragen, können bereits bei einem regelmäßigen Konsum von 20 Gramm am Tag Gesundheitsschäden entstehen. 20 Gramm entsprechen etwa zwei Gläsern Sekt, Wein oder Bier. Durch regelmäßigen Alkoholkonsum steigt das Krebsrisiko (siehe Seite 206), besonders das Brustkrebsrisiko. Zu viel Alkohol verträgt sich auch nicht mit einer Östrogenersatztherapie, weil durch zusätzlichen Alkohol der Östrogenspiegel im Blut extrem ansteigt.

Alkohol ist auch ein »Kalziumräuber« und erhöht das Osteoporoserisiko.

Auf die Menge kommt es an

Und jetzt das Positive: Die Wissenschaft sagt, dass ein alkoholisches Getränk am Tag (wohlgemerkt EINES) sich möglicherweise positiv auf das Risiko von Herzerkrankungen auswirkt. Studien dazu gibt es jedoch nur für über 40-Jährige.

Für Frauen gilt: Mehr als zwei alkoholische Getränke am Tag stellen einen hohen Alkoholkonsum dar. Man spricht zwar noch nicht von Alkoholismus, aber falls Sie täglich Alkohol trinken, sollten Sie überdenken, welche Rolle er in Ihrem Leben spielt. Mit nachstehenden Tests können Sie Ihre Abhängigkeit überprüfen.

So üben Sie sich in Abstinenz

- Eine Woche im Monat fixieren, in der überhaupt nichts Alkoholisches getrunken wird.
- Einen oder mehrere Tage in der Woche festlegen, an denen Alkohol gestrichen ist.
- Zu jedem Glas Wein die doppelte Menge Wasser trinken.
- Keine großen Alkoholvorräte zu Hause anlegen.
- Trinken Sie alkoholische Getränke nur in kleinen Schlucken, aber genießen Sie sie.

→ Trinken sie Alkohol nur in kleinen Mengen

Alkohol – Selbsteinschätzungstest

→ Testen Sie sich und seien Sie ehrlich zu sich selbst

Teil 1	ja	nein
1. Schmecken Ihnen zumindest einige alkoholfreie Getränke besser als alkoholhaltige?	❑	❑
2. Fühlen Sie sich in nüchternem Zustand grundsätzlich wohler als in alkoholisiertem Zustand?	❑	❑
3. Nippen Sie zumeist nur an Ihrem Glas oder trinken Sie, wenn überhaupt, nur langsam und in kleinen Schlucken?	❑	❑
4. Liegt es Ihnen völlig fern, sich ein Glas Alkohol zu wünschen, wenn Sie im Stress sind, Sorgen haben, bekümmert oder aufgeregt sind?	❑	❑
5. Ist es Ihnen, von besonderen Einladungen abgesehen, völlig gleichgültig, ob Sie einen Alkoholvorrat zu Hause haben oder ob Sie sich leicht welchen beschaffen können?	❑	❑
6. Können Sie sich vorstellen, ein Fest in guter Laune ohne Alkohol zu feiern?	❑	❑

Wenn Sie 6-mal JA angekreuzt haben, ist Ihr Umgang mit Alkohol sicher nicht problematisch.

Wenn Sie ein oder mehrere NEIN ankreuzt haben, sollten Sie Ihr Verhältnis zum Alkohol überdenken. Bitte beantworten Sie jetzt den 2. Teil.

Teil 2	ja	nein
1. Trinken Sie mehr als üblich, wenn Sie Sorgen haben, in Schwierigkeiten sind oder Stresssituationen durchleben?	❑	❑
2. Vertragen Sie in letzter Zeit etwas mehr Alkohol als früher?	❑	❑
3. Trinken Sie öfter ein »Gläschen« um sich zu belohnen?	❑	❑
4. Trinken Sie öfter Alkohol, um sich besser entspannen zu können?	❑	❑
5. Wenn Sie in Gesellschaft trinken, trinken Sie dann mehr als die anderen?	❑	❑
6. Treten gelegentlich Schuldgefühle auf, weil Sie getrunken haben bzw. mehr getrunken haben als Sie wollten?	❑	❑
7. Vergleichen Sie in letzter Zeit öfter Ihre Trinkmenge an Alkohol mit jener von anderen Leuten (etwa um sich zu vergewissern, dass es jemanden gibt, der mehr trinkt als Sie)?	❑	❑
8. Fühlen Sie sich in manchen Situationen ohne Alkohol nicht wohl?	❑	❑
9. Kam es in letzter Zeit öfter vor, dass Sie im alkoholischen Zustand Dinge tun oder sagen, die Sie in nüchternem Zustand sehr bereuen?	❑	❑
10. Ist es Ihnen des Öfteren ein Bedürfnis, andere zum Alkoholkonsum zu animieren?	❑	❑

Wenn Sie ein oder mehrere JA angekreuzt haben, gehören Sie zu jenen Personen, die durch ihr gegenwärtiges Trinkverhalten gefährdet sind, alkoholkrank zu werden. Bitte beantworten Sie dann den 3. Teil.

Teil 3	ja	nein
1. Trinken Sie seit einiger Zeit das erste Glas Alkohol schneller als früher?	❑	❑
2. Haben Sie festgestellt, dass Sie jetzt mehr Alkohol vertragen als früher?	❑	❑
3. Haben Sie sich schon öfter vorgenommen, in Hinkunft weniger zu trinken – ohne mehrere Monate Erfolg zu haben?	❑	❑
4. Traten in letzter Zeit zunehmend immer wieder Erinnerungslücken auf?	❑	❑
5. Möchten Sie öfter weitertrinken, wenn Ihre Freunde bereits genug haben?	❑	❑
6. Haben Sie irgendwann begonnen, sich zum Trinken zurückzuziehen, um sich ungestört dem Alkoholkonsum widmen zu können?	❑	❑
7. Verändert sich Ihr Verhalten wesentlich, wenn Sie Alkohol konsumieren (z. B. streitlustig, weinerlich, depressiv)?	❑	❑

Wenn Sie ein oder mehrere Ja angekreuzt haben, ist Alkohol für Sie bereits zu einem Problem geworden.

Beantworten Sie nun auch den vierten Teil.

Teil 4	ja	nein
1. Merken Sie am Morgen zunehmend Zittrigkeit, Nervosität oder Unruhe – und vergehen diese Zustände, sobald Sie wieder Alkohol trinken?	❑	❑
2. Hatten Sie in letzter Zeit öfter Angstanfälle oder grundlose Panikzustände, nachdem Sie Alkohol getrunken hatten?	❑	❑
3. Dauern Ihre Trinkexzesse auch einmal mehrere Tage?	❑	❑
4. Müssen Sie über den ganzen Tag verteilt immer wieder Alkohol zu sich nehmen, um leistungsfähig zu bleiben?	❑	❑
5. Trinken Sie in letzter Zeit zunehmend, um Ihre Sinnlosigkeitsgefühle zu bekämpfen?	❑	❑

Wenn Sie ein oder mehrere JA angekreuzt haben, ist für Sie ein Genießen von Alkohol nicht mehr möglich.

Sie weisen bereits eine ziemlich ausgeprägte Abhängigkeit von Alkohol in körperlicher und/oder seelischer Hinsicht auf. Bitte sprechen Sie mit Ihrem/r Arzt/Ärztin über eine Entziehungskur!

→ Abhängigkeit ruiniert körperlich und seelisch

Bewegungsmangel

→ Ausdauersport beugt Herz-Kreislauf-Erkrankungen vor

Über 60 % der Frauen machen keine regelmäßige Bewegung. Auch mangelnde Bewegung ist ein unabhängiger Risikofaktor, auf den im Detail eingegangen wird.

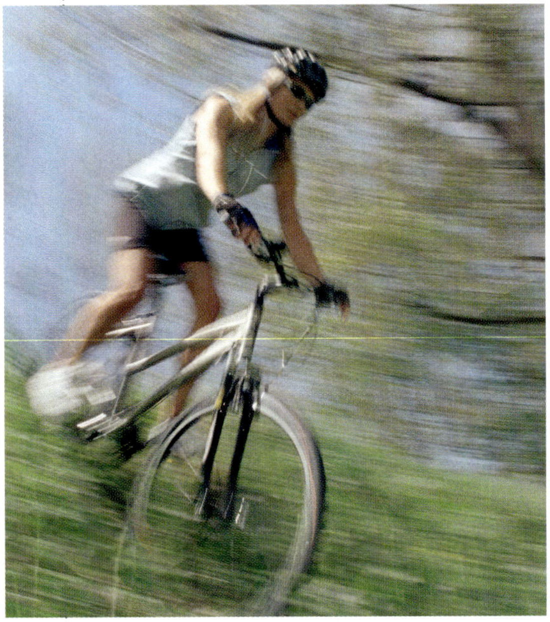

Es gibt in Bezug auf die Herz-Kreislauf-Krankheiten einfache Faustregeln: Regelmäßige Bewegung, die vorbeugend gegen Herz-Kreislauf-Krankheiten wirkt, besteht aus Ausdauerbewegung (schnelles Gehen, Laufen, Radfahren etc.). Ausdauertraining sollte so gestaltet werden, dass man bei der Bewegung ins Schwitzen gerät. Das Training sollte mindestens dreimal pro Woche eine halbe Stunde lang durchgeführt werden.

Bewegung und Sport

43 % der Menschen betreiben Sport vor allem auf Grund gesundheitlicher Überlegungen. Männer (46,3 %) machen häufiger Bewegung als Frauen (39,3 %). Die meiste Bewegung machen die 15- bis 24-Jährigen (50 %). Mit zunehmendem Alter sinkt der Prozentsatz der körperlich Aktiven (25 – 44 Jahre: 46,3 %; 45 – 59 Jahre: 40,4 %; 60 Jahre und älter: 33,6 %).

Eine Studie bei über 60-Jährigen ergab, dass 9 % Mitglieder eines Sportvereines sind.

1 % der Personen über 65 Jahre betreiben eine Wettkampfsportart, 3 % Breitensport im Verein, 13 % ohne Verein, 20 % geben an, keine Zeit für Sport zu haben, 30 % »haben keine Lust«, 35 % äußern sich über ihre sportlichen Aktivitäten nicht.

Man kann davon ausgehen, dass 50 % der Bevölkerung im mittleren und höheren Alter überhaupt keine sportlichen Aktivitäten ausführen und weitere 10 – 15 % sich nur ungenügend körperlich bewegen.

Welche positiven Auswirkungen bringt Bewegung?

Bereits zügiges Gehen wirkt sich positiv auf das Herz-Kreislauf-System aus. Untersuchungen bei Männern zeigten zum Beispiel, dass sie durch körperliche Bewegung eine um 2 Jahre höhere Lebenserwartung haben.

Ausdauerbelastungen haben in der Lebensstilmedizin und Vorsorge den höchsten Stellenwert zur Verbesserung der körperlichen Leistungsfähigkeit, zur positiven Beeinflussung der Risikofaktoren und auch für die Rehabilitation.

Vermehrte Bewegung setzt eine ganze Kaskade von Veränderungen im Risikoprofil in Gang:

- Senkung des Herz-Kreislauf-Risikos
- Blutdrucksenkung
- Verbesserung des Cholesterinspiegels (siehe Seite 54ff.)
- Verbesserung der Balance von Energieaufnahme und -abgabe
- Förderung der Gewichtsreduktion und Vorbeugung der Gewichtszunahme
- Senkung des Blutzuckerspiegels
- Verminderter Verlust der Knochenmasse
- Positiver Einfluss auf Blutgerinnung und Fließeigenschaften des Blutes
- Abbau von Stress und Reduktion von risikoreichen Verhaltensweisen, die man bei starkem Stress besonders oft einsetzt (»Stress-Rauchen«, »Stress-Essen«)
- Steigerung desWohlbefindens.
- Senkung des Krebsrisikos

Welche Gesundheitsrisiken bestehen durch mangelnde körperliche Bewegung?

- Erkrankung der Herzkranzgefäße
- Schlaganfall
- Bluthochdruck
- Nichtinsulinpflichtiger Diabetes
- Osteoporose
- Krebs

Körperlich inaktive Menschen entwickeln 2-mal häufiger Herz-Kreislauf-Erkrankungen als aktive Menschen!

Länger leben durch Bewegung!

Aus Untersuchungen weiß man, dass regelmäßige körperliche Aktivität mit einer geringeren Sterblichkeit verbunden ist, und zwar betrifft das alle Todesursachen. In einer Studie wurde gezeigt, dass Personen mit verschiedenen Risikofaktoren (Bluthochdruck, erhöhte Cholesterinspiegel etc.), jedoch regelmäßiger körperlicher Bewegung geringere Sterberaten aufweisen als Personen mit denselben Risikofaktoren, jedoch ohne regelmäßige Bewegung.

→ Regelmäßige Bewegung erhöht die Lebenserwartung

Menschen mit hohen Aktivitätsraten haben geringere koronare Herzerkrankungsraten als Bevölkerungsgruppen mit niedrigerem Aktivitätspotential.

In einer Untersuchung an Harvardabsolventen konnte gezeigt werden, dass körperliches Training bereits ab einem Energieverbrauch von 2.000 kcal pro Woche (2 – 3 Stunden mäßig intensives Ausdauertraining in der Woche) nicht nur die Herzinfarktrate, sondern auch die allgemeine Sterberate erheblich zu senken vermag. Es ist damit gelungen nachzuweisen, dass die Lebensspanne durch körperliche Aktivität verlängert werden kann.

→ Sport hilft, psychischen Stress zu bewältigen

Körperliche Aktivität ist ein wesentlicher Faktor des Gesundheitsverhaltens. Dieses Gesundheitsverhalten wird durch zahlreiche Einflüsse bestimmt:

- Glaube an einen Gesundheitsgewinn durch körperliche Aktivität
- Einstellung zur Bewegung
- Selbstmotivation
- Selbstdisziplin
- Verfügbarkeit von Trainingsmöglichkeit
- Erfahrung in der Rückfallprophylaxe und Zielsetzung
- Freude am Sport
- Unterstützung z. B. durch die Familie

Alle wissenschaftlichen Herz-Kreislauf-Gesellschaften empfehlen zur allgemeinen Prävention vier Maßnahmen zur Verbesserung des Gesundheitsverhaltens:

- **nicht rauchen**
- **gesunde Ernährung**
- **Bewegung**
- **Übergewicht vermeiden**

Richtig betriebene sportliche Aktivität (Ausdauertraining mit ausreichender Dauer und nicht zu hoher Intensität) stellt nicht nur eine Präventionsmaßnahme gegen die Auswirkungen von Bewegungsmangel dar, sondern erweist sich auch als effizientes Mittel zum Abbau und zur Bewältigung des Risikofaktors psychischer Stress.

Auf Grund der steigenden Lebenserwartung wird es in jedem Lebensalter immer wichtiger, körperlich aktiv zu sein. Das betrifft auch das höhere Lebensalter.

Ziel ist es, dass der Mensch möglichst gesund alt werden kann und handlungskompetent bleibt. Dies beinhaltet mehrere Bereiche:

Motorische Kompetenz:

Die Mobilität soll erhalten bleiben. Bewegungssicherheit und kontrolliertes Bewegungsverhalten sind Voraussetzungen dafür.

Soziale Kompetenz:

Soziale Kontaktfreudigkeit ist auch an Mobilität gebunden. Gerade ältere Menschen, die außerhalb des Berufslebens stehen, sind von Vereinsamung betroffen.

Die Gesundheit:

Der WHO-Gesundheitsbegriff schließt körperliches, geistig-seelisches und soziales Wohlbefinden sowie die Möglichkeit ein, auf die Umwelt reagieren bzw. interagieren zu können.

Für den Seniorensport können auf Grund von Untersuchungen mit anfänglich ungeübten Senior(inn)en folgende Aussagen getroffen werden:

- Auch im hohen Alter haben die Muskeln die Fähigkeit, gestärkt zu werden. Gerade der durch Muskelschwund bedingten Altersschwäche kann durch gezieltes Krafttraining entgegengewirkt werden.
- Die Elastizität lässt sich verbessern (Gelenke!).
- Die absinkende Herz-Lungen-Leistungsfähigkeit kann durch systematisch betriebenes Ausdauertraining verzögert werden.
- Anforderungen an die Reaktionsfähigkeit und Koordination im Sport verbessern die Anpassungsfähigkeit im Alter an Umweltreize.
- Regelmäßige Bewegung soll auch Spaß machen, muss leicht durchführbar sein und auch im Alltag praktisch umsetzbar sein.

→ Regelmäßiges Walking ist einfach und sehr empfehlenswert

Gehen (Walking) als Form der regelmäßigen Bewegung

In einer Untersuchung an 84.000 amerikanischen Krankenschwestern (40 – 65 Jahre) zeigte sich, dass regelmäßiges Gehen (»Walking«) eindeutig das Herz-Kreislauf-Risiko senkt.

Aus einer anderen Untersuchung über einen 10-jährigen Vergleichszeitraum geht hervor, dass Frauen, die regelmäßiges Walking praktiziert haben, im Vergleich zu jenen Frauen, die das nicht getan haben, folgende gesundheitliche Vorteile zeigten:

- Sie waren allgemein in besserer körperlicher Verfassung.
- Sie waren wesentlich seltener im Krankenhaus.
- Sie hatten eine geringere Anzahl von Operationen.

- Sie hatten eine um das 6fache niedrigere Neuerkrankungsrate an Herzanfällen und Herz-Kreislauf-Erkrankungen und
- sie hatten eine geringere Neuerkrankungsrate bei Bluthochdruck.

→ Kein Medikament bewirkt so viel wie regelmäßige Bewegung

Regelmäßige körperliche Bewegung steigert das Wohlbefinden. Dieser Effekt wurde auch wissenschaftlich nachgewiesen. Man kann besser mit Stress umgehen, ist weniger ängstlich und hat mehr Selbstvertrauen.

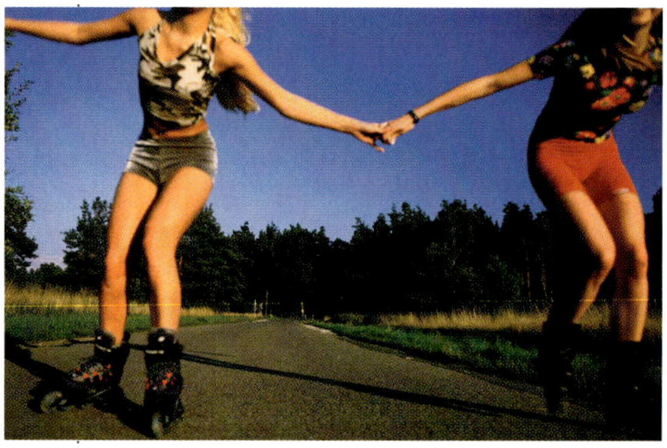

Welche besonderen gesundheitlichen Vorteile haben Frauen von regelmäßiger Bewegung?

Es gibt kein einziges Medikament, das so viel bewirken kann und so viele Vorteile hat, wie regelmäßige Bewegung.

Wenn man Umfragen zum Thema Bewegung macht, zeigt sich, dass Frauen diese Form der Gesundheitsvorbeugung seltener nutzen als Männer. Dafür gibt es verschiedene Gründe: Einer davon ist sicherlich, dass Frauen sich mehr um die Familie und Kinder kümmern und daher kaum Zeit für derartige Aktivitäten aufbringen können.

Man braucht jedoch nicht allzu viel Zeit, um mit Bewegung langfristig Gesundheit zu tanken. Damit man alle Vorteile nutzen kann, muss Bewegung aber regelmäßig gemacht werden.

Für Frauen sind die Gesundheitsvorteile durch regelmäßige Bewegung besonders hervorzuheben, in Bezug auf Herzkrankheiten, Brustkrebs, Darmkrebs, Gebärmutterkrebs, Eierstockkrebs und Osteoporose.

Bewegung und Herzkrankheiten

Frauen mit ungesundem Lebensstil sterben dreimal häufiger an Herzkrankheiten als Frauen mit gesundem Lebensstil. Frauen können ihr erhöhtes Herz-Kreislauf-Risiko jedoch um 50 % senken, wenn sie regelmäßig Bewegung machen.

Das LDL-Cholesterin wird gesenkt, ebenso wie erhöhte Blutdruckwerte, das HDL-Cholesterin steigt an. Die Gefahr für die Zuckerkrankheit sinkt.

Bewegung und Krebs

Studien belegen: Das Brustkrebsrisiko für Frauen vor dem Wechsel (wenn keine anderen gravierenden Brustkrebsrisikofaktoren vorliegen) kann bis zu 70 % gesenkt werden, wenn man sich pro Woche 3,5 bis 4 Stunden bewegt.

Auch für Frauen nach dem Wechsel zeigte sich eine Risikosenkung, zwar nicht mehr im selben Ausmaß, aber immerhin ergab sich eine bis zu 30%ige Senkung.

Bewegung und Menopause

Körperlich aktive Frauen haben weniger Wechselbeschwerden!

Bewegung und Knochen

Verschiedene Studien haben sich mit dem Einfluss von körperlicher Bewegung auf die Knochendichte von Frauen beschäftigt. Wissenschaftler aus St. Louis haben zum Beispiel gezeigt, dass sich bei Frauen, die sich etwa dreimal pro Woche regelmäßig bewegt haben, die Knochendichte um über 6 % verbesserte – bei Frauen, die keine Bewegung gemacht haben, ist die Knochendichte gesunken. Dieser Effekt stellte sich bereits nach 22 Monaten ein.

Kalzium, Vitamin D und Hormonersatztherapie (siehe Seite 250ff.) haben in Bezug auf die Knochendichte den größten Effekt, wenn man sich auch regelmäßig bewegt.

Durch Bewegung wird man auch stärker und stürzt nicht so leicht. Damit ist auch das Risiko für die im Alter so gefürchteten Oberschenkelhalsbrüche viel geringer.

Für die Knochen sind Bewegungsarten, die der Schwerkraft entgegenwirken, besonders gesund: Laufen und Walking, Radfahren und Schwimmen.

Der Knochen verliert aber erneut an Dichte, wenn man sich wieder dem ungesunden und bewegungsarmen Lebensstil zuwendet. Deshalb ist es wichtig, eine Bewegungsart für sich zu finden, die Spaß macht, die man leicht in den Alltag einbauen kann und die man deshalb gerne regelmäßig macht!

→ Die Knochendichte wird durch körperliches Training erhöht

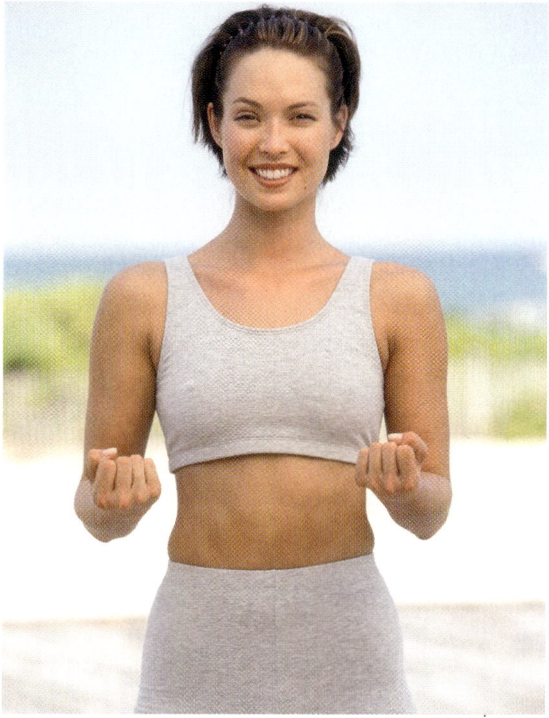

Bewegung und Körpergewicht

Jede zusätzliche Bewegung verbraucht Energie – je mehr Bewegung man macht, desto höher der Energieverbrauch. Wird mehr Energie verbraucht, kann man auch mehr essen oder leichter abnehmen. Allein tägliches

→ Optimal ist es, Bewegung in den Alltag einzubauen

Treppensteigen statt Benutzung eines Fahrstuhls könnte innerhalb eines Jahres zu einer Gewichtsreduktion von 3 kg führen. Ein anderes Beispiel: Wenn man täglich ungefähr 1 1/2 Kilometer spazieren gehen würde, könnte man bei gleich bleibender Kalorienaufnahme innerhalb eines Jahres bis zu 5 kg abnehmen.

Es besteht nach wie vor der Irrglaube, dass durch Bewegung der Appetit so stark steigt, dass nach der körperlichen Aktivität umso mehr gegessen wird. Das konnte aber bereits in einigen Studien widerlegt werden. Es zeigte sich immer, dass körperlich Inaktive zu einem höheren Körpergewicht und einer größeren Kalorienzufuhr tendieren als Aktive.

Ein Problem in der Gewichtsreduktion ist auch die Grundumsatzänderung. Das heißt, dass man durch Nahrungseinschränkung weniger Energie braucht, da der Körper auf Sparflamme schaltet. Nimmt man 2 Wochen lang nur 500 kcal/Tag zu sich, kommt es bereits zu einem Abfall des Grundumsatzes um 13 %. Wird aber eine Gewichtsabnahme durch körperliches Training begleitet, verringert sich der Abfall des Grundumsatzes.

Mit ein Grund dafür ist, dass durch körperliche Aktivität auch Muskelmasse aufgebaut wird. Diese Muskelmasse verbraucht mehr Energie – das ist auch der Grund, warum Männer mehr Kalorien zu sich nehmen können ohne zuzunehmen.

Bewegung – aber regelmäßig!

Das Geheimnis des positiven und lebenslangen Effektes der körperlichen Bewegung ist Regelmäßigkeit – keinesfalls ausreichend ist Training nur im Urlaub oder im Rahmen eines Kuraufenthaltes!

Der Aufwand ist nicht so groß, wie man anfangs vielleicht glauben möchte. Es bedeutet nicht, dass Sie nun jeden Tag in ein Fitness-Studio pilgern müssen. Bewegung ist eine Form der Gesundheitsvorbeugung, die nicht teuer sein muss, aber trotzdem effektiv ist.

Sie müssen sich auch nicht sorgen, dass Sie nun zur Hochleistungssportlerin werden müssen, um einen Effekt für die Gesundheit zu erzielen. Das Konzept ist viel einfacher!

Natürlich hält Sie niemand davon ab, mehr Bewegung zu machen oder ein Fitness-Studio aufzusuchen – das kann für Sie vielleicht auch sehr passend sein (Muskeltraining, Kommunikation, Fixtermin etc.).

Überlegen Sie, wie Sie in Ihren Alltag mehr Bewegung einbauen können:

- Gehen Sie Treppen zu Fuß und vermeiden Sie den Lift.
- Fahren Sie kurze Strecken nicht mit dem Auto – gehen Sie zu Fuß.
- Steigen Sie eine Station früher aus der Straßenbahn oder dem Bus.
- Üben Sie sich in Gartenarbeit.

Wenn Sie es schaffen, 2- bis 3-mal am Tag jeweils eine Viertelstunde mehr Bewegung zu machen als sonst, sind Sie auf dem richtigen Weg.

Es gibt so viele Möglichkeiten, die Muskeln zu benutzen:

Gehen, Radfahren, Laufen, Schwimmen, Langlaufen, Tanzen, Aerobic, Eislaufen, Inlineskating, Ballspiele, Tennis, Wandern etc.

Jede Jahreszeit bietet ihre Form der Bewegung in der Natur an.

Wenn Ihnen die regelmäßige Bewegung Spaß macht und Sie es geschafft haben, diese ganz selbstverständlich in Ihren Alltag einzubauen, haben Sie schon gewonnen.

Viele Frauen leiden mit zunehmendem Alter an Arthritis, einer schmerzhaften Gelenkerkrankung. Wenn Sie davon betroffen sind, sind fast alle Bewegungsarten für Sie wegen der Schmerzen nicht durchführbar. Schmerzen nehmen jeden Spaß an der Bewegung.

In diesem Fall ist die Bewegung im Wasser genau das Richtige für Sie: Schwimmen fördert nicht nur die Muskelstärke, Untersuchungen haben gezeigt, dass durch Schwimmen die Knochen der Wirbelsäule profitieren.

Zu Beginn sollte man sich grundsätzliche Ziele setzen:

- Steigerung der Beweglichkeit
- Verbesserung der Muskelkraft
- Verbesserung der Kondition

Wenn Sie es bereits geschafft haben, durch regelmäßige Bewegung Ihren Cholesterinspiegel zu senken, Ihr HDL-Cholesterin anzuheben, den Blutdruck zu senken und auch Gewicht abzunehmen, ist der richtige Zeitpunkt für Sie gekommen um weiterzumachen!

→ Gewichtsabnahme ist ein angenehmer Nebeneffekt

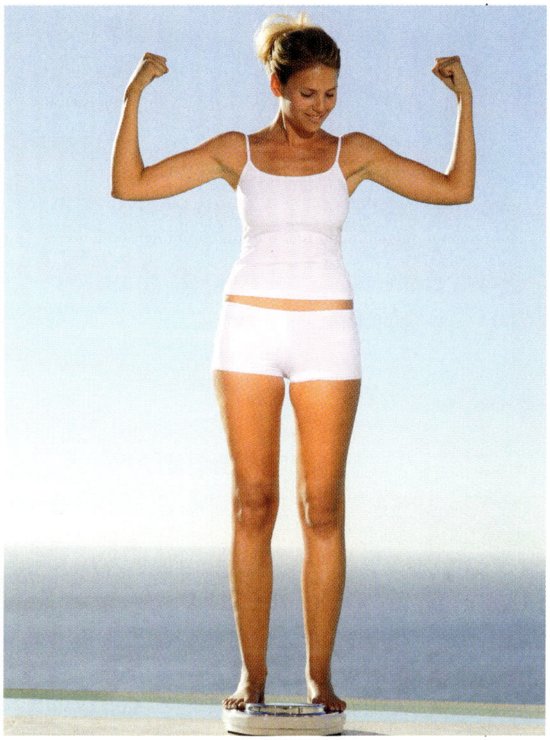

Wie viel Bewegung ist für Frauen gesund?
Je nach Bedarf:

- »fürs Herz«: 30 Minuten, 3- bis 4-mal in der Woche
- zur Gewichtskontrolle: 45 Minuten jeden Tag

- für die Knochen: 20 – 30 Minuten, 2- bis 3-mal in der Woche
- für die Oberkörpermuskulatur: 15 Minuten »Gewichtheben«, 2- bis 3-mal in der Woche
- Stressabbau: 30 – 40 Minuten Gehen jeden zweiten Tag

So gelingt ein dauerhaftes Trainingsprogramm

→ Ein wirksames Trainingsprogramm muss auf Dauer angelegt sein

- Wenn Sie nicht an körperliche Bewegung gewöhnt sind, fangen Sie mit kleinen Schritten an.
- Gehen Sie vor dem Start Ihres »Trainingsprogrammes« zu Ihrer Ärztin oder Ihrem Arzt und lassen Sie einen Gesundheitscheck machen. Nach etwa einem halben Jahr sollten die Werte kontrolliert werden (auch um sich wieder neue Motivation zu holen).
- Nehmen Sie sich kein » Monstertrainingsprogramm« vor, an dem Sie unweigerlich scheitern. Bedenken Sie auch, dass es sich nicht nur um eine kurze Phase der körperlichen Bewegung handeln wird – um vielleicht ein bisschen schlanker zu werden –, sondern um ein lebenslanges Programm!
- Bewegung soll eine Therapie ohne Nebenwirkungen sein. Wenn Sie zum Beispiel beim Laufen regelmäßig Schmerzen in den Gelenken haben, so suchen Sie ärztlichen Rat und ändern Sie Ihr Übungsprogramm. Vielleicht tut Ihnen Laufen auf Asphalt oder bergab nicht gut oder Sie haben sich zu viel zugemutet?

Stretching soll man nur machen, wenn die Muskeln bereits warm sind – d. h. führen Sie diese Übungen erst am Ende Ihres Übungsprogrammes oder nachdem Sie sich schon aufgewärmt haben durch.

Die Muskeln trainiert man mit gezielter Gymnastik und Übungen mit Gewichten zu Hause oder im Fitness-Studio. Alle Muskeln bedürfen eines Trainings, wenn Sie an die Osteoporose denken. Auch Schwimmen fördert die Muskelkraft.

Beim Herz-Kreislauf-Training gibt es eine einfache Faustregel für die richtige Pulsfrequenz, damit Sie selbst erkennen können, ob Sie es richtig machen. Dabei spielt die Ausdauer eine beson-

Die Bewegungsformen, die alles für Ihre Gesundheit beinhalten, teilen sich in drei Bereiche:

- **Muskeldehnung (Stretching):** 5 Minuten am Tag helfen schon.
- **Muskeltraining:** Nur jeden zweiten Tag durchführen.
- **Herz-Kreislauf-Training (aerobes Training):** 3- bis 4-mal in der Woche.

dere Rolle, deshalb nennt man diese Form der Bewegung auch Ausdauerbewegung, z. B. Laufen, Walking, Rad fahren, Wandern u. v. m.

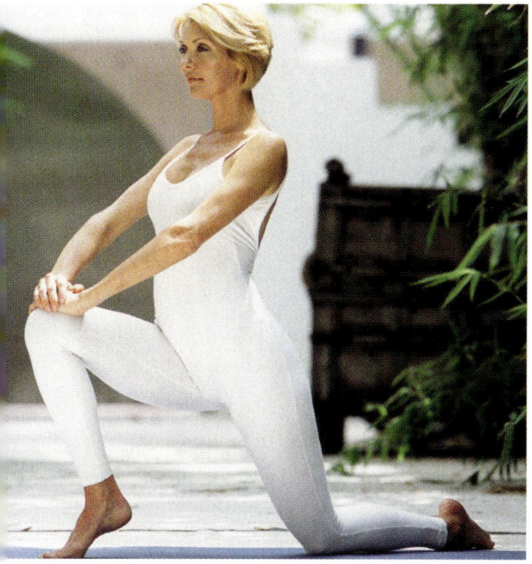

Richtiger Puls

Richtiges Training kann man an der Pulsfrequenz feststellen. Diesen prüfen Sie am besten an der Halsschlagader. Tasten Sie nach der Halsschlagader und zählen Sie zehn Sekunden lang die Schläge Ihres Pulses. Multiplizieren Sie die Zahl der Pulsschläge mit 6, und Sie erhalten Ihre Pulsfrequenz (= Herzschläge pro Minute). Meistens verwendet man ohnehin schon elektronische Pulsmesser, die Ihnen diese Arbeit abnehmen.

Subtrahieren Sie Ihr Alter von der Zahl 220 und multiplizieren das Ergebnis einmal mit 0,6 und einmal mit 0,8.

Beim Training sollte Ihr Puls zwischen den beiden errechneten Werten liegen. Diese Berechnung trifft vor allem für Frauen vor dem Wechsel zu. Für Frauen nach dem Wechsel unterschätzt diese Art der Berechnung etwas das tatsächlich zu erwartende Ergebnis.

Wenn Sie abnehmen möchten, sollten Sie in der so genannten Fettverbrennungszone trainieren:

=> 220 minus Alter = maximaler Puls. 60 bis 70 % davon ist die Fettverbrennungszone.

Wenn Sie 55 Jahre alt sind, ist Ihr maximaler Puls (220 – 55) 165. Zwischen 99 und 116 ist damit Ihre Fettverbrennungszone. Bei 70 – 85 % des maximalen Puls trainieren Sie im so genannten aeroben Bereich.

Aerob bedeutet, dass der eingeatmete Sauerstoff den Bedarf des Körpers für die gewählte Geschwindigkeit und Herzarbeit beim Training abdeckt.

Ein besonders einfacher Test:

Wenn Sie sich beim Laufen oder schnellen Gehen noch unterhalten können, ohne völlig außer Atem zu sein und nach jedem Wort nach Luft schnappen zu müssen, trainieren Sie richtig!

Es ist nie zu spät, Bewegung zu machen, und regelmäßige Aktivität hilft in jedem Lebensalter Ihrer körperlichen und seelischen Gesundheit!

Sie werden mit der Zeit erkennen, dass Sie mit relativ geringem Aufwand gut in Form bleiben können!

→ Die Pulsfrequenz sollte als Richtlinie beim Training gelten

Testen Sie Ihre Fitness!

Wie fit bin ich?
Der Test von Dr. Cooper

→ Ein Lauftest kann Ihnen zeigen, wie fit Sie sind

Wie kann man seinen eigenen Fitnessgrad feststellen bzw. den Erfolg eines Trainingsprogrammes messen? Dazu gibt es einen einfachen Test, der von Dr. Cooper entwickelt wurde und von jedermann durchgeführt werden kann.

Selbstverständlich gibt es für Leistungssportler eine sehr aufwendige und genaue sportmedizinische Diagnostik, die den Effekt von Trainingsprogrammen viel genauer bestimmen kann. Für die Bedürfnisse des Hobbysportlers, der seine eigene Gesundheit fördern will, genügen aber zunächst die folgenden Empfehlungen.

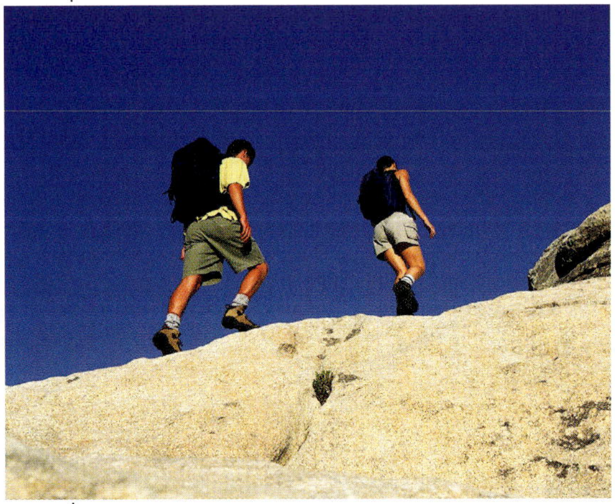

Wie funktioniert der Cooper-Test?

Es handelt sich um einen Lauftest, mit dem man bestimmt, welche Strecke man in einer vorgegebenen Zeit zurücklegen kann.

Man kann diesen Test überall dort durchführen, wo eine möglichst ebene Strecke zur Verfügung steht, deren Länge man kennt. Ein Sportplatz mit einer standardisierten 400 Meter langen Laufbahn ist wohl der geeignetste Ort dafür, aber keine Bedingung!

Zunächst führt man ein gewissenhaftes Aufwärmtraining durch, um sich auf den eigentlichen Lauftest vorzubereiten. Dann beginnt man zu laufen und stellt die im Zeitraum von 12 Minuten zurückgelegte Streckenlänge fest.

Der Fitnessgrad (»sehr schlecht«, »schlecht«, »mäßig«, »gut« und »sehr gut«) ist altersabhängig und kann aus der nachstehenden Tabelle abgelesen werden.

FITNESSGRADE FÜR FRAUEN
unterteilt in Altersklassen nach dem 12-Minuten-Lauftest
Entfernung in km, die in 12 Minuten zurückgelegt wird

Fitnessgrad	unter 30 Jahre	30 bis 39 Jahre	40 bis 49 Jahre	über 50 Jahre
sehr schlecht	unter 1,53	unter 1,37	unter 1,21	unter 1,05
schlecht	1,53 – 1,84	1,37 – 1,68	1,21 – 1,51	1,05 – 1,35
mäßig	1,85 – 2,16	1,69 – 1,99	1,52 – 1,84	1,36 – 1,68
gut	2,17 – 2,64	2,00 – 2,48	1,85 – 2,32	1,69 – 2,16
sehr gut	über 2,65	über 2,49	über 2,33	über 2,17

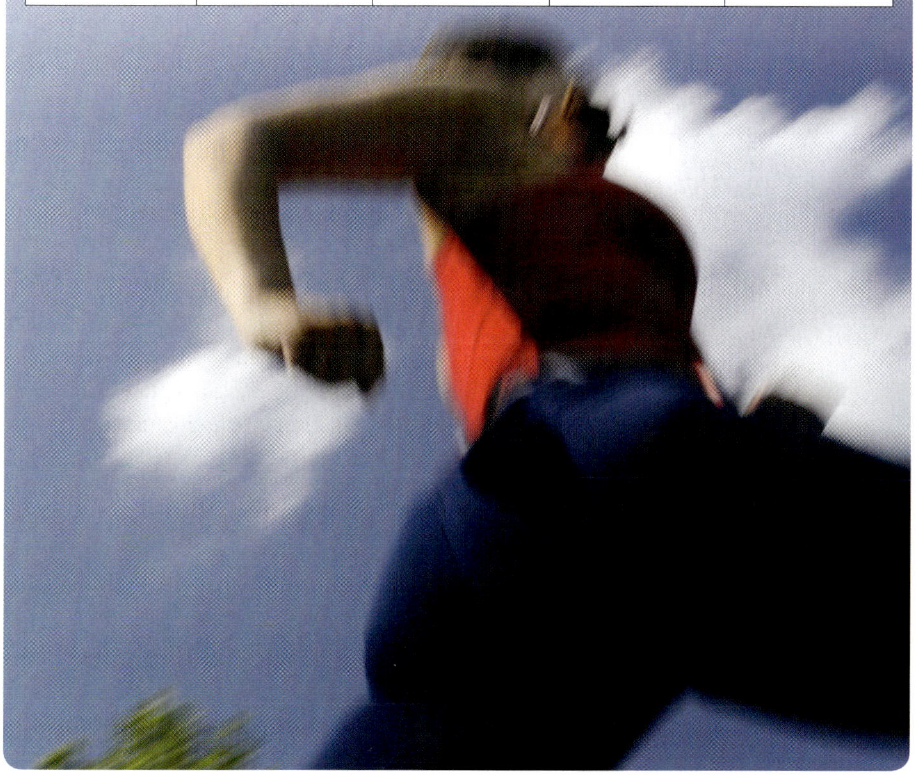

→ So testen Sie Ihre Fitness!

Blutdruck

»Was ich nicht weiß, macht mich nicht heiß« – lautet das Motto vieler Menschen, wenn es um den Blutdruck geht. Das ist eine falsche Einstellung, denn Bluthochdruck (Hypertonie) zählt wie das Cholesterin und erhöhte Blutzuckerwerte zu den primären Risikofaktoren für Herzinfarkt und Schlaganfall und stellt eine lautlose Gefahr dar. Gemeinhin wird Bluthochdruck mit roten Wangen in Verbindung gebracht

→ Gefährlich bei Bluthochdruck: keine oder unzureichende Behandlung

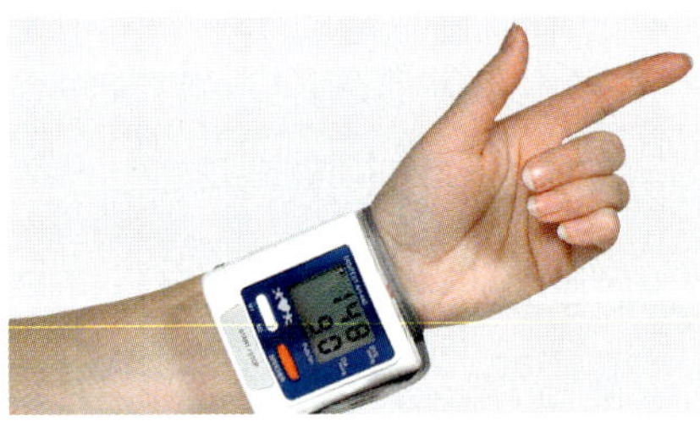

– ein großer Irrtum. Sehr viele Menschen ohne rote Wangen haben zu hohen Druck in den Blutgefäßen, ohne es zu merken. Bluthochdruck spürt man nämlich nicht. Ganz anders der niedrige Blutdruck: Er macht Beschwerden, ist aber ungefährlich. Sollten Sie zu den Frauen gehören, die einen niedrigen Blutdruck haben, dann freuen Sie sich über dieses natürliche Geschenk. Wie sie mit ihm am besten fertig werden, finden Sie auf Seite 50f.

Im Gegensatz zu vielen anderen Erkrankungen verläuft die Hypertonie lange Zeit ohne Symptome, weil man ja nichts merkt. Dennoch kann die ständige Überlastung des Herzens und des Gefäßsystems Abnützungserscheinungen hervorrufen. Diagnose und Therapie bei Bluthochdruck sind längst gelöst: Es gibt eine Vielzahl von Medikamenten, mit denen man gut leben kann. Das Problem ist vielmehr, dass Menschen mit Bluthochdruck nicht behandelt werden, weil sie nicht wissen, dass sie Hypertoniker sind.

Ein Drittel der Menschen steht unter Hochdruck

Universitätsprofessor Dr. Dieter Magometschnigg, Präsident der Österreichischen Gesellschaft für Hypertensiologie und Leiter des Instituts für Hypertoniker in Wien, hat Zahlen parat: 30 Prozent (2,4 Millionen) der Österreicher sind von Bluthochdruck betroffen. 1,3 Millionen wissen es nicht oder tun nichts dagegen, weil sie nicht zum Arzt gehen oder ihnen das Problembewusstsein dafür fehlt. Nur 600.000 der Hypertoniker sind in ärztlicher Behandlung. Das Erschreckende: Lediglich 70.000 von ihnen erreichen dadurch tatsächlich einen normalen Blutdruckwert. Das bedeutet, dass nur ein Bruchteil erfolgreich behandelt wird. Zum einen, weil sich die Betroffenen zu wenig darum kümmern, zum anderen, weil oft versucht wird, einen hohen Blutdruck nur etwas zu senken – also erhöhte Werte um 10 oder 20 Messeinheiten (mmHg = Millimeter Quecksilbersäule) herunterzubringen. Ein bisschen niedriger ist aber laut Professor Magometschnigg zu wenig. Ziel sollte stets sein, wieder einen normalen Blutdruck zu erreichen. Dafür muss vom Arzt häufig eine Kombinationstherapie aus mehreren Medikamenten verschrieben werden, Gewicht reduziert und Bewegung gemacht werden.

So wird's gemacht

Ein Blutdruckmessgerät sollte wie ein Fieberthermometer in keinem Haushalt fehlen. Die Geräte gibt es in Apotheken, im Elektro- und Versandhandel; sie kosten zwischen 35 und 100 Euro. Sie sind batteriebetrieben und einfach handzuhaben. Um seine Werte zu kennen, sollte regelmäßig gemessen werden. Nachdem der Blutdruck ständig schwankt, können erst aus mehreren Werten Schlüsse gezogen werden. Zur Beurteilung sollten 30 verschiedene Messwerte herangezogen werden, die Sie über einige Tage hindurch mehrmals am Tag notieren. Sind von 30 Messwerten sieben oder mehr höher als 135/85, ist der Blutdruck zu hoch. Ein Arzt sollte aufgesucht werden.

Die Symptome

Hypertonie kann mit hochtourigem Autofahren verglichen werden. Betroffene haben in der Früh keine Startschwierigkeiten, sind gleich hellwach und agil. Wenn man ein Auto aber ständig mit überhöhter Geschwindigkeit fährt, wird es kaputt. Weitere Symptome sind: Nervosität, Gereiztheit, Kopfschmerzen, Schlaf- und Sehstörungen, Schwindel, Herzrasen, Atemnot. Aber wie gesagt: Viele Menschen spüren den Bluthochdruck überhaupt nicht.

Die Ursachen des Bluthochdrucks sind noch nicht eindeutig geklärt. Neben genetischen und körperlichen Ursachen gilt ungesunder Lebensstil als Auslöser. Risikofaktoren sind u. a. zu viel Salz, Übergewicht, Rauchen, Alkohol, Stress und Bewegungsmangel.

Das alles führt dazu, dass die Gefäße geschädigt und schnell abgenützt werden. Die Folgen sind bereits bekannt.

Der Blutdruck wird in zwei Werten erfasst:

- Der höhere (obere) Wert ist der so genannte »systolische« Blutdruck.
- Der niedrigere (untere) Wert wird »diastolischer Blutdruck« genannt.

Optimal sind Werte von 120 mmHg systolisch zu 80 diastolisch, normal sind Werte unter 140/90 mmHg. Bei Zuckerkrankheit und Gefäßverkalkung gelten niedrigere Werte.

→ **Hoher Blutdruck vergeht nicht von selbst!**

→ Richtige Maßnahmen bringen wertvolle Lebensjahre!

Länger gesund leben mit normalem Blutdruck

Professor Dieter Magometschnigg warnt davor, dass Bluthochdruck die gesunde Lebensspanne um ein Drittel verkürzt. Beispiel: Würde man allein in der Großstadt Wien die Hypertoniker entsprechend behandeln, gäbe es jährlich um 10.000 Herzinfarkte und Schlaganfälle weniger – nämlich nur 19.000 statt 29.000.

Oder: Wenn jemand 40 Jahre alt ist und seinen Hochdruck behandeln lässt, gewinnt er sieben Lebensjahre. Durch entsprechenden Lebensstil kann man Alterserkrankungen vermeiden oder hinausschieben, um so lange wie möglich fit zu bleiben.

Durch Ignorieren verschwindet der hohe Blutdruck nicht. Er ist hemmungslos und bleibt. Deshalb: dieses Faktum zur Kenntnis nehmen und behandeln lassen!

Mit 40 Stundenkilometern durch den Organismus

Das Herz funktioniert als Saug- und Druckpumpe. Der Herzmuskel saugt sauerstoffreiches Blut aus den Lungen und pumpt es durch die Schlagadern in die Organe. Über die Blutvenen fließt sauerstoffarmes Blut wieder in die rechte Herzkammer zurück. Diese pumpt das Blut in die Lungen und der Kreislauf beginnt von neuem.

Täglich strömen an die 7000 Liter Blut mit gut 40 Stundenkilometern durch die Arterien, um auch den hintersten Winkel des Körpers mit lebensnotwendigem Sauerstoff zu versorgen. Das fließende Blut drückt dabei gegen die Gefäßwände und je höher der Druck, desto rascher die Schädigung. Durch den ständigen Überdruck verengen und verhärten sich die Arterien. Die Blutgefäße verlieren an Elastizität, was die Durchblutung der Organe behindert.

Der Blutdruck wird in zwei Werten erfasst: der höhere (obere) Wert ist der so genannte »systolische« Blutdruck, der gemessen wird, wenn sich das Herz zusammenzieht um das Blut in die Gefäße

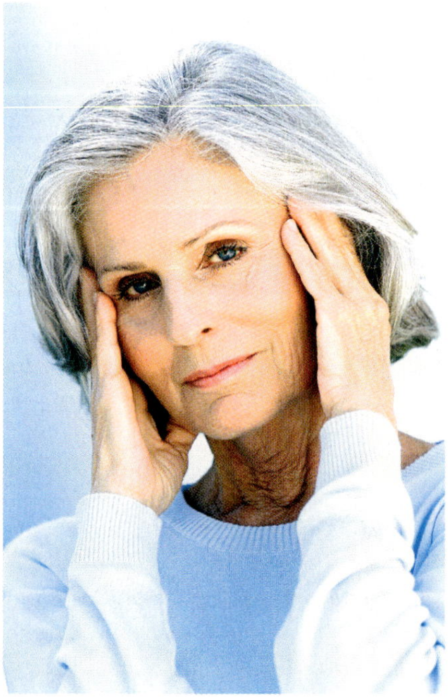

zu drücken. Der niedrigere (untere) Wert wird »diastolischer Blutdruck« genannt, der in dem Moment erfasst wird, in dem die Herzmuskulatur erschlafft. Optimal gelten Werte von 120 mmHg (Millimeter Quecksilbersäule) systolisch zu 80 diastolisch, normal sind Werte unter 140/90 mmHg.

Wann es gefährlich wird

Ab 140/90 aufwärts definiert die Weltgesundheitsorganisation WHO drei Grade von Bluthochdruck. Im höchsten übersteigt der systolische Wert 180, der diastolische 110. Die alte Faustregel für den systolischen Wert »100 plus Lebensalter« ist längst überholt und kann spätestens ab 40 zu einer gefährlichen Unterschätzung führen.

Je höher die Blutdruckwerte sind und je länger der Hochdruck schon andauert, desto kleiner wird die Chance, dass sich der Blutdruck von selbst wieder normalisiert. Hochdruck-Patienten sollten vorsichtig mit anderen Medikamenten umgehen. Rheuma- und Aufputschmittel, die Pille, Kortison, manche Nasentropfen und Appetitzügler können den Blutdruck erhöhen.

Anstieg nach der Menopause

Die Häufigkeit von Bluthochdruck, der Anstieg von systolischem und diastolischem Wert nimmt bei älteren Frauen stark zu. Bluthochdruck ist bei Frauen vor der Menopause wesentlich seltener als bei Männern im gleichen Alter. Nach der Menopause kommt Bluthochdruck bei Frauen mit zunehmendem Alter wesentlich häufiger vor als bei Männern. Experten gehen davon aus, dass etwa 80 Prozent der älteren Frauen an Bluthochdruck leiden. Ab 50 sollten Frauen besonders auf ihren Blutdruck achten.

Wie die Werte ins Lot zu bringen sind

Die Behandlung ist keine Angelegenheit von heute auf morgen. Es müssen meist über einen längeren Zeitraum Medikamente eingenommen werden.

Ein einzelnes Medikament senkt den Blutdruck durchschnittlich um 10 bis 12 mmHg. Bei hohen Werten ist daher eine Kombinationstherapie mit mehreren Präparaten empfehlenswert. Durch entsprechenden Lebensstil können Betroffene ihre Werte weiter senken:

- **Ausdauertraining:** Joggen, Walken, Nordic Walken, Radfahren, Schwimmen, Wandern, Rudern oder was immer Spaß macht. Dreimal in der Woche je 30 Minuten ausgeübt, bringt das ein Blutdruck-Minus von 4 bis 5 mmHg
- **Mittelmeerkost:** Viele Kohlenhydrate, Gemüse, Obst, Fisch, wenig Fleisch und Fett: minus 5 mmHg
- **Salzarmes Essen** und weitgehende Einschränkung von Fertigprodukten, die meist sehr salzig sind: minus 3 bis 4 mmHg

→ Frauen sollten ab 50 besonders auf ihren Blutdruck achten

- **Stressabbau:** Richtige Stressbewältigung und wirksame Entspannung sowie sorgsamer Umgang mit Genussmitteln (Nikotin, Kaffee, Tee, Alkohol): minus 3 mmHg
- **Gewicht:** Übergewicht sollte unbedingt abgebaut werden. Jedes verlorene Kilo wirkt sich positiv auf den Hochdruck aus: minus 2 mmHg

Niedriger Blutdruck

→ Unterdruck macht selten Beschwerden, kann aber ernsthafte Ursachen haben

Ein chronischer Unterdruck liegt dann vor, wenn der erste Blutdruckwert in Ruhe unter 110 bei Männern und unter 100 bei Frauen liegt, der zweite Wert bei Männern unter 70 und bei Frauen unter 60. Besteht dieser Unterblutdruck ständig, zeigt keine Symptome und macht keine Beschwerden, dann braucht man sich darum nicht weiter zu kümmern. Mit zunehmendem Alter wird er vermutlich von selbst ansteigen.

Symptome bei zu niedrigem Blutdruck (Hypotonie)

- Müdigkeit, Schwäche
- Konzentrationsmangel
- Kopfschmerzen
- Schwindel
- Gedächtnisstörungen
- Gesichtsblässe
- beschleunigte, vertiefte Atmung
- Neigung zum Umfallen
- Schweißausbrüche
- beschleunigter Herzschlag mit Herzstolpern

Es gibt keine typischen Beschwerden bei niedrigem Blutdruck, die geschilderten Symptome der Patienten sind überaus vielfältig. Häufig jedoch werden Probleme bei raschem Aufstehen genannt. Nicht der niedrige Blutdruck oder der Blutdruckabfall nach dem Aufstehen sind verantwortlich für Schwindelgefühle, sondern vielmehr die Unfähigkeit, den Blutdruck an die veränderten Bedingungen anzupassen.

Meist findet der Arzt/die Ärztin nicht viel. Es werden zwar niedrige Blutdruckwerte gemessen, sonst aber ist der körperliche Untersuchungsbefund meist normal, ebenso die Laborwerte.

Allerdings können auch ernsthafte Krankheiten hinter niedrigem Blutdruck stecken. Deshalb ist es wichtig, sich untersuchen zu lassen.

Ehe Medikamente eingenommen werden, sollte man es mit Maßnahmen versuchen, die auf natürliche Weise den Blutdruck stabilisieren:

- Langes Stehen und rasche Lageänderungen vermeiden. Sich angewöhnen, langsam aufzustehen. Abruptes Bücken und Hochschnellen sowie schnelles Aussteigen aus dem Auto vermeiden; ebenso Arbeiten mit länger erhobenen Händen oder langes Halten.

- Auf Sonnenbäder, üppige Mahlzeiten, größere Alkoholmengen und heiße Bäder verzichten.
- Kopf und Oberkörper während des Schlafens um zirka 20 Grad höher stellen: Dadurch wird die nächtliche Harnbildung vermindert und dem Kreislauf steht – in der Früh beim Aufstehen – eine größere Blutmenge zur Verfügung.
- Großzügiger mit Salz umgehen. Salzreiche Lebensmittel (Brot, Mineralwasser, Suppen, Fischkonserven, Sauerkraut) können bei der Hälfte der Menschen den Blutdruck erhöhen.
- Mehr Wasser und Kräutertees und zum Frühstück ein bis zwei Tassen Kaffee oder Schwarztee trinken.
- Kleinere Mahlzeiten – über den Tag verteilt – beugen Blutdruckabfall vor und verhindern damit unangenehme Schläfrigkeit.
- Bewegung ist in fast jeder Form günstig. Vorteilhaft ist Sport, bei dem die Muskeln beansprucht werden. Gleichgültig ob Wandern, Joggen, Bergsteigen, Radfahren oder Skilaufen, wichtig ist in allen Fällen die Betätigung der Wadenmuskelpumpe. Das regelmäßige Zusammenziehen der Wadenmuskeln verhindert die Einlagerung größerer Blutmengen in den Beinen. Nur Ausdauertraining kann dem entgegenwirken!
- Richtiger Umgang mit Stress und regelmäßige Entspannung.

→ Zu niedriger Blutdruck kann auf natürliche Weise gesteigert werden

Diabetes mellitus (Zuckerkrankheit)

→ Gewichtsreduktion hilft in vielen Fällen bei Diabetes

Diabetes mellitus ist eine chronische Stoffwechselerkrankung, die durch einen Insulinmangel gekennzeichnet ist.

Weitere Hauptkennzeichen des Diabetes mellitus sind erhöhte Blutglukosewerte, Glukoseausscheidung im Harn und Durst.

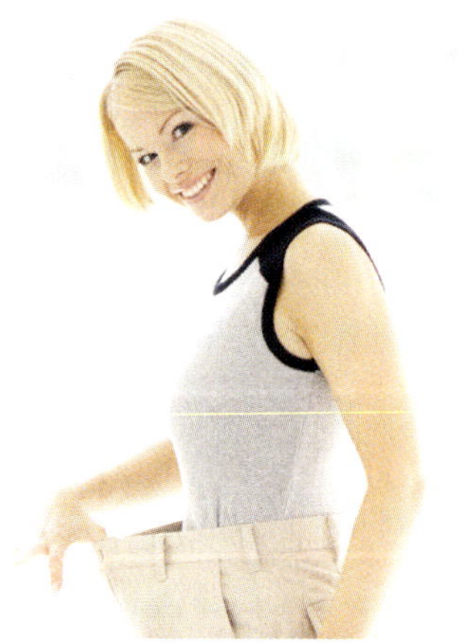

Man unterscheidet verschiedene Arten von Diabetes: den Jugendlichen-Diabetes (Typ I) und den Erwachsenen-Diabetes (Typ II).

Der Typ-I-Diabetes beginnt vorwiegend im Kindes- oder Jugendalter, nur selten im Erwachsenenalter. Durch den Insulinmangel kann der Blutzuckerspiegel nicht im normalen Bereich gehalten werden, eine ständige Insulinzufuhr ist unerlässlich. Man spricht auch vom Insulin-abhängigen Diabetes.

Der Typ-II-Diabetes tritt vorwiegend im späteren Erwachsenenalter auf und wird auch oft als »Altersdiabetes« bezeichnet, jedoch erkranken immer jüngere Menschen an »Alterszucker«. Viele Typ-II-Diabetiker sind übergewichtig und dieses Übergewicht führt dazu, dass das vorhandene Insulin nicht ausreichend wirken kann. In vielen Fällen normalisiert sich der Blutzuckerspiegel bei einer Gewichtsreduktion. Im Gegensatz zum Typ-I-Diabetiker, der immer auf eine Insulinzufuhr angewiesen ist, kann der Typ-II-Diabetiker medikamentös behandelt werden (vorerst mit Tabletten). Bei längerem Bestehen des Typ-II-Diabetes muss jedoch auch zumeist Insulin gespritzt werden.

Ab wann ist man Diabetiker/-in?

Normalwerte bei nüchternen Gesunden sind Blutzuckerkonzentrationen von:

70 – 100 mg/100 ml.

Zuckerkranke Frauen sind besonders anfällig für Herz-Kreislauf-Erkrankungen. Wissenschaftlichen Untersuchungen zufolge liegt das Risiko bei Frauen 4fach höher als bei Männern.

Erkrankungen der koronaren (Herzkranz-) und peripheren Gefäße stellen eine große Gefahr für Diabetiker/-innen dar. Dieses erhöhte Risiko für Herz-Kreislauf-Erkrankungen hat mehrere Ursachen. So haben Diabetiker zumeist ein niedriges HDL-Cholesterin, aber hohe Triglyzeridwerte (siehe Seite 57), auch Bluthochdruck, eine Insulinresistenz und Übergewicht, speziell beim Diabetes mellitus Typ II.

Wichtig ist, dass die Spätfolgen vermieden werden und die normale Leistungsfähigkeit, Wundheilung und die Infektabwehr gewährleistet werden.

Für Diabetiker gilt also:

- Bestehendes Übergewicht sollte unbedingt, aber langsam (ca. 0,5 kg pro Woche) und dauerhaft reduziert werden, am besten durch Verringerung der Fett- und Energiezufuhr um 500 kcal pro Tag.
- Beim Fett sollten vor allem tierische Fette eingespart und der Bedarf an lebensnotwendigen Fettsäuren über pflanzliche Fette und fettreiche Seefische (Lachs, Tunfisch, Hering, Makrele, Sardine) gedeckt werden.
- Besonders wichtig ist auch die Qualität der Kohlenhydrate: Leicht resorbierbare Kohlenhydrate wie Traubenzucker und Haushaltszucker sind zwar nicht verboten, sollten aber nur in sehr kleinen Mengen konsumiert werden. Das gleiche gilt für Brot, Gebäck und Mehlspeisen aus Weißmehl.
- Die Kohlenhydratzufuhr wird am besten über Vollkorngetreide, Obst, Gemüse und Hülsenfrüchte gedeckt. Diese Lebensmittel beeinflussen den Blutzuckerspiegel nur wenig und liefern gleichzeitig Ballaststoffe, die Diabetiker reichlich essen sollten.
- Die Menge des Kohlenhydratanteils in der Nahrung wird häufig in Broteinheiten (BE) angegeben, wobei eine Broteinheit 12 Gramm Kohlenhydraten entspricht.
- Bei insulinpflichtigen Diabetikern sollte die Kohlenhydrataufnahme dem Wirkungsablauf des Insulins angepasst werden.
- Moderater Alkoholkonsum ist im Rahmen einer Diabetikerernährung gesundheitsverträglich, wenn nicht andere Gründe dagegen sprechen. Unter moderat versteht man höchstens zwei alkoholische Getränke (Seidel Bier, Achtel Wein) pro Tag für Männer und höchstens ein Getränk pro Tag für Frauen.
- Wenn Sie Alkohol trinken, dann am besten zum Essen, um eine Hypoglykämie (Unterzuckerung) zu vermeiden; das gilt vor allem für insulinpflichtige Diabetiker.
- Arzttermine und Blutzucker-Kontrollen penibel einplanen.

→ **Wichtig: Leistungsfähigkeit stärken und Spätfolgen vermeiden**

Fettstoffwechselstörungen

Cholesterin

Cholesterin ist lebensnotwendig für Zellen und Hormone. Dennoch müssten wir es dem Körper nicht zuführen, weil er es selbst produziert. Manche Menschen haben von Natur aus einen erhöhten Cholesterinspiegel im Blut, die meisten aber durch ungesunden Lebensstil – zu viel tierische und fette Ernährung, zu wenig Bewegung.

→ Cholesterin muss dem Körper nicht zugeführt werden

Reines Cholesterin ist eine weiße, bröckelige Substanz ohne Geruch und Geschmack. Im menschlichen Körper dient das Cholesterin als Ausgangsmaterial zur Herstellung einer Reihe wichtiger Substanzen: Es ist Strukturbestandteil von biologischen Membranen und zugleich Vorstufe für die Synthese von Hormonen, Vitamin D und Gallensäuren.

Besonders viel Cholesterin findet man in der Haut (in bis zu 24 Prozent des Hautfettes), im Gehirn, in den Nebennieren, den Eierstöcken, in der Milz und im Blut.

Cholesterin gehört zu den fettähnlichen Substanzen und ist nur in tierischen Produkten enthalten – besonders reichlich in Fleisch, Wurst und fetten Milchprodukten. Besonders cholesterinreich sind Innereien, Eier, Meeresfrüchte und tierische Fette. Pflanzliche Produkte oder Pflanzenöle enthalten kein Cholesterin. In den Pflanzen sind Phytosterine enthalten, die dem Cholesterin sehr ähnlich sind und die Cholesterinaufnahme aus dem Darm »bremsen«.

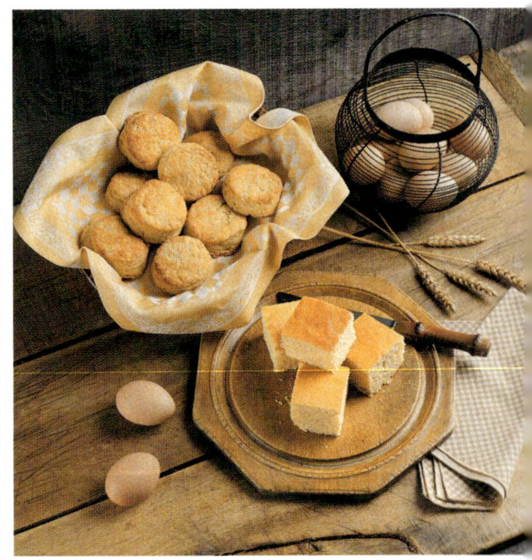

Trotz dieser normalen und wichtigen Funktionen des Cholesterins im Körper können sich durch einen Überschuss der Substanz Ablagerungen an den Wänden der Blutgefäße bilden. Es entsteht Arteriosklerose, die häufigste Ursache für Herz-Kreislauf-Erkrankungen. Wenn die Ablagerungen so massiv sind, dass die Durchblutung der Arterie gestört oder ganz unterbrochen ist, können Herzinfarkt oder Schlaganfall die Folge sein (siehe Seite 283ff.).

Eigene Cholesterin-Produktion im Körper

Das Cholesterin im menschlichen Organismus stammt aus zwei Quellen:

1. Aus der Nahrung: Das Cholesterin wird zusammen mit anderen Fetten aus dem Darm ins Blut aufgenommen und zur Leber transportiert. Hier wird es zum Teil in Gallensäuren umgewandelt, die bei der Fettverdauung im Darm eine entscheidende Rolle spielen.
2. Durch körpereigenen Aufbau: Auch wenn kein Cholesterin mit der Nahrung aufgenommen wird (etwa bei Vegetariern), können Körperzellen selbst Cholesterin aus anderen Stoffen aufbauen, um den Bedarf des Körpers zu decken. Diese endogene Bildung erfolgt vorwiegend in der Leber und im Darm. An die 600 bis 900 Milligramm werden täglich gebildet.

Das gute und das schlechte Cholesterin

Weil Cholesterin wasserunlöslich ist und deshalb im Blut nicht transportiert werden kann, wird es von der Leber in Fett-Eiweiß-Pakete, »Lipoproteine«, verpackt. Die beiden wichtigsten Lipoproteine sind das so genannte »schlechte« LDL-Cholesterin (low density lipoprotein) und das »gute« HDL-Cholesterin (high density lipoprotein).

- Die LDL-Partikel beliefern die Körperzellen mit Cholesterin und lagern einen Teil davon an den Arterienwänden ab. Je mehr LDL sich im Blut befindet, desto schneller entwickelt sich Arteriosklerose.
- Die HDL-Partikel sind die Gegenspieler des LDL, weil sie den Abtransport von Cholesterin aus den Zellen und aus den Gefäßwänden beschleunigen. Von ihnen wird das Cholesterin zurück in die Leber transportiert und dort abgebaut (zum Beispiel zu Gallensäuren) – deshalb die Bezeichnung »gutes« Cholesterin.

Cholesterin-Werte

Die Normalwerte an Gesamtcholesterin bezogen auf den Blutspiegel sind altersabhängig:

- **Unter dem 20. Lebensjahr:** weniger als 160 mg/dl
- **Ab dem 20. Lebensjahr:** unter 200 mg/dl

Als risikoreich gelten Konzentrationen ab 200 mg/dl Gesamtcholesterin. Wichtig dabei ist, nicht nur seinen Gesamtcholesterinspiegel zu kennen, sondern auch den Anteil an gutem (HDL) und schlechtem Cholesterin (LDL). Der Anteil an gutem Cholesterin ist bei Frauen naturgemäß höher als bei Männern. Es kommt vor, dass Menschen einen sehr hohen HDL-Spiegel haben. Dadurch erscheint auch das Gesamtcholesterin erhöht, was in diesem Fall aber keine Rolle spielt.

→ Das gute Cholesterin braucht viel Bewegung

So können Sie den »Bösewicht« im Blut beschwichtigen:

- keine Innereien, kein fettes Fleisch, keine fette Wurst
- keine fettreichen Milchprodukte und Salatdressings
- keine panierten oder frittierten Speisen
- wenig Eier, selten Mehlspeisen
- häufig Obst, Gemüse, Vollkorngetreide

Richtlinien für HDL und LDL:

→ Auf die Qualität der Fette achten!

HDL sollte bei Frauen nicht unter 50 mg/dl, bei Männern nicht unter 40 mg/dl liegen, LDL ist bis 130 mg/dl normal und sollte nicht über 160 mg/dl liegen, vorausgesetzt man hat noch keine Gefäßerkrankung oder ist zuckerkrank.

Übrigens: HDL-Cholesterin reagiert auf Bewegung: Durch regelmäßigen Sport und wenn man nicht raucht, lässt es sich vortrefflich erhöhen, im Gegensatz zum LDL-Cholesterin, das vor allem zu senken ist, wenn bei der Nahrungsaufnahme tierische Fette reduziert werden. In hartnäckigen Fällen reicht diese Maßnahme oft nicht aus – dann sollte unbedingt eine medikamentöse Therapie eingeleitet werden, damit das LDL wirkungsvoll gesenkt werden kann.

Pflanzenkraft gegen Cholesteringefahr

Um LDL zu senken, sollte nicht nur auf die Quantität der Fette, sondern auch auf deren Qualität geachtet werden.

Beurteilung der Blutfettwerte

	wünschenswert	mäßig erhöhtes Risiko	hohes Risiko
Cholesterin	< 200 mg/dl	200 – 240 mg/dl	> 240 mg/dl
LDL-Cholesterin	< 130 mg/dl (optimal: < 100 mg/dl)	130 – 159 mg/dl	> 160 mg/dl
HDL-Cholesterin	> 60 mg/dl	–	< 40 mg/dl
Verhältnis Gesamt-/ HDL-Cholesterin	< 3,5 : 1	–	> 5 : 1
Triglyzeride	< 150 mg/dl	150 – 199 mg/dl	> 200 mg/dl

Bei bestehender Herz-Kreislauf-Erkrankung oder Zuckerkrankheit ist besonders auf die Grenzwerte für Cholesterin und LDL-Cholesterin zu achten.

Mehrfach ungesättigte Fettsäuren wie etwa in Distel- oder Keimölen enthalten, senken den Cholesterinspiegel besonders effizient. Auch einfach ungesättigte Fettsäuren in Oliven- und Rapsöl drücken die Werte, insbesondere, wenn diese Öle die gesättigten Fettsäuren ersetzen.

Gesättigte Fettsäuren (hauptsächlich in tierischen Fetten enthalten) sind nämlich ein Fressen für den »Bösewicht« im Blut. Statt Schweineschmalz also unbedingt Olivenöl zum Kochen, Braten und Backen verwenden; die Menge sollte allerdings nur ersetzt und nicht erhöht werden. Pro Tag sollten wir nicht mehr als 65 Gramm Fett zu uns nehmen (wenn man abnehmen soll, dann weniger!).

Wahre Cholesterinbomben sind Eier, Mayonnaise, Schlagobers, einige Käsesorten und Innereien. Gänseleber oder Kalbshirn sollten für Betroffene tabu sein, ebenso Leberkäse. Beuschel, Backhuhn und Eiernockerl sind in gleichem Maße cholesterinreich wie Torten, Kaiserschmarren oder Eiskaffee. Fleischsorten haben alle einen ähnlichen Cholesteringehalt. Dabei ist es wichtig, stets nur mageres Fleisch zu essen, gleichgültig ob vom Schwein, Kalb oder Rind.

Bei Milchprodukten, die einen hohen Anteil an gesättigten Fettsäuren aufweisen, kann viel eingespart werden, indem man zu fettarmen Varianten greift. Wichtiges Eiweiß und Kalzium sind darin in gleicher Höhe enthalten wie in den fettreichen Sorten (genaue Angaben dazu finden Sie auf Seite 168ff.).

Erhöhte Triglyzeride

Erhöhte Triglyzeridwerte spielen bei Frauen möglicherweise eine größere Rolle in Bezug auf das Herz-Kreislauf-Risiko als bei Männern.

→ Erhöhte Triglyzeride gefährden das Herz

Bei Frauen und Männern sollen auf Grund der neuen Empfehlungen die Triglyzeridwerte 150 mg/dl nicht übersteigen.

Bei erhöhten Triglyzeridwerten gelten folgende Empfehlungen:

- Gewichtsabnahme, wenn Übergewicht besteht
- Verzicht auf Alkohol
- Meiden von Zucker, Süßigkeiten und Zuckeraustauschstoffen (Fruktose, Sorbit, Xylit)
- regelmäßiger Konsum von Fisch (Makrele, Hering, Tunfisch, Lachs): die Omega-3-Fettsäuren der Fische hemmen die Triglyzeridsynthese in der Leber

Gicht und Hyperurikämie

Kaum eine andere Gelenkerkrankung kann so schmerzhaft sein wie die Gicht. Gichtanfälle treten meist völlig überraschend während der Nacht auf. Früher galt die Gicht als Krankheit der Könige.

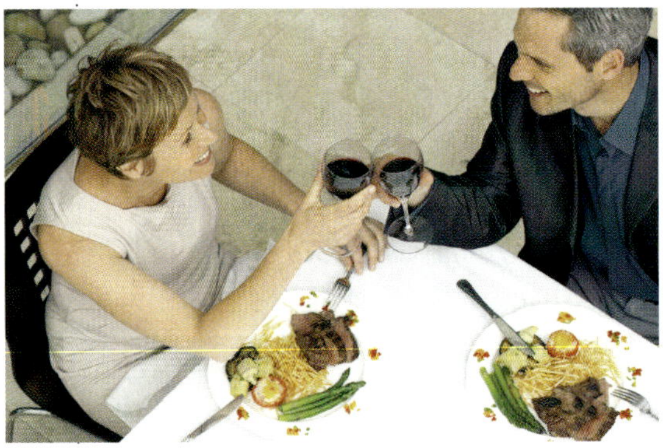

→ Die Gicht ist eine Wohlstandserscheinung

In Notzeiten mit Mangelernährung kam die Gicht nur sehr selten vor. Auch bei uns nahm sie ab der so genannten »quantitativen Fresswelle« sprunghaft zu und wurde zu einer klassischen Zivilisationskrankheit.

Häufigkeit

Überhöhte Harnsäurespiegel im Blut und in der Folge die Gicht kommen in der westlichen Wohlstandsgesellschaft mit steigender Häufigkeit vor. Die Erkrankung selber ist zwar im Wesentlichen genetisch bedingt, es spielen aber auch Faktoren des Lebensstils, unter diesen vorrangig die Ernährung, eine krankheitsfördernde Rolle.

In Europa leiden etwa 0,5 – 2,8 % der erwachsenen Männer und 0,1 – 0,6 % der erwachsenen Frauen unter erblich bedingter Gicht. Man kann aber davon ausgehen, dass etwa 10 % der Bevölkerung erhöhte Harnsäurespiegel haben.

Bei den Frauen steigt der Anteil nach Eintritt des Wechsels. Üblicherweise kann man erhöhte Harnsäurewerte bei Männern weitaus häufiger antreffen als bei Frauen. Manche Studien zeigen bei Männern ein zehnmal häufigeres Auftreten der Gicht.

In den letzten Jahren hat sich herausgestellt, dass immer jüngere Menschen an Gicht erkranken. Im Schnitt hat sich das Erkrankungsalter um 20 Jahre nach vor verlegt. Heute treten die ersten Symptome schon bei 20- bis 30-Jährigen auf. Üblicherweise manifestiert sich die Arthritis urica (= symptomatische Erscheinungsform der Gicht) nach dem 40. Lebensjahr; bei Männern zwischen dem 40. und 50. Lebensjahr, bei Frauen nach dem 60. Lebensjahr.

Gicht tritt auch zusammen mit einer anderen Wohlstandserkrankung gehäuft auf – dem so genannten »Metabolischen Syndrom« oder »Wohlstands-Syndrom«. Bei diesem Syndrom liegen eine stammbetonte Fettsucht (Body-Mass-Index über 30 kg/m^2), eine so genannte Glukoseintoleranz (eine Vorstufe der Zuckerkrankheit – Diabetes mellitus Typ II) bzw. bereits ein Typ-II-Diabetes (siehe Seite 52f.), eine Fettstoffwechselstörung mit erhöhten Triglyzeriden (Neutralfetten), niedrigem HDL-Cholesterin (»gutes Cholesterin«) und erhöhte Blutdruckwerte vor. Am Anfang des Metabolischen Syndroms liegen eine Insulinresistenz und erhöhte Insulinspiegel vor. Dieses Syndrom begünstigt die Entstehung der Arteriosklerose (Gefäßverkalkung).

Zur Vorbeugung der Hyperurikämie (= überhöhte Harnsäurekonzentration im Blut) und Gicht gilt ein »gesunder Lebensstil«.

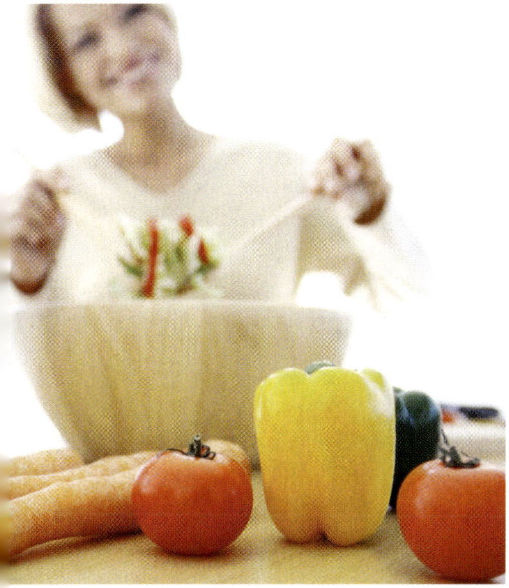

Unter gesundem Lebensstil versteht man:

- Einschränkung der Energiezufuhr
- Einschränkung der Fettzufuhr auf unter 30 Energieprozent der Gesamtfettzufuhr
- Einschränkung der Zufuhr an gesättigten Fettsäuren auf ein Drittel der Gesamtfettzufuhr
- weniger als 300 mg Cholesterin/Tag (bei manchen Erkrankungen weniger als 200 mg)
- Erhöhung der Zufuhr an pflanzlichen Lebensmitteln (2/3 pflanzliche; 1/3 tierische)
- 5-mal Obst und Gemüse/Tag
- mindestens 30 Minuten körperliche Bewegung am Tag
- Vermeiden von zu viel Alkohol
- regelmäßige Vorsorgeuntersuchung, Blutdruckmessung
- Normalgewicht (Body-Mass-Index zwischen 18,5 und 25 kg/m^2) halten oder erreichen
- Tabak-Abstinenz
- Bauchumfang bei Frauen bis max. 88 cm

→ Gesunder Lebensstil ist die beste Gicht-Vorbeugung

Hyperurikämie

Hyperurikämie bedeutet erhöhte Harnsäurewerte im Blut. Das Gichtsyndrom bedeutet die Gesamtheit der durch eine Hyperurikämie hervorgerufenen Stoffwechselveränderungen.

→ Erhöhte Harnsäurewerte begünstigen das Gicht-Risiko

Die Arthritis urica bezeichnet die Gelenksymptome, die durch die Gicht hervorgerufen werden.

Hyper = zu viel

urik = Harnsäure

ämie = im Blut

Normale Harnsäure-Werte liegen unter 6,4 mg/dl (380 µmol/Liter). Bei Männern reichen die Normalwerte bis zu 7,4 mg/dl (420 µmol/Liter) und bei Frauen bis 6,2 mg/dl (360 µmol/Liter).

Beim Gesunden hängt dieser Wert von den inneren (= endogenen) Faktoren Alter und Geschlecht und von dem von außen (= exogen) wirkenden Faktor Ernährung ab.

Erhöht sind die Werte, wenn sie über 6,4 mg/dl sind.

Hyperurikämie =

über 6,4 mg Harnsäure pro 100 ml Serum

In den Wohlstandsländern haben ca. 20 % der Männer Werte über 7 mg/dl (> 416 µmol/Liter).

Das Risiko eines Gichtanfalles steigt mit zunehmender Höhe der Harnsäurewerte. Bei Werten über 9 mg/dl (> 535 µmol/Liter) kommt es pro Jahr bei 5 % der Betroffenen zu Gichtanfällen. Das Risiko, Nierensteine zu bekommen, liegt bei einer Hyperurikämie ohne Symptome bei 0,2 % und bei Gichtkranken bei 0,8 % pro Jahr.

Harnsäuregehalt in mg pro 100 g

Fleisch, Innereien, Wurst	
Kalbsbries, gegart	1.468
Schweineniere, gegart	390
Schweineleber, gegart	289
Gänseleber, frisch	250
Schweineschnitzel, gegart	226
Schweinekotelett, gegart	211
Kalbsherz, gegart	210
Kalbsschnitzel, gegart	210
Kalbskotelett, gegart	198
Gänseleberpastete	166
Corned Beef	157
Huhn mit Haut, gegart	157
Schweineschinken	156
Rindsschulter, gegart	155
Hirsch, gegart	155
Rindsfilet, gegart	154
Reh, gegart	154
Salami	134
Leberpastete	131
Kantwurst	127
Käsekrainer	113
Lammschlegel	111
Geselchtes	110
Pressschinken	110
Leberkäse	97
Mortadella	85
Debreziner	84
Krakauer	81
Frankfurter	76

Fische und Fischkonserven	
Hering, geräuchert	221
Anchovis	189
Forelle, gegart	161
Hering, gegart	158
Tunfisch, Konserve in Öl, abgetropft	148
Krabben	147
Tintenfisch, gegart	128
Seezunge, gegart	102
Austern	90
Karpfen, gegart	87
Scholle, gegart	78
Miesmuscheln	46
Hummer, gegart	41

Getreide und Getreideprodukte	
Knäckebrot	79
Buchweizen, gegart	59
Vollkornbrot	57
Semmel	56
Grünkern, gegart	49
Hafer, gegart	40
Weizen, gegart	35
Reis, gegart	34
Roggen, gegart	27

Hülsenfrüchte und Produkte aus Hülsenfrüchten	
Erbsen, frisch	150
Sojasoße	76
Bohnen, weiß, gegart	75
Linsen, gegart	75
Tofu	65
Miso	60
Zuckererbsen, frisch	60
Saubohnen, gegart	55
Fisolen (grüne Bohnen), gegart	47
Kichererbsen	46

→ Günstig und harnsäurearm: Getreide und viele Gemüsesorten

→ Innereien und Hefe vermeiden, Obst und Gemüse bevorzugen

Harnsäuregehalt in mg pro 100 g

Gemüse	
Schwarzwurzeln, gegart	74
Sellerie, frisch	70
Blattspinat, gegart	59
Mangold, gegart	59
Brokkoli, gegart	53
Kohlsprossen	47
Karfiol (Blumenkohl), gegart	45
Sauerkraut, gegart	22
Melanzani, gegart	22
Kraut, gegart	21
Kohlrabi, frisch	20
Spargel, gegart	18
Zucchini, frisch	17
Fenchel, frisch	16
Kartoffeln, gegart	16
Gemüsepaprika, rot, frisch	15
Karotte, frisch	12
Gemüsepaprika, gelb, frisch	10
Gemüsepaprika, grün, frisch	10
Radieschen	10
Tomate, frisch	10
Endiviensalat	9
Kopfsalat	7
Gurke, frisch	6
Feldsalat	6

Samen und Nüsse	
Sonnenblumenkerne	160
Erdnüsse	70
Haselnüsse	40
Walnüsse	25
Paranüsse	22

Pilze	
Steinpilz	80
Champignon	67
Shiitakepilz	50
Morchel	30
Eierschwammerl (Pfifferling)	30

Milch und Milchprodukte, Eier	
Cottage cheese	0
Jogurt	0
Magermilch	0
Topfen (Quark)	0
Vollmilch, 3,6 % Fett	0
Eier	5
Brie, 70 % F. i. T.	10
Camembert, 70 % F. i. T.	10
Fruchtjogurt	11
Edamer, 45 % F. i. T.	10
Emmentaler, 45 % F. i. T.	11
Gouda, 45 % F. i. T.	10
Gorgonzola	10
Bierkäse, 15 % F. i. T.	25

Obst	
Marille, getrocknet	118
Rosinen	107
Feige, getrocknet	68
Erdbeeren	25
Weintraube	20
Marille	18
Banane	17
Kiwi	17
Feige, frisch	15
Kirschen	15
Apfel	14
Birne	14
Orange	11
Dattel	13
Mandarine	13
Ananas	11
Papaya	11
Mango	10
Rhabarber	5

Sonstiges	
Bierhefe	1.500
Hefeflocken	1.500
Hefe	410
Suppenwürfel	139
Hefebrühe-Extrakt	103
Schokolade	60

Homozystein

Neben Cholesterin und Bluthochdruck ist das Homozystein ein weiterer Stoff, der den Blutgefäßen zusetzt. Homozystein ist ein Eiweißbaustein (Aminosäure), den der Körper selbst produziert. Homozystein kommt in der Nahrung nicht vor. In zu hoher Konzentration kann Homozystein die innere Auskleidung der Blutgefäße schädigen und in der Folge Arterienverkalkung verursachen. Homozystein ist für den Organismus giftig und wird daher sehr rasch abgebaut. Studien zeigen, dass Patienten mit Herzinfarkt und Schlaganfall häufig krankhaft erhöhte Homozystein-Werte im Blut aufweisen.

Fünf bis sieben Prozent der Bevölkerung (bis zu 560.000 Österreicher) sind mit erhöhten Homozystein-Werten belastet. Die gute Nachricht: Ein erhöhter Homozysteinspiegel kann gut behandelt werden, nämlich einfach mit Vitaminen. Die Vitamine B_6, B_{12} und insbesondere die Folsäure bauen den schädigenden Stoff rasch ab. Für gesunde Menschen mit ausreichender Vitaminversorgung stellt das Homozystein kein Problem dar. Wenn Sie das Gefühl haben, sich nicht optimal zu ernähren, achten Sie auf zusätzliche Vitaminzufuhr, denn ein schneller und vollständiger Umbau ist nur bei einer guten Vitaminversorgung gewährleistet. Homozystein wird mittels Bluttest gemessen, bereits ab einer Konzentration von 15 µmol/l (Mikromol/Liter) wird der Homozysteinspiegel als schädlich eingestuft.

Wo die Vitamine enthalten sind

Vitamin B_6 ist in Fischen (Lachs, Makrele, Tunfisch), Hafer, Leber, Hefe, Weizen und Fleisch enthalten. Vitamin B_{12} findet sich fast nur in tierischen Lebensmitteln – in Fleisch, Geflügel, Fisch, Milch, Milchprodukten und Eiern. Deshalb haben Vegetarier oft einen Mangel.

Folsäure ist ein Vitamin, das besonders für die Zellvermehrung wichtig ist. Sie ist speziell in Hefe, Weizen und grünem Gemüse enthalten.

Mit diesem Lebensstil bleiben Herz und Kreislauf im richtigen Takt

- **»Metabolisches Syndrom« bekämpfen:** Frauen, die besonders um den Bauchbereich zu viele Kilos abgelagert haben, können im Laufe der Zeit ein so genanntes Metabolisches Syndrom bekommen, eine Art »Stoffwechselentgleisung«, wobei Blutzucker, Blutfette und Blutdruck ansteigen. Die daraus resultierenden Gefahren sind Gefäßverkalkung, Herzinfarkt und besonders auch die Entwicklung einer Zuckerkrankheit.

→ Die Vitamine B_6, B_{12} und Folsäure bekämpfen die »giftige Substanz«

➔ Der beste Schutz: Gewichtsreduktion und ausgewogene Ernährung

- Bauchumfang nicht über 88 cm »wachsen« lassen, riskant wird es aber bereits bei über 80 cm!
- Triglyzeride nicht über 150 mg/dl
- Nüchternblutzucker soll 100 – 110 mg/dl nicht überschreiten
- Blutdruck nicht über 130/85 mg/dl
- weniger Fettkonsum, weniger Körpergewicht
- Auswahl des richtigen Fettes: gesättigte Fettsäuren (in tierischen Lebensmitteln) reduzieren, weil die-se den Cholesterinspiegel erhöhen; stattdessen mehrfach ungesättigte Fettsäuren (in pflanzlichen Lebensmitteln enthalten) konsumieren
- Speisen, die viel Cholesterin enthalten, vermeiden oder nur selten konsumieren; sparen bei Keks, Chips, Pommes Frites
- viel Gemüse, Obst und Getreide
- regelmäßiger Fischkonsum
- regelmäßige Kontrolle und Normalisierung des hohen Blutdruckes
- Einschränkung der Salzzufuhr
- nicht rauchen
- viel körperliche Bewegung
- mäßiger Alkoholkonsum

Daneben gibt es noch eine Reihe von Schutzstoffen, die vor Krankheiten schützen. Besonders hilfreich sind die antioxidativ wirkenden Vitamine A, C, E sowie Selen oder Zink.

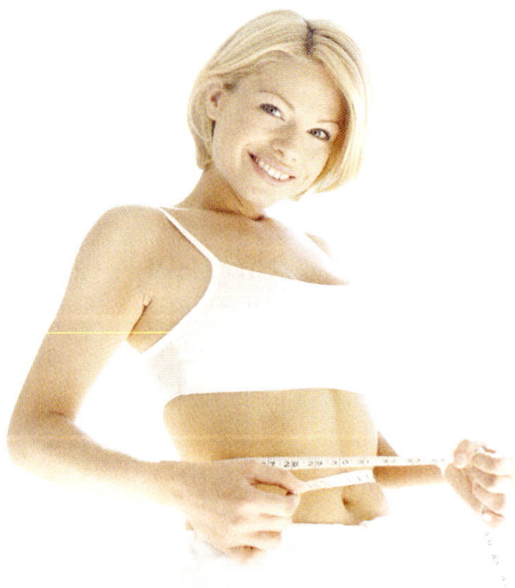

Rauchen

Für manche scheint es fast eine Lebensaufgabe zu sein – das Nichtrauchen durchzuhalten. Sie brauchen oft Jahre, bis ihnen die Lust auf die Zigarette vergeht. Andere wiederum schaffen es auf Anhieb und können sich schon zwei Monate später nicht mehr vorstellen, jemals geraucht zu haben. Deshalb sollten Sie als Raucherin so schnell wie möglich versuchen, dieses gesundheitsschädliche Kapitel in ihrem Leben zu beenden. Vielleicht gehören Sie ja zu den Frauen, die wenig Probleme mit dem Aufhören haben. Es lohnt sich, denn schon bald fühlen Sie sich viel wohler: keine verrauchte Wohnung, keine übel riechenden Vorhänge und Kleider mehr, die Haare und Ihre Haut duften nach Ihnen, dem Shampoo, Parfum oder der Körperlotion – dieser alles übertünchende Rauchgeruch ist weg. Das ist schöner als man glaubt und hilft einem sehr beim Durchhalten.

Dass man alles andere und natürlich auch Essen und Trinken besser riecht, ist ebenso schön, aber oft nicht unbedingt erwünscht. Das Abgewöhnen kann Nebenwirkungen bringen, die weniger begeistern, aber vergleichsweise ziemlich harmlos sind. Das Problem: Wer sich den Glimmstängel abgewöhnt, neigt zu Ersatzhandlungen, braucht etwas für die Hände und zwischen die Lippen. Wie allgemein bekannt, wird dieses Bedürfnis durch vermehrte Nahrungsaufnahme kompensiert. Oft ist es wirklich mühsam und überhaupt nicht lustig, wenn man unbeherrscht zugreift und die Hüfte in die Breite wächst.

Das kommt auch daher, dass sich die Enthaltsame belohnen will: Schließlich ist sie ja so brav und raucht nicht mehr, dafür langt sie beim Essen da und dort

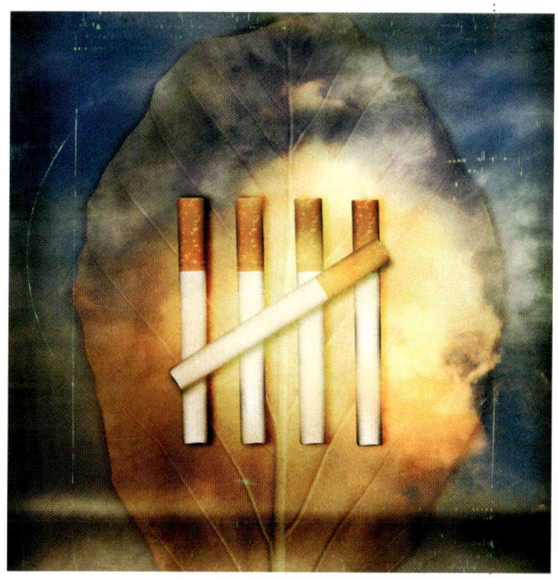

üppiger zu. Wer das umgehen kann, wird keine Probleme mit der Figur bekommen. Wer sie doch bekommt, sollte jetzt nur nicht aufgeben, denn sie bestehen nur vorübergehend – und es wäre schade um all die Mühe. Der Körper

→ **Alles riecht besser – das erleichtert das Abgewöhnen**

muss sich umstellen, da der Grundumsatz von Raucherinnen um etwa fünf Prozent höher ist als der von Nichtraucherinnen. Rauchen beschleunigt die Stoffwechselaktivität des Körpers. Bei Menschen, die mit dem Rauchen aufhören, normalisiert sich der Stoffwechsel, was zu einer Gewichtszunahme führen kann. Dagegen hilft ein zusätzliches Bewegungsprogramm. Spätestens nach einem halben Jahr hat sich der Organismus an das Nichtrauchen angepasst.

→ Nützen Sie die nächste Chance und geben Sie das Laster auf!

Unabhängigkeit macht froh und stolz

Nach ein paar Tagen ohne Zigarette merken Sie bereits, dass Ihr Ruhepuls wesentlich niedriger ist. Das ist einfach faszinierend. Obwohl man als »Halbentwöhnte« vor Verlangen eine Zigarette förmlich anbeißen möchte, kann man sich beherrschen. Das ist manchmal wie ein Wunder. Gedanken über den angenehmen Geruch, den flacheren Puls, die bessere Kondition oder die Unabhängigkeit gehen einem durch den Kopf. Diese Unabhängigkeit ist auch etwas, was wirklich fein ist. Rauchern wird das Anzünden des Glimmstängels ja an immer mehr öffentlichen Plätzen verboten. Wie schwer Drogensüchtige rotten sie sich dann oft an Raucherplätzen am Arbeitsplatz, nach Vorträgen, vor dem Kino, Theater oder an sonstigen Orten zusammen und saugen ihr Gift ein. Sie sind aber nicht mehr dabei. Das macht richtig stolz, wenn auch nicht unbedingt glücklich, weil man noch immer nicht darüber hinweg ist. Man will es jedoch schaffen und sagt sich deshalb auch jeden Tag, dass man Nichtraucherin sein und bleiben will. Das entscheiden Sie selbst. Sie verbieten es sich nicht – Sie brauchen es nicht mehr. Außerdem wird es mit jedem Tag leichter. Nach ein paar Monaten sind es oft nur noch ein paar Sekunden am Tag, die einen an »früher« erinnern. Das ist mit der Zeit einfach zu überwinden, und zwar ohne zusätzliche Belohnung durch übermäßiges Essen und Trinken.

Nützen Sie die nächste Gelegenheit

Nehmen Sie sich ab jetzt vor, mit dem Rauchen aufzuhören. Fassen Sie es immer öfter ins Auge und gewöhnen Sie sich schon einmal an den Gedanken und Ihr Vorhaben. Sollte Sie demnächst eine Verkühlung oder ein grippaler Infekt erwischen, nützen Sie Ihre Chance und versuchen Sie nach Ihrer Genesung weiterhin nicht zu rauchen. Schreiben Sie sich die Vor- und Nachteile des Rauchens auf ein Blatt Papier. Da steht nur wenig in der Spalte der Vorteile. Jetzt kommen harte fünf bis sieben Wochen, aber dann ist es vorbei. In den ersten Wochen treffen Sie jeden Tag die Entscheidung, nicht rauchen zu wollen. Es ist Ihr Wunsch, ohne Zwang, ohne Muss, ohne Krampf – Sie möchten das so. Wenn Sie jetzt verstärkt Bewegung machen, haben Sie bestimmt kein Problem mit der Figur, selbst wenn Sie vielleicht die eine oder andere Ess-Sünde begehen. Und vor allem: Lassen

Sie sich helfen. Noch nie hat es so viele Mittel gegeben, die einem die Entwöhnung erleichtern. Die Therapien werden auf den nachstehenden Seiten beschrieben. Starke Raucherinnen benötigen möglicherweise zusätzlich psychologische Hilfe – auch die gibt es speziell für die Betroffenen.

»Fagerström-Test« Testen Sie Ihre Nikotinabhängigkeit			Jeweils zutreffende Punkteanzahl eintragen
1	Wann nach dem Aufwachen rauchen Sie Ihre erste Zigarette?	Innerhalb von 5 Min. (3) 6 – 30 Min. (2) 31 – 60 Min. (1) nach 60 Min. (0)	
2	Finden Sie es schwierig, an Orten, wo das Rauchen verboten ist (z. B. Kirche, Ämter, Kino usw.) das Rauchen zu lassen?	Ja (1) Nein (0)	
3	Auf welche Zigarette würden Sie nicht verzichten wollen?	Die erste am Morgen (1) Andere (0)	
4	Wie viele Zigaretten rauchen Sie im Allgemeinen pro Tag?	Bis 10 (0) 11 – 20 (1) 21 – 30 (2) 31 und mehr (3)	
5	Rauchen Sie am Morgen im Allgemeinen mehr als am Rest des Tages?	Ja (1) Nein (0)	
6	Kommt es vor, dass Sie rauchen, wenn Sie krank sind und tagsüber im Bett bleiben müssen?	Ja (1) Nein (0)	
	0 – 2 Punkte: sehr geringe Abhängigkeit 3 – 4 Punkte: geringe Abhängigkeit 5 Punkte: mittlere Abhängigkeit 6 – 7 Punkte: starke Abhängigkeit 8 –10 Punkte: sehr starke Abhängigkeit	**SUMME**	

→ Die Entwöhnung richtet sich nach dem Grad der Abhängigkeit

→ Körperliche und psychische Abhängigkeit sind die Hauptprobleme

Raucherinnen werden leichter krank

Tatsache ist, dass Rauchen krank machen kann und das Leben verkürzt. Starke Raucherinnen, die etwa seit 25 Jahren rauchen, haben eine um 25 Prozent geringere Lebenserwartung als Nichtraucherinnen. In den Industrieländern sterben jährlich 300.000 Frauen an Krankheiten, die durch übermäßigen Tabakkonsum verursacht wurden.

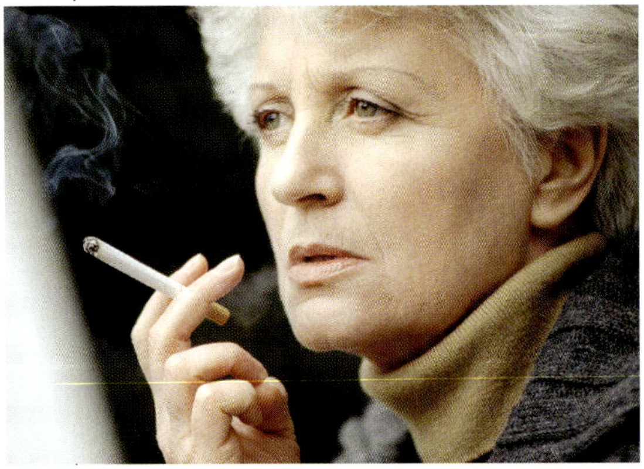

Die Weltgesundheitsorganisation geht davon aus, dass 2020 jährlich etwa eine Million Frauen weltweit an Tabak-assoziierten Erkrankungen wie Herzinfarkt, Lungenkrebs und Schlaganfall sterben werden. Raucherinnen kommen durchschnittlich ein bis zwei Jahre früher ins Klimakterium, das ohnehin mit steigendem Herz-Kreislauf- und Osteoporose-Risiko verbunden ist. Rauchen potenziert dieses Risiko. Es ist die weitaus häufigste Ursache für die chronische Bronchitis. Infektionen des Atemtrakts sind bei Rauchern häufiger anzutreffen als bei Nichtrauchern und dauern in der Regel länger. Die Lungenfunktion wird auch schon beim jungen Raucher beeinträchtigt. Sowohl klinische Symptome als auch messbare Lungenfunktionswerte verbessern sich deutlich, sobald der Tabakkonsum beendet wird.

Mit dem Rauch einer Zigarette werden an die 4.000 Rauchinhaltsstoffe inhaliert und durch den Körper transportiert. Damit wird der Körper mit Substanzen belastet, die Abhängigkeit und Krebs verursachen können. Nachgewiesen ist, dass 40 von den 4.000 Stoffen eindeutig bereits in geringen Mengen krebserregend sind. Das Nikotin steht natürlich an erster Stelle, weil es abhängig macht. Es setzt im Gehirn Botenstoffe frei, speziell die Substanz Dopamin, die eine Art Hochgefühl bewirkt.

Raucherinnen sterben früher

Rauchen ist ein wichtiger Faktor bei der Entstehung von Herz-Kreislauf-Krankheiten. Für die krankhaften Veränderungen ist wahrscheinlich vor allem das Kohlenmonoxid verantwortlich. Es kommt, abhängig von Dauer und Höhe der Rauchbelastung, zu Veränderungen am Gerinnungssystem, besonders der Thrombozyten und des Fettstoffwechsels. Dadurch wird das schädliche LDL-Cholesterin erhöht, gleichzeitig das gute HDL-Cholesterin gesenkt.

Zudem kommt es zur Verminderung der Sauerstoffsättigung des Blutes und zur Erhöhung von Herzfrequenz und

Blutdruck – das sind Faktoren, die den Herzinfarkt fördern. Nikotin vergrößert die Arbeitsbelastung des Herzens, während das ebenfalls vorhandene Kohlenmonoxid die Sauerstoff-Transportfähigkeit des Blutes herabsetzt.

Die Risikoerhöhung für Herzinfarkt ist vom täglichen Konsum und von der Gesamtanzahl der gerauchten Zigaretten abhängig: je mehr, desto höher das Risiko. Dieses kann durch einen vorhandenen hohen Cholesterinspiegel oder Bluthochdruck noch weiter steigen. Deshalb Vorsicht: Bei Rauchern mit hohem Blutdruck ist das Risiko für eine koronare Herzkrankheit oder für einen Schlaganfall um 50 bis 60 Prozent höher als bei Nichtrauchern mit Bluthochdruck.

Übrigens: Bei gesunden Rauchern sinkt das Infarktrisiko schon nach einem Jahr Abstinenz auf 50 Prozent ab.

Rauchen bringt Zähne zum Wackeln

Das ist noch nicht alles: Rauchen ist auch Gift für die Zähne. Die Rauchinhaltsstoffe verengen die Gefäße im Mund. Dort wird die Immunabwehr herabgesetzt; krank machende Keime können sich ungehindert ausbreiten. Raucher merken Alarmsignale oft nicht, weil durch die Verengung der Gefäße das Zahnfleisch nicht blutet. Entzündliche Erkrankungen sind bei Rauchern häufiger und verlaufen deutlich schwerer. Außerdem sind Raucher schmerzempfindlicher, die Wunden heilen schlechter und Behandlungen wirken nicht so gut. Der Kieferknochen wird mit der Zeit angegriffen, das Zahnfleisch zieht sich immer mehr zurück, die Zähne wackeln. Ein weiteres Problem ist, dass die Implantate bei Rauchern oft nicht anwachsen oder frühzeitig verloren gehen. 90 Prozent der Misserfolge in der Zahnfleisch- und Implantationschirurgie passieren bei Rauchern.

→ Zigaretten gefährden das empfindliche Frauenherz

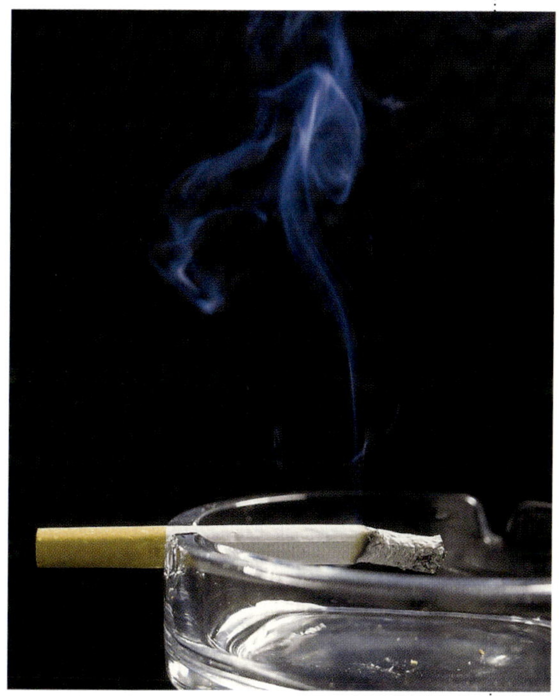

Das passiert nach dem Aufhören

Bereits 20 Minuten nach der letzten Zigarette sinken Blutdruck und Pulsfrequenz auf normale Werte. Schon 24 Stunden später beginnt sich das Herzinfarktrisiko zu verringern.

Nach neun Monaten erhöhen sich die körperlichen Energiereserven und innerhalb von sechs bis neun Monaten kommt es zu einem Wiederaufbau des geschädigten Schleimhautepithels der Lunge und der Bronchien. Damit beginnt auch die Reinigung des Organismus. Deshalb kommt es bei vielen Exrauchern in der Übergangsphase zu vermehrter Schleimbildung und erhöhtem Hustenreiz. Das wirkt aber wie ein innerer Hausputz und vermindert die Gefahr von Lungenentzündung und anderen Infektionskrankheiten. Jetzt sinkt auch das Lungenkrebsrisiko wieder. Schon nach zehn Jahren ist es gleich groß wie jenes von Nichtrauchern. Das Herzinfarktrisiko kann bereits nach fünf Jahren dem eines Nichtrauchers entsprechen.

Rauchen und Schwangerschaft

→ In der Schwangerschaft: Glimmstengel sofort sein lassen!

Es gibt einen weit verbreiteten Irrglauben, der besagt, dass es für das Ungeborene schädlicher sein soll, wenn die Mutter ihren Zigarettenkonsum während der Schwangerschaft abrupt einstellt, als wenn sie ihn langsam und stufenweise reduziert. Das Gegenteil stimmt: Das Ungeborene raucht jede Zigarette mit. Das bedeutet, dass ihm ebenso wie der Mutter Schadstoffe zugeführt werden. Jede Zigarette verur-sacht eine Erhöhung der Herzfrequenz des Kindes und es wird durch die Kohlenmonoxidbelastung nicht ausreichend mit Sauerstoff versorgt. Je mehr eine werdende Mutter raucht, desto geringer ist das Geburtsgewicht des Kindes. Es kommt bei Raucherinnen wesentlich häufiger zu Früh- und Fehlgeburten, die Komplikationsrate in der Schwangerschaft ist allgemein höher. Neugeborene müssen häufiger auf der Intensivstation behandelt werden, weil sie zu wenig Gewicht haben, zu früh zur Welt gekommen sind oder bereits Lungenfunktionsstörungen haben. Auch ungewollte Kinderlosigkeit (siehe Seite 346f.) wird mit dem Rauchen in Verbindung gebracht.

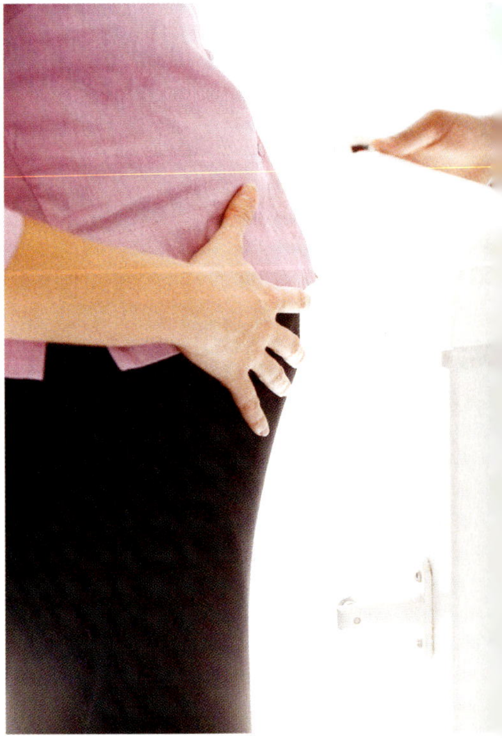

Testen Sie Ihr Rauchverhalten

Welche Faktoren spielen für Ihr Rauchverhalten eine besondere Rolle? Motivieren Sie sich mit der Zigarette? Bestehen und überstehen Sie Stresssituationen mit der Zigarette besser oder sind es vielerlei Situationen während eines Tages, die Sie zum Rauchen anregen? Beantworten Sie bitte die folgenden Fragen:

1. Kommt es vor, dass Sie sich für unangenehme Tätigkeiten mit der Zigarette motivieren?

   immer/häufig A
   manchmal B
   nie/selten C

2. Rauchen Sie, während Sie bestimmten Tätigkeiten nachgehen, z. B. lesen, schreiben oder telefonieren?

   immer/häufig A
   manchmal B
   nie/selten C

3. Wenn Sie sich über etwas oder jemanden geärgert haben, rauchen Sie dann eine Zigarette um sich zu beruhigen?

   immer/häufig A
   manchmal B
   nie/selten C

4. Rauchen Sie, um sich bei der Arbeit/beim Lernen etc. besser konzentrieren zu können?

   immer/häufig A
   manchmal B
   nie/selten C

5. Wenn Sie angespannt oder nervös sind, z. B. vor einer Prüfung, einem wichtigen Termin oder einem zu erwartenden Konflikt, rauchen Sie dann in dieser Situation mehr als gewöhnlich?

   immer/häufig A
   manchmal B
   nie/selten C

6. Wenn an Sie besonders hohe Anforderungen gestellt sind (z. B. Beruf, Studium, Familie, Schule) und Sie unter zeitlichem Druck stehen, rauchen Sie dann mehr als gewöhnlich?

   immer/häufig A
   manchmal B
   nie/selten C

7. Wenn in Ihrem Leben Ereignisse eintreten, die belastend sind und/oder eine Umstellung erfordern, z. B. Arbeitsplatzwechsel, Veränderungen der familiären Situation, Umzug, hat das dann zur Folge, dass Sie mehr rauchen als normalerweise?

   ja A
   nein B

Ermitteln Sie Ihre persönliche Punktezahl:

Frage 1 – 6:	Antwort A	2 Punkte
	Antwort B	1 Punkt
	Antwort C	0 Punkte
Frage 7:	Antwort A	1 Punkt
	Antwort B	0 Punkte

Je höher Ihre Punkteanzahl ist (Maximalpunkteanzahl: 13 Punkte), desto mehr Situationen sind sehr eng an die Zigarette gekoppelt und veranlassen Sie noch mehr als sonst zu rauchen.

→ Wie situationsbedingt ist Ihr Rauchverhalten?

Die Mechanismen, weshalb überhaupt zur Zigarette gegriffen wird, sind sehr komplex. Am Beginn des Rauchens stehen Motive wie »zur Gruppe gehören« zu wollen, die Zigarette als ein Zeichen des Erwachsenseins oder Neugierde im Vordergrund. Auch die Rauchgewohnheiten von Eltern, Geschwistern oder Freunden spielen eine Rolle.

Der weitere Verlauf der »Raucherkarriere« ist von drei wesentlichen Faktoren bestimmt: Gewohnheit, positive Konsequenzen, Nikotin.

→ Gewohnheitssituationen für das Rauchen ausschalten!

- Der Gewohnheitsfaktor entsteht dadurch, dass das Rauchen allmählich an verschiedene Situationen gekoppelt wird: zum Kaffee, zu den Mahlzeiten, im Büro, beim Telefonieren, Nachhausekommen, Fernsehen, für die Nerven, zur Entspannung und so weiter und so fort.
- Subjektiv gesehen zieht Rauchen positive Konsequenzen nach sich. Wenn die Zigarette hilft, von einer unangenehmen Stresssituation abzulenken, sieht sich der Raucher veranlasst, diese »Bewältigungsstrategie« auch bei künftigen Schwierigkeiten anzuwenden.
- Der dritte wesentliche Faktor ist das Nikotin als abhängig machende Substanz.

Motive, um mit dem Rauchen aufzuhören, gibt es viele: Gesundheit, Finanzen, Fitness, Unabhängigkeit, Vorbild für die Kinder. Der erste Schritt zum Nichtrauchen ist die Motivation, die eventuell noch beim Besuch einer Raucherberatung gestärkt werden kann. Dabei müssen alle drei der genannten Faktoren berücksichtigt werden.

Es gibt zwei Möglichkeiten, aufzuhören: **die Spontanmethode** – von heute auf morgen – oder **das schrittweise Aufhören**. Sind Sie an der Spontanmethode möglicherweise schon einmal gescheitert, empfiehlt sich die zweite Methode. Sie reduzieren Tag für Tag den Tabakkonsum bis zum Tag X, dem ersten rauchfreien Tag. Der Tag X und die ersten rauchfreien Tage sollten besonders gut geplant sein.

Wichtig bei der Entwöhnung ist der Gewohnheitsfaktor, den man in bestimmten Situationen ausschalten muss. Dabei hilft es, wenn Sie Aschenbecher, Zigaretten und Feuerzeug wegräumen und sich in Selbstkontrolle üben:

- Führen eines Raucherprotokolls
- Analyse von Rauchsituationen
- Ausblenden dieser Rauchsituationen.

Die positiven Konsequenzen des Rauchens müssen durch alternative Verhaltensweisen ersetzt werden – am besten durch Tätigkeiten, die ablenken und bei denen man sich angewöhnt, zur Bewältigung von Krisen andere Maßnahmen zu setzen als zu rauchen. Hilfreich ist auch, sich für das Nichtrauchen zu belohnen und sich damit ein zusätzliches Ziel zu setzen. Man könnte etwa jeden Tag das Zigarettengeld weglegen, da kann eine ganz schöne Summe zusammenkommen – für Kleidung, Schmuck oder eine Reise.

Überlassen Sie nichts dem Zufall und planen Sie in der Entwöhnungsphase Ihre Tagesabläufe ganz genau, damit Sie nicht von Situationen überrumpelt werden können. Wichtig ist, anfangs gewisse Verhaltensweisen und Gewohnheiten zu meiden – etwa die Tasse Kaffee oder das Glas Wein, falls es das ist, was zum Rauchen animiert. Gut geeignet sind auch verschiedene Entspannungsübungen, die sofort ablenken. Tatsache ist, dass wir das Rauchen wieder genauso verlernen müssen, wie wir es erlernt haben und jede Strategie, die dabei hilft, angewendet werden sollte. Informieren Sie Ihre Familie, Freunde und Arbeitskollegen über Ihre Absicht, mit dem Rauchen aufzuhören, und bitten Sie sie, dass man Ihnen keine Zigaretten mehr anbietet.

Zur Abhängigkeit: Der Körper hat sich an die regelmäßige Nikotinzufuhr gewöhnt und reagiert mit Entzugserscheinungen. Diese können je nach Abhängigkeit unterschiedlich ausgeprägt sein: Konzentrations- und Schlafstörungen, Hungergefühl, Gereiztheit, depressive Stimmung, Nervosität, Müdigkeit und Blutdruckabfall können dabei auftreten. Den Entzugserscheinungen kann durch eine therapeutische Nikotinzufuhr entgegengewirkt werden.

Natürlich kann man es auch ohne Ersatztherapie versuchen – mit Akupunktur, Hypnose, autogenem Training, in Gruppenkursen oder mit entsprechender Lektüre. Es ist aber ein sehr starker Wille notwendig, um nicht wieder rückfällig zu werden. Besonders wirkungsvoll ist eine Kombinationstherapie: Nikotin-Kaugummi und Gruppentraining, ebenso Akupunktur oder Hypnose können wertvolle Unterstützung in der akuten Entwöhnungsphase bieten.

→ In der Entwöhnungsphase: den Tagesablauf möglichst genau planen

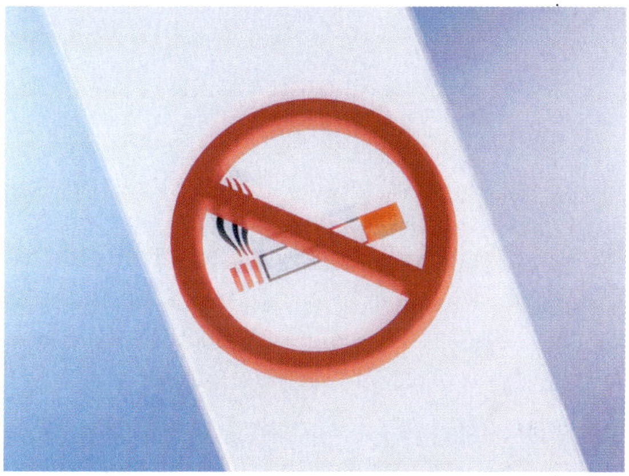

Nikotinersatztherapie

Entzugserscheinungen sind oft der Grund dafür, dass Entwöhnungsversuche scheitern. Das Prinzip der Nikotinersatztherapie beruht darauf, dass dem Körper Nikotin als Medikament zugeführt wird. Dabei wird im Blut ein gewisser Nikotinspiegel aufgebaut, der die Entzugserscheinungen zumindest teilweise kompensiert. An Therapieformen sind Pflaster, Kaugummis und Inhalatoren ohne Rezept in Apotheken erhältlich. Ebenso gibt es Nikotinnasensprays und Nikotintabletten, die aber vom Arzt verschrieben werden müssen. Für eine wirkungsvolle Therapie sollte man einen Zeitraum von etwa drei Monaten einplanen. Empfehlenswert ist es auch, das Abgewöhnen mit seinem Arzt zu besprechen.

Pflaster

Mit ihm wird das Nikotin über die Haut in den Körper aufgenommen und ein konstanter Nikotinspiegel im Blut aufgebaut. Das Pflaster gibt es in verschiedenen Größen; es kann wahlweise nur tagsüber oder auch zusätzlich in der Nacht getragen werden. Das Pflaster setzt man am besten ein, wenn man regelmäßig raucht.

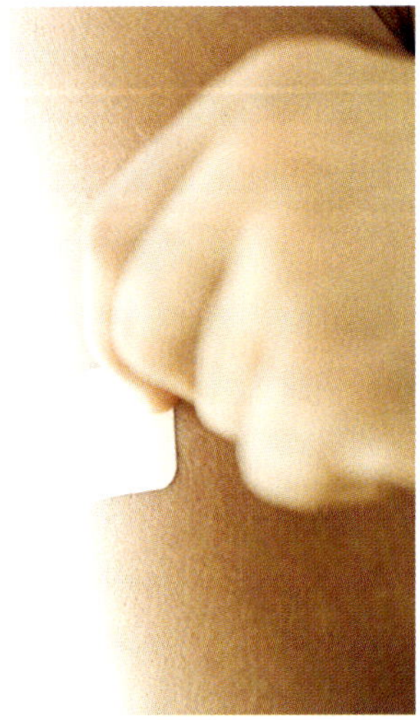

Kaugummi

Wichtig ist dabei das richtige Kauen. Man kaut nicht wie bei einem gewöhnlichen Kaugummi, sondern beißt nur alle paar Minuten darauf. Dazwischen ruht der Kaugummi in der Wange. Nikotinkaugummis gibt es in zwei verschiedenen Stärken mit einem Nikotingehalt von 2 und 4 Milligramm. Der stärkere wird zu Beginn der Entwöhnung empfohlen, am Ende reicht dann das schwächere Produkt aus. Der Kaugummi kann gezielt eingesetzt werden, wenn das Rauchverlangen besonders groß ist.

→ Der Inhalator empfiehlt sich bei weniger starker Abhängigkeit

Inhalator

Er sieht aus wie eine Zigarettenhalter. In seinem Inneren befindet sich eine nikotinhaltige Kapsel. Wenn man daran zieht und Luft ansaugt, wird dem Körper eine gewisse Menge Nikotin zugeführt, allerdings etwas weniger als beim Rauchen. Das Besondere ist, dass mit dem Inhalator die mit dem Rauchen verbundenen Handlungen und Bewegungen nachgeahmt werden. Er ist möglicherweise die beste Methode für nicht so stark nikotinabhängige Raucher, was sehr oft auf Frauen zutrifft. Der Inhalator wird zur Verringerung der körperlichen Symptome und Behandlung psychischer Probleme angewendet. Beim Inhalieren kann die Nikotinaufnahme je nach Bedarf dosiert werden.

Nasenspray

Damit werden bei jeder Anwendung 0,5 Milligramm Nikotin in jedes Nasenloch abgegeben. Der Nasenspray hat den Vorteil, dass im Gegensatz zu anderen Nikotinersatzprodukten sehr rasch eine relativ hohe Konzentration an Nikotin in den Körper gelangt. Der Spray wirkt umgehend, was für sehr stark abhängige Raucher wichtig ist. In Studien wurde festgestellt, dass stark abhängige Raucherinnen am meisten vom Nasenspray profitieren. Er kommt vor allem für jene in Frage, die eher unregelmäßig und situationsbezogen rauchen, so genannte »Spitzenraucher«.

Antiraucherpille

Sie ist rezeptpflichtig und eine Raucherentwöhnung ohne Nikotin. Ihr Wirkstoff Amfebutamon ist als Antidepressivum bekannt.

Das Medikament (Zyban) wirkt auf Botenstoffe im Gehirn, die das Rauchverlangen reduzieren.

Die ersten Tage kann noch geraucht werden. Die Entwöhnung beginnt nach sechs bis neun Tagen, wenn der Wirkstoffpegel im Blut hoch genug ist.

Die Antiraucherpille wird über sieben bis zwölf Wochen eingenommen.

→ Für »Spitzenraucher« empfiehlt sich der Nasenspray

Hilfe für Raucherinnen:

www.nicotineinstitute.com

www.aerzteinitiative.at

www.netdoktor.at

www.medizin.uni-tuebingen.de

www.rauchfrei.de

www.rauchen.de

www.tabakfrei.de

Stress

→ Positiver Stress regt an, negativer schwächt den Organismus

Der Böse und der Gute

In der Medizin unterscheidet man zwischen gutem Stress (Eustress), der stimuliert, motiviert, antreibt, und schlechtem Stress (Distress), der überfordert, schadet, ängstigt. Stress ist also nicht grundsätzlich negativ. Unter Anspannung sind wir aktiver und leistungsfähiger als sonst. Und überhaupt: Solange wir erfolgreich sind, vertragen wir eine ganze Menge vom guten Stress. Er ist es auch, der uns so glücklich macht wenn wir verliebt sind, der uns zu Hochgefühlen an- und Hungergefühle vertreibt. Stress versetzt den Körper

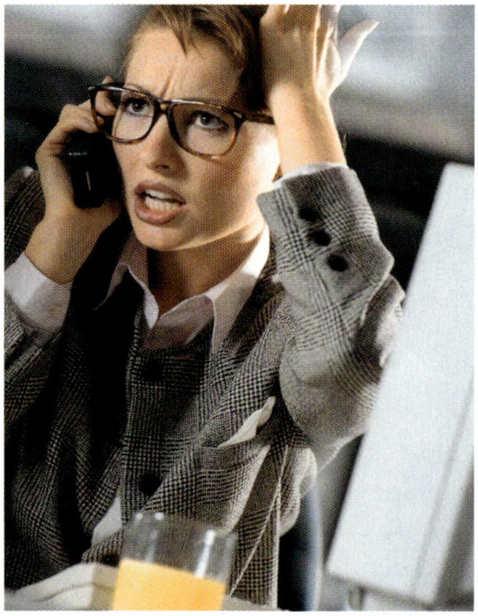

Gefahrenzeichen sind unter anderem:

- wenn man häufig unter Zeitdruck steht
- wenn man sich immer wieder mehr vornimmt, als durchführbar ist
- wenn man auch in der »Freizeit« kaum noch abschalten kann
- wenn man »Niederlagen« – beruflich oder privat – nicht bewältigen kann und man sich immer wieder darüber ärgert
- wenn der berufliche Zeitdruck auch die Dinge des täglichen Lebens beherrscht: Hast beim Essen, Sprechen oder Gehen

in Alarmbereitschaft: Stresshormone werden ausgeschüttet, Blutdruck, Blutzuckerspiegel, Puls und Atemfrequenz steigen an, das Herz schlägt schneller, die Bronchien erweitern sich – ebenso die Blutgefäße in den Muskeln.

Das Gehirn wird stärker durchblutet und wir können besser denken. Gleichzeitig wird die Funktion des Verdauungs- und Immunsystems herabgesetzt. Das ist fix in uns gespeichert, weil es unsere Vorfahren, die Jäger und Sammler waren, für ihr tägliches Überleben brauchten.

Der menschliche Körper ist hormonell darauf eingestellt, auf Stress mit Kampf oder Flucht zu reagieren und die bereitstehende Energie zu nützen. Unsere Ahnen nützten sie für den Kampf, erlegten Tiere, hatten anschließend etwas zu essen, waren müde und konnten sich danach wieder entspannen.

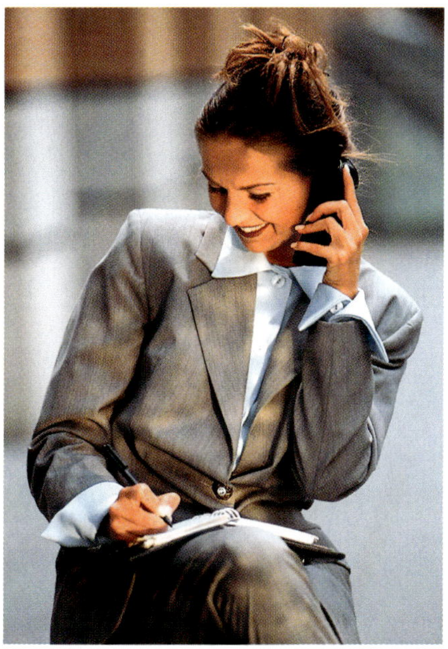

Unser Problem dabei ist, dass wir in Stress-Situationen körperlich meist nicht reagieren können, weil wir wahrscheinlich irgendwo räumlich eingegrenzt sitzen – im Büro, am Telefon oder um einen Besprechungstisch, im Auto, vor dem Computer. Nur selten ist es möglich, aufzuspringen und einen Sprint hinzulegen. Das wäre nämlich eine gute Reaktion, die aber im normalen Alltag kaum durchführbar ist. Also bleiben wir mit unserem schlechten Stress allein und der richtet sich gegen uns.

Chronischer Stress schwächt unser Herz-Kreislauf-System und die Abwehrkräfte, bringt Muskelverspannungen, Schmerzen und Rückenleiden und schlägt sich aufs Gemüt und auf den Magen. Unser Körper ist ein hochkomplexes System, das eng mit Geist und Psyche vernetzt ist und mit Beschwerden reagiert, wenn die Verbindung ständig gestört ist. Mit der Seele geraten auch die Organe aus der Balance.

Nicht immer von Stress reden

Der Mensch ist für An- und Entspannung geschaffen. Sind diese zwei Komponenten ausgeglichen, bleiben wir stark und leistungsfähig. Wird die Entspannungsphase immer kürzer, weil wir immer mehr leisten wollen, kommt meist das Gegenteil heraus.

→ An- und Entspannung halten uns grundsätzlich leistungsfähig

Und weil wir glauben, dass wir ständig Leistung bringen müssen, stopfen wir oft noch Arbeiten und Erledigungen in unseren Alltag, die manchmal gar nicht nötig wären, uns aber zusätzlich unter Druck setzen. Mit Sätzen wie »Ich bin total im Stress« oder »Mein Gott, ist es heute stressig« treiben wir uns noch weiter in die Enge und bringen schließlich gar nichts mehr weiter.

→ Der Körper signalisiert Erschöpfung – wichtig ist, sie wahrzunehmen

Sich immer wieder oder wegen jeder Kleinigkeit mit dem Wort Stress zu konfrontieren, ist total stressig. Denn: Wenn man hin und wieder mehr zu tun hat als sonst, muss das ja noch lange keinen Stress (im negativen Sinn) bedeuten. Vor allem, wenn man die Arbeit gerne macht oder froh ist, sie geschafft zu haben, bedeutet das doch einen Erfolg, der wiederum in die Entspannungsphase führt.

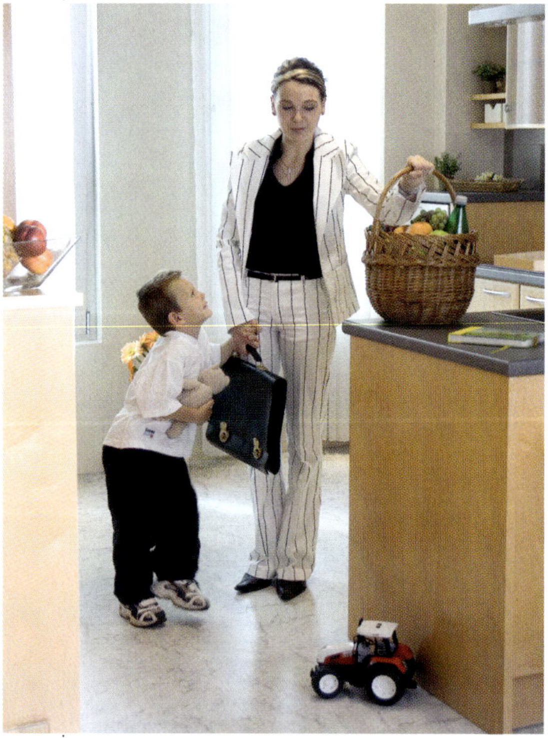

Manche neigen auch dazu, die Freizeit voll zu programmieren und jede Minute mit Tätigkeiten und Aktivitäten auszufüllen, sodass sie gar nicht mehr an sich selbst denken und auf ihre Körpersignale achten können. Sie hören nicht mehr in sich hinein, sind sich selbst fremd und sinken irgendwann erschöpft zusammen – und dann geht eine Weile gar nichts mehr.

Extremleistungen schaffen wir kurzfristig allemal, das ist keine Frage. Es bleibt einem in vielen Berufen auch gar nichts anderes übrig, etwa für Terminarbeiten seine Leistung hinaufzuschrauben. Aber nicht auf Dauer. Wer ständig mit 200 Sachen unterwegs ist, hält das nicht lange durch. Wir müssen auf uns schauen und darauf achten, dass wir zumindest halbwegs im Gleichgewicht bleiben und keinen Raubbau an unserem Körper betreiben.

Das geht weder mit Vitaminen noch mit Medikamenten. Auch Zigaretten und Alkohol bringen nur kurzfristig Entspannung. Längerfristig sind Suchtmittel überhaupt keine Lösung. Entspannung muss im Kopf stattfinden: Wir müssen uns mit dem Stress, der uns so weh tut, auseinandersetzen, ihn rechtzeitig erkennen, wirkungsvolle Strategien für uns selbst finden und diese auch anwenden.

Übergewicht

Je höher das Körpergewicht, desto größer ist die Wahrscheinlichkeit, eine Begleit- und Folgeerkrankung zu erleiden, die nicht nur die Lebensqualität, sondern auch die Lebenserwartung beträchtlich einschränkt. Entscheidend für das Risiko ist aber nicht das Körpergewicht an sich, sondern der Fettverteilungstyp und wie lange das erhöhte Körpergewicht schon besteht.

Typische Begleit- und Folgeerkrankungen von Übergewicht und Fettsucht

Stoffwechsel:

- Diabetes mellitus Typ II
- erhöhter Triglyzeridspiegel
- erhöhtes LDL-Cholesterin
- niedriges HDL-Cholesterin
- erhöhte Harnsäurewerte / Gicht

Herz-Kreislauf-System

- Bluthochdruck
- erhöhtes Risiko einer Thrombose
- koronare Herzkrankheit
- Herzinsuffizienz
- plötzlicher Herztod
- Schlaganfall

Lunge

- Schlafapnoe-Syndrom
- Hyperventilation

Magen-Darm-Trakt

- Gallensteine
- Fettleber
- Verstopfung

Bindegewebe, Skelett

- degenerative Gelenkerkrankungen

Krebserkrankungen

- Darmkrebs
- Brustkrebs
- Gebärmutterkrebs
- Prostatakrebs

Sonstiges

- erhöhtes Operationsrisiko
- erhöhtes Narkoserisiko
- erhöhtes Unfallrisiko

→ Übergewicht vermindert indirekt die Lebenserwartung

→ Begleiterkrankungen von Übergewicht sind besonders häufig

Besonders häufig kommt es zu Stoffwechselstörungen, wie Diabetes mellitus Typ II oder Fettstoffwechselstörungen (siehe Seite 52ff.). Hier ist vor allem der erhöhte Fettsäureumsatz dafür verantwortlich, dass es zu ungünstigen Veränderungen im Fett- und Zuckerstoffwechsel kommt.

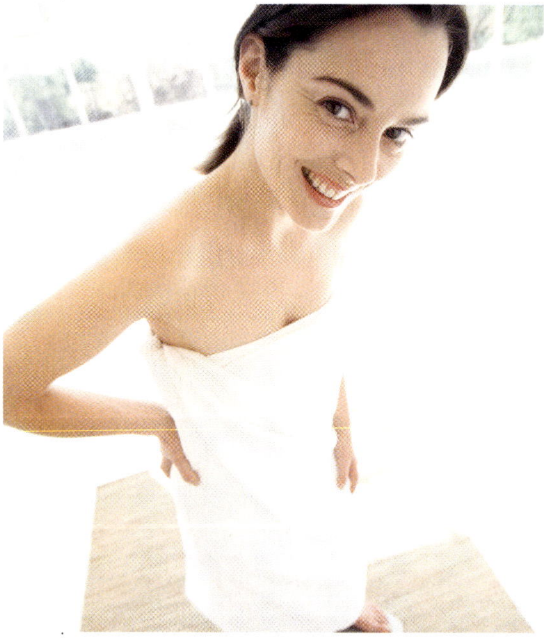

Zusätzlich weiß man heute, dass das Fettgewebe (und damit die ungeliebten Fettpölsterchen) nicht nur Energiereserven speichert, sondern auch eine Reihe von Substanzen produziert, die im Stoffwechsel eine entscheidende Rolle spielen. Bis jetzt sind bereits mehr als 20 Substanzen identifiziert, die unter anderem bei der Entstehung von Begleiterkrankungen eine große Rolle spielen.

Das Diabetesrisiko bei vorliegendem starkem Übergewicht (BMI ab 30 kg/m^2) ist bei Frauen im Vergleich zu schlanken Personen bereits um das 20fache erhöht. Nimmt eine Frau 10 kg zu, verdreifacht sich damit auch das Risiko, an Diabetes zu erkranken.

Ähnlich zeigt sich das Risiko für die Entstehung von Bluthochdruck. Jede Zunahme des BMI um 1 kg/m^2 führt zum Anstieg des Risikos um bereits 12 %. Wer mehr als 10 kg abnimmt, vermindert das Risiko jedoch um 45 %.

Stark übergewichtige Frauen erleiden viel häufiger einen Herzinfarkt oder Schlaganfall als normalgewichtige. Außerdem haben übergewichtige Frauen ein höheres Risiko für die Entwicklung einer Kniegelenkarthrose und für Wirbelsäulenbeschwerden. Sie leiden zudem häufiger an Krampfadern, Venenentzündungen und offenen Beinen. Auffällig ist auch, dass Brust- und Gebärmutterkrebs häufiger bei erhöhtem Körpergewicht auftreten, genauso wie Darmkrebs.

Bereits geringes Übergewicht erhöht bei Frauen das Risiko für Gallensteinleiden. Gallensteine können aber auch während der Gewichtsreduktion entstehen, insbesondere wenn jemand mehr als 1,5 kg pro Woche abnimmt.

Abnehmen bedeutet auf alle Fälle eine enorme Senkung des Risikos für viele Erkrankungen. Hier geht es nicht vorwiegend darum, die lästigen »Reiterhosen« zu reduzieren, sondern das Fett im Bauchbereich.

10 kg Gewichtsabnahme bewirken:

- Reduktion des systolischen Blutdruckes um 20 mmHg
- Reduktion des diastolischen Blutdruckes um 10 mmHg
- niedrigere Nüchtern-Blutzuckerwerte um 50 mg/dl
- niedrigeres Gesamtcholesterin von 10 %
- niedrigeres LDL-Cholesterin von 15 %
- höheres HDL-Cholesterin von 8 %
- niedrigere Triglyzeridspiegel von 30 %

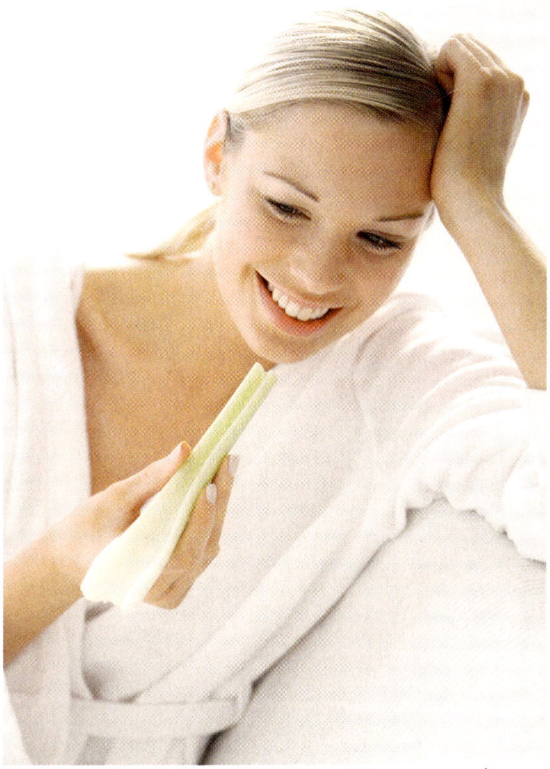

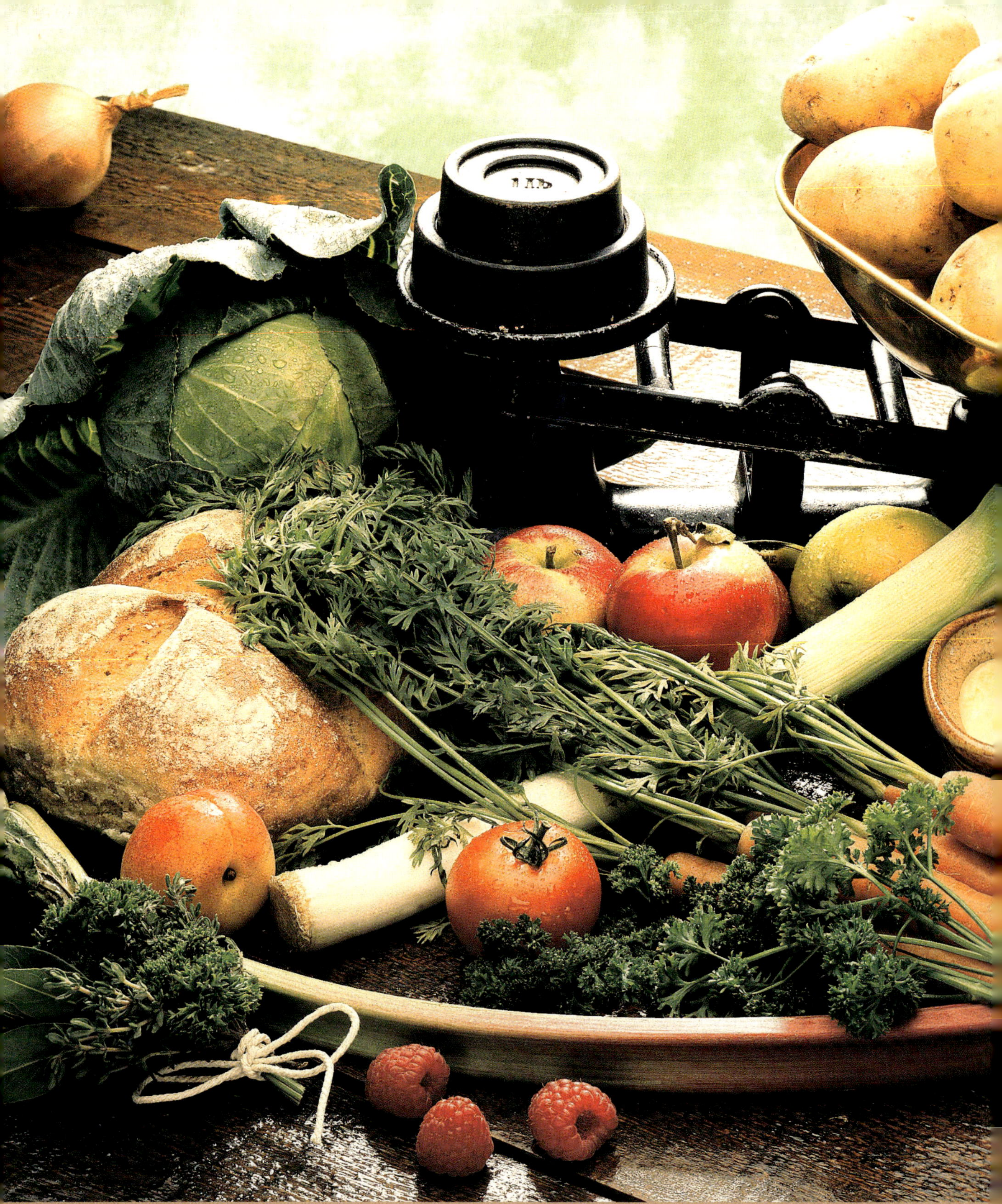

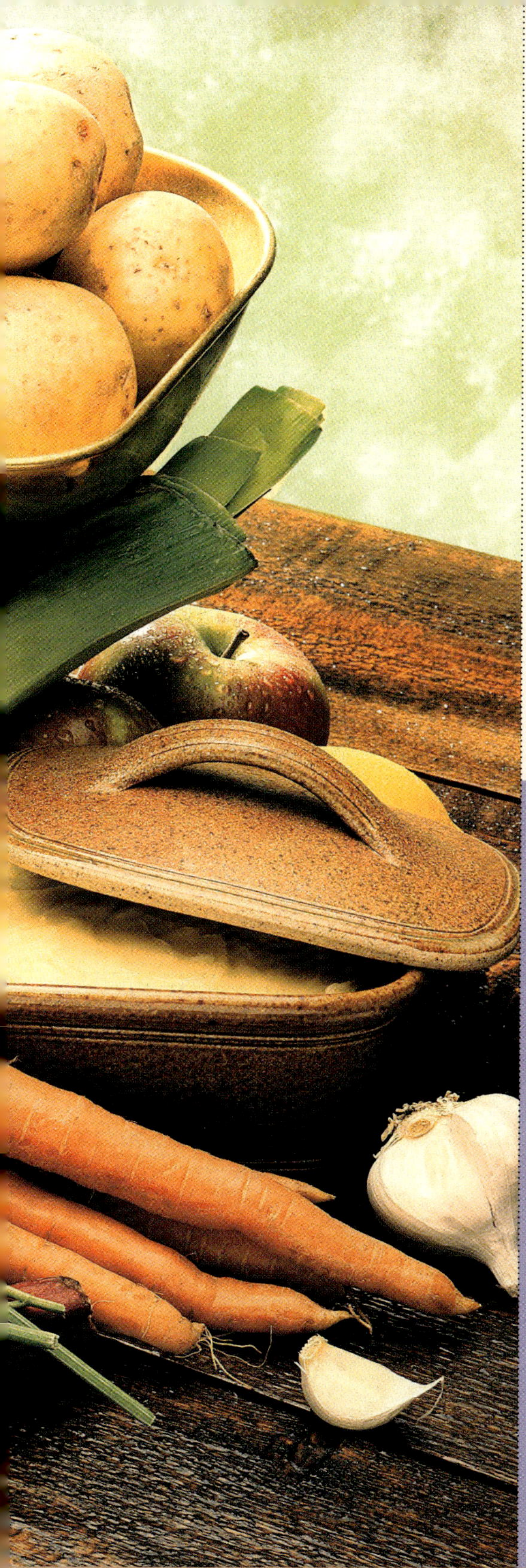

Gesunde Ernährung für Frauen

Für die optimale körperliche und geistige Leistungsfähigkeit braucht der Körper täglich ausreichend Energie, Eiweiß, Fett und Kohlenhydrate, aber auch Vitamine und Mineralstoffe. Die richtige Zufuhr gewährleistet außerdem Gesundheit und Wohlbefinden.

Nährstoffe, die Frauen brauchen

Die Zusammensetzung unserer Nahrung

→ Kinder und Jugendliche haben einen erhöhten Energiebedarf

Durch die Nahrung führen wir dem Körper eine Vielzahl von Lebensmitteln zu, die sich in ihrer Zusammensetzung unterscheiden.

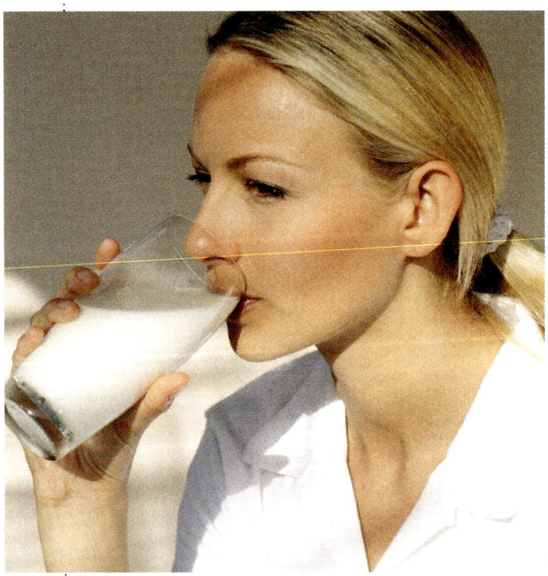

Lebensmittel liefern die Nährstoffe Eiweiß, Fett, Kohlenhydrate und die Wirkstoffe Vitamine, Mineralstoffe und Ballaststoffe sowie Geschmacks und Aromastoffe. Eiweiß, Mineralstoffe und Wasser werden als Bausteine, Fett und Kohlenhydrate hauptsächlich als Brennstoffe verwendet.

Eiweiß

Eiweiß dient dem Körper als Aufbausubstanz und lässt sich durch keinen anderen Nährstoff ersetzen. 8 von 20 Eiweißbausteinen (Aminosäuren) müssen mit der Nahrung zugeführt werden, da der Körper sie nicht selbst aufbauen kann.

Eiweiß dient im Organismus in erster Linie als Gerüstsubstanz, findet sich aber auch in Körperflüssigkeiten, im Blut und Muskelfarbstoff. Ein Eiweißmangel führt zur Störung der körperlichen und geistigen Entwicklung, Leistungsfähigkeit und Widerstandskraft gegen Infektionen sinken.

Die empfohlene Eiweißzufuhr für den normalgewichtigen Erwachsenen liegt bei durchschnittlich 0,8 g pro kg Körpergewicht pro Tag. Einen erhöhten Bedarf haben Kinder, Jugendliche, Schwangere, Stillende und Schwerarbeiter. Ein Gramm Eiweiß liefert 17 kJ (4,1 kcal). Eiweißreich sind sämtliche Milchprodukte, Fisch, Fleisch und das Ei. Aber auch pflanzliche Lebensmittel liefern Eiweiß, zum Beispiel Getreideprodukte, Kartoffeln und Hülsenfrüchte. Jedoch ist zu berücksichtigen, dass pflanzliches Eiweiß auf Grund seiner Zusammensetzung nicht so hochwertig ist wie tierisches Eiweiß.

Tierisches Eiweiß ist dem körpereigenen Eiweiß ähnlicher und kann deshalb in größerem Ausmaß in Körpereiweiß umgebaut werden. Durch die Kombination verschiedener Eiweißquellen erreicht man aber eine Ergänzung. Gute Kombinationen sind Kartoffeln und Ei, Milch und Weizenmehl oder Kartoffeln, Bohnen und Mais oder Ei.

10 bis 15 % der Nahrungsenergie sollten in Form von Eiweiß konsumiert werden.

Zwei Drittel des täglich zugeführten Eiweißes sollten aus pflanzlicher Kost (Getreide, Kartoffeln, Hülsenfrüchte) und ein Drittel aus tierischer Kost bestehen.

Fett

Fette bestehen chemisch gesehen aus einer Verbindung von Glyzerin mit Fettsäuren.

Man unterscheidet je nach Sättigungsgrad zwischen gesättigten und ungesättigten Fettsäuren. Gesättigte Fettsäuren haben in ihrem chemischen Aufbau der Kohlenstoffkette keine Doppelbindung. Dagegen haben ungesättigte Fettsäuren eine (einfach ungesättigte Fettsäure), zwei (zweifach ungesättigte Fettsäure) oder mehrere Doppelbindungen (mehrfach ungesättigte Fettsäure).

Man unterscheidet:

- Fette mit einem hohen Gehalt an gesättigten Fettsäuren, z. B. Rindertalg oder Kokosfett,
- Fette mit einem hohen Gehalt an einfach ungesättigten Fettsäuren, z. B. Olivenöl oder Erdnussöl,
- Fette mit einem relativ hohen Anteil an mehrfach ungesättigten Fettsäuren, z. B. Distelöl, Sonnenblumenöl, Sojaöl oder Maiskeimöl.

Diese chemische Unterscheidung ist wichtig für die Wirkung der Fette im Organismus. Fette mit einem hohen Anteil an ungesättigten Fettsäuren können den Cholesterinspiegel des Blutes senken. Sie sollten deshalb anstelle von gesättigten Fettsäuren, die vor allem in tierischen Fetten enthalten sind, konsumiert werden, da diese den Cholesterinspiegel erhöhen.

→ Manche Vitamine kann der Körper nur durch Fett aufnehmen

Fett dient dem Körper zur Energiebereitstellung. 1 g liefert 39 kJ (9,3 kcal), also doppelt so viel wie Eiweiß oder Kohlenhydrate. Fett stellt aber auch die essentiellen Fettsäuren, die vom Körper nicht aufgebaut werden können, zur Verfügung und durch Fett können die fettlöslichen Vitamine (A, D, E, K) erst vom Magen-Darm-Trakt in den Organismus aufgenommen werden. Fett ist auch ein Geschmacksverbesserer und erhöht den Genuss. Fettreiche Speisen schmecken besonders gut und fein. 38 % der täglichen Fettzufuhr stammen aus Fettquellen wie Speiseöl, Speisefett, Butter und Schmalz. Die restlichen

62 %, die so genannten unsichtbaren Fette, stammen aus Fleisch und Fleischprodukten, Milch und Milchprodukten, Eiern und Nüssen.

30 % der Nahrungsenergie sollten in Form von Fett zugeführt werden. Täglich sollten nicht mehr als 24 Gramm als Streichfett konsumiert werden. 30 % der Nahrungsenergie sind bei einer Energiezufuhr von 2.000 kcal/Tag rund 65 g Fett, bei 1.500 kcal/Tag 48 g Fett.

Kohlenhydrate

→ Kohlenhydrate sind wichtig für Nerven und Gehirnzellen

Kohlenhydrate sind wesentliche Bestandteile unserer Nahrung. Rund 55 % der zugeführten Energie sollten aus Kohlenhydraten stammen. Sie sind unentbehrlich für den Ablauf des normalen Stoffwechsels. Zu ihren speziellen Aufgaben zählen zum Beispiel die Energielieferung für die Nerven und Gehirnzellen. Die Verwertung der Kohlenhydrate im Organismus erfolgt unterschiedlich schnell.

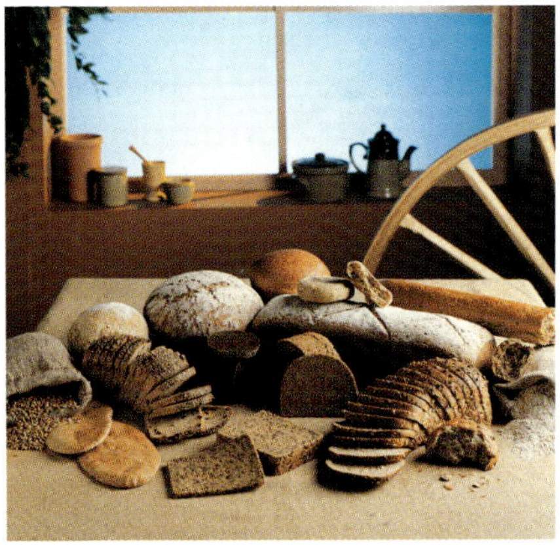

Man unterscheidet:

- Kohlenhydrate, die rasch aufgenommen werden und schnell verfügbar sind, z. B. aus Zucker (Haushaltszucker, Traubenzucker),
- Kohlenhydrate, die langsam aufgenommen werden, etwa aus ballaststoffreichen Produkten wie Obst, Gemüse und Vollkornprodukten,
- Kohlenhydrate, die vom menschlichen Organismus nicht oder nur schwer abbaubar sind (Ballaststoffe).

Nach ihrer chemischen Struktur werden die Kohlenhydrate eingeteilt in:

- Einfachzucker (Monosaccharide): einfache Zucker, die nicht weiter zerlegt werden können. Zu ihnen gehören zum Beispiel Traubenzucker (Glukose) oder Fruchtzucker (Fruktose). Sie stehen für den Organismus ganz schnell zur Verfügung.
- Zweifachzucker (Disaccharide): zusammengesetzte Zucker, die für die weitere Verwendung im Organismus erst gespalten werden müssen. Typische Disaccharide sind der »Haushaltszucker« (Saccharose) oder der Milchzucker (Maltose).
- Vielfachzucker (Polysaccharide): Zuckerketten, die über 2.000 Zuckerbestandteile haben können. Zu ihnen gehören die Stärke, aber auch die Zellulose.

Die häufigsten Kohlenhydrate in Nahrungsmitteln sind Glukose, Fructose und Saccharose, die vor allem in Früchten, Gemüse und Honig vorkommen.

Glukose spielt im Stoffwechsel des Körpers eine zentrale Rolle. Gehirn, Nierenmark und die roten Blutkörperchen decken ihren Energiebedarf ausschließlich aus Glukose. Der Körper kann Glukose aber nur in begrenzten Mengen speichern, daher ist es erforderlich, dem Körper Glukose zur Verfügung zu stellen.

Man muss aber nicht Glukose (Traubenzucker) essen, vorteilhafter ist der Konsum der komplexen Form der Kohlenhydrate – der Stärke. Stärkehaltige Nahrungsmittel sind Getreide, Getreideprodukte, Obst und Gemüse. Diese Nahrungsmittel liefern nicht nur notwendige Energie, sondern auch viele Vitamine, Mineralstoffe und Ballaststoffe und andere Pflanzeninhaltsstoffe, die vorbeugend gegen viele Krankheiten wirken.

Polysaccharide sollten den Hauptteil unserer Nahrung ausmachen oder einfacher gesagt: Mehr pflanzliche Nahrungsmittel! Kohlenhydrate liefern wie das Eiweiß pro Gramm 17 kJ (4,1 kcal).

55 bis 60 % der täglichen Nahrungsenergie sollten in Form von Kohlenhydraten konsumiert werden.

Ballaststoffe

Ballaststoffe sind Bestandteile von Zellwänden, die zur Energieverwertung im menschlichen Verdauungstrakt nicht oder kaum herangezogen werden.

Sie sind für den menschlichen Organismus in mehrerlei Hinsicht von besonderer Bedeutung: Sie regeln die Darmtätigkeit, indem sie im Darm wie ein Schwamm wirken. Sie saugen sich mit Wasser voll, quellen auf und sorgen so für ein ausreichendes Volumen des Darminhaltes bis in die unteren Darmabschnitte. Der dadurch ausgelöste mechanische Druck regt auf natürliche Weise die Darmbewegung an und wirkt so einer Verstopfung entgegen.

Aber Achtung: Wird zu wenig getrunken, können sich die Ballaststoffe nicht voll saugen und aufquellen und als Folge besteht sogar die Gefahr einer schlimmen Verstopfung.

Weitere wichtige Funktionen:

- Ballaststoffe helfen mit, Schadstoffe und mögliche Krebs erregende Stoffe schneller auszuscheiden.
- Sie verzögern die Magenentleerung, wodurch der Sättigungseffekt der Nahrung erhöht wird.

Sie binden im Darm Gallensäuren, wodurch dem Körper auf natürliche Weise Cholesterin entzogen und zugleich der Cholesterinspiegel gesenkt wird.

→ Getreide, Obst und Gemüse sind wichtige »Ballaststoff-Träger«

→ Vitamine sind lebensnotwendig und stärken unsere Abwehr

Wichtig ist bei den Ballaststoffen auch der richtige Umgang, da es bei unvermittelt hoher Ballaststoffzufuhr zu Blähungen oder Völlegefühl kommen kann. Das kann man aber weitgehend vermeiden, indem man ballaststoffreiche Kost langsam aufbaut oder zum Beispiel ballaststoffreiche Brot und Backwaren nicht ofenfrisch verzehrt, sondern mindestens einen Tag lagert.

Täglich sollte man mindestens 30 g Ballaststoffe, davon 50 % lösliche und 50 % unlösliche zuführen.

Vitamine und Mineralstoffe

Vitamine sind lebensnotwendige Stoffe, die vom Körper nicht aufgebaut werden können, sondern mit der Nahrung zugeführt werden müssen. Sie werden nur in sehr kleinen Mengen benötigt. Sie haben im Körper vielfältige Aufgaben zu erfüllen, unter anderem sind sie verantwortlich für Abwehrreaktionen, Verhütung von Krankheiten, sie sind Bestandteile von Hormonen und Enzymen und damit wieder unentbehrlich für den Ablauf aller Lebensvorgänge.

Vitamine werden nach ihrer Löslichkeit in fettlösliche und wasserlösliche Vitamine eingeteilt.

Fettlöslich bedeutet, dass für die Aufnahme aus dem Magen-Darm-Trakt in den Organismus Fett vorhanden sein muss (aber bereits geringe Mengen Fett reichen aus!). Fettlöslich sind die Vitamine A, D, E und K, wasserlöslich hingegen die Vitamine der B-Gruppe und das Vitamin C.

Bei einer Vitaminunterversorgung (Hypovitaminose) zeigen sich unter anderem bereits deutliche Störungen im Wohlbefinden sowie eine herabgesetzte Leistungsfähigkeit und Widerstandsfähigkeit gegen Infektionskrankheiten. Meist sind die Symptome der leichten Unterversorgung sehr unspezifisch.

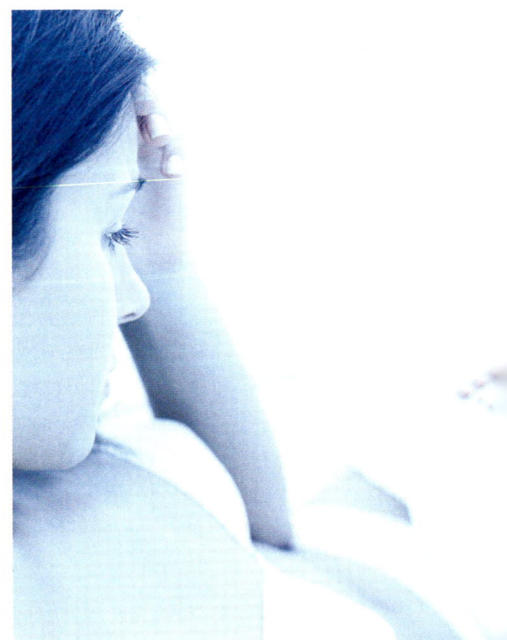

Fehlt ein Vitamin gänzlich, treten schwere Mangelerscheinungen, so genannte Avitaminosen, auf, die zum Tode führen können. Daneben kann es durch eine hohe Vitaminzufuhr (Hypervitaminose) auch zu Erkrankungen kommen. Bekannt sind Hypervitaminosen bei Vitamin A und D, die aber meist auf Grund von falschen Dosierungen von Vitaminpräparaten entstehen.

Mineralstoffe sind anorganische Nahrungsbestandteile, die auch nicht vom Körper produziert werden können. Sie dienen unter anderem als Baustoffe für Knochen und Zähne, steuern Enzymreaktionen, regeln den Wasserhaushalt und beeinflussen die Nervenaktivität.

Je nach Vorkommen und Bedarf unterscheidet man Mengen- und Spurenelemente.

Zu den Mengenelementen zählen alle Mineralstoffe, deren Gesamtanteil im Körper über 10 g liegt und die in größerer Menge (über 1 g pro Tag) benötigt werden. Zu ihnen zählen Kalzium, Natrium, Kalium, Phosphor, Magnesium und Chlor.

Spurenelemente sind im Körper nur in Spuren enthalten. Ihr täglicher Bedarf liegt unter 1 g. Zu den für den Körper unentbehrlichen Spurenelementen zählen Eisen, Jod, Fluor, Kupfer, Mangan, Selen, Kobalt, Chrom, Zink, Vanadium und Silizium.

Die übrigen Spurenelemente sind entweder ohne physiologische Bedeutung und dadurch für den Körper entbehrlich, z. B. Aluminium, Gold oder Bor oder sogar bereits in geringen Mengen für den Körper giftig wie Blei, Cadmium oder Arsen.

Wasser

Etwa zwei Drittel des Körpers bestehen aus Wasser. Der Flüssigkeitsbedarf eines etwa 70 kg schweren Erwachsenen beträgt ungefähr 2 bis 2,5 Liter Wasser pro Tag. Dieser erhöht sich bei entsprechender körperlicher Anstrengung und/oder hoher Außentemperatur.

Bei sportlicher Betätigung bei großer Hitze können pro Stunde bis zu 1,5 l Schweiß abgegeben werden, die unbedingt ersetzt werden müssen. Der Wasserbedarf muss natürlich nicht nur in Form von reinem Wasser täglich zugeführt werden, da Wasser auch in allen Lebensmitteln enthalten ist.

Flüssigkeit sollte in Form von Wasser oder zuckerfreien Getränken aufgenommen werden.

Energiezufuhr

Die Energie, die mit der Nahrung aufgenommen wird oder vom Körper verbraucht wird, wird in Kilokalorien oder Kilojoule gemessen. Eine Kalorie drückt den Energiegehalt der Nahrung aus, aber auch die Energie, die der Körper zur Verrichtung von Arbeit benötigt, um 1 Liter Wasser um 1 °C zu erwärmen.

→ Mineralstoffe bauen Knochen und Zähne auf und beeinflussen alle Organfunktionen

→ Die tägliche Energiezufuhr sollte dem Verbrauch entsprechen

Die Energieeinheit wurde vor ein paar Jahren durch die Einheit Joule ersetzt. Die Umrechnung erfolgt recht einfach:

1 Kilokalorie (kcal)= 4,2 Kilojoule (kJ) und 1 kJ= 0,24 kcal. Umgangssprachlich wird zu Kilokalorien (kcal) immer Kalorien gesagt.

Die tägliche Energiezufuhr sollte aber dem täglichen Energieverbrauch entsprechen. Halten sich beide die Waage, spricht man von einer ausgeglichenen Bilanz. Es kommt weder zu einer Zunahme noch zu einer Abnahme des Körpergewichtes.

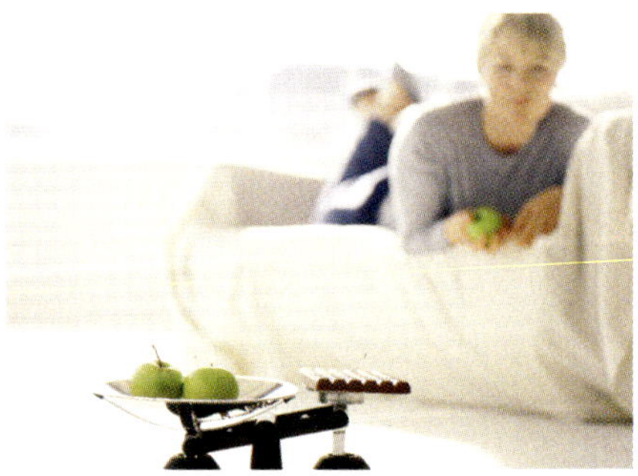

Wird dem Körper aber mehr Energie zugeführt als er braucht, wird diese in Fett umgewandelt und im Körper als Depotfett gespeichert. Diese so genannte positive Energiebilanz bedeutet also eine Gewichtszunahme.

Werden beispielsweise täglich nur 1 Esslöffel Öl oder 5 Teelöffel Zucker über den Bedarf hinaus gegessen, bedeutet das eine Gewichtszunahme von 9 Gramm pro Tag, das entspricht aber in fünf Jahren einer Gewichtszunahme von 16,5 Kilogramm.

Um 1 kg Körperfett zuzunehmen, muss man ungefähr 7.000 kcal über den Bedarf essen und wenn man 1 kg Körperfett abnehmen will, muss man 7.000 kcal einsparen!

Der Energiebedarf setzt sich aus Grundumsatz und Arbeitsumsatz zusammen.

Der Grundumsatz ist jene Energiemenge, die ein Mensch in völliger Ruhe und im Liegen (12 Stunden nach der letzten Nahrungsaufnahme) in einem Raum mit einer Temperatur von 20 °C durchschnittlich verbraucht.

Er dient zur Aufrechterhaltung der Körpertemperatur, der Atmung, der Herztätigkeit, des Muskeltonus und aller in den Körperzellen ablaufenden chemischen Vorgänge.

Die Höhe des Grundumsatzes ist abhängig von verschiedenen Faktoren. Erhöht ist er durch einen hohen Muskelanteil, ab der 22. Schwangerschaftswoche, bei einer Schilddrüsenüberfunktion und bei Fieber. Im Alter sinkt dieser Teil des Energiebedarfs. Auch einseitige Diäten senken den Grundumsatz. Berechnet wird er mit einer Faustregel: 1 kcal (4,2 kJ) pro Kilogramm Körpergewicht und Stunde. Diese Angabe ist aber sehr ungenau, da eben die individuellen Besonderheiten des Körpers nicht berücksichtigt werden.

Der Arbeitsumsatz ist jede über den Grundumsatz hinausgehende Leistung. Die Höhe des Leistungsumsatzes ist in erster Linie davon abhängig, welche Art körperliche Arbeit man verrichtet. So verbraucht man bei einem Körpergewicht von 65 kg für jeweils eine Stunde Stehen rund 100 kcal, für Bügeln 250 kcal und für Walking 310 kcal.

Beeinflusst wird der Leistungsumsatz aber auch von der Umgebungstemperatur: Im Winter ist der Energiebedarf höher, da Energie für die Aufrechterhaltung der Körpertemperatur benötigt wird. Auch die Verdauungstätigkeit nimmt Einfluss auf den Leistungsumsatz. Für den Ab- und Umbau der Nahrung wird ebenfalls zusätzliche Energie verbraucht. Auch geistige Arbeit erhöht den Leistungsumsatz.

Richtwerte für die Energiezufuhr

Diese Richtwerte gelten für Personen mit Normalgewicht. Bei Über- oder Untergewicht müssen die Werte herab- oder hinaufgesetzt werden, um das Sollgewicht zu erreichen.

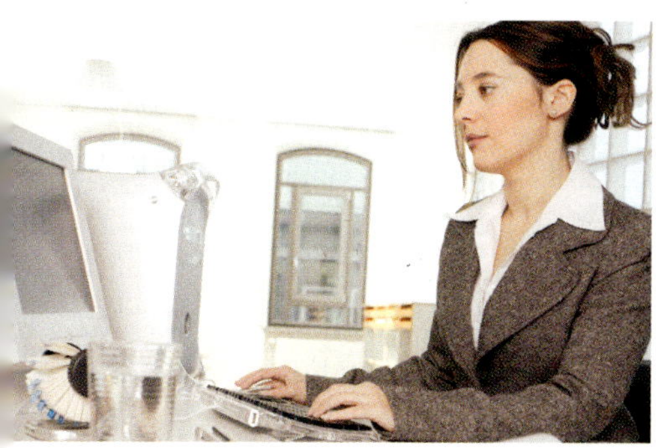

Geringe körperliche Aktivität: entspricht einer ausschließlich sitzenden Tätigkeit oder auch einer liegenden Lebensweise (alte, gebrechliche Personen) und ausschließlich sitzenden Tätigkeit mit wenig oder keiner anstrengenden Freizeitaktivität (z. B. Büroangestellte).

Mittlere körperliche Aktivität: sitzende Tätigkeit mit zeitweiligem zusätzlichem Energieaufwand für gehende und stehende Tätigkeiten (z. B. Kraftfahrer, Studierende, Laboranten, Fließbandarbeiter) und überwiegend gehende und stehende Arbeit (Hausfrauen, Verkäufer, Kellner, Mechaniker, Handwerker).

Starke körperliche Aktivität: körperlich anstrengende berufliche Arbeit (z. B. Bauarbeiter, Landwirt, Waldarbeiter, Bergarbeiter, Leistungssportler).

Bei diesen Angaben handelt es sich aber um Richtwerte. Das bedeutet in der Praxis, dass eine 35-jährige Frau, für die täglich 2.300 kcal empfohlen werden, bei dieser Energiemenge bereits zunehmen könnte oder ein 65-jähriger Mann bei täglich empfohlenen 2.300 kcal sogar abnehmen kann. Der Grund dafür liegt ganz einfach darin, dass der Energiebedarf, aber auch der Energieverbrauch von Mensch zu Mensch unterschiedlich sind. Viele Faktoren spielen eine Rolle.

Es gibt Formeln, um den Tagesenergiebedarf genau zu errechnen, nur zeigt die Praxis, dass auch hier der tatsächliche Bedarf vom errechneten Wert oft weit abweicht.

→ Der Energiebedarf ist individuell sehr unterschiedlich

➔ Vernünftige Ernährung heißt: abwechslungsreiche Mischkost

Empfehlenswert ist deshalb, eine Woche lang ganz genau aufzuschreiben, was man isst und trinkt. Berechnet man nun den Energiegehalt der aufgenommenen Speisen, erhält man einen persönlichen Wochenenergiewert. Dieser kann sehr hilfreich sein, wenn man zum Beispiel abnehmen möchte: Jetzt braucht man nur mehr das Gewicht zu kontrollieren.

Ist das Körpergewicht nach dieser Woche gleich geblieben, hat man bereits einen persönlichen Wochenwert (Wochenwert deshalb, damit man jonglieren kann), hat man jedoch zu- oder abgenommen, muss dementsprechend weniger oder sogar mehr gegessen und so der Wochenwert reduziert bzw. angehoben werden.

Genaue Informationen zum Thema Gewichtsreduktion erhalten Sie unter der folgenden Adresse:

Institut für Sozialmedizin der Universität Wien, Rooseveltplatz 3, 1090 Wien

Zusammensetzung der Nahrung

Vernünftig und sinnvoll ist in erster Linie eine abwechslungsreiche Mischkost, da es kein einziges Lebensmittel gibt, in dem alle Nährstoffe entsprechend unseres täglichen Bedarfes enthalten sind. Dies trifft auf die Muttermilch in den ersten Lebenswochen zu. Jede Einseitigkeit auf Dauer schadet und gefährdet die Gesundheit.

Kein Nahrungsmittel ist absolut verboten! Es gibt aber – sehr selten – schwer wiegende medizinische Gründe, die es ratsam erscheinen lassen, bestimmte Nahrungsmittel nicht zu essen (z. B. bei Nahrungsmittelallergien oder Stoffwechseldefekten).

Wichtig ist der richtige Umgang mit unseren Nahrungsmitteln!

Um sich gesund und abwechslungsreich zu ernähren, soll man täglich mindestens 200 g Obst, 200 g Gemüse oder Kartoffeln, ein Milchprodukt und ein Getreideprodukt (bevorzugt Vollkornprodukte) konsumieren. Fleisch- und Wurstwaren sollten höchstens 2-mal pro Woche gegessen werden und pro Woche sollte mindestens eine Fischmahlzeit am Speiseplan stehen. Als einfache Richtlinie gilt: Mehr von der Pflanze, weniger vom Tier.

Wichtig ist auch die richtige Relation aller energieliefernden Nährstoffe:

10 bis 15 % der Nahrungsenergie sollten aus Eiweiß, 55 bis 60 % aus Kohlenhydraten und höchstens 30 % aus Fetten stammen

Wichtige Nährstoffe – kurz erklärt

Vitamine

Vitamin A (Retinol)

Vitamin A kommt in der Nahrung auch in Form von Vorstufen oder so genannten Provitaminen, als Carotinoide vor. Das bedeutendste ist das Beta-Carotin. Die Vorstufen werden in der Darmwand in Vitamin A umgewandelt. Aus sechs Teilen Beta-Carotin oder 12 Teilen anderer Carotinoide (Alpha-Carotin) kann 1 Teil Vitamin A entstehen.

Funktion: fördert die Bildung von Bluteiweißstoffen und beeinflusst das Zellwachstum. Hat spezielle Wirkung auf die Zellmembran und wird deshalb auch als Epithelschutzvitamin bezeichnet. Es dient zum Aufbau und der Erhaltung des Epithelgewebes der Haut und Schleimhaut und des Knorpelgewebes. Es ist unerlässlich für das normale Wachstum und wesentlich am Sehprozess beteiligt. Es ist wichtig für die Erhaltung des Immunsystems und schützt möglicherweise vor der Entstehung von Krebserkrankungen.

Mangel: Verhornung der Haut und Schleimhäute, Wachstumsstörungen, Störung der Zahnbildung beim Kind, verringerte Sehkraft, Nachtblindheit, Haarausfall und erhöhte Infektionsanfälligkeit.

Erhöhter Bedarf: in der Schwangerschaft und in der Stillzeit, aber auch bei schwerer körperlicher Belastung.

Überversorgung: Bei einer längeren Zufuhr der 10fachen Empfehlung kann es zu Hautveränderungen, Haarverlust, Schwäche, Knochen und Gelenkschmerzen, Lebervergrößerung, Leberschäden und Wachstumsverzögerung kommen. Bei Kindern kann eine einzelne Dosis von mehr als 100 mg und bei Erwachsenen von mehr als 200 mg Kopfschmerzen, Schwindel, Benommenheit und Erbrechen hervorrufen.

Akute Vergiftungserscheinungen sind ab einer Dosis über der 130fachen Empfehlung und chronische Vergiftungserscheinungen ab einer über längere Zeit aufgenommenen Dosis von über der 15fachen Empfehlung möglich.

→ Vitamin A ist ein wichtiges Antioxidans

Carotin

Carotin ist die Vorstufe des Vitamin A.

Funktion: Vorstufe von Vitamin A, verhindert möglicherweise die Entstehung von Lungen, Speiseröhren und Magenkrebs.

Carotine und Carotinoide können vom Menschen in Vitamin A umgewandelt werden. Ihre Wirkung liegt vor allem in der Krebsprävention! Beta-Carotin wirkt ähnlich wie die Vitamine E und C, indem es so genannte freie Radikale und deren schädliche Wirkung auf die Körperzellen hemmt.

Wirksam ist eine Zufuhr von 2 mg pro Tag.

Überversorgung: Da Carotin nur bei Bedarf in Vitamin A umgewandelt wird, ist eine Überdosierung mit Vitamin A durch die Vorstufen nicht möglich.

Vitamin D (Calciferol)

→ Ein Mangel an Vitamin D schädigt die Knochen

Vitamin D gehört zu den fettlöslichen Vitaminen. Es kann durch längeren Aufenthalt im Freien auch in der menschlichen Haut gebildet werden und ist deshalb mehr ein Hormon als ein Vitamin. Sonnenschutz ab einem Sonnenschutzfaktor 8 kann diese Bildung in der Haut völlig hemmen. Auch ältere Menschen besitzen eine geringere Kapazität zur Vitamin-D-Synthese in der Haut.

Funktion: fördert die Aufnahme von Kalzium und Phosphat aus dem Darm ins Blut und die Bildung von Knochensubstanz und Knorpel.

Mangel: schwere Schäden am Skelett, bei Kindern Verformung der Knochen, der Beine, des Brustkorbes, Verkrümmung der Wirbelsäule und Deformierung der Knochen (= Rachitis). Auch die Zahnentwicklung ist verlangsamt. Beim Erwachsenen kommt es in Verbindung mit einem Kalziummangel zur Osteomalazie (= Erweichung der normal entwickelten und ausgewachsenen Knochen). Betroffen sind vor allem der Brustkorb, die Beckenknochen und die Knochen der Extremitäten (Folge: spontane Knochenbrüche).

Erhöhter Bedarf: in der Schwangerschaft und Stillzeit.

Überversorgung: vermehrte Mobilisierung von Kalzium aus den Knochen, Kalziumablagerungen in weichen Geweben, besonders in den Gefäßen und Nieren, da vermehrt Kalzium über die Nieren ausgeschieden wird, weiters Kopfschmerzen, Schwächezustände, Erbrechen und Magen-Darm-Störungen. Vergiftungserscheinungen bei Aufnahme der über 20fachen Empfehlung. Dies zeigt sich durch Erbrechen, Schwindel, Muskelschwäche und Verkalkung der inneren Organe. Eine Überversorgung durch die Nahrung oder durch intensive Sonnenbestrahlung kommt in der Regel nicht vor.

Sonstiges: Vitamin D wird kaum durch Lagerung und Zubereitung beeinflusst.

Vitamin E (Tocopherole)

Funktion: wirkt als Antioxidans, das heißt, es schützt sauerstoffempfindliche Substanzen vor einer Oxidation. Im Organismus schützt es vor allem ungesättigte Fettsäuren, Vitamin A und Carotin, aber auch eine Reihe von Hormonen. Es beugt deshalb möglicherweise Krebserkrankungen vor. Prinzipiell kann Vitamin E jede Zelle schützen und stabilisieren. Die genauen Funktionen dieses Vitamins sind immer noch unklar.

Bedarf: Der Bedarf hängt von der Aufnahme ungesättigter Fettsäuren ab. Pro 1 g ungesättigter Fettsäure wird der Vitamin-E-Bedarf um 0,5 mg erhöht.

Mangel: führt beim Tier zur Sterilität. Mangel tritt beim Menschen nur bei Störungen der Fettverdauung und der Fettresorption auf: Durchblutungs- und Entwicklungsstörungen, Erschöpfung, Unlust, Infektanfälligkeit.

Überversorgung: ist beim Menschen praktisch unbekannt.

Therapeutische Anwendung: bei Frühgeborenen, bei Fett und Vitamin-E-Aufnahmestörungen, bei arteriellen Verschlusserkrankungen und bei entzündlichen rheumatischen Erkrankungen.

Vitamin K (Phyllochinon)

Funktion: unentbehrlich für den normalen Ablauf der Blutgerinnung. Es ist auch am Knochenaufbau beteiligt.

Bedarf: ist im Alter erhöht.

Mangel: kann auch von Darmbakterien gebildet werden, deshalb nur Mangelerscheinungen bei Beeinträchtigung der Darmflora (bei längerer Antibiotika-Einnahme). Blutgerinnungsstörungen und erhöhte Blutungsneigung.

Überversorgung: unbekannt.

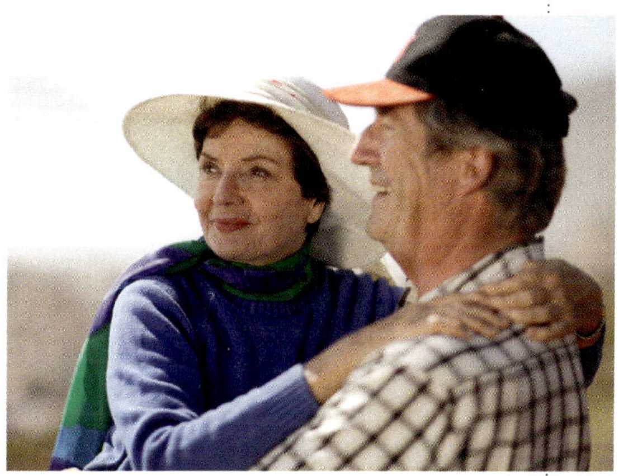

Vitamin B_1 (Thiamin)

Funktion: wichtiger Bestandteil bei vielen biochemischen Prozessen, steuert den Kohlenhydrat und Energiestoffwechsel und ist bei der Reizleitung der Nerven beteiligt.

Bedarf: erhöht bei hoher Kohlenhydrataufnahme und Alkoholkonsum.

→ Vitamin E schützt und stabilisiert die Zellen und ist ein wichtiges Antioxidans

Mangel: Leichter Mangel zeigt sich durch Müdigkeit, allgemeine Schwäche, Nervenstörungen, Depressionen, Gedächtnis- und Konzentrationsschwäche, Appetitlosigkeit, Verdauungsstörungen, Infektionsanfälligkeit. Auch Kopfschmerzen treten bei leichtem Mangel auf.

Bedingt oft auch durch hohen Alkoholkonsum, da Alkohol sowie eine hohe Zufuhr von Kohlenhydraten den Bedarf stark erhöhen.

→ Eine gesunde Haut braucht Vitamin B_2

Schwerer Mangel führt zum Krankheitsbild Beriberi. Dabei kommt es zu Lähmungen, Muskelabbau, Störungen der Herztätigkeit und Krämpfen.

Überversorgung: unbekannt, da Vitamin B_1 wasserlöslich ist und ein Überschuss mit dem Harn bzw. über den Stuhl ausgeschieden wird.

Sonstiges: hohe Verluste bei der Zubereitung und der Verarbeitung von Lebensmitteln, da das Vitamin wasserlöslich (große Mengen finden sich im Kochwasser) und gegenüber UV-Licht und Oxidationsmitteln empfindlich ist.

Vitamin B_2 (Riboflavin)

Funktion: wesentlich beim Abbau von Fett, Eiweiß und Kohlenhydraten. Ist Bestandteil von Enzymen, die für biologische Oxidation benötigt werden. Wichtig auch für eine gesunde Haut. Vitamin B_2 kommt auch im Auge vor und ist hier wahrscheinlich am Sehprozess beteiligt.

Erhöhter Bedarf: bei gesteigertem Stoffwechsel (Fieber, Muskelarbeit) und damit auch in der Schwangerschaft und Stillzeit.

Mangel: Risse in den Mundwinkeln, Veränderungen an den Lippen und der Nase, Brüchigwerden der Fingernägel sind Zeichen eines leichten Mangels, der bei uns nicht selten ist. Ein schwerer Mangel zeigt sich durch Entzündungen der Haut und Schleimhaut im Verdauungstrakt, verzögertes Wachstum und Schädigung der Augen.

Überversorgung: ist nicht bekannt, da die Aufnahme vom Darm in den Organismus bei zu hoher Aufnahme durch Schutzmechanismen limitiert ist, die eine exzessive Einlagerung in Geweben verhindern.

Niacin

Funktion: Bestandteil von Enzymen und wichtig für die Haut und das Nervensystem. Es kann im Körper aus dem Eiweißbaustein Tryptophan gebildet werden. Aus 60 mg Tryptophan können 1 mg Niacin gebildet werden.

Erhöhter Bedarf: bei Verdauungsstörungen, Fieber, schwerer körperlicher Arbeit, in der Stillzeit und während des Wachstums und eventuell bei sehr hoher Flüssigkeitszufuhr.

Mangel: Hautveränderungen (trockene und rissige Hautstellen), Durchfall, Gewichtsverlust durch verringerten Appetit, aber auch psychische Störungen wie Schlaflosigkeit, Müdigkeit, Schwindel, Kopfschmerzen und in schweren Fällen Depressionen und Verwirrungszustände.

Die Niacin-Mangelkrankheit ist Pellagra (= raue Haut).

Überversorgung: nicht bekannt.

Sonstiges: nur geringe Verluste durch Hitzeeinwirkung oder Lagerung, jedoch können beträchtliche Mengen (bis 25 %) ausgelaugt werden. Oral eingenommene Antibiotika senken die Verfügbarkeit.

Vitamin B_6 (Pyridoxin)

Funktion: wirkt im Körper als Co-Enzym und ist bei über 50 enzymatischen Reaktionen beteiligt. Wesentlich ist es auch im Aminosäurenstoffwechsel, bei der Bildung von Antikörpern und einigen Gewebehormonen (z. B. Histamin und Serotonin) und wird für die Umwandlung der Aminosäure Tryptophan in Niacin benötigt. Es beeinflusst das Nervensystem, die Immunabwehr und die Bildung des roten Blutfarbstoffes.

→ Vitamin B_6 beeinflusst Immunabwehr und Nervensystem

Bedarf: ist abhängig von der Eiweißzufuhr. Pro Gramm Nahrungseiweiß wird eine Zufuhr von 0,02 mg empfohlen. Erhöht ist der Bedarf während des Wachstums, der Schwangerschaft und Stillperiode. Aber auch Kälte und die chronische Einnahme von bestimmten Medikamenten (z. B. hoch dosierte Östrogene, Antikonvulsiva) erhöhen den Bedarf.

Mangel: Schädigung der Haut und Schleimhaut, Beeinträchtigung des Nervensystems (Reizbarkeit, Depressionen), Appetitlosigkeit, Durchfall, Erbrechen, Krämpfe und Blutarmut. Bei Säuglingen eventuell epilepsieartige Krämpfe. Beobachtet wurden auch Muskeldegenerationen, Koordinationsschwierigkeiten und hypochrome Anämie.

Überversorgung: nicht bekannt. Die Toxizität dieses Vitamins ist sehr gering. Erst eine chronische Zufuhr von mehr als 500 mg/d führte in einzelnen Fällen zu Neurotoxizitäten.

Sonstiges: durch die Wasserlöslichkeit können bis zu 45 % beim Kochen verloren gehen.

Therapeutischer Einsatz: Vitamin B_6 wird mit sehr unterschiedlichem Erfolg in der Behandlung oder Vorbeugung verschiedener Krankheiten wie diabetischer Neuropathie, prämenstruellem Syndrom und bei Homozysteinämie angewandt.

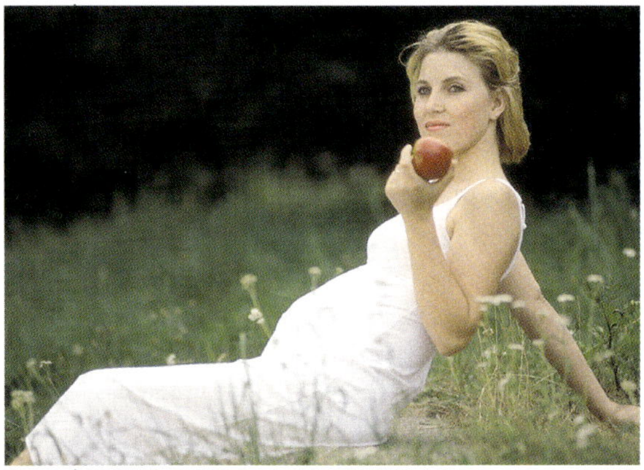

Folsäure

→ Vitamin B_{12} und Folsäure: verstärkter Bedarf in der Schwangerschaft!

Funktion: wichtig für die Zellvermehrung und somit für den Aufbau von Gewebe. In Verbindung mit Vitamin B_{12} ist sie für die Bildung und Reifung roter Blutzellen erforderlich. Kann durch Darmbakterien synthetisiert werden.

Erhöhter Bedarf: während der Schwangerschaft und Stillzeit und durch die längerfristige Einnahme bestimmter Medikamente (z. B. Zytostatika, Antimalariamittel, Antiepileptika), sowie durch hohen Alkoholkonsum.

Mangel: Störung des Blutbildes, vor allem ein Mangel an roten und weißen Blutkörperchen und Darmschleimhautzellen. Typisch ist eine megaloblastische Anämie (= Veränderung des roten Blutbildes), deren Auswirkungen besonders schwerwiegend sind, wenn gleichzeitig eine Unterversorgung von Eisen oder Vitamin B_{12} besteht. Typisch sind auch Entzündungen der Zunge und der Lippenschleimhaut, bei älteren Menschen kommt es häufig zu neuropsychiatrischen Schäden (z. B. Depressionen, Degeneration des Rückenmarks, Polyneuropathie) und bei Schwangeren zu Missbildungen, vor allem in Form von Neuralrohrdefekten bzw. zum Abortus.

Überversorgung: nicht bekannt. Auch nach längerer Einnahme von 4 mg/d wurden keine Nebenwirkungen festgestellt.

Therapeutischer Einsatz: bei Hyperhomozysteinämie.

Pantothensäure

Funktion: beteiligt am Stoffwechsel der Kohlenhydrate, Fette und des Eiweißes. Wird für die Herstellung von Gallensäuren, Cholesterin, Fettsäuren und dem Porphyrin (Bestandteil des Blutfarbstoffes) benötigt. Sie ist an Entgiftungsreaktionen (z. B. der Ausscheidung von Medikamenten) beteiligt, fördert das Wachstum und die Pigmentierung der Haare und ist für die Haut von großer Bedeutung (»Hautvitamin«), da sie den Stoffwechsel der Hautzellen reguliert.

Mangel: Pantothensäure ist weit verbreitet, sowohl in tierischen als auch in pflanzlichen Lebensmitteln. Ein Mangel kommt nicht vor.

Überversorgung: nicht bekannt.

Sonstiges: Pantothensäure ist wasserlöslich und hitzeempfindlich. Durch das Kochen und Haltbarmachen gehen bei Fleisch zwischen 15 und 50 % und bei Gemüse zwischen 40 und 78 % verloren.

Therapeutischer Einsatz: zur Behandlung psychischer Störungen, diabetischer Neuropathien, Hauterkrankungen. Es schützt vor der Neurotoxizität von Streptomycin.

Biotin

Funktion: wirkt direkt auf die Bildung der Haut und wird deshalb auch als »Hautfaktor« bezeichnet. Es steuert den Abbau von Kohlenhydraten und der Fettsäuren. Unterstützt das Vitamin K bei der Bildung von Blutgerinnungsfaktoren. Kann auch von Darmbakterien gebildet werden, wird aber nur in geringen Mengen ausgenützt.

Mangel: kommt äußert selten vor. Schuppige Hautveränderungen und Haarausfall. Eventuell nach übermäßigem Genuss von rohem Eiweiß, da im rohen Eiweiß ein Gegenspieler von Biotin, das Avidin, enthalten ist. Avidin verbindet sich mit dem Biotin und diese Verbindung kann der Körper nicht verwerten. Durch Erhitzen des Eiweißes wird Avidin zerstört. Jedoch wurden Biotinmangelerscheinungen erst bei einem Konsum von 6 bis 10 rohen Hühnereiern pro Tag über längere Zeit beobachtet.

Überversorgung: nicht bekannt.

Vitamin B_{12} (Cobalamin)

Funktion: wichtiger Bestandteil von zahlreichen Enzymen, die am Aminosäuren-, Kohlenhydrat- und Fettstoffwechsel beteiligt sind. Beeinflusst die Bildung der roten Blutkörperchen und wird für die Umwandlung der Folsäure in ihre physiologisch aktive Form benötigt. Es kann ausschließlich durch Mikroorganismen hergestellt werden, dadurch kommt es hauptsächlich in tierischen Lebensmitteln vor. In pflanzlichen Lebensmitteln ist das Vitamin B_{12} nur enthalten, wenn diese fermentiert wurden (z. B. Sauerkraut). Es kann auch von den Darmbakterien gebildet werden, dieses ist aber für den Körper nicht verfügbar, da die Voraussetzungen für eine Aufnahme aus dem Darm fehlen.

Erhöhter Bedarf: während der Schwangerschaft und Stillzeit.

Mangel: perniziöse Anämie (gebildete rote Blutkörperchen können nicht ausreifen, Störung der Blutzellbildung) und Gewebeschwund der Magenschleimhaut. Da es fast nur in tierischen Lebensmitteln vorkommt, kann es bei strengen Vegetariern, die auch den Konsum

→ **Biotin gilt auch als »Hautfaktor«**

von Milch, Milchprodukten und Eiern ablehnen, zum Mangel kommen. Dieser tritt aber erst nach langjähriger strikter streng vegetarischer Kost (= Veganer) auf und kann auch voll gestillte Säuglinge, deren Mütter Veganer sind, betreffen. Ein Mangel ist ebenso bei chronischem Alkoholismus möglich.

Überversorgung: nicht bekannt, auch bei der Aufnahme der 10.000fachen Empfehlung nicht toxisch.

Sonstiges: Vitamin B_{12} ist wasserlöslich und hitzelabil. Dadurch kommt es zu großen Verlusten (zw. 30 % und 70 %) durch die Zubereitung. Auch große Vitamin-C-Dosen (über 500 mg) können die Bioverfügbarkeit negativ beeinflussen, ab Dosen von über 1 g Vitamin C pro Tag kann es sogar zum Vitamin-B_{12}-Mangel kommen.

Vitamin C (Ascorbinsäure)

→ Vitamin C beugt Infektionen vor und ist ein wichtiges Antioxidans

Funktion: ist am Aufbau von Bindegewebe beteiligt, ermöglicht den Einbau von Eisen in die Speicherform Ferritin und verbessert die Eisenaufnahme aus der Nahrung. Wird für die Synthese von Hormonen benötigt und übt auf andere Vitamine eine Schutzwirkung aus.

Es hemmt die Bildung der krebserregenden Nitrosamine im Magen und beschleunigt den Heilungsprozess von Wunden und Knochenbrüchen. Dient der Abwehr von Infektionen und schützt vor der Entstehung von Krebserkrankungen, da es als Antioxidans wirkt.

Erhöhter Bedarf: bei starker körperlicher Aktivität, während der Schwangerschaft und Stillzeit, bei fiebrigen Erkrankungen, Schilddrüsenüberfunktion und nach operativen Eingriffen. Sowohl die Verwendung von Kontrazeptiva wie auch das Rauchen verschlechtern den Vitamin-C-Status.

Mangel: Müdigkeit (»Frühjahrsmüdigkeit«), rasche Ermüdung generell, Mattheit, Verminderung der allgemeinen Leistungsfähigkeit, schlechte Wundheilung und erhöhte Krankheitsanfälligkeit. Schwerer Mangel: Skorbut (Blutungen im Zahnfleisch, Haut, Schleimhaut, im Muskelgewebe). Diese kann durch eine Zufuhr von 15 mg Vitamin C pro Tag verhindert werden.

Überversorgung: 2 g/Tag können gesunde Erwachsene über längere Zeit ohne toxische Auswirkungen aufnehmen, bei Einnahmen ab 5 bis 10 g täglich abführende Wirkung.

Sonstiges: Vitamin C ist sehr leicht durch Hitze und Licht zerstörbar. Kochverluste bis zu 50 % sind üblich.

Mineralstoffe

Kalzium (Ca)

Funktion: wird für die Bildung von Knochen und Zähnen benötigt. Beeinflusst die Erregbarkeit der Nerven und Muskeln und ist unerlässlich für die Blutgerinnung. Beeinflusst auch die Durchlässigkeit der Zellmembran. Die Aufnahme aus dem Darm in den Organismus wird durch Vitamin D, Milchzucker und Fruchtsäuren (z. B. Citrat) gesteigert, durch hohe Fettmengen, Oxalat (im Spinat), Phytat (im Getreide) und Phosphor aber vermindert. Eine eiweißreiche Kost, viel Speisesalz, hohe Koffeinmengen und regelmäßiger Alkoholkonsum fördern die Kalziumausscheidung mit dem Harn.

Erhöhter Bedarf: während der Schwangerschaft und Stillzeit.

Mangel: Entmineralisierung des Skelettes (Osteoporose bei Erwachsenen, Rachitis bei Kindern), Krämpfe, erhöhte Blutungsneigung, schlechte Zahnqualität. Die Mindestzufuhrmenge für Erwachsene sollte 400 bis 500 mg pro Tag nicht unterschreiten.

Überversorgung: krankhafte Kalziumeinlagerungen (= »Gicht-Kalk«) in den verschiedenen Organen (über 3 g pro Tag), ab 2.500 mg/Tag erhöht sich das Risiko für eine Harnsteinbildung bei Menschen mit Neigung zu Nierensteinen und weiters kann es zur Verstopfung kommen.

Natrium (Na)

Funktion: Hauptaufgabe ist, gemeinsam mit dem Chlor, den osmotischen Druck der außerhalb der Zellen befindlichen Flüssigkeit aufrechtzuerhalten. Regelt den Wasserhaushalt: Es hat die Eigenschaft, Wasser im Körper zurückzuhalten. Wird zu viel aufgenommen (durch z. B. gesalzene Speisen), vergrößert sich das Blutvolumen und der Blutdruck steigt. Es beeinflusst die Funktion der Zellmembran und ist bei der Muskelreizbarkeit und -kontraktion von Bedeutung. Außerdem aktiviert es einige Enzyme.

→ Kalzium ist unerlässlich für Knochen und Zähne

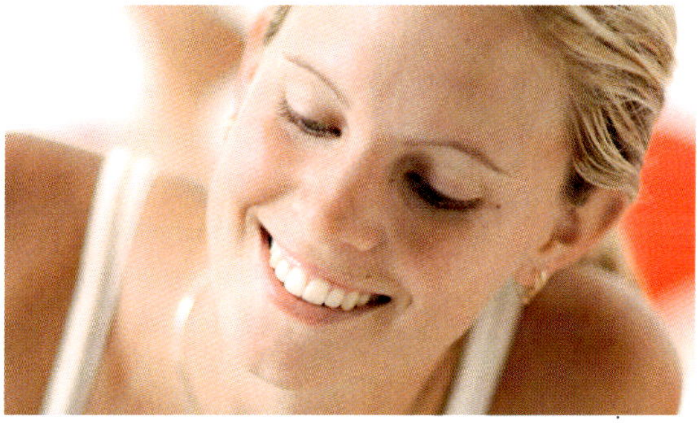

Erhöhter Bedarf: während der Schwangerschaft und Stillzeit, aber auch bei starkem Schwitzen, bei starken Durchfällen und anhaltendem Erbrechen.

Mangel: Schwäche, Absinken des Blutdrucks und Muskelkrämpfe. Stellt sich aber unter extremen Lebensbedingungen wie bei anhaltenden Durchfällen oder bei starker Schweißabgabe, bei schwerer körperlicher Arbeit und/oder großer Hitze ein.

Überversorgung: ist gesundheitlich sehr bedenklich, es kommt zur Blutdrucksteigerung und zur Ödembildung. Beobachtet werden auch Unruhe, Schwindel, Erbrechen, Übererregbarkeit der Muskulatur, Haut und Schleimhautaustrocknung bis hin zum Herzversagen.

Sonstiges: Der größte Teil des Natriums wird über das Kochsalz (= Natriumchlorid) aufgenommen. Eine Kochsalzaufnahme von 5 g/Tag ist für den Erwachsenen ausreichend.

1 g Kochsalz enthält 0,4 g Natrium.

Erhöhter Bedarf: durch schwere Durchfälle oder Erbrechen und durch Abführmittel und harntreibende Mittel (Diuretika).

Mangel: Müdigkeit, Muskelschwäche, Darmträgheit, Darmlähmungen, Herzstörungen, Appetitlosigkeit und Schwächezustände, Blutdruckabfall bis hin zum Kollaps.

Überversorgung: ist bei Funktionsstörungen der Niere (Niereninsuffizienz) möglich, besonders, wenn zusätzlich harntreibende Mittel eingenommen werden.

Kalium (K)

Funktion: wirkt wie das Natrium in den Zellen auf den osmotischen Druck. Ist verantwortlich für die Erregbarkeit der Muskeln und Nerven und ist Bestandteil der Verdauungssäfte des Magen-Darm-Traktes und fördert die Darmtätigkeit. Es aktiviert eine Reihe von Enzymen und reguliert die Zellproteine.

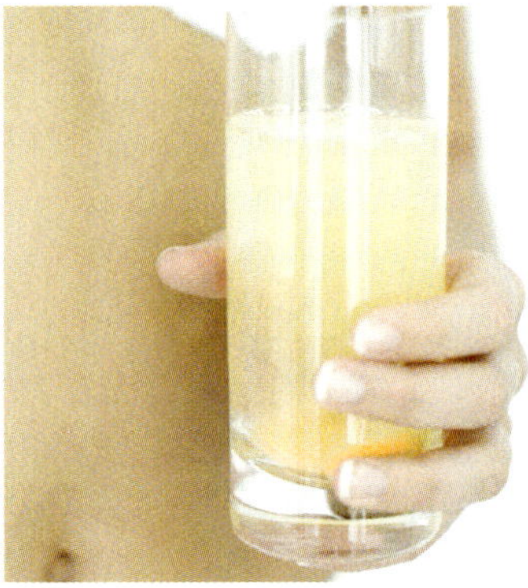

Phosphor (P)

→ Der Energiestoffwechsel funktioniert nicht ohne Phosphor

Funktion: ist Baustein von Knochen, Zähnen und Zellen. Die zentrale Aufgabe liegt im Energiestoffwechsel, dort dient er der Übertragung, Speicherung und Verwertung von Nahrungsenergie.

Die Aufnahme ins Blut wird durch Vitamin D begünstigt, durch Kalzium (Milch und Milchprodukte) und Eisen aber gehemmt.

Erhöhter Bedarf: in der Schwangerschaft und Stillzeit und bei starker körperlicher Leistung.

Mangel: Muskelschwäche, Knochenleiden und in Verbindung mit Vitamin-D-Mangel Rachitis. Bei uns eher selten.

Überversorgung: Verkalkung der Nieren (über 4 g pro Tag).

Magnesium (Mg)

Funktion: aktiviert eine Reihe von Enzymen des Energiestoffwechsels und ist für die Funktion der Nerven und Muskeln erforderlich. Es ist beim Aufbau von Knochen und Sehnen beteiligt.

Erhöhter Bedarf: bei anhaltendem Durchfall, Missbrauch von Abführmitteln, bei operativer Verkürzung des Verdauungstraktes, bei chronischem Alkoholmissbrauch und bei der Einnahme bestimmter Medikamente (z. B. orale Kontrazeptiva, Diuretika, Corticoide).

Mangel: Krämpfe und Muskelzucken, Gewichtsabnahme und Herzrhythmusstörungen.

Überversorgung: bei verminderter Nierenfunktion: Blutdrucksenkung, Schläfrigkeit, Hautrötung bis hin zur Atemlähmung. Meist schützen aber Erbrechen und Durchfall bei einer überhöhten Aufnahme. Eine orale Zufuhr von 3 bis 5 g Magnesium pro Tag führt zu osmotisch bedingtem Durchfall.

Sonstiges: Magnesium findet vermehrt in der Vorbeugung von Herzinfarkt seine Anwendung.

Eisen (Fe)

Funktion: ist Bestandteil des Blutfarbstoffes Hämoglobin und somit am Transport von Sauerstoff im Blut beteiligt. Ist auch Bestandteil des Muskelfarbstoffes und verschiedener Enzyme. Eisen wird aus pflanzlichen Lebensmitteln wie Getreide oder Gemüse nur zu 10 %, aus tierischen Produkten jedoch zu 30 % verwertet. Kombiniert man beide Lebensmittel, verdoppelt sich die Ausnutzung.

Verbessert wird die Ausnutzung auch durch Vitamin C, verschlechtert hingegen durch Gerbsäuren (schwarzer Tee). Bei Blutungen verliert der Körper große Mengen Eisen.

Erhöhter Bedarf: während der Schwangerschaft und Stillzeit und während der Menstruation, bei gesteigerten Eisenverlusten (nach chirurgischen Eingriffen, Verletzungen, Hakenwurmbefall, Magengeschwüren, übermäßiger Schweißabsonderung).

Mangel: Blutarmut (Anämie), verbunden mit einer allgemeinen Schwäche und einem Abfall der körperlichen und geistigen Leistungsfähigkeit. Depigmentierung der Haut und Haare.

Überversorgung: sehr selten, da die Aufnahme bei überhöhtem Angebot herabgesetzt wird.

→ Magnesium kann Herzinfarkt vorbeugen

→ Fluor ist wichtig für Knochen und gesunde Zähne

Jod (J)

Funktion: wird zum Aufbau der Schilddrüsenhormone verwendet. Die Jodaufnahme in die Schilddrüse kann durch Medikamente oder durch bestimmte Pflanzenbestandteile, wie Goitrogene im Kohl und in Rüben gehemmt werden.

Erhöhter Bedarf: während der Schwangerschaft und Stillzeit.

Mangel: Vergrößerung der Schilddrüse (Kropf). Ein Jodmangel des Fötus (verursacht durch einen Jodmangel der Mutter) kann zu Tot oder Fehlgeburt bzw. zu schweren Entwicklungsstörungen führen.

Überversorgung: Jodakne und Überfunktion der Schilddrüse (bei 100- bis 10.000facher Zufuhr über der Empfehlung).

Sonstiges: in Österreich ist die Anreicherung des Speisesalzes gesetzlich vorgeschrieben.

Seit 1990 beträgt der Jodgehalt im Speisesalz 20 mg/kg (in Form von Kaliumjodid).

Fluor (F)

Funktion: wirkt der Entstehung von Karies entgegen, da es den Zahnschmelz härtet und andererseits die Aktivität der Mundbakterien hemmt, die bei der Entstehung von Karies beteiligt sind. Erhöht die Stabilität von Knochen. Verbessert die Eisenaufnahme aus dem Darm und verhindert so Blutarmut. Große Mengen an Magnesium und Kalzium in der Nahrung bilden mit Fluor Komplexe und verhindern die Aufnahme aus dem Darm in den Organismus.

Mangel: Karies, Destabilisierung von Knochen.

Überversorgung: Über 10 mg/kg Nahrung führen zu einer Knochendeformation.

Über 5 mg/kg Nahrung führen zur Zahnschmelzverfärbung und große Fluormengen (bis zu 2 g) führen zu Übelkeit und Erbrechen.

5 bis 10 g Fluor sind tödlich.

Kupfer (Cu)

Funktion: Beteiligung an der Bildung des roten Blutfarbstoffes, beim Bindegewebestoffwechsel und beim Eisentransport.

Mangel: verschlechtert die Eisenaufnahme und hemmt die Herstellung des roten Blutfarbstoffes. Ein Mangel ist aber sehr selten.

Überversorgung: akute Kupfer-Intoxikationen (z. B. nach Konsum von sauren Nahrungsmitteln aus kupferhaltigen Behältern, durch Trinkwasser mit kupferhaltiger Pestizidbelastung) führen zu Erbrechen, Übelkeit und Durchfall.

Mangan (Mn)

Funktion: wirkt bei der Knochenbildung und ist wichtiger Bestandteil von Enzymen. Steigert die Verwertbarkeit von Vitamin B_1.

Mangel: fast nie, da der Bedarf durch die übliche Ernährung gedeckt wird.

Überversorgung: führt in hohen Dosen zu Magen-Darm-Störungen, Lungenentzündungen und neurologischen Störungen. Vergiftungen infolge überhöhter Zufuhr mit der Nahrung sind nicht bekannt.

Zink (Zn)

Funktion: wichtiger Bestandteil von Enzymen und dem Blutplasma. Es wird für die Bildung der Speicherform des Insulins benötigt.

Mangel: allgemeine Stoffwechselstörungen, Appetitverlust, Verlust von Geschmacks- und Geruchsempfindung, verminderte Wundheilung, Zwergenwuchs, Augenveränderungen, Immunschwäche, Verhaltensstörungen, Haarlosigkeit.

Überversorgung: akute Vergiftungserscheinungen sind Magen-Darm-Störungen. Durch eine chronische Vergiftung kommt es zur Verringerung des Blutfarbstoffes. Zink ist aber im Vergleich zu anderen Spurenelementen relativ wenig toxisch.

Selen (Se)

→ Selen gilt als wichtiges Antioxidans

Funktion: schützt den Organismus vor Umweltschäden. Es stärkt das Immunsystem und hat eine krebsvorbeugende Wirkung. Es wirkt außerdem der Giftigkeit von Cadmium, Quecksilber und Silber entgegen.

Mangel: Beschleunigung des Alterungsprozesses. Erste Symptome eines Selenmangels sind Myopathien, Nagelveränderungen (weiße Flecken) sowie dünne und blassere Haare. Das Risiko einer Unterversorgung bei Frühgeborenen, bei parenteral ernährten Personen und bei Alkoholikern ist sehr groß.

Überversorgung: ab einer Zufuhr von über 3 mg/Tag über längere Zeit: Leberzirrhose, Haarausfall und Herzmuskelschwäche. Eine Überversorgung ist durch einen knoblauchartigen Atemgeruch gekennzeichnet, eine akute Überversorgung durch Übelkeit, Erbrechen und Schmerzen im Bauchbereich.

→ Ballaststoffe können vor Darmerkrankungen und Krebs schützen

Ballaststoffe, Cholesterin, Purine, Histamine

Ballaststoffe

Funktion: Ballaststoffe sind Bestandteile von Zellwänden, die zur Energieverwertung im menschlichen Verdauungstrakt nicht oder kaum herangezogen werden können.

> Man unterscheidet zwischen löslichen und unlöslichen Ballaststoffen. Beide haben im Körper unterschiedliche Wirkung.

Die löslichen können Wasser binden und quellen dabei sehr stark auf. Sie helfen mit, Herzinfarkt und Arterienverkalkung vorzubeugen, weil sie den Cholesterinspiegel auf natürliche Weise senken. Cholesterin wird im Körper zu Gallensäure umgebaut, Ballaststoffe binden diese und helfen so mit, den Cholesterinspiegel zu senken. Dadurch schützen sie aber auch vor Gallensteinen, die entstehen können, wenn die Gallenflüssigkeit mit Cholesterin übersättigt ist. Diese löslichen Ballaststoffe verhindern starke Schwankungen des Blutzuckerspiegels, da sie für eine gleichmäßige und langsame Aufnahme in den Organismus sorgen. Lösliche Ballaststoffe findet man vor allem in Obst und Gemüse.

Die unlöslichen Ballaststoffe (die vorwiegend im Getreide enthalten sind) sind vor allem für eine normale Darmtätigkeit unentbehrlich. Als natürliche Füllstoffe sorgen diese Ballaststoffe für die regelmäßige Darmentleerung und wirken so einer Verstopfung entgegen. Außerdem helfen sie mit, giftige oder krebserregende Stoffe schneller auszuscheiden und schützen so den Darm vor Krebserkrankungen. Auch andere Darmerkrankungen wie Hämorrhoiden oder Divertikulose können verhindert werden.

Mangel: verringertes Stuhlvolumen, lange Transitzeit des Darminhaltes, Verstopfung, Hämorrhoiden, Krampfadern, Entzündungen und Krebserkrankungen des Darmes sind die Folge. Sekundär kann es auch zu Übergewicht, Diabetes mellitus, Hypercholesterinämie und Arteriosklerose kommen.

Empfohlene Zufuhr pro Tag: mindestens 30 g.

Cholesterin

Funktion: Cholesterin ist Bestandteil von biologischen Membranen und zugleich Vorstufe für die Synthese von Hormonen, von Vitamin D und der Gallensäure. Neben diesen wichtigen Funktionen kann Cholesterin aber Ablagerungen an den Wänden der Blutgefäße bilden. Es entsteht die Arteriosklerose (Gefäßverkalkung). Wenn diese Ablagerungen so massiv sind, dass die Durchblutung einer Arterie gestört oder ganz unterbrochen ist, kann ein Herzinfarkt oder Schlaganfall die Folge sein.

Die Menge des Cholesterins im Blut (Blutcholesterinspiegel, sollte bei Erwachsenen unter 200 mg/dl sein) ist das Resultat der Balance von körpereigenem und mit der Nahrung aufgenommenem Cholesterin und der Cholesterinausscheidung.

Achtung: Fast alle Fleischsorten haben ähnlich hohe Cholesterinwerte. Trotzdem werden aber vorwiegend Puten- und Geflügelfleisch empfohlen, da nicht nur der Cholesteringehalt von Nahrungsmitteln ausschlaggebend ist, sondern auch der Fettgehalt insgesamt und die Verteilung der einzelnen Fettsäuren. Pute und Huhn sind im Vergleich zu anderen Fleischsorten viel fettärmer, und haben zudem noch eine günstigere Verteilung der Fettsäuren. Das heißt, sie enthalten größere Mengen an mehrfach ungesättigte Fettsäuren, die zusätzlich den Cholesterinspiegel senken können sowie einfach ungesättigte Fettsäuren, die sich neutral verhalten.

Empfehlung für die Zufuhr: höchstens 300 mg pro Tag.

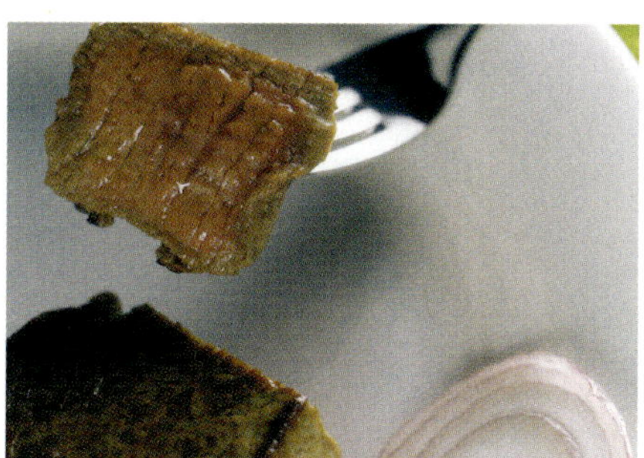

Purine/Harnsäure

Funktion: Purine sind Bestandteile von Zellkernen aller Lebewesen. Sie werden im Organismus zu Harnsäure abgebaut und über die Nieren ausgeschieden. Durch Störungen im Harnsäurestoffwechsel (erhöhter Aufbau oder verminderte Ausscheidung) erhöht sich die Harnsäurekonzentration im Blut. Dauert dies länger an, ist Gicht die Folge. Nachdem der Puringehalt in Lebensmitteln der wichtigste Faktor in Bezug auf den Harnsäuregehalt im Blut ist, wird heute der Puringehalt gleich als Harnsäure angegeben (1 mg Purine = 2,40 mg Harnsäure, siehe auch Seite 58 ff.).

→ Zu viel Harnsäure kann Gicht zur Folge haben

Empfehlung für die Zufuhr: purinarme Kost, bis zu 500 mg Harnsäure pro Tag. Streng purinarme Diät bis zu 300 mg Harnsäure pro Tag.

Histamin

Histamin ist sehr oft für Allergien verantwortlich. Es gehört zu den so genannten biogenen Aminen.

Oft enthalten Lebensmittel den Eiweißbaustein Histidin, der durch Lagerung oder Alterung und eine vermehrte Bakterientätigkeit in Histamin umgewandelt wird (z. B. Käse wie Gouda, Roquefort und Wurstsorten wie Salami).

Große Mengen finden sich auch im Rotwein. Hier ist es noch viel schlechter verträglich, da es in einer alkoholischen Lösung vorliegt.

Sonstige Schutzstoffe

➔ Pflanzenschutzstoffe schützen vor vielen Erkrankungen

Neben den speziellen Nährstoffen wie Vitaminen und Mineralstoffen gibt es noch eine ganze Reihe von sonstigen Schutzstoffen. Dazu gehören spezielle Pflanzenstoffe (= bioaktive Substanzen oder auch sekundäre Pflanzeninhaltsstoffe), die eine antioxidative Wirkung haben und so vermutlich auch den besonders schädlichen oxidativen Stress verhindern. Es fehlen aber bei diesen Stoffen noch genaue Angaben, in welcher Menge sie tatsächlich wirksam sind. Zu den Antioxidantien in den Pflanzen zählen:

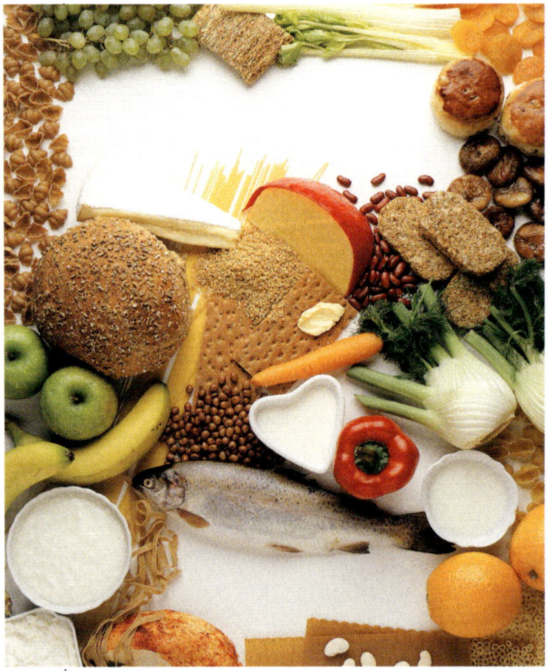

Phenolsäuren: enthalten in Beeren, Äpfeln, Zitrusfrüchten, Blattsalaten, Kartoffeln, Nüssen, grünem und schwarzem Tee

Flavonoide: enthalten in Trauben, Beeren, Zitrusfrüchten, Sellerie, Zwiebeln, Äpfeln, Kohl, Tomaten, Melanzani, Sojabohnen, Tofu, Vollkorngetreide, Kakao, dunkler Schokolade u. v. m.

Protease-Inhibitoren: enthalten in Vollkorngetreide und Hülsenfrüchten

Phytoöstrogene: enthalten in Soja und Sojaprodukten, Granatapfel, Rotklee, Hülsenfrüchten, Vollkorngetreide, Kohl und Leinsamen

Sulfide: enthalten in Zwiebeln, Schalotten, Lauch, Schnittlauch und Knoblauch

Phytinsäure: enthalten in Vollkorngetreide, Ölsaaten und Hülsenfrüchten

Auch der Farbstoff **Curcumin** im Curry steigert die Produktion der körpereigenen Antioxidantien. In einer Studie konnte bereits nachgewiesen werden, dass Curcumin speziell Nervenzellen schützt und so gegen Nervenkrankheiten (z. B. die Demenzerkrankung) schützen könnte.

Quercetin in Äpfeln und Quitten (insbesondere in und unter der Schale) und in Zwiebeln und Rotbuschtee ist ein besonders guter Radikalfänger und kann so ebenfalls vor vielen Erkrankungen schützen.

Lecithin und Cholin

Lecithin zählt zu den so genannten Vitaminoiden. Das sind wichtige Nahrungsbestandteile mit vitaminähnlicher Wirkung. Der Körper kann diese jedoch im Unterschied zu den Vitaminen auch selbst herstellen. Lecithin besteht wie das Nahrungsfett aus zwei Fettsäuren und dem Cholin. Dieses hilft so mit, Ablagerungen in Arterien zu vermeiden.

Lecithinreich sind Eidotter (Eigelb), Hefe, Soja, Weizenkeime, Haferflocken aber auch Fleisch und Fisch. Das Cholesterin im Eidotter wird über den Stuhl ganz einfach wieder ausgeschieden. Durch zahlreiche Studien wurde so das Märchen von der Erhöhung des Cholesterinspiegels durch Hühnereier widerlegt.

Bei lecithinfreier Ernährung kommt es zu schweren Störungen, wie zu Nierenfunktionsstörungen, Leberverfettung, aber auch zum Anstieg der Blutfette. Auch Gedächtnisstörungen werden mit einem Lecithinmangel in Verbindung gebracht.

Cholin kommt reichlich in Getreide, Gemüse und Nüssen vor. Auch tierische Lebensmittel wie Leber und Fleisch enthalten Cholin.

Karnitin

kann vom Körper auch selbst gebildet werden. Bekannt ist es besonders, weil es mithilft, Fette in die Zellen einzuschleusen und so die Fettverbrennung unterstützt, aber nicht zum vermehrten Fettabbau führt.

Der größte Karnitin-Lieferant ist Schaffleisch, aber auch Rind- und Schweinefleisch sind gute Quellen, genauso wie Milchprodukte. Pflanzliche Lebensmittel enthalten kaum Karnitin. Vegetarier haben deshalb eine sehr geringe Aufnahme, sind sie noch zusätzlich mit den zum Aufbau benötigten Stoffen (z. B. Eisen oder dem Eiweißbaustein Methionin) unterversorgt, besteht das Risiko eines Mangels.

Vorsicht ist geboten bei der Einnahme von höheren Dosen. Wenn man länger als 4 Wochen mehr als 5 g Karnitin zusätzlich einnimmt, besteht das Risiko, dass der Körper seine eigene Synthese einfach einstellt.

→ Lecithin fördert die Gedächtnisleistung und ist unentbehrlich für jede Zelle

Nährstoffe in der Übersicht

Nährstoff	Besonderheiten
Hauptnährstoffe	
Eiweiß	**Mangel:** Abbau von Muskelmasse, Wachstumsstörungen, erhöhte Krankheitsanfälligkeit **Überversorgung:** erhöhte Belastung der Niere
Fett	**Überversorgung:** Entstehung von Übergewicht, möglicherweise Fettstoffwechselstörungen, möglicherweise Krebserkrankungen
Omega-6-Fettsäuren	**Mangel:** Hautekzeme, Fettleber, Blutarmut, Infektanfälligkeit, Störungen der Wundheilung und des Wachstums
Omega-3-Fettsäuren	**Mangel:** Sehstörungen, Muskelschwäche, Zittern, Wahrnehmungsstörungen
Cholesterin	**Überversorgung:** Fettstoffwechselstörungen
Kohlenhydrate	**Mangel:** Abbau von Körpereiweiß (z. B. Muskelmasse), Beeinträchtigungen des Eiweiß- und Fettstoffwechsels **Überversorgung:** Entstehung von Übergewicht (erst bei sehr hoher Aufnahme)
Ballaststoffe - löslich	Ballaststoffe benötigen zum Quellen Flüssigkeit, deshalb ist eine ausreichende Flüssigkeitszufuhr notwendig.
- unlöslich	
Vitamine	
Vitamin A Retinol	**Mangel:** Störungen von Haut, Schleimhäuten, Wachstum, verringerte Sehkraft, Nachtblindheit, Haarausfall, erhöhte Infektanfälligkeit **Überversorgung:** bei längerer Zufuhr der 10fachen Empfehlung: Hautveränderungen, Haarverlust, Schwäche, Knochen- und Gelenkschmerzen, Leberschäden, Wachstumsverzögerung
Vitamin D Calciferol	**Mangel:** Schäden am Skelett, Knochenverformungen bei Kindern (Rachitis), Osteomalazie (Erweichung der Knochen) bei Erwachsenen **Überversorgung:** nur nach extrem hoher Aufnahme von Nährstoffpräparaten: vermehrter Abbau von Kalzium aus den Knochen, Kalziumablagerungen in den Gefäßen und Nieren, Kopfschmerzen, Schwäche, Erbrechen, Magen-Darm-Störungen
Vitamin E Tocopherol	**Mangel:** nur bei Störungen der Fettverdauung: Durchblutungs- und Entwicklungsstörungen, Erschöpfung, Unlust, Infektanfälligkeit **Überversorgung:** beim Menschen praktisch unbekannt
Vitamin K	**Mangel:** nur bei Beeinträchtigung der Darmflora (Vitamin K kann von den Darmbakterien gebildet werden): Blutgerinnungsstörungen, erhöhte Blutungsneigung **Überversorgung:** nicht bekannt

Funktion/Wirkung	Vorkommen
Bausubstanz, Erhaltung der Muskelmasse, Hormone, Enzyme, Krankheitsabwehr	Fleisch, Fisch, Milch, Milchprodukte, Hülsenfrüchte, Nüsse
Energielieferant, Träger fettlöslicher Vitamine, Geschmacksträger, Bausubstanz, Schutzfunktion	Fette, Öle, Fleisch, Fleischwaren, Milch, Milchprodukte, Samen, Nüsse
Essentielle Fettsäuren, können vom Körper nicht selbst hergestellt werden	Pflanzenöle (z. B. Sonnenblumen-, Maiskeim-, Distelöl)
Essentielle Fettsäuren, können vom Körper nicht selbst hergestellt werden	Fisch, v. a. fetter Seefisch (Lachs, Tunfisch, Makrele, Hering, Sardine), Soja- und Rapsöl
Bestandteil von Zellhüllen, Ausgangssubstanz für den Aufbau von Hormonen und Gallensäuren	ausschließlich in tierischen Produkten: Fleisch, Fleischwaren, Eigelb, Milch, Milchprodukte
Energielieferant, Bausubstanz v. a. im Knochen- und Bindegewebe	Getreide, Getreideprodukte, Obst, Gemüse
Cholesterinspiegelsenkend, Erhöhung der Sättigungswirkung	Obst und Gemüse
Erhöhung von Stuhlgewicht und -häufigkeit, Verminderung des Darmkrebsrisikos	Vollkorngetreide, -produkte, Hülsenfrüchte
Wachstum, Sehprozess, Erhaltung von Haut und Schleimhäuten, Krankheitsabwehr, Zellschutz	Leber, Karotten, Spinat, Fenchel, Kohl, Marillen, Eigelb, Käse
Knochen- und Zahnaufbau, hormonähnliche Wirkung im Kalziumstoffwechsel	Lebertran, fettreiche Fische (Lachs, Tunfisch, Makrele, Hering, Sardine), Leber, Eigelb, Milch, Milchprodukte
Antioxidans, Schutz vor Krebserkrankungen	Keimöle, Getreide, Nüsse
Blutgerinnung, Knochenaufbau	grünes Gemüse (Kohl, Spinat), Milch, Milchprodukte, Fleisch, Eier

Nährstoff	Besonderheiten
Vitamin B_1 Thiamin	**leichter Mangel:** Müdigkeit, Schwäche, Nervenstörungen, Gedächtnis- und Konzentrationsschwäche, Infektionsanfälligkeit **schwerer Mangel:** Beriberi (Lähmungen, Muskelabbau, Störungen der Herztätigkeit, Krämpfe) **Überversorgung:** nicht bekannt
Vitamin B_2 Riboflavin	**leichter Mangel:** Risse in den Mundwinkeln, Veränderungen an Lippen und Nase, Brüchigwerden der Fingernägel **schwerer Mangel:** Entzündungen von Haut und Schleimhäuten im Verdauungstrakt, Wachstumsverzögerungen, Augenschädigungen **Überversorgung:** nicht bekannt
Niacin	**Mangel:** Hautveränderungen (trockene und rissige Stellen), Durchfall, Gewichtsverlust, Schlaflosigkeit, Müdigkeit, Schwindel, Kopfschmerzen, Mangelkrankheit: Pellagra (= raue Haut) **Überversorgung:** nicht bekannt
Vitamin B_6 Pyridoxin	**Mangel:** Schädigungen von Haut und Schleimhaut, Beeinträchtigung des Nervensystems (Reizbarkeit, Depressionen), Appetitlosigkeit, Durchfall, Erbrechen, Krämpfe, Blutarmut **Überversorgung:** nicht bekannt
Folsäure	**Mangel:** Störungen des Blutbildes, Mangel an roten und weißen Blutkörperchen und Darmschleimhautzellen, Entzündungen der Zunge und Lippenschleimhaut, neuropsychiatrische Schäden (z. B. Depressionen, Neuropathie) bei älteren Menschen, bei Schwangeren Missbildungen des Ungeborenen, Fehlgeburt **Überversorgung:** nicht bekannt
Pantothensäure	**Mangel:** aufgrund der weiten Verbreitung in Lebensmitteln nicht bekannt **Überversorgung:** nicht bekannt
Biotin	**Mangel:** äußerst selten; schuppige Hautveränderungen und Haarausfall **Überversorgung:** nicht bekannt
Vitamin B_{12} Cobalamin	**Mangel:** Störungen des Blutbildes, Störung der Blutzellbildung, Gewebsschwund der Magenschleimhaut **Überversorgung:** nicht bekannt
Vitamin C	**Mangel:** Müdigkeit ("Frühjahrsmüdigkeit"), Verminderung der Leistungsfähigkeit, schlechte Wundheilung, erhöhte Krankheitsanfälligkeit **schwerer Mangel:** Skorbut (Blutungen in Zahnfleisch, Haut, Schleimhaut und Muskelgewebe) **Überversorgung:** bei Einnahmen von 5 – 10 g täglich (50- bis 100fache Empfehlung) abführende Wirkung
Mineralstoffe	
Natrium	**Mangel:** nur bei anhaltendem Durchfall, Erbrechen oder starker Schweißabgabe: Schwäche, Absinken des Blutdrucks **Überversorgung:** Blutdrucksteigerung, Ödembildung, Unruhe, Schwindel, Erbrechen, Übererregbarkeit der Muskulatur, Austrocknung von Haut und Schleimhaut, Herzversagen

Funktion/Wirkung	Vorkommen
Koenzym im Energie- und Kohlenhydratstoffwechsel, Funktion im Nervensystem	Fleisch (v. a. Schweinefleisch), Vollkorngetreide, Hülsenfrüchte, Sonnenblumenkerne
Bestandteil zweier Koenzyme, die am gesamten Stoffwechsel beteiligt sind, für gesunde Haut	Leber, Hefe, Milch, Milchprodukte, Fleisch, Fisch, Eier, Vollkornprodukte
Bestandteil von Koenzymen, die an zahlreichen Stoffwechselprozessen beteiligt sind, Funktionen in der Haut und im Nervensystem	Leber, Hefe, Erdnüsse, Fleisch, Fisch, Milch und Milchprodukte, Vollkorngetreide
Koenzym im Eiweißstoffwechsel, beteiligt auch am Kohlenhydrat- und Fettstoffwechsel, Nervensystem, Krankheitsabwehr, Bildung der roten Blutkörperchen	Leber, Hefe, Hühner-, Schweinefleisch, Fisch, Kohl, grüne Bohnen, Linsen, Sonnenblumenkerne, Sesam, Vollkorngetreide
Zellbildung (z. B. Blutzellen), Funktion im Nervensystem	Gemüse (v. a. Tomaten, Kohl, Spinat, Gurken, Fenchel), Hefe, Eigelb, Leber, Vollkorngetreide, Weizenkeime, Sojabohnen
Bestandteil eines Koenzyms, das an zahlreichen Stoffwechselprozessen beteiligt ist, "Hautvitamin"	Leber, Fleisch, Sonnenblumenkerne, Mohn, Fisch, Milchprodukte, Vollkorngetreide, Hülsenfrüchte
Koenzym im Kohlenhydrat-, Eiweiß- und Fettstoffwechsel, "Hautfaktor"	Leber, Sojabohnen, Eigelb, Nüsse, Hefe, Haferflocken, Spinat, Champignons, Linsen
Bestandteil von Koenzymen im Fett- und Eiweißstoffwechsel, beteiligt am Folsäurestoffwechsel und an der Bildung der roten Blutkörperchen	Leber, Fleisch, Fisch, Eier, Milch, Milchprodukte
Antioxidans, Schutz vor Krebserkrankungen, Zellaufbau, Krankheitsabwehr	Obst und Gemüse, v. a. Sanddorn, Hagebutte, Paprika, Brokkoli, schwarze Ribisel, Fenchel, Zitrusfrüchte, Schnittlauch, Petersilie
Erregungsleitung im Nervensystem und in der Muskulatur, Aktivator einiger Enzyme, regelt den osmotischen Druck und den Wasserhaushalt	Salz, Suppenwürze, Käse, Wurst, Backwaren, Fertiggerichte

Nährstoff	Besonderheiten
Chlorid	**Mangel:** nur bei lang anhaltendem Erbrechen: Muskelschwäche, Alkalose (zu hoher pH-Wert des Blutes) **Überversorgung:** nicht bekannt
Kalium	**Mangel:** Müdigkeit, Muskelschwäche, Darmträgheit, Herzstörungen, Appetitlosigkeit, Schwäche, Blutdruckabfall bis hin zum Kollaps **Überversorgung:** bei Funktionsstörungen der Niere möglich: Störung der Herzfunktion
Kalzium	**Mangel:** Kalziumabbau aus dem Skelett (Osteoporose bei Erwachsenen, Rachitis bei Kindern), Krämpfe, erhöhte Blutungsneigung, schlechte Zahnqualität **Überversorgung:** krankhafte Kalziumeinlagerungen («Kalk-Gicht») in verschiedenen Organen, Verstopfung, Harnsteinbildung bei Personen mit Neigung zu Nierensteinen Für die Aufnahme von Kalzium in den Knochen ist Vitamin D notwendig.
Phosphor	**Mangel:** selten Muskelschwäche, Knochenleiden, in Verbindung mit Mangel an Vitamin D Rachitis **Überversorgung:** Verkalkung der Nieren
Magnesium	**Mangel:** Krämpfe und Muskelzucken, Gewichtsabnahme, Herzrhythmusstörungen **Überversorgung:** bei verminderter Nierenfunktion Blutdrucksenkung, Schläfrigkeit, Hautrötung bis hin zur Atemlähmung
Eisen	**Mangel:** Blutarmut (Anämie), allgemeine Schwäche, Abfall der Leistungsfähigkeit **Überversorgung:** sehr selten, da die Aufnahme bei erhöhtem Angebot herabgesetzt wird Durch gleichzeitige Aufnahme von Vitamin C oder Fruchtsäuren wird die Ausnutzung des Nahrungseisens verbessert.
Jod	**Mangel:** Vergrößerung der Schilddrüse (Kropf) bis zu schweren geistigen Entwicklungsstörungen **Überversorgung:** nur bei extrem hoher Zufuhr: Jodakne und Überfunktion der Schilddrüse
Fluorid	**Mangel:** Karies, Stabilitätsverlust der Knochen **Überversorgung:** Verfärbungen des Zahnschmelzes bei Kindern, Knochendeformationen, bei sehr großen Aufnahmemengen Übelkeit und Erbrechen
Zink	**Mangel:** allgemeine Stoffwechselstörungen, Appetitverlust, Verlust des Geschmacks- und Geruchsempfindens, Wundheilungsstörungen, Zwergenwuchs, Augenveränderungen, Störungen der Krankheitsabwehr, Verhaltensstörungen, Haarlosigkeit **Überversorgung:** selten Verringerung des Blutfarbstoffs
Selen	**Mangel:** Beschleunigung des Alterungsprozesses, Muskelerkrankungen, Nagelveränderungen (weiße Flecken), dünne, blasse Haare **Überversorgung:** Leberzirrhose, Haarausfall, Herzmuskelschwäche
Kupfer	**Mangel:** sehr selten Verminderung der Eisenausnutzung, Hemmung der Bildung des roten Blutfarbstoffes **Überversorgung:** Vergiftungen nach Konsum von z. B. sauren Lebensmitteln aus kupferhaltigen Behältern (Erbrechen, Übelkeit, Durchfall)

Funktion/Wirkung	Vorkommen
Regelt den osmotischen Druck, Bestandteil der Magensalzsäure	Salz, Suppenwürze, Käse, Wurst, Backwaren, Fertiggerichte (im Salz vergesellschaftet mit Natrium)
Regelt den osmotischen Druck und den Wasserhaushalt, Erregungsleitung im Nervensystem und in der Muskulatur, Aktivator einiger Enzyme, blutdrucksenkend	Obst und Gemüse (v. a. Tomaten, Bananen, Zitrusfrüchte), Hülsenfrüchte, Getreide, Nüsse, Feigen
Baustein von Knochen und Zähnen, Blutgerinnung, Erregungsleitung im Nervensystem und in der Muskulatur, Blutgerinnung	Milch, Milchprodukte, Kohl, Sesam, Mohn, Feigen
Übertragung, Speicherung und Verwertung von Energie im Stoffwechsel, Bestandteil von Knochen und Zähnen	Fleisch, Fisch, Eier, Milch, Milchprodukte, Weizenkleie, Kürbiskerne
Aktiviert Enzyme des gesamten Stoffwechsels, Erregungsleitung im Nervensystem und in der Muskulatur, Baustein von Knochen	Kürbiskerne, Sonnenblumenkerne, Sesam, Mohn, Nüsse, Bohnen, Getreide
Bestandteil des Blutfarbstoffes (Hämoglobin), Sauerstofftransport im Blut, Bestandteil des Muskelfarbstoffes und einiger Enzyme	Fleisch, Innereien, Vollkorngetreide, Blattgemüse, Samen und Nüsse
Als Bestandteil der Schilddrüsenhormone beteiligt bei Wachstum und Reifung und am Grundumsatz	Jodiertes Speisesalz, Meeresfisch, Meeresfrüchte, Innereien
Härtung des Zahnschmelzes, Hemmung der Kariesentstehung, Hemmung der Aktivität von Mundbakterien, Erhöhung der Knochenstabilität	Schwarztee, Meerestiere, Walnüsse, Käse
Aktiviert eine Vielzahl von Enzymen im gesamten Stoffwechsel, beeinflusst den Stoffwechsel von Hormonen, Krankheitsabwehr, Bestandteil eines körpereigenen antioxidativen Enzyms	Fleisch, Fisch, Milchprodukte, Eier, Vollkorngetreide, Mohn, Kürbiskerne
Als Bestandteil von Enzymen Funktion im Jodstoffwechsel, bei der Entgiftung von Schwermetallen, Bestandteil eines körpereigenen antioxidativen Enzyms, Krankheitsabwehr	Fisch, Fleisch, Innereien, Nüsse
Bestandteil vieler Enzyme (z. B. im Eisenstoffwechsel), Funktionen im Binde- und Nervengewebe, Bestandteil eines körpereigenen antioxidativen Enzyms	Innereien, Schalentiere, Nüsse, Kakao, Hülsenfrüchte, Vollkorngetreide, Hefe

Nährstoff	Besonderheiten
Mangan	**Mangel:** beim Tier Störungen der Fruchtbarkeit, des Skelettwachstums, im Fett- und Kohlenhydratstoffwechsel und des Nervensystems **Überversorgung:** durch Lebensmittel nicht bekannt
Chrom	**Mangel:** bei übermäßiger Aufnahme von Zucker Störungen des Blutzuckerhaushalts **Überversorgung:** nicht bekannt
Molybdän	**Mangel:** beim gesunden Menschen nicht bekannt **Überversorgung:** bei extrem hoher Zufuhr über lange Zeit gichtähnliche Symptome
Sekundäre Pflanzeninhaltsstoffe	
Karotinoide (z. B. Betakarotin, Lycopin)	Karotinoide können im menschlichen Körper in Vitamin A umgewandelt werden, ihre Wirkung liegt vor allem in der Krebsprävention, wirksam ist eine Zufuhr von 2 mg Betakarotin pro Tag.
Phytosterine	Eine tägliche Aufnahme von 2 – 3 g Phytosterinen kann den Cholesterinspiegel um ca. 10 % senken.
Saponine	–
Glucosinolate	–
Phenolsäuren	–
Flavonoide	–
Protease-Inhibitoren	–
Terpene	–
Phytoöstrogene	Phytoöstrogene können wie körpereigene Östrogene wirken, haben allerdings eine wesentlich geringere Hormonwirkung und können so der Entstehung von Brust- und Prostatakrebs entgegenwirken.
Sulfide	–
Phytinsäure	Phytinsäure setzt die Ausnutzung einiger Mineralstoffe (Eisen, Zink, Kupfer, Mangan) herab. Phytinsäurereiche Lebensmittel sind allerdings reich an diesen Mineralstoffen, weshalb der Verlust leicht ausgeglichen wird.

Funktion/Wirkung	Vorkommen
Bestandteil einiger Enzyme, Bildung von Knochen und Bindegewebe, Bestandteil eines körpereigenen antioxidativen Enzyms	Nüsse, Vollkorngetreide, Hülsenfrüchte, grünes Blattgemüse, Früchte, Mohn, Schwarztee
Verstärker der Insulinwirkung als Bestandteil des Glukosetoleranzfaktors	Bierhefe, Kalbsleber, Weizenkeime, Honig, Fleisch, Vollkornprodukte
Koenzym im Purinstoffwechsel	Milch, Milchprodukte, Hülsenfrüchte, Innereien, Getreide
Antioxidantien, senken Risiko für Krebserkrankungen, Stärkung des Abwehrsystems	Rote, orange, gelbe und grüne Gemüse- und Obstsorten
Cholesterinspiegelsenkend, Schutz vor Krebserkrankungen	Fettreiche Pflanzenteile: Nüsse, Samen, unraffinierte Pflanzenöle
Schutz vor Darmkrebs, Hemmung von Bakterien, Viren und Pilzen, Stärkung des Abwehrsystems, cholesterinspiegelsenkend	Linsen, Bohnen, Erbsen, Kichererbsen, Sojabohnen
Schutz vor Krebserkrankungen, Hemmung von Bakterien, Viren und Pilzen, Vorbeugung von Infektionen, cholesterinspiegelsenkend	Kohl, Rettich, Senf, Kohlrabi, Brokkoli, Rotkraut, Karfiol
Antioxidantien, Hemmung von Bakterien, Viren und Pilzen	Beeren, Äpfel, Zitrusfrüchte, Blattsalate, Kartoffeln, Nüsse, grüner und schwarzer Tee, Gewürze
Antioxidantien, Schutz vor Krebserkrankungen, entzündungshemmend, Hemmung von Bakterien, Viren und Pilzen, Unterdrückung der Bildung von Blutgerinnseln	Trauben, Beeren, Zitrusfrüchte, Sellerie, Zwiebeln, Äpfel, Blattsalate, Kohl, Tomaten, Melanzani, Sojabohnen, Tofu, Vollkorngetreide, Samen und Nüsse, grüner und schwarzer Tee, Kakao
Antioxidantien, Schutz vor Krebserkrankungen, Beeinflussung des Blutzuckerspiegels	Vollkorngetreide, Sojabohnen, Bohnen, Linsen
Schutz vor Krebserkrankungen	Orangen, Weintrauben, Marillen, Zitronen, Gewürze
Antioxidantien, Schutz vor Krebserkrankungen	Granatapfel, Rotklee, Vollkorngetreide, Hülsenfrüchte, Tofu, Sojamehl, Kohl, Leinsamen, Leinöl, Weizenkeimöl, Sojaöl
Antioxidantien, Schutz vor Krebserkrankungen, Stärkung des Abwehrsystems, Hemmung von Bakterien, Viren und Pilzen, Unterdrückung der Bildung von Blutgerinnseln, entzündungshemmend, blutdruckregulierend, verdauungsfördernd	Zwiebeln, Schalotten, Lauch, Schnittlauch, Knoblauch
Antioxidans, Schutz vor Krebserkrankungen, Stärkung des Abwehrsystems, cholesterinspiegelsenkend, blutdruckregulierend	Vollkorngetreide, Ölsaaten, Hülsenfrüchte

Gesunde Ernährung leicht gemacht – praktische Tipps für die tägliche Umsetzung

→ Je abwechslungsreicher desto besser!

Noch nie war das Nahrungsangebot so abwechslungsreich und so »gesund«, wie heute – wenn man damit richtig umgeht.

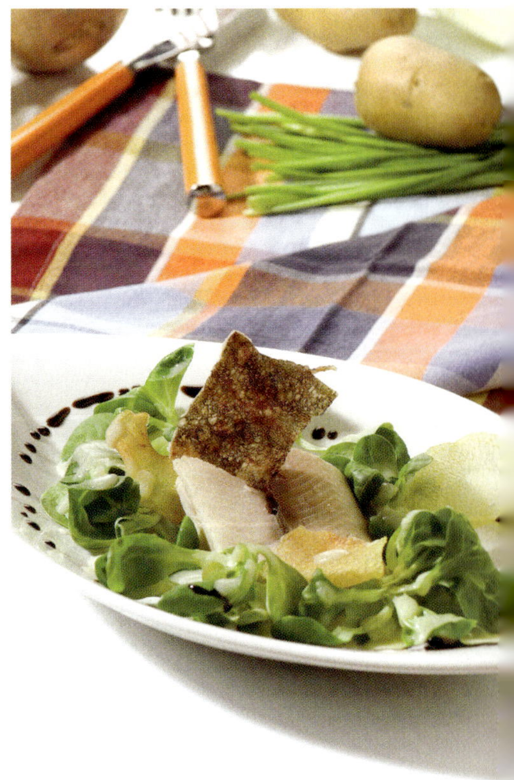

Vernünftig und sinnvoll ist in erster Linie eine abwechslungsreiche Mischkost, da es keine Lebensmittel gibt, in denen alle Nährstoffe entsprechend unserem täglichen Bedarf enthalten sind.

Dies trifft nur für die Muttermilch in den ersten Lebenswochen zu. Jede Einseitigkeit schadet auf Dauer und stellt eine Gefährdung für unsere Gesundheit dar. Man sollte weder zu viel noch zu wenig essen.

Das heißt: nicht zu viel Energie, nicht nur tierische Produkte, sondern auch ausreichend zusammengesetzte Kohlenhydrate (= reichlich Obst, Gemüse und Getreide), vor allem pflanzliches Eiweiß (Hülsenfrüchte) und Vitamine, Mineralstoffe und Ballaststoffe.

Richtlinien einer gesunden Ernährung:

- Weniger ist mehr (weniger Energie, weniger Fett, mehr Qualität).
- Tierische Nahrungsmittel einschränken, pflanzliche bevorzugen!
- Täglich mindestens eine Portion Gemüse oder Kartoffeln von 200 g.
- Täglich mindestens 1 bis 2 Stück Obst (mindestens 200 g).
- Täglich eine Portion Salat (75 g) mit fettarmem Dressing. Mayonnaise-Salate zählen nicht zu Salat.
- Täglich ein Getreideprodukt, beispielsweise Müsli oder ein Stück Vollkornbrot zum Frühstück, Reis oder Vollkornteigwaren zu Mittag oder Haferflocken am Abend. Stark ausgemahlene Mehlsorten und die daraus hergestellten Produkte zählen hier nicht.
- Täglich Milch oder ein Milchprodukt bis zu 1/4 Liter. Besonders fettreiche Milchprodukte (Schlagsahne, Rahm, Käse mit 45 % F. i. T.) sollen aber gemieden werden.
- Regelmäßig Hülsenfrüchte essen.
- Mindestens zweimal pro Woche Fisch essen.
- Reichlich trinken! Auch wenn man keinen Durst verspürt, sollte man täglich mindestes 1,5 l Flüssigkeit (bevorzugt ungezuckert und ohne Alkohol) zu sich nehmen.
- Richtige Zubereitung! Bevorzugen Sie immer die fettarme Variante. Kochen Sie so kurz wie möglich, langes Kochen laugt Nährstoffe aus oder zerstört sie.

→ Gesunde Ernährung bedeutet vor allem mehr Qualität

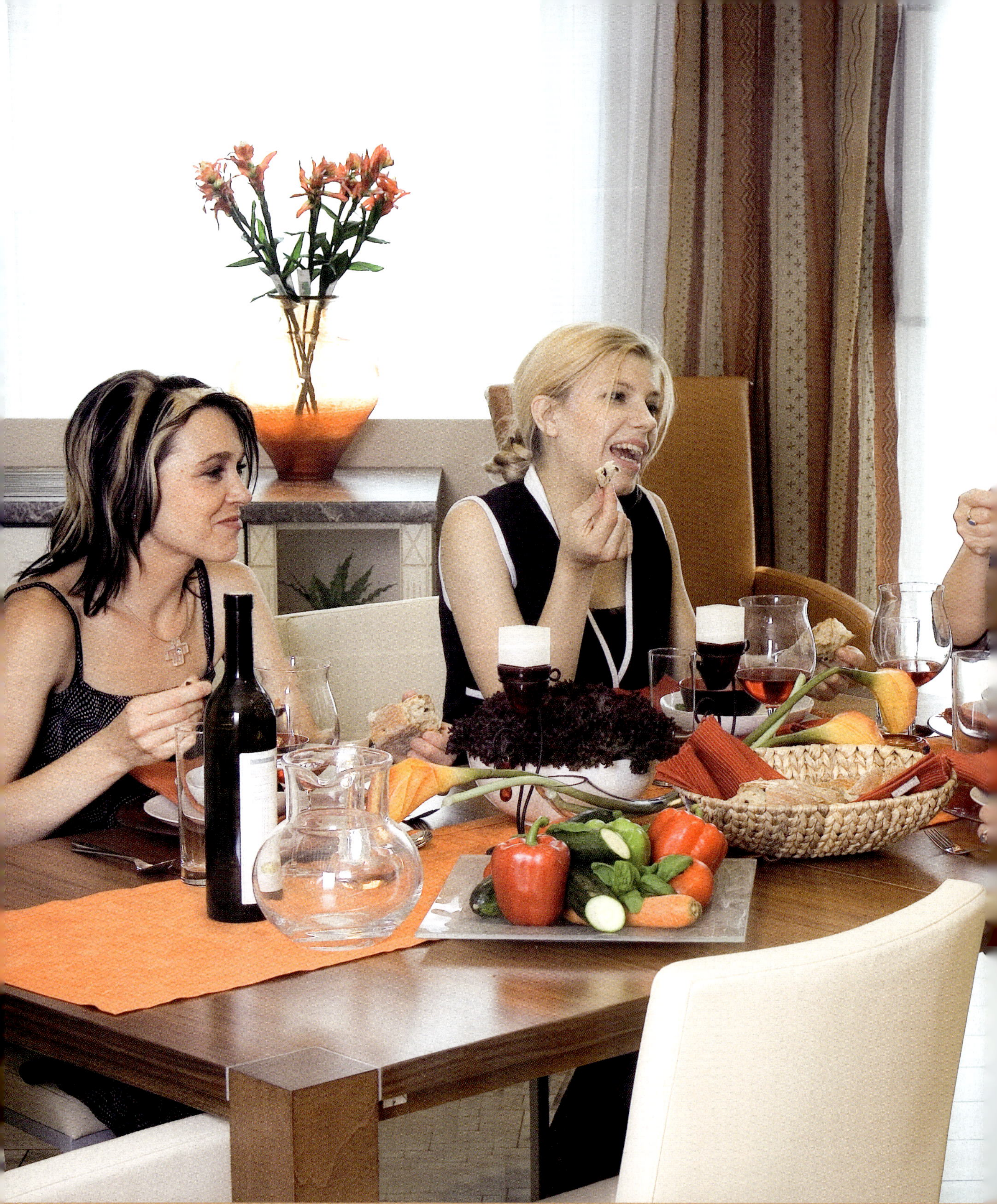

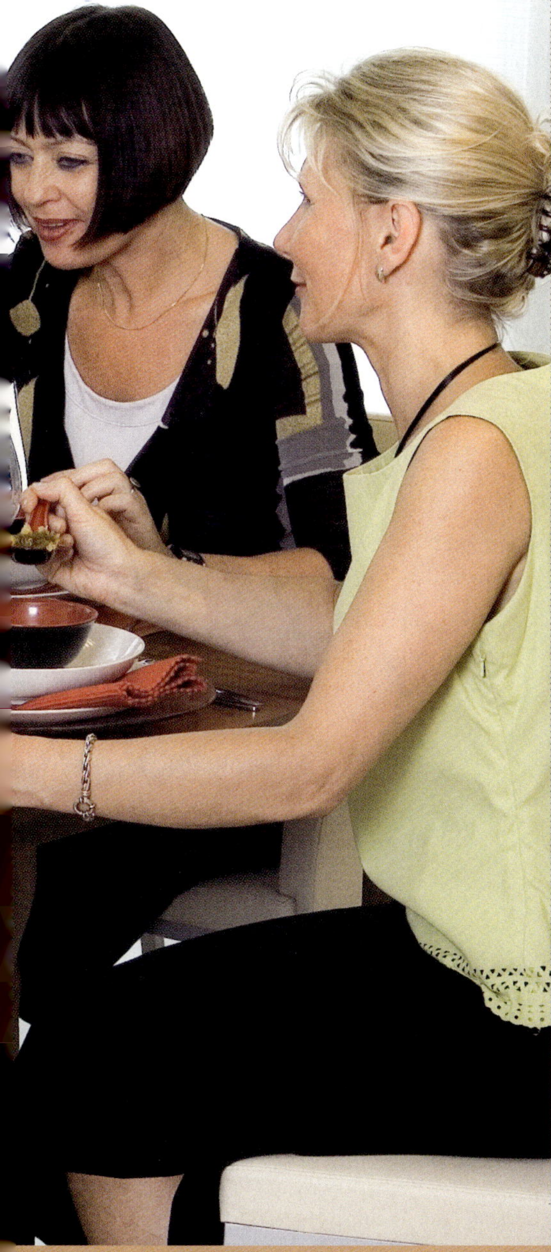

So essen Frauen in allen Lebenslagen richtig

Je nach Alter, aber auch je nach spezieller Lebenssituation ändert sich der Bedarf an Nährstoffen. Die richtige Zufuhr an Lebensmitteln und vernünftiges Essverhalten bestimmen unser Wohlbefinden und unsere Leistungsfähigkeit.

Bedarfsgerechte Ernährung, Gesundheit und Wohlbefinden hängen zusammen

→ Richtige Ernährung hält in allen Lebensphasen fit

Im Lebenszyklus jeder Frau ändern sich Ernährungswissen und -gewohnheiten, das Ernährungsbewusstsein sowie die Zufuhrempfehlungen. Besondere Situationen wie Schwangerschaft, Stillzeit, die Zeit der Doppelbelastung Familie und Beruf oder die Menopause erfordern eine besondere Nahrungsmittelzufuhr, um den Anforderungen des Organismus gerecht zu werden.

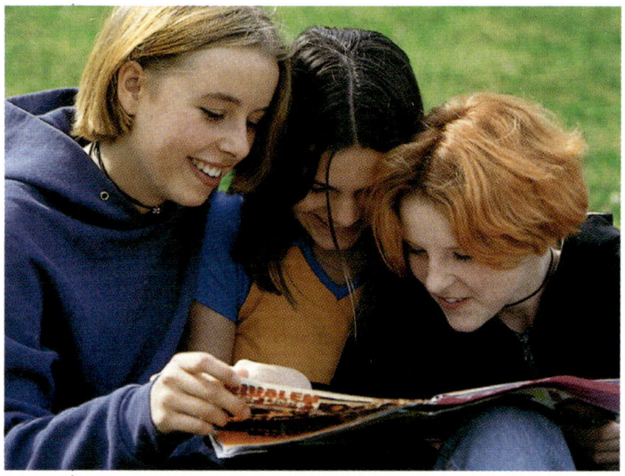

Die richtige Ernährung in allen Lebensphasen, das heißt die richtige Auswahl der täglich konsumierten Lebensmittel und Speisen, ist ausschlaggebend für unser Wohlbefinden, geistige und körperliche Leistungsfähigkeit und Gesundheit. Diese Auswahl ist nicht nur durch physiologische Faktoren, wie beispielsweise den Nährstoffbedarf geregelt, sondern hängt noch von vielen anderen Variablen ab. Dazu gehören die sensorischen Eigenschaften wie Geschmack, Geruch und Aussehen von Lebensmitteln, soziale und emotionale Faktoren (z. B. Gewohnheiten, Kochkenntnisse, Vorlieben uvm.), wirtschaftliche und kulturelle Gegebenheiten.

Jugendliche / Pubertät

Vegetarierinnen brauchen Eisen

Viele junge Mädchen verzichten aus vielerlei Gründen auf den Konsum von Fleisch. Dadurch kann es sehr leicht zu einer Unterversorgung von Eisen, Eiweiß oder Vitamin B_{12} kommen.

Eiweiß ist in tierischen Lebensmitteln hochwertiger, das heißt es kann mehr mit der Nahrung aufgenommenes Eiweiß in Körpereiweiß umgebaut werden.

Eisen aus tierischen Produkten ist besser verwertbar und Vitamin B_{12} kommt überhaupt nur in tierischen Produkten vor. Problematisch ist oft auch die Versorgung von Zink, Kalzium und Vitamin D, insbesondere wenn keine Milch und Milchprodukte gegessen werden. Durch eine gute Zusammenstellung der Nahrung können Mangelerscheinungen aber vermieden werden.

Mit Einsetzen der Menstruation haben die Mädchen einen höheren Eisenbedarf. Täglich sollten sie 15 mg Eisen aufnehmen. Eisen kann aus tierischen Lebensmitteln leichter aufgenommen werden, aus pflanzlichen Lebensmitteln werden höchstens bis zu 10 % verwertet. Junge Vegetarierinnen müssen deshalb ganz besonders auf die Zufuhr von eisenreichen Lebensmitteln achten: Auf alle Fälle sollten regelmäßig Kürbiskerne, Sesam, Hirse, Hafer, Linsen, Spinat, Brunnenkresse, Erbsen, Karotten und Linsen auf den Tisch kommen.

Nährstoff	Gute Lieferanten bei vegetarischer Ernährung
Eisen	Kürbiskerne, Sesam, Hirse, Hafer, Linsen, Spinat, Brunnenkresse, Erbsen, Karotten, Linsen, Fenchel, Kohl
Eiweiß	Hülsenfrüchte, Nüsse, Getreide, Milchprodukte
Vitamin B_{12}	Sauerkraut, Milchprodukte
Zink	Vollkornbrot und Vollkornprodukte, Hülsenfrüchte, Nüsse, Milchprodukte
Vitamin D	Milchprodukte, Eier

Quelle:
DACH – Referenzwerte für die Nährstoffzufuhr, 2000

Fettarme Kost beeinflusst den Hormonhaushalt!

Verzichten Mädchen auf Fettzufuhr oder schränken sie diese enorm ein, sinkt damit auch die Konzentration wichtiger Sexualhormone.

Wie sich dieser Zustand langfristig auswirkt, ist noch nicht ausreichend erforscht. Studien bei erwachsenen Frauen zeigten, dass unter anderem geringe Konzentrationen des Sexualhormons Östrogen mit einem niedrigeren Blutkrebsrisiko einhergehen.

Essen gegen Akne?

Wissenschaftlich ist nicht belegt, dass bestimmte Lebensmittel Akne auslösen oder verschlimmern können. Vermutet wird aber, dass neben vielen anderen Faktoren wie Stress, Rauchverhalten oder genetischer Veranlagung bestimmte Lebensmittel einen Einfluss haben könnten. Dazu gehören Schweinefleisch, Wurst, Vollmilch, Süßigkeiten, fetter Käse, Nüsse oder scharfe Gewürze. Bei unreiner Haut kann es sehr wohl zutreffen, dass sich bestimmte Lebensmittel ungünstig auswirken. Hier lohnt es sich, einen eventuellen Zusammenhang ganz individuell auszutesten, die entsprechenden Lebensmittel zu meiden und »Hauptpflege von innen« zu betreiben. Dazu gehört ein Verzehr von reichlich Obst, Gemüse und Getreide.

→ Obst und Gemüse beeinflussen das Hautbild positiv

→ Immer mehr Mädchen leiden an Essstörungen

Tee gegen Karies

Untersuchungen haben gezeigt, dass ein regelmäßiger Teekonsum (natürlich ungesüßt) tatsächlich zu einer verbesserten Zahngesundheit beiträgt. Einerseits enthalten schwarzer und grüner Tee Fluorid, das den Zahn härtet. Durch den beträchtlichen Fluoridgehalt kann regelmäßiges Teetrinken einen großen Teil des täglichen Fluorbedarfes decken.

Die höchste Menge dieses Mineralstoffes erhält man durch eine Ziehzeit von sechs Minuten.

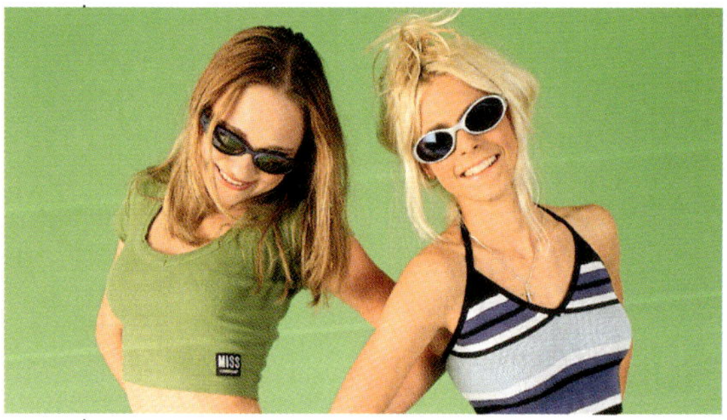

Schutz vor Karies bieten auch die enthaltenen Polyphenole. Sie hemmen Enzyme, die den Abbau von Kohlenhydraten durchführen und verhindern so, dass schädliche Säuren entstehen.

Schwarzer Tee enthält besonders viel von diesen potentiellen Schutzstoffen und kann den Abbau bis zu 90 % reduzieren. Bei grünem Tee liegt die Hemmung bei ca. 25 %. Beide Schutzstoffe des Tees, Fluorid und Polyphenole, wirken in Kombination besonders effektiv.

Dünn, dünner, dürr

Viele junge Mädchen haben bereits eine ausgeprägte Diätkarriere hinter sich. Sie haben superdünne Models als Vorbilder und wollen trotz Normalgewichts immer noch schlanker werden.

Sie beschränken ihre Nahrungsaufnahme, verzichten ganz bewusst auf viele Speisen und Lebensmittel und gehen dadurch ein ziemlich großes Risiko ein, dass das Essen bei ihnen zum Problem wird. Sehr häufig sind diese Unzufriedenheit mit dem Körpergewicht, das falsche Einschätzen der eigenen Körpermasse und das wiederholte Diäthalten der erste Schritt zur Magersucht oder Bulimie.

Vernünftiges Essverhalten der Eltern und ein gutes Selbstbewusstsein schützen am besten.

Empfohlene Nährstoffzufuhr für Jugendliche zwischen 15 und 18 Jahren

NÄHRSTOFFE		
	m	w
Energie, kcal/Tag	3.100	2.500
Eiweiß, g/Tag	60	46
Fett, % der Energie	30 – 40	30 – 40
Omega-6-Fettsäuren, % der Energie	2,5	2,5
Omega-3-Fettsäuren, % der Energie	0,5	0,5
Kohlenhydrate, % der Energie	> 55	> 55

VITAMINE		
	m	w
Vitamin A, mg	1,1	0,9
Vitamin D, µg	5	5
Vitamin E, mg	15	12
Vitamin K, µg	70	60
Vitamin B_1, mg	1,3	1,0
Vitamin B_2, mg	1,5	1,2
Niacin, mg	17	13
Vitamin B_6, mg	1,6	1,2
Folsäure, µg	400	400
Pantothensäure, mg	6	6
Biotin, µg	30 – 60	30 – 60
Vtiamin B_{12}, µg	3,0	3,0
Vitamin C, mg	100	100

MINERALSTOFFE		
	m	w
Kalzium, mg	1.200	1.200
Phosphor, mg	1.250	1.250
Magnesium, mg	400	350
Eisen, mg	12	15
Jod, µg	200	150
Zink, mg	10	7
Selen, µg	30 – 70	30 – 70
Kupfer, mg	1,0 – 1,5	1,0 – 1,5
Mangan, mg	2,0 – 5,0	2,0 – 5,0
Chrom, µg	30 – 100	30 – 100
Molybdän, µg	50 – 100	50 – 100

Quelle:
DACH – Referenzwerte für die Nährstoffzufuhr, 2000

Ernährung und Anti-aging

Länger leben durch die mediterrane Kost

Bei der mediterranen Kost denken viele an Urlaub, Sonne und Meer, aber auch an die Köstlichkeiten, die man in den Ländern der Mittelmeerregion zu essen bekommt.

Leider ist die traditionelle mediterrane Ernährung in den Touristenzentren alles andere als mediterran. Schnitzel, Eisbein uvm. stehen auf den Speisekarten, und so kann für viele sehr schnell ein falscher Eindruck dieser Ernährungsweise entstehen. Salamipizza und Tiramisu als Dessert sind zwar klassisch italienische Speisen, sie sind aber ernährungsphysiologisch nicht günstiger als unsere traditionellen Speisen. Auch die Verwendung von Olivenöl zum Ausbacken von Fleisch oder für die Marinade des Kartoffelsalates, der dann zum Wiener Schnitzel mit Pommes gegessen wird, hat wenig mit klassischer Mittelmeerkost zu tun.

➔ Das Geheimnis der Mittelmeerküche: viele Früchte, Getreide, Gemüse, Fisch und Olivenöl

Mediterrane Kost bedeutet: viele Früchte und Gemüse, vor allem einheimischer Herkunft und entsprechend dem saisonalen Angebot, reichlich Kartoffeln, Bohnen, Nüsse, Samen, Brot und andere Getreideprodukte (z. B. Polenta), regelmäßiger Verzehr von Fisch (nie gebacken!) und selten Fleisch. Für Zubereitung und Dressings wird fast ausschließlich Olivenöl verwendet.

→ Besonderen Schutz bietet eine pflanzenbetonte Ernährung

Durch den hohen Konsum von Obst und Gemüse werden sehr hohe Mengen an Schutzstoffen, vor allem Antioxidantien, aufgenommen. Der reichliche Verzehr von Tomaten, meist in gekochter Form, führt zu einer hohen Zufuhr und leichteren Verfügbarkeit von Lycopin, wiederum ein Antioxidant. Olivenöl ist aufgrund des Gehaltes an einfach ungesättigten Fettsäuren und Vitamin E sehr günstig für das Herz-Kreislauf-System.

Alle Arten von Fisch, insbesondere fette Seefische, sind eine wichtige Quelle für die so genannten Omega-3-Fettsäuren, die hauptsächlich wegen ihrer entzündungshemmenden Wirkung und ihrer Wirkung auf den Fettstoffwechsel wesentlich sind.

Auch der regelmäßige maßvolle Weinkonsum (ein Glas pro Tag bei Frauen), normalerweise zum Essen, führt zu einer Zufuhr von Zellschutzstoffen, den Polyphenolen.

Starkes Immunsystem

Viele Nährstoffe haben direkten oder indirekten Einfluss auf unser Immunsystem und somit auch darauf, wie krankheitsanfällig wir sind. Ein Mangel lässt unsere Abwehr schwinden.

Besonders wesentlich sind Proteine, ungesättigte Fettsäuren, viele Vitamine, Mineralstoffe und sekundäre Pflanzenstoffe wie Saponine, Sulfide, Senföle, Flavonoide und Phytoöstrogene.

Das körperliche Immunsystem ist besonders auf Vitamin A, Vitamin C, Vitamin E, Vitamin B_6, Zink und Selen angewiesen. Vitamin A (in Milch, Leber, roten und gelben Obst- und Gemüsesorten) stärkt die Aktivität vieler Immunzellen und verhindert vor allem, dass Keime durch die Darmwand gelangen.

Vitamin C (in vielen Obst- und Gemüsesorten) schützt als so genanntes Antioxidans die Abwehrzellen im Körper. Vitamin E (in pflanzlichen Ölen, Nüssen) schützt die Membrane und ein Mangel stört die Funktion fast aller Immunzellen. Vitamin B_6 (Fleisch, Geflügel, Getreide, Hülsenfrüchte, Bananen) ist bei der Produktion von Antikörpern beteiligt. Zink (Vollkorn) ist wiederum für die Reifung der Immunzellen verantwortlich und Selen (Vollkorn, Nüsse, Fisch) hilft den natürlichen Killerzellen bei der Abwehr. Ein Mangel an diesen lebensnotwendigen Nahrungsbestandteilen macht uns besonders anfällig für viele Krankheiten.

Ewige Jugend durch Ernährung?

Den ewigen Jungbrunnen können wir auch mit der optimalen Ernährung nicht erreichen. Es gibt aber mittlerweile zahlreiche Hinweise darauf, dass gewisse Nahrungsbestandteile dem Alterungsprozess entgegenwirken und ihn verlangsamen.

Besonders wirksam sind alle Antioxidantien, da die Oxidation insbesondere beim Alterungsprozess der Haut und der Gefäße eine große Rolle spielt. Gehemmt wird diese vor allem durch die Vitamine A, C, und E, die Spurenelemente Selen und Mangan sowie durch eine Reihe von Pflanzenschutzstoffen (z. B. Flavonoiden); weiters durch Schwefelverbindungen, wie sie in Zwiebel und Knoblauch vorkommen.

Wirksam sind zudem Phytoöstrogene (in Soja und Rotklee), da durch sie neben der Linderung der typischen Wechselbeschwerden den typischen Veränderungen mit zunehmendem Alter wie Austrocknung der Haut und der Schleimhäute und Schütterwerden der Haare entgegengewirkt werden kann.
Ingesamt lässt sich feststellen, dass durch eine Kost mit hohem Anteil an Obst, Gemüse und Getreide die ausreichende Versorgung mit wichtigen »Anti-Aging-Ernährungsbestandteilen gewährleistet wird.

Zusehends an Bedeutung gewinnen einzelne Eiweißbausteine (= Aminosäuren). Die Glutaminsäuren, Arginin, Ornitin und Lysin spielen beispielsweise eine große Rolle. Diese Eiweißbausteine sind wichtig für die Infektabwehr und für Reparaturmechanismen. Soja, Fisch und Nüsse sollten deshalb regelmäßig auf dem Speiseplan stehen.

Dinner cancelling

Schon ein altes chinesisches Sprichwort besagt, dass man das Abendessen seinem Feind geben sollte. Hypothesen gehen davon aus, dass eine gezielte Kalorienreduktion ab einer bestimmten Tageszeit (etwa ab 17 Uhr) besonders vorteilhaft ist, da durch den leeren Magen in der Nacht ein intensiveres Regenerationsprogramm ablaufen kann.

Viele Forscher sind bereits jetzt davon überzeugt, dass der Verzicht auf das Abendessen die beste Anti-Aging-Strategie im Rahmen der Ernährung ist. Das ist wahrscheinlich eine Horrorvorstellung für alle berufstätigen Frauen, die erst am Abend gemeinsam mit der Familie essen können.

Prinzipiell können durch die beschränkte Kalorienzufuhr am Abend die körpereigenen Zellreparatur-Mechanismen angeregt werden.

Außerdem kommt es zu einer leichten Absenkung der Körpertemperatur, auf diese Art wird ein nächtlicher »Winterschlaf« simuliert. Dadurch kommt der Körper so richtig zur Ruhe und hat die Möglichkeit zur Regeneration. Effektiv wird das Dinner cancelling bereits, wenn Sie konsequent zweimal pro Woche auf ihr Abendessen verzichten.

→ Vitamine und Pflanzenschutzstoffe verlangsamen das Altern

➔ Kalorienreduktion erhöht möglicherweise die Lebenserwartung

Jungbrunnen Kalorienreduktion?

Kalorienreduktion gegen das Altern beschäftigt die Wissenschaft bereits seit längerer Zeit. Es gibt dazu schon sehr beeindruckende Tierstudien. Fütterungsversuche bei Affen zeigten, dass die Tiere, die um 30 % weniger Kalorien bekamen, tatsächlich viel älter wurden und weniger altersbezogene Krankheiten aufwiesen. Sie hatten weniger häufig Herz-Kreislauf-Erkrankungen, Krebs, Nierenerkrankungen oder Diabetes.

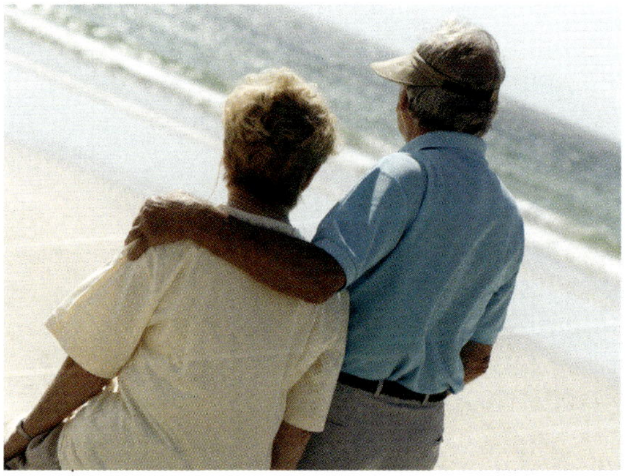

Diese Erhöhung der Lebenserwartung funktioniert bei jeder Tierspezies und müsste demnach mit großer Wahrscheinlichkeit auch bei Menschen eintreten. Grundlage dafür ist die Annahme, dass bei geringer Zufuhr an Nahrung und Kalorien weniger schädliche »freie Radikale« entstehen.

Freie Radikale sind eng mit dem Alterungsprozess verbunden. Möglich ist auch, dass durch weniger Nahrung weniger schädliche Stoffe in den Körper gelangen oder dass der Körper in eine Art Alarmzustand versetzt wird, wodurch auf den Zustand des Überlebens geschaltet wird und Funktionen, nicht unbedingt notwendig sind, ausgeschaltet werden. 30 % weniger Kalorien könnten theoretisch eine 30%ige Steigerung der Lebenserwartung bewirken.

Weniger essen – länger leben?

Das Prinzip der Kalorienreduktion zur Erreichung eines höheren Lebensalters basiert auf einer täglichen Zufuhr von 1.600 kcal für Frauen und 2.200 kcal für Männer, die sich nicht zusätzlich bewegen.

Natürlich müssen bei dieser Energiezufuhr alle wichtigen Nährstoffe in ausreichender Form aufgenommen werden. Dies ist aber nur möglich, wenn die Qualität der Lebensmittel sehr hoch ist, wenn sehr hohe Mengen an Obst, Gemüse und Getreide zugeführt werden. Damit steigt die Aufnahme aller pflanzlichen Schutzstoffe, was wiederum einen großen Vorteil für die Vorbeugung von ernährungsabhängigen Krankheiten bedeutet. Auf der Insel Okinawa essen die Bewohner beispielsweise im Schnitt nicht mehr als 1.800 kcal pro Tag, die Ernährung besteht hauptsächlich aus Soja, Fleisch, Reis und Gemüse. Dort gibt es dreimal so viele Hundertjährige als etwa in den USA.

Es gibt aber auch langfristige negative Folgen, wie ein Experiment an Menschen bereits zeigte. So sind bei Mitgliedern einer Forschungsgruppe, die über einen längeren Zeitraum sehr wenige Kalorien zugeführt haben, schwerwiegende Gesundheitsprobleme wie Anzeichen einer Osteoporose und Sinken des Testosteronspiegels bei Männern aufgetreten.

Letzteres kann der Gesundheit langfristig abträglich sein und ein fehlendes Interesse an Sex bewirken. Ebenso sind Symptome wie Eisenmangelerscheinungen bis hin zur Blutarmut aufgetreten. Es gibt auch noch keine Hinweise darauf, ob das Prinzip der kalorienreduzierten Ernährung bei Frauen und Männern gleichermaßen funktioniert.

Wir wissen aber, dass eine gesunde, ausgewogene Ernährung und eine bewusste Kalorienzufuhr die Risikofaktoren für die meisten Zivilisationskrankheiten vermindern und dadurch bereits wirksam zur Erhöhung der Lebenserwartung beitragen.

Silizium für Haut und Haare

Silizium kommt sowohl in tierischen als auch pflanzlichen Lebensmitteln vor. Den höchsten Gehalt hat Getreide, insbesondere Hafer (425 mg/100 g) und Gerste (188 mg/100 g). Roggen, Weizen und Reis enthalten ca. 9 mg/100 g.

Diese Mengen findet man auch in Bananen, Porree und Bier. Gemüse und die restlichen Obstsorten haben zwischen 2 und 0,5 mg pro 100 g. Stark verarbeitete Lebensmittel enthalten nur mehr wenig Silizium.

Müsli für mentale Fitness

Erste Untersuchungen weisen darauf hin, dass ein ballaststoffreiches Frühstück nicht nur glücklicher, sondern auch weniger gestresst und sogar geistig fitter macht. Es verhindert auch Ermüdungserscheinungen, und das bei einem regelmäßigen Konsum schon nach einer Woche.

Essen gegen Stress und schlechte Laune

Frauen sind durch ihre Doppelbelastung Familie und Beruf besonders gestresst. Sie neigen dazu, in diesen Situationen mehr und einfach das Falsche zu essen. Gerne wird zu fett- und zuckerhältigen Speisen gegriffen um die jeweilige Stresssituation zu bewältigen. Fett und Zucker werden gewissermaßen als »Benzin« verwendet, da der Körper lautstark nach diesen »Treibstoffen« verlangt.

Üblicherweise wird jedoch durch falsche Stressverarbeitungsmechanismen nicht so viel Energie verbraucht, wie zusätzlich zugeführt wird. Die Folge davon ist, dass die überschüssige Energie in Form von Fett gespeichert wird.

Es gibt bereits Untersuchungen die belegen, dass bestimmte Nahrungsmittelinhaltsstoffe bei stressanfälligen und depressiven Personen stimmungsstabilisierend sein können.

→ Bei der Energiezufuhr gilt: Weniger ist mehr!

Die Nahrungsmittelauswahl kann etwa die Synthese eines sehr wichtigen Neurotransmitters (= Botenstoff, der Reize von einer Nervenzelle zur anderen überträgt) im Gehirn beeinflussen. Von besonderer Bedeutung im Zusammenhang mit Essen und Stimmung sind die Gehirn-Botenstoffe Dopamin und Serotonin.

→ Genuss ist die Grundlage für Zufriedenheit

Dopamin ist mitunter verantwortlich dafür, dass wir Gefühle des Genießens und der Zufriedenheit verspüren. Es spielt aber wahrscheinlich auch bei der Alkohol- und Tabakabsucht und bei der Abhängigkeit von anderen Drogen eine Rolle. Bei manchen Menschen gibt es genetisch bedingt zu wenige Rezeptoren (= Empfangs- oder Aufnahmeeinrichtungen, die bewirken, dass das Dopamin tatsächlich an der richtigen Stelle zur Wirkung kommt). Als Folge kann nur wenig Dopamin wirksam werden, um das angenehme Gefühl des Vergnügens zu erzeugen. Diese Menschen brauchen größere Mengen an Essen, Alkohol oder Nikotin um sich wohler zu fühlen. Betroffen sind davon rund 30 % der Bevölkerung und 70 % aller übergewichtigen Menschen.

Ebenfalls wichtig für das Wohlbefinden und das Vergnügen ist der Botenstoff Serotonin. Dieser wird aus Eiweißbausteinen gebildet, die vorerst ins Gehirn gelangen müssen. Geringe Mengen von leicht verfügbaren Kohlenhydraten (z. B. Zucker) führen zu einem raschen Insulinstoß, welcher den Zustrom von Eiweißbaustoffen ins Gehirn erleichtert.

Süchtig nach Schokolade

Schokolade und andere kohlenhydratreiche Snacks (jedoch nicht Obst und Gemüse) helfen mit, die Stimmung zu verbessern. Schokolade – oder besser gesagt der enthaltene Zucker – erhöht den Insulinspiegel, und das wiederum führt dazu, dass die richtigen Eiweißbausteine für den Aufbau des Botenstoffes Serotonin ins Gehirn gelangen. Dadurch steigt die Laune. Außerdem enthält Schokolade Phenylethylamin, eine Substanz, die wie die körpereigenen Muntermacher Dopamin und Adrenalin aufgebaut ist. Sie steigern die Pulsfrequenz, erhöhen den Blutdruck und den Blutzuckerspiegel, machen also wach, und bereiten uns auf Aktivität vor. Zur Stimmungsverbesserung braucht man nur eine halbe Rippe Schokolade und etwa 10 Minuten Geduld.

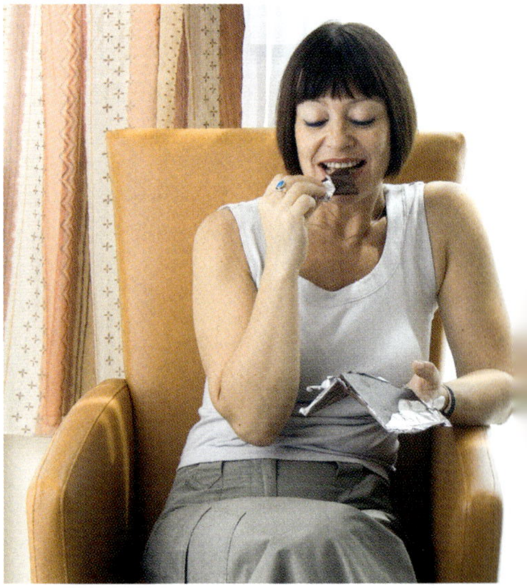

Essen für die Seele

Frauen belohnen sich sehr oft mit Süßigkeiten. Schokolade steht hier an erster Stelle. Nur plagt sie dann das schlechte Gewissen. Viele haben schon beim Einkauf der Köstlichkeiten Bedenken. Hier hilft nur der richtige Umgang: Entweder man gönnt sich regelmäßig nur eine kleine Portion oder man legt einfach eine »Naschtag« pro Woche fest. Nur an diesem Tag isst man dann eine kleine Tafel Schokolade auf einmal, aber ohne Gewissensbisse.

Wer bunt isst, isst mehr!

Wer bunt gemischte Süßigkeiten nascht, isst bis zu 70 % (!) mehr, als wenn die Leckereien nur eine Farbe aufweisen. Durch mehrere Farben bekommt man den Eindruck, dass man eine größere Auswahl hat und desto mehr isst man. Ist die Mischung aber zu bunt (über 20 Farben und Sorten) wirkt das eher wieder abschreckend. Also immer nur Süßigkeiten in einer Farbe kaufen. Beim Obst kann man dieses Phänomen ausnutzen: Bunte Obstteller animieren in größerem Ausmaß zum Zugreifen.

Eine Extraportion Magnesium gegen Stress

Jede Art von Stress erfordert eine Extraportion an Magnesium. Dieser Mineralstoff aktiviert rund 300 Enzyme im Körper und sorgt auch für die Ausschüttung des Hormons Adrenalin in Stresssituationen. Besonders oft kann ein Mangel dieses wichtigen Stoffes bei Sportlern, insbesondere bei regelmäßig trainierenden Freizeitsportlern, festgestellt werden. Der Bedarf wird durch Getreideprodukte, Nüsse, Trockenfrüchte, Kürbiskerne und magnesiumhaltige Mineralwässer gedeckt. Ein Mangel führt zu Schlafstörungen, Konzentrationsschwäche und Nervosität.

→ Die Psyche kann Süßes in Maßen brauchen

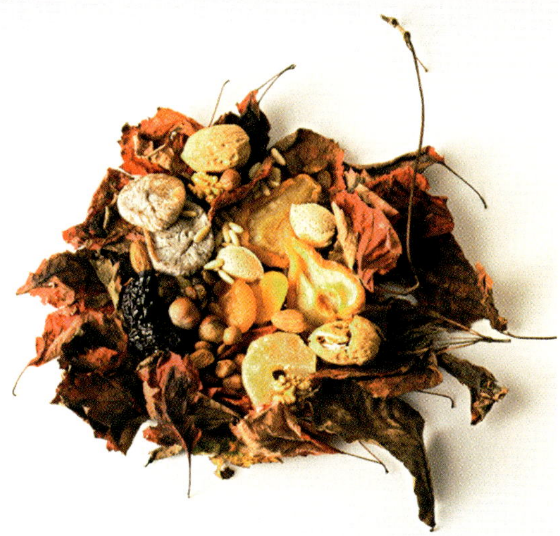

Vorbeugung durch Essen und Trinken

Topfit durch Bewegung und richtige Ernährung

→ Ballaststoffe sind kein »Ballast« – sie kurbeln die Verdauung an

Jede Form von Bewegung verbraucht nicht nur zusätzlich Energie, sondern auch viele Vitamine und Mineralstoffe, die für eine funktionierende Energieverwertung notwendig sind. Weiters gehen viele Stoffe mit dem Schweiß verloren. Wer nach oder während des Sportes an Krämpfen leidet, hat schon ausgeprägte Mangelerscheinungen. Diese führen dann zu einer überhöhten Infektanfälligkeit und zu einer langsameren Regeneration. Reichlich Obst, Gemüse und Getreide füllen die verbrauchten Speicher schnell wieder auf. Also keine Spagetti Carbonara oder Speckbrote nach dem Training, sondern Salatplatte mit Vollkorngebäck, Nudeln mit Gemüsesugo und Gemüse-Kartoffel-Eintöpfe.

Schwung für den Darm

Die richtige Auswahl von Lebensmitteln spielt bei Darmträgheit eine entscheidende Rolle. Sehr oft wird diese durch ballaststoffarme Ernährung verursacht. Eine Umstellung der Ernährungsgewohnheiten bringt den Darm wieder in Schwung. Empfehlenswert sind alle Getreideprodukte auf Vollkornbasis, Gemüse und Obst und die daraus hergestellten Fruchtsäfte. Sie enthalten viele Ballaststoffe und reichlich Kalium. Dieses unterstützt die Funktion des Dickdarms. Zusätzlich sind milchsäurehaltige Lebensmittel besonders günstig. Sie tragen dazu bei, dass die Darmflora regeneriert und die Besiedelung mit physiologischen Bakterien gefördert wird. Lebensmittel mit Milchsäuregehalt sind alle Sauermilchprodukte. Dazu zählen neben Sauermilch auch Buttermilch, Jogurts – insbesondere probiotische – und Sauerkraut.

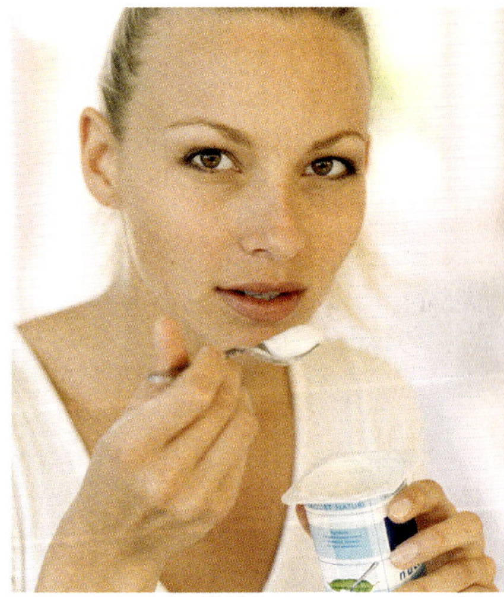

Essen gegen Osteoporose

Für die Vorbeugung der Osteoporose gibt es eine Reihe von Nahrungsmittelbestandteilen, die die Knochengesundheit beeinflussen. Wichtig ist auf alle Fälle eine ausreichende Zufuhr von

Kalzium, da dieser Mineralstoff wesentlicher Bestandteil des Skelettes ist. Die wichtigsten Kalziumquellen sind fettarme Milch und Milchprodukte, kalziumangereicherte Fruchtsäfte und kalziumreiche Mineralwässer. Zusätzlich sollte auch die Zufuhr von Magnesium und Phosphor gesichert werden, da die Knochenmatrix erst durch diese gebildet und anschließend mineralisiert wird. Wichtig sind auch die Vitamine C, D und K, außerdem der Milchzucker (= Laktose, enthalten in Milchprodukten), da diese Stoffe die Kalziumaufnahme bzw. die Knochenbildung fördern. Ebenso positiv wirken mehrfach ungesättigte Fettsäuren und bestimmte sekundäre Pflanzeninhaltsstoffe, beispielsweise Phytoöstrogene (in Soja) und Flavonoide (in getrockneten Pflaumen). Hemmend auf die Kalziumverfügbarkeit und damit auf die Knochengesundheit wirken hingegen große Mengen an Eiweiß, zu hohe Aufnahme von Phosphor, Salz, Phytaten (in ballaststoffreichen Lebensmitteln) und Oxalat (in Spinat, Mangold), sowie Koffein und Alkohol.

Weiche Knochen durch Kaffee?

Es gibt einige Studien, die darauf hinweisen, dass das Koffein im Kaffee zu einer vermehrten Kalziumausscheidung über den Harn führen kann. Es werden aber keine großen Mengen Kalzium ausgeschieden, sodass ein Koffeingenuss in Maßen weder die Kalziumbilanz noch die Knochendichte beeinflusst. Neueste Untersuchungen haben auch gezeigt, dass Kaffeekonsum kein nachweislicher Risikofaktor für Osteoporose ist, insbesondere bei Frauen, die genügend Kalzium mit der Nahrung aufnehmen.

Schwarz- und Grüntee

→ Gesunde Knochen brauchen Kalzium

Tee ist, wenn er ungesüßt getrunken wird, ein kalorienfreies Getränk, das Kalium, Mangan, Vitamin B_1 und B_2 sowie Fluor liefert. Tee enthält so genannte Polyphenole, diese können vor der Entstehung von Arteriosklerose und Krebserkrankungen schützen.

Die Dosis dieser Schutzstoffe ist im grünen Tee höher als im Schwarztee. In Tierversuchen konnte bereits gezeigt werden, dass sowohl grüner als auch schwarzer Tee einen Schutzeffekt gegen die Entstehung einzelner Krebsarten haben. Dazu ist aber anzumerken, dass der Nachweis gesundheitsfördernder Wirkung noch weiterer Studien beim Menschen bedarf.

Fluor und Polyphenole im Tee schützen vor der Entstehung von Karies. Die enthaltenen Gerbstoffe beruhigen Magen und Darm und haben eine leicht stopfende Wirkung. Der Nachteil dabei ist, dass diese Stoffe die Verfügbarkeit von Eisen um bis zu 50 % reduzieren können, da sie mit diesem schwer lösliche Komplexe bilden. Aus diesem Grund sollte Tee nicht zu den Hauptmahlzeiten getrunken werden.

Das enthaltene Koffein ist identisch mit dem des Kaffees, es wirkt aber meist schwächer, da es mit den Gerbsäuren Verbindungen eingehen kann. Diese können dann nicht in den Organismus aufgenommen werden.

→ Viele Medikamente und auch die Pille erhöhen den Nährstoffbedarf

Trinken, bevor sich der Durst einstellt

Bereits bei geringem Flüssigkeitsmangel kommt es zu den ersten Veränderungen. So verringern sich die Speichelproduktion und die Harnmenge. Wird weiter nicht genügend getrunken, vermindert sich die geistige Leistungsfähigkeit. Die Konzentration lässt nach, die Fehlerquote steigt und sogar das Unfallrisiko am Arbeitsplatz und im Straßenverkehr nimmt zu. Blut und Gewebe verlieren zunehmend an Wasser. Das Blut fließt langsamer und die Nieren können Giftstoffe nicht mehr in ausreichender Menge ausscheiden. Gleichzeitig verringert sich die Versorgung der Muskel- und Gehirnzellen mit Sauerstoff und Nährstoffen. Hält der Flüssigkeitsverlust weiter an, kann es zu Kopfschmerzen, Herzrasen und Verstopfung kommen. Bei Personen, die wenig trinken, tritt auch Blasenkrebs häufiger auf.

Erhöhter Nährstoffbedarf durch die Pille

Orale Kontrazeptiva (= Pille) beeinflussen sowohl die Aufnahme als auch die Ausscheidung einzelner Vitamine und Mineralstoffe. So wird durch sie die Aufnahme von Vitamin E und Phosphor, Vitamin B_{12} und Magnesium vom Darm in den Organismus herabgesetzt.

Frauen, die die Pille einnehmen, haben auch einen niedrigeren Vitamin-C-, Mangan- und Zinkspiegel im Blut. Zudem ist die Verstoffwechselung der Vitamine B_2, B_6 und Folsäure beeinträchtigt. Frauen, die über lange Zeit die Pille einnehmen, sollten deshalb ganz besonderen Wert auf die Qualität der Nahrungsmittel legen.

Langfristige Mangelversorgung schwächt unter anderem die Immunabwehr und führt zur Veränderung der Haut, was wiederum vorzeitige Hautalterung bewirken kann. Weiters kann es zu Störungen des Haarwuchses und zum Haarausfall kommen.

Essen gegen das Prämenstruelle Syndrom

Prämenstruelle Beschwerden treten in der 2. Zyklushälfte auf und können zu Stimmungslabilität wie Angst, depressiver Verstimmung, Anspannung, plötzlicher Traurigkeit oder Reizbarkeit führen. Sehr oft kommt es auch zu Konzentrationsschwierigkeiten, schmerzhaftem Brustspannen, Gelenk- oder Muskelschmerzen und zur Ausbildung von Ödemen. Eine große Rolle spielt hier der Hormonhaushalt der Frau. Sehr oft findet man unter anderem einen herabgesetzten Serotoninspiegel im Gehirn, was zu einem veränderten Essverhalten führt. Es kommt nicht selten zu regelrechten Heißhungerattacken, insbesondere auf Schokolade. Empfehlen kann man in diesem Fall nur eine vollwertige Kost. Wer zu Wassereinlagerungen neigt, sollte weniger Salz verwenden und auf den Konsum von koffeinhaltigen Getränken verzichten. Da viele Hormone zu ihrer Bildung verschiedene Vitamine und Mineralstoffe brauchen, ist es auch wichtig, dass vor allem ausreichend Vitamin B_6, Magnesium und Kalzium aufgenommen werden.

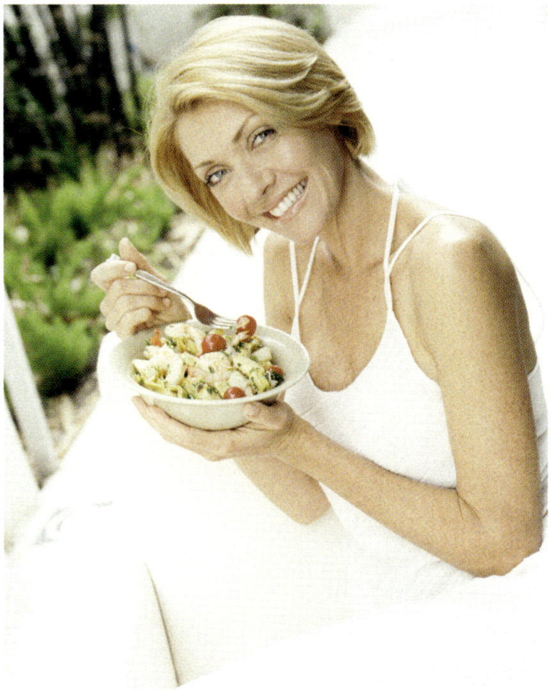

→ Vollwertkost beugt Heißhungerattacken vor

Empfohlene Nährstoffzufuhr für Erwachsene zwischen 19 und 64 Jahren

NÄHRSTOFFE						
	19 bis 24 Jahre		25 bis 50 Jahre		51 bis 64 Jahre	
	m	w	m	w	m	w
Energie, kcal/Tag	3.000	2.400	2.900	2.300	2.500	2.000
Eiweiß, g/Tag	59	48	59	47	58	46
Fett, % der Energie	30	30	30	30	30	30
Omega-6-Fettsäuren, % der Energie	2,5	2,5	2,5	2,5	2,5	2,5
Omega-3-Fettsäuren, % der Energie	0,5	0,5	0,5	0,5	0,5	0,5
Kohlenhydrate, % der Energie	> 55	> 55	> 55	> 55	> 55	> 55

→ Im Laufe des Lebens verändert sich der Nährstoffbedarf

VITAMINE	19 bis 24 Jahre		25 bis 50 Jahre		51 bis 64 Jahre	
	m	w	m	w	m	w
Vitamin A, mg	1,0	0,8	1,0	0,8	1,0	0,8
Vitamin D, µg	5	5	5	5	5	5
Vitamin E, mg	15	12	14	12	13	12
Vitamin K, µg	70	60	70	60	80	65
Vitamin B_1, mg	1,3	1,0	1,2	1,0	1,1	1,0
Vitamin B_2, mg	1,5	1,2	1,4	1,2	1,3	1,2
Niacin, mg	17	13	16	13	15	13
Vitamin B_6, mg	1,5	1,2	1,5	1,2	1,5	1,2
Folsäure, µg	400	400	400	400	400	400
Pantothensäure, mg	6	6	6	6	6	6
Biotin, µg	30 – 60	30 – 60	30 – 60	30 – 60	30 – 60	30 – 60
Vitamin B_{12}, µg	3	3	3	3	3	3
Vitamin C, mg	100	100	100	100	100	100

MINERALSTOFFE	19 bis 24 Jahre		25 bis 50 Jahre		51 bis 64 Jahre	
	m	w	m	w	m	w
Kalzium, mg	1.000	1.000	1.000	1.000	1.000	1.000
Phosphor, mg	700	700	700	700	700	700
Magnesium, mg	400	310	350	300	350	300
Eisen, mg	10	15	10	15	10	10
Jod, µg	200	150	200	150	180	150
Zink, mg	10	7	10	7	10	7
Selen, µg	30-70	30-70	30-70	30-70	30-70	30-70
Kupfer, mg	1,0 – 1,5	1,0 – 1,5	1,0 – 1,5	1,0 – 1,5	1,0 – 1,5	1,0 – 1,5
Mangan, mg	2,0 – 5,0	2,0 – 5,0	2,0 – 5,0	2,0 – 5,0	2,0 – 5,0	2,0 – 5,0
Chrom, µg	30 – 100	30 – 100	30 – 100	30 – 100	30 – 100	30 – 100
Molybdän, µg	50 – 100	50 – 100	50 – 100	50 – 100	50 – 100	50 – 100

Quelle: DACH – Referenzwerte für die Nährstoffzufuhr, 2000

Sportlerinnen

Je nach Intensität der körperlichen Aktivität steigt der Energieverbrauch entsprechend an, der Bedarf an anderen Nährstoffen aber nicht überproportional. Dennoch müssen nach der körperlichen Aktivität Verluste wieder ausgeglichen werden. In erster Linie muss die durch das Schwitzen verlorene Flüssigkeit wieder ersetzt werden, dann die entsprechenden Mineralstoffe, die auch über den Schweiß abgegeben werden und schließlich müssen auch die verbrauchten Kohlenhydratspeicher (= Glykogen) wieder gefüllt werden.

Die richtigen Kohlenhydrate für die optimale Leistung

Da die Leistungsfähigkeit mit der Größe der Glykogenspeicher (Glykogen = Speicherform der Kohlenhydrate) zusammenhängt, ist eine ausreichende Zufuhr von Kohlenhydraten Voraussetzung für sportliche Leistung. Kohlenhydrate sind die wichtigste Energiequelle für den Sportler. Sie sollten vor, während und nach der Belastung aufgenommen werden.

Während der Belastung eignen sich vor allem spezielle Sportlergetränke mit einem Anteil von 5 bis 8 % an Mono- und Oligosacchariden. Höhere Konzentrationen würden die Magenentleerung verzögern und damit unter anderem die schnelle Bereitstellung von Energie verhindern.

Nach intensivem Training sind die Glykogenreserven entleert und müssen rasch wieder gefüllt werden. Dazu eigen sich vor allem Kohlenhydrate, die den Blutzuckerspiegel rasch ansteigen lassen, z. B. Bananen. In den nächsten Stunden sollten noch weitere Kohlenhydratmahlzeiten (z. B. Nudelgerichte) aufgeteilt auf mehrere kleine Portionen konsumiert werden. Eine schnelle Regeneration der Kohlenhydratspeicher führt langfristig zu einer Steigerung der Speicherkapazität und damit zur Verbesserung der Leistung. Zu wenige Kohlenhydrate hingegen führen auf die Dauer zu einem schlechten Trainingszustand und damit zu Leistungseinbußen.

Der Anteil der Kohlenhydrate an der Ernährung sollte bei 55 bis 60 % liegen.

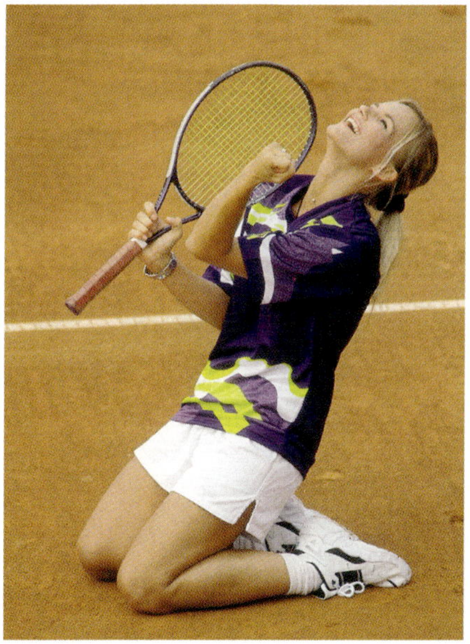

→ Kohlenhydrate: Voraussetzung für sportliche Leistung

Empfehlenswert sind besonders kohlenhydratreiche und fettarme Lebensmittel wie Getreideprodukte (Nudeln, Reis, Getreideflocken und Brot), Kartoffeln, Gemüse und Obst, weiters kohlenhydratreiche und fettarme Snacks wie fettreduzierte Vollkornkekse, Müsliriegel oder Trockenfrüchte.

Basisernährung für die Sportlerin

Wichtig als Basis für alle Sportlerinnen ist abwechslungsreiche Mischkost mit wenig Fett und Zucker. Bevorzugt sollten Vollkornprodukte, Kartoffeln, Obst, Gemüse, fettarme Milch und Milchprodukte, ergänzt durch mageres Fleisch sowie mindestens einmal pro Woche Seefisch konsumiert werden.

→ Sport erhöht den Bedarf an Vitaminen und Mineralstoffen

Kraftsportlerinnen sollten in der Trainingsphase den Eiweißanteil durch eiweißreiche Zwischenmahlzeiten wie Milchmixgetränke, Topfen- (Quark-) und Jogurtspeisen ergänzen.

Während einer Wettkampfvorbereitung ist es das vorrangige Ziel, die Energie- und Nährstoffspeicher zu füllen. Auch hier sollten kohlenhydratreiche Lebensmittel wie Vollkornbrot, Getreideflocken, Reis, Teigwaren, Kartoffeln, Obst und Gemüse bevorzugt werden. Damit werden auch ausreichend Vitamine zugeführt.
An Wettkampftagen muss die Ernährung natürlich der sportlichen Situation angepasst werden. Wichtig ist die Aufnahme leicht verdaulicher Nahrung unter Berücksichtigung der individuellen Verträglichkeit. 30 bis 60 Minuten vor Beginn kann noch ein kleiner kohlenhydratreicher Imbiss (z. B. eine Banane) gegessen werden. Zwischen dem Start und der letzten größeren Mahlzeit sollte aber eine Pause von ca. 3 Stunden liegen. Diese letzte große Mahlzeit sollte ca. 80 bis 120 g komplexe Kohlenhydrate, z. B. in Form von Müsli, Brot, Nudeln, Reis oder Gemüse enthalten.

Sport und Antioxidantien

Da Vitamine für den normalen Ablauf aller Stoffwechselvorgänge notwendig sind, werden sie beim Sport insgesamt vermehrt benötigt. Eine zu geringe Zufuhr zeigt sich anfänglich in der Absenkung der allgemeinen Leistungsfähigkeit. Mega-Dosen von Vitaminen wirken aber nicht weiter leistungssteigernd. Durch den Mehrbedarf an Vitaminen ist es ganz besonders wichtig, vitaminreiche Lebensmittel zu essen. Obst, Gemüse und Getreideprodukte sind hier ideal.

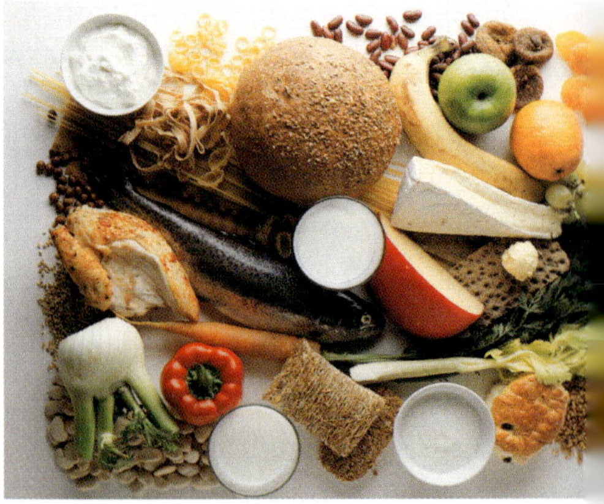

B-Vitamine für die richtige Leistung

Vitamin B_1 ist sehr wichtig für den Kohlenhydratstoffwechsel. Es ist beteiligt an der Energiebereitstellung. Fehlt dieses Vitamin, kommt es zu einer verstärkten Milchsäurebildung, was zu einer verminderten Leistungsfähigkeit führt.

Der Vitamin B_1-Bedarf steigt proportional zur Kohlenhydratzufuhr und ist deshalb bei Sportlern – insbesondere bei Ausdauersportarten – erhöht. Um einen Mangel zu verhindern, sollten ausreichend Vollkornprodukte, Haferflocken und Naturreis gegessen werden.

Mit einer gesteigerten Eiweißzufuhr, wie sie bei Kraftsportlern charakteristisch ist, steigt der Bedarf an Vitamin B_6. Besonders reich an diesem Vitamin sind Hefe, Vollkorngetreide, Fleisch, Leber, Bananen, Milch und Kartoffeln.

Zink

Bei vielen sportlich aktiven Frauen findet sich ein sehr niedriger Zinkspiegel im Blut. Zink spielt bei körperlicher Betätigung aber eine zentrale Rolle im Stoffwechsel, es ist Bestandteil von über 15 Enzymen. Beim Schwitzen wird auch Zink ausgeschieden und im Körper selbst gibt es nur sehr kleine Speicher.

Ein Mangel führt zu allgemeinen Stoffwechselstörungen, Appetitverlust, verminderter Wundheilung sowie zur Immunschwäche. Besonders zinkreich sind Weizenkeime, Mohn, Sesam, Kürbis- und Sonnenblumenkerne, Hafer, Fleisch und Käse.

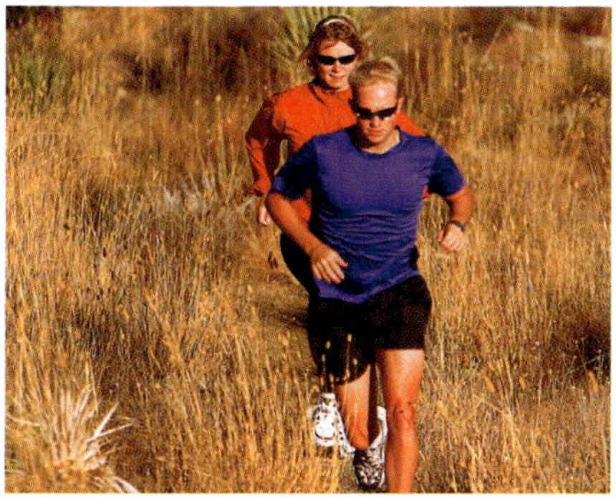

Magnesium

Bei vielen Sportlern, auch Freizeitsportlern, kann ein Magnesiummangel nachgewiesen werden.
Aktive haben einen höheren Bedarf an Magnesium, der durch Wachstums- und Reparaturvorgänge als Anpassungsreaktion des Körpers auf die erhöhte Belastung entsteht.
Charakteristisch sind bei einem Mangel unter anderem Krämpfe und sinkende Leistungsfähigkeit; zudem ist die Energieverwertung nicht mehr optimal.

Mehr Eiweiß für mehr Muskeln?

Schwerathleten, die im Vergleich zu Normalsportlern einen höheren Eiweißbedarf haben, werden beispielsweise in Wettkampfzeiten 1,5 bis höchstens 2 g Eiweiß pro kg Körpergewicht empfohlen.

→ Kraftsportler benötigen vermehrt Eiweiß

→ Zu viel Eiweiß wirkt als Knochenräuber und schädigt die Nieren

Zum Muskelaufbau muss man wissen, dass der Skelettmuskel aus 70 % Wasser, 5 % Lipiden und 22 % Eiweiß besteht. Ein Kilogramm Muskulatur beinhaltet somit ca. 220 g Eiweiß.

Will man pro Woche 0,5 kg fettfreie Masse (= Muskelmasse) zunehmen, so bedeutet das bezüglich der Eiweißaufnahme, dass man zusätzlich 110 g Eiweiß pro Woche bzw. 15 – 16 g pro Tag benötigt. Für den Trainingsaufwand (Belastung) rechnet man nochmals 20 g pro Tag.

Beispiel:
Eine 70 kg schwere, normalgewichtige Frau hat eine Eiweiß-Zufuhrempfehlung von 56 g pro Tag (0,8 x 70). Will sie 0,5 kg Muskeln aufbauen, benötigt sie zusätzlich 16 g. Für die zusätzliche Belastung des Trainings werden noch 20 g/Tag empfohlen. Daraus ergibt sich eine empfohlene Gesamteiweißzufuhr von 92 g pro Tag (56 + 16 + 20). Das entspricht 1,3 g Eiweiß/kg Körpergewicht.

ABER: Eine deutlich höhere Zufuhr vor allem durch tierische Eiweißquellen kann zu einer Erhöhung der Blutfettwerte und zur Gicht führen. Auch für die Nieren ist eine hohe Proteinzufuhr nicht zu empfehlen.

Ausdauersportlerinnen haben auch nach der Belastung einen erhöhten Eiweißbedarf, da der Körper aus energetischen Gründen Eiweiß verbrannt hat. Ein Läufer, der im Training täglich 15 km läuft, verbraucht ca. 1.000 kcal zusätzlich. Davon sind etwa 10 % aus Proteinen freigesetzt worden, das entspricht rund 25 g, da 1 g Eiweiß 4 kcal liefert. Zusätzlich müssen Verluste von 10 g über Urin und Schweiß berücksichtigt werden.

Diese erforderlichen zusätzlichen Eiweißmengen lassen sich ohne weiteres durch relativ geringfügige Ergänzungen der üblichen Ernährung bewerkstelligen. Hohe Eiweißaufnahmen durch spezielle Präparate beinhalten das Risiko, dass mehr Kalzium und Phosphor mit dem Harn ausgeschieden werden. Dadurch kann es zu einer verminderten Knochendichte kommen, was ein Risiko für Osteoporose darstellt. Eine sehr eiweißreiche, kalziumarme Ernährung stört die Kalziumbilanz im Körper. Milchprodukte (enthalten Eiweiß und Kalzium) verhindern dies.

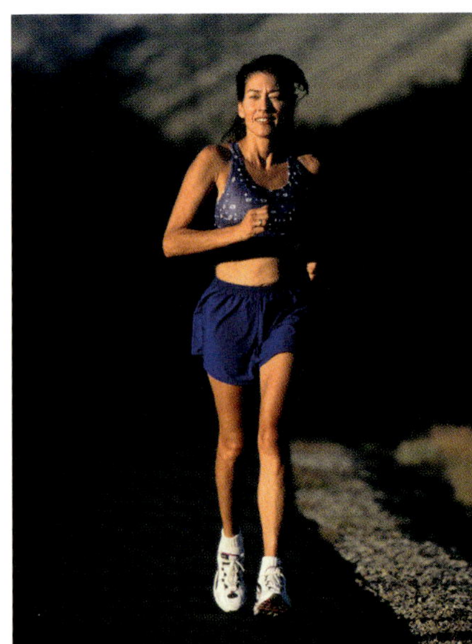

Der Mehrbedarf von 36 g Eiweiß bei einem durchschnittlichen Muskelaufbau von 0,5 kg/Woche oder von 35 g nach einem Energieverbrauch von 1.000 kcal bei einer Ausdauersportart kann bereits durch eine Portion Hühnerbrust (150 g) oder 100 g fettarmen Schnittkäse (15 % F. i. T.) gedeckt werden.

Richtige Flüssigkeitszufuhr

Wenn Sie sich bis zu einer Stunde körperlich aktiv bewegen (z. B. Lauftraining, Aerobic, Tennis, etc.), sollten Sie den Flüssigkeitsverlust am besten durch Mineralwasser decken. Dauert die Belastung länger als eine Stunde, braucht der Körper zusätzlich Kohlenhydrate, am besten in einer Konzentration von 6 bis 8 %.

Bei Ausdauerbelastungen von 4 bis 5 Stunden sollten auch Natrium und Kalium enthalten sein, da der Elektrolytverlust ausgeglichen werden muss. Bei länger andauernden Belastungen sollte schon 20 Minuten vor der Bewegung und alle 15 bis 20 Minuten während der Betätigung getrunken werden.

Die tatsächliche Trinkmenge kann man durch Gewichtskontrolle vor und nach dem Sport feststellen. Der während des Sports auftretende Gewichtsverlust entspricht der erforderlichen Trinkmenge.

Wird der Wasserverlust nicht rechtzeitig ausgeglichen, muss dem Gewebe und Blut Flüssigkeit entzogen werden. Damit verändern sich die Fließeigenschaften des Blutes und die Versorgung der Muskelzellen mit Sauerstoff und Nährstoffen wird eingeschränkt. Die Folgen davon sind Schwindelgefühle, Durchblutungsstörungen, Erbrechen und Muskelkrämpfe.

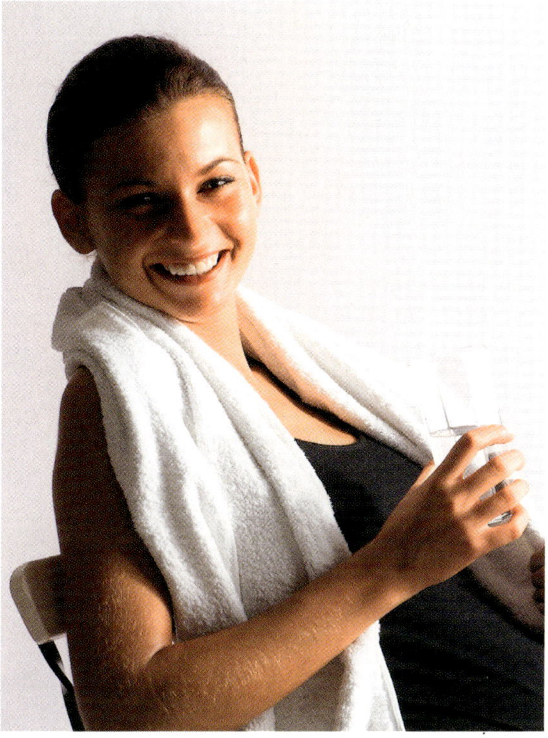

Bei Freizeitsportlern sind mit Mineralwasser verdünnte Fruchtsäfte (2:1) als Durstlöscher während und nach dem Sport besonders empfehlenswert. Stark koffeinhaltige und alkoholische Getränke sind ungünstig, da insbesondere Alkohol die Erholung nach der Bewegung verzögert. Auch besonders zuckerreiche Getränke sind gegen den schnellen Flüssigkeitsverlust nicht geeignet.

→ Wasserverlust während des Sports unbedingt ausgleichen!

Leistungssteigerung durch Blütenpollen

Blütenpollen werden als »Ursubstanz des Lebens« bezeichnet, da sie ein hochkomplexes Konzentrat vieler biologischer Aktivstoffe (Vitamine, Mineralstoffe, Aminosäuren) enthalten. Hochleistungssportler berichten immer wieder von sehr guten Erfahrungen in den Regenerationsphasen. Auch durch Gelée Royale werden in allen Altersklassen positive Berichte im Bereich Regeneration und Revitalisierung vorgelegt. In neuester Zeit gibt es auch immer mehr positive Berichte über eine Leistungssteigerung durch diese Substanz.

→ Sport verändert die Ernährungsgewohnheiten günstig

Die wenigen gut kontrollierten Interventionsstudien ergaben aber keine Wirkung auf Ausdauerleistung oder Erholungszeit. Nicht unterschätzen sollte man das Risiko, möglicherweise allergisch auf diese Produkte zu reagieren.

Sport bremst den Appetit!

Durch die körperliche Aktivität kommt es zu einem Anstieg der Körpertemperatur, was eine Verminderung des Appetits bewirkt. Dies ist sozusagen eine Art Schutzmechanismus, da durch die Verdauung von Nahrung wieder Wärme produziert werden würde. Außerdem kommt es zu einer Ausschüttung zahlreicher Hormone, die selbst wieder appetitmindernd wirken. Intensive Belastungen hemmen den Appetit aber nur kurzfristig.

Regelmäßiges Ausdauertraining verändert Esslust!

Wer regelmäßig Ausdauer trainiert, macht sehr bald die Erfahrung, dass der Körper meldet, was er braucht und dass man Lust auf »gesunde Kost« bekommt. Nach dem richtigen Training verspürt man kaum Appetit auf Schweinsbraten, Schnitzel oder andere deftige Speisen, sondern auf Nudeln, Gemüse und Salat. Der Körper signalisiert genau, was er braucht. Dieser Umstand wird als »somatische« (= körperliche) Intelligenz bezeichnet

Menopause

In und nach den Wechseljahren benötigen wir nur noch zwei Drittel der Kalorien, die wir mit 20 Jahren benötigt haben. Meist nehmen wir aber nicht zur Kenntnis, dass unser Energiebedarf nach den jungen Erwachsenenjahren ständig abnimmt.

Mehr Qualität statt Quantität

Wenn man sich daran hält, dass man seinem Alter entsprechend etwas weniger isst, müssen wir Frauen besonders darauf achten, trotzdem genügend Vitamine und Mineralstoffe mit unserer Ernährung aufzunehmen. Besonders wichtig sind die Vitamine D und B sowie Kalzium. Der Bedarf an diesen Vitaminen und Mineralstoffen steigt mit dem Älterwerden nämlich sogar an.

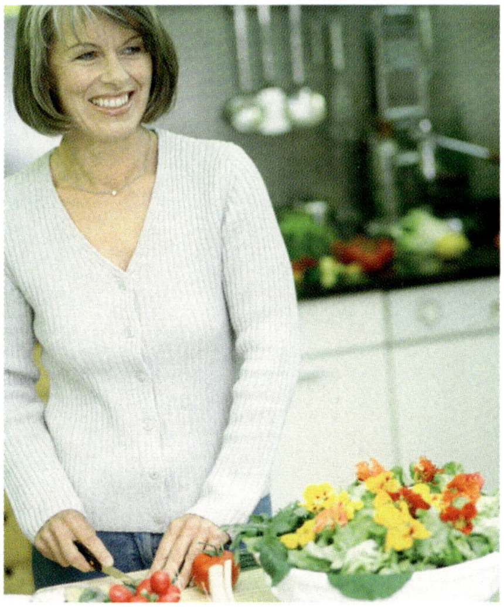

Frauen über dem 50. Lebensjahr konsumieren häufig zu wenig fettarme Milchprodukte, Gemüse und Obst und haben aus diesem Grund des Öfteren Defizite bei den Vitaminen D, C und bei Kalzium.

Folgendes ist deshalb für Frauen ab den Wechseljahren sehr wichtig:

- mehr Vitamin D und Kalzium
- weniger Fett, Cholesterin und Salz
- weniger phosphathaltige Lebensmittel

Phosphat ist besonders in vielen Limonaden, Fleisch und stark verarbeitetem Käse enthalten: Es führt dazu, dass weniger Kalzium aufgenommen wird.

Damit man besonders viele Schutzstoffe, Vitamine, Spurenelemente und Mineralstoffe mit der Nahrung aufnimmt, ist es wichtig, eine möglichst breite Palette an Obst und Gemüse zu essen, ein ausgewogener Mix ist das Beste.

Wenn die tägliche Ernährung nur aus wenig Obst und Gemüse besteht, kann man auf Vitaminpräparate zurückgreifen. Hier gilt, dass Multivitaminpräparaten der Vorzug gegenüber einzelnen Vitaminen zu geben ist. Die Dosierung ist mit dem Arzt abzusprechen.

→ In der Menopause sinkt der Energiebedarf um ein Drittel

Vitamine können auch in zu großer Menge zugeführt werden, vor allem wenn man sie zusätzlich zur Nahrung einnimmt. Welche Art von Nebenwirkungen man zu spüren bekommen kann, hängt vom Vitamin ab: Kopfschmerzen, Appetitlosigkeit und Depression, Vergrößerungen der Leber und der Milz, Nervenschäden (wie Taubheit und Gehschwierigkeiten) sowie Nierensteine sind möglich.

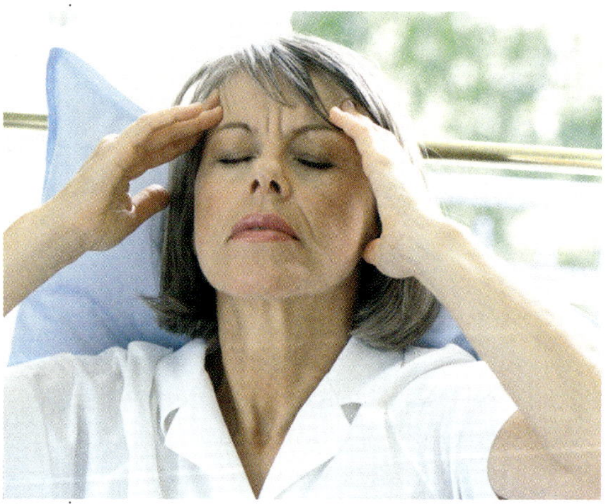

Keine Hormone – mehr Kalzium

→ In der Menopause steigt der Kalziumbedarf

Frauen, die keine Hormone zur Behandlung von Wechselbeschwerden verwenden, sollten täglich 1.500 mg Kalzium zuführen.
Wenn Hormone eingenommen werden, sind 1.000 Milligramm Kalzium täglich ausreichend. Werden selten Milch und Milchprodukte konsumiert, ist es notwendig, auf entsprechende Kalziumpräparate zurückzugreifen.

Da Vitamin D für die Regelung des Kalziumstoffwechsels wichtig ist, sollte dieses Vitamin in ausreichender Menge aufgenommen werden. Empfohlen werden bis zu 10 µg pro Tag.

Hilft Soja in den Wechseljahren?

Nahrung kann Pflanzenöstrogene enthalten, besonders bekannt ist dabei Soja.

Diese Pflanzenöstrogene kommen in verschiedenen Pflanzen, Früchten und Gemüsesorten vor und haben eine östrogene und gleichzeitig antiöstrogene Wirkung. Die wichtigsten Vertreter sind Isoflavone und Lignane. Bei den Isoflavonen gibt es wiederum zwei Typen, nämlich Genistein und Daidzein. Diese Isoflavone sind wahrscheinlich die potentesten und kommen in Sojabohnen, Kichererbsen, Linsen und Rotem Klee vor.

Lignane sind vor allem in Linsen, Getreidekörnern, Früchten und Gemüse enthalten. Sojapräparate werden eingesetzt, um Wechselbeschwerden zu verringern. Die Wirkung hängt sehr von Art und Dosis des Präparates ab.

Gleich einmal vorweg: Bisher gibt es keine Langzeituntersuchungen darüber, was Sojapräparate in und nach den Wechseljahren bewirken können. Die längste Studie dauerte sechs Monate.

Isoflavone in der Soja haben einen leichten Östrogeneffekt, deshalb werden hoch dosierte Sojapräparate nicht bei Brustkrebs oder bei einer Therapie mit dem Brustkrebsmedikament Tamoxifen empfohlen.

Eine sojareiche Ernährung hat einen sichtlich positiven Einfluss auf den Fettstoffwechsel und die Wand von Blutgefäßen.

Phytoöstrogengehalt in Lebensmitteln

(nach Reinli und Block 1996)

	Phytoöstrogene (µg/g)
Sojabohnen, gekocht	1.294
Leinsamen	675 – 808
Sojamehl	656 – 1.681
Sojaflocken	366 – 501
Misopaste	644
Tempeh	513
Sojasprossen	378
Sojapaste	336
Tofu	257
Getrocknete Erbsen	81
Alfasprossen	51
Sojamilch	54
Linsen, getrocknet	18
Kichererbsen, getrocknet	15
Weiße Bohnen, getrocknet	15
Mungbohnen, getrocknet	6
Weizen	5
Haferflocken	2
Kidneybohnen, gekocht	4
Grüne Bohnen, roh	1,5

Ernährung im fortgeschrittenen Alter

Grundvoraussetzung für ein psychisches und physisches Wohlbefinden ist eine richtige, ausgewogene Ernährung, speziell im fortgeschrittenen Alter.
Es gibt prinzipiell keine spezielle »Altersdiät«, jedoch ergibt sich aus den physiologischen (niedrigerer Energieverbrauch, herabgesetzte Verdauungstätigkeit, vermindertes Durstgefühl und schwächerer Geruchs- und Geschmackssinn, vermehrte Kauschwierigkeiten) und pathologischen Altersveränderungen die Notwendigkeit einer Anpassung der Ernährungsweise an die jeweilige Situation.

Ernährungsbedingte Alterserkrankungen manifestieren sich schon viel früher. Dies kann durch eine bedarfsgerechte Ernährung im Alter nicht mehr voll kompensiert werden, Spätfolgen können aber gemildert werden.

→ Die Ernährung muss altersbedingten Veränderungen angepasst werden

Hauptproblem ist die Mangelernährung mit wichtigen Nährstoffen. Durch eine schlechte Lebensmittelauswahl, ungünstige Zubereitungsmethoden und unregelmäßige Mahlzeitenfrequenzen kommt es sehr oft zu einer Unterversorgung mit Flüssigkeit und einzelnen Nährstoffen.

Daneben gibt es noch eine Reihe von Aspekten, die zur Unterversorgung führen können: So sind die Lebenssituation (allein lebend), soziale Isolation, finanzielle Armut, Immobilität, die Abnahme von Appetit und

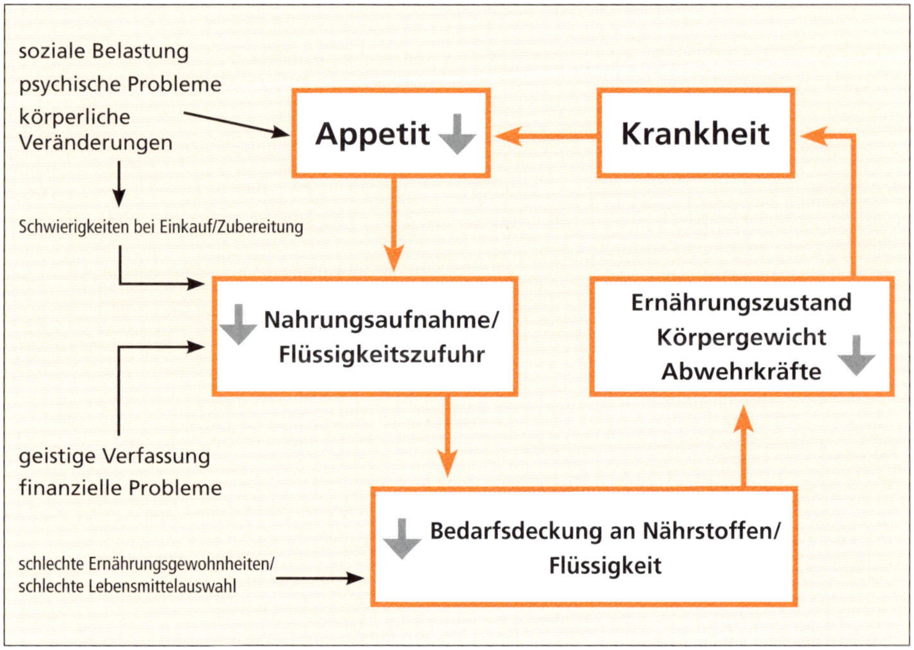

Abbildung: Kreislauf der Mangelernährung im Alter (Volkert, 1988)

→ Der Rückgang von Muskelmasse reduziert den Energiebedarf

Durstgefühl maßgebend dafür verantwortlich. Ebenso beeinflussen ein schlechter Zustand der Zähne, Schluckbeschwerden, Unverträglichkeiten gegenüber einzelnen Nahrungsbestandteilen, Erkrankungen oder Veränderungen des Verdauungstraktes und Veränderungen bei der Resorption der Nährstoffe die Nährstoffaufnahme im Alter.

Weiters beeinflusst der Lebensstil (eingeschränkte körperliche Aktivität, ungenügende oder falsche Ernährungskenntnisse, Medikamenteneinnahme) den Ernährungszustand.

Dies kann als »Kreislauf der Mangelernährung« dargestellt werden (siehe Abbildung oben).

Energiebedarf

Die Richtwerte für die Energiezufuhr liegen zwischen dem 50. und dem 65. Lebensjahr für Männer bei 2.200 kcal und für Frauen bei 1.800 kcal pro Tag. Ab dem 65. Lebensjahr reduziert sich dieser Richtwert für Männer auf 1.900 kcal und für Frauen auf 1.700 kcal täglich, da sich das Stoffwechselgeschehen zunehmend verlangsamt, der Drang zu körperlicher Aktivität abnimmt und die Bewegungen ruhiger werden.

Speziell durch den Rückgang der Muskelmasse kommt es zu einem herabgesetzten Energiebedarf (minus 20 – 25 %). Regelmäßige Gewichtskontrollen in wöchentlichem Abstand sind erforderlich, um sowohl auf eine Über- als auch energetische Unterversorgung aufmerksam zu machen: Ältere Menschen haben nämlich durch den Rückgang des Energiebedarfes ein erhöhtes Risiko für Übergewicht, alte Menschen hingegen für eine energetische Mangelernährung und Untergewicht. Um die Belastung des Organismus möglichst gering zu halten, sollte die erforderliche Nahrungsenergie auf mehrere kleine Mahlzeiten verteilt werden.

Nährstoffbedarf

Trotz verminderten Energiebedarfs mit zunehmendem Alter bleiben der Bedarf und die Empfehlung für die tägliche Zufuhr an Energie liefernden und essentiellen Nährstoffen mit wenigen Ausnahmen unverändert. Nur für Kalzium und Jod werden für Männer und Frauen ab dem 50. Lebensjahr geringere Zufuhrsmengen und für Frauen niedrigere Mengen an Eisen empfohlen, da nach der Menopause die Eisenverluste abnehmen.

Die empfohlene Zufuhr von Eiweiß, Fett und Kohlenhydraten liegt bei 15 %, 30 % und 55 % der Energiezufuhr.

Obwohl das Altern an sich mit einem Abbau von Körperzellen verbunden ist, ist der Prozentanteil von Eiweiß an der Gesamtenergie nicht erniedrigt. Erhöht ist der Bedarf an biologisch hochwertigem Eiweiß, da dieses zur Erneuerung von Körperproteinen benötigt wird. Der reguläre Eiweißbedarf kann sich aber durch die höhere Erkrankungshäufigkeit und den höheren Medikamentenkonsum steigern. Besonders empfehlenswert ist die Zufuhr von mageren Fleisch- und Fischsorten und fettarmen Milchprodukten.

Bei einer empfohlenen Energiezufuhr von 1.800 kcal sollte die tägliche Fettaufnahme 58 g nicht übersteigen. Da die Gesamtfettzufuhr normalerweise zu hoch ist, sollte diese auf alle Fälle eingeschränkt werden. Nicht nur die sichtbaren Fettquellen (Streichfette) sollten reduziert werden, sondern besonderes Augenmerk sollte auf die versteckten Fette (Fleisch- und Wurstwaren, fetthaltige Milchprodukte wie Schlagsahne, Sauerrahm/saure Sahne, fette Käsesorten) gerichtet werden.

Ebenso wichtig ist die Auswahl der richtigen Fette: Fette mit einem hohen Anteil an mehrfach ungesättigten Fettsäuren (Distelöl, Maiskeimöl, Sonnenblumenöl, Kürbiskernöl und Fischöle) sind zu bevorzugen. Fette mit einem hohen Anteil an gesättigten Fettsäuren (tierische Fette, Kokosfett) müssen reduziert werden.

Von besonderer Bedeutung ist auch die Verminderung der täglichen Cholesterinaufnahme, da im Alter das Risiko für eine Erkrankung an Fettstoffwechselstörungen am höchsten ist.

Die Kohlenhydratzufuhr ist zu erhöhen. Um eine erhöhte Blut-Glukose-Konzentration zu vermeiden, sollten die Kohlenhydrate hauptsächlich in

→ **Die Qualität der Ernährung ist im Alter besonders wichtig!**

zusammengesetzter Form (Polysaccharide) konsumiert werden. Dies kann durch die vermehrte Zufuhr von Obst, Gemüse, Kartoffeln und Getreideprodukten erreicht werden. Die herabgesetzte Glukosetoleranz erhöht das Risiko für Altersdiabetes.

Um der herabgesetzten Darmperistaltik (Darmmotorik) entgegenzuwirken, ist eine tägliche Aufnahme von 30 g Ballaststoffen empfehlenswert, um so eine Obstipation (Verstopfung), ein typisches Altersleiden, zu verhindern.

→ Ausreichend Flüssigkeit schützt vor gefährlicher Dehydration

Tatsächlich wird jedoch im Durchschnitt nur knapp über die Hälfte der empfohlenen Zufuhr aufgenommen. Ballaststoffreich sind Obst, Gemüse und Getreide.

Bei der Zufuhr von Mikronährstoffen liegen bei den Vitaminen D, E, B_1, B_2, B_6, Folsäure und bei den Mineralstoffen Kalzium, Magnesium und Zink häufig Defizite vor.

Vitamin D ist besonders wichtig, da die Eigenproduktion in der Haut durch Sonneneinstrahlung abnimmt und viele ältere Frauen zumindest zeitweise ans Haus gebunden sind. Vitamin-D-reiche Lebensmittel sind fette Fische (Lachs, Hering, Makrele), Leber, Margarine und Eigelb.

Wichtig ist die Zufuhr von Nahrungsmitteln mit erhöhter Dichte an Nährstoffen.

Eine besonders hohe Nährstoffdichte weisen Obst, Gemüse, Getreide, fettarme Milch und Milchprodukte auf.

Problem Flüssigkeitszufuhr

Mit zunehmendem Alter nimmt der Wassergehalt des Körpers ab. Durch Muskelschwund verringert sich die Menge an intrazellulärer Flüssigkeit.

Auch Veränderungen an der Niere beeinflussen den Wasserhaushalt empfindlich. Die Niere verkleinert sich, dadurch wird ihre Filtrationsfähigkeit (die so genannte glomeruläre Filtrationsrate) herabgesetzt, die Konzentrations- und Verdünnungsfähigkeit lassen nach.

Aufgrund des herabgesetzten Durstempfindens ist besonders im Alter auf eine ausreichende und regelmäßige Flüssigkeitszufuhr zu achten.

Dehydration, verbunden mit den entsprechenden Komplikationen (Verwirrtheitszustände, Unwohlsein), ist ein ernstes Problem im höheren Alter. Täglich sollten mindestens 1,5 bis 2 l Flüssigkeit aufgenommen werden, insbesondere, um einer Verstopfung entgegenzuwirken. Ungeeignete Flüssigkeitslieferanten sind alkoholische und zuckerhaltige Getränke. Sie liefern zusätzlich Energie und fördern so die Entstehung von Übergewicht.

Richtlinien für die Ernährung im Alter

Die verringerte Anpassungsfähigkeit und die leichtere Störanfälligkeit des Organismus im Alter erfordern Regelmäßigkeit im Ess- und Trinkverhalten. Große Portionen und zu lange Pausen zwischen den Mahlzeiten sollten vermieden werden.

Der abnehmende Energiebedarf muss durch eine Reduktion der Energiezufuhr ausgeglichen werden. Durch die richtige Auswahl von nährstoffdichten Lebensmitteln (diese enthalten viele Vitamine und Mineralstoffe, aber wenig Energie) und durch eine schonende Zubereitung muss für eine ausreichende Versorgung mit essentiellen Nährstoffen gesorgt werden. Eine vielseitige und abwechslungsreiche Lebensmittelauswahl ist auch im Alter die beste Möglichkeit, den Organismus mit allen lebensnotwendigen Nährstoffen in adäquater Menge zu versorgen.

→ Richtig ist die Auswahl nährstoffdichter Lebensmittel

Empfehlungen für die Nährstoffzufuhr ab 65 Jahren

NÄHRSTOFFE	m	w
Energie, kcal/Tag	2.300	1.800
Eiweiß, g/Tag	54	44
Fett, % der Energie	30	30
Omega-6-Fettsäuren, % der Energie	2,5	2,5
Omega-3-Fettsäuren, % der Energie	0,5	0,5
Kohlenhydrate, % der Energie	> 55	> 55

VITAMINE	m	w
Vitamin A, mg	1,0	0,8
Vitamin D, µg	10	10
Vitamin E, mg	12	11
Vitamin K, µg	80	65
Vitamin B_1, mg	1,0	1,0
Vitamin B_2, mg	1,2	1,2
Niacin, mg	13	13
Vitamin B_6, mg	1,4	1,2
Folsäure, µg	400	400
Pantothensäure, mg	6	6
Biotin, µg	30 – 60	30 – 60
Vitamin B_{12}, µg	3,0	3,0
Vitamin C, mg	100	100

MINERALSTOFFE	m	w
Kalzium, mg	1.000	1.000
Phosphor, mg	700	700
Magnesium, mg	350	300
Eisen, mg	10	10
Jod, µg	180	180
Zink, mg	10	7
Selen, µg	30 – 70	30 – 70
Kupfer, mg	1,0 – 1,5	1,0 – 1,5
Mangan, mg	2,0 – 5,0	2,0 – 5,0
Chrom, µg	30 – 100	30 – 100
Molybdän, µg	50 – 100	50 – 100

Quelle:
DACH – Referenzwerte für die Nährstoffzufuhr, 2000

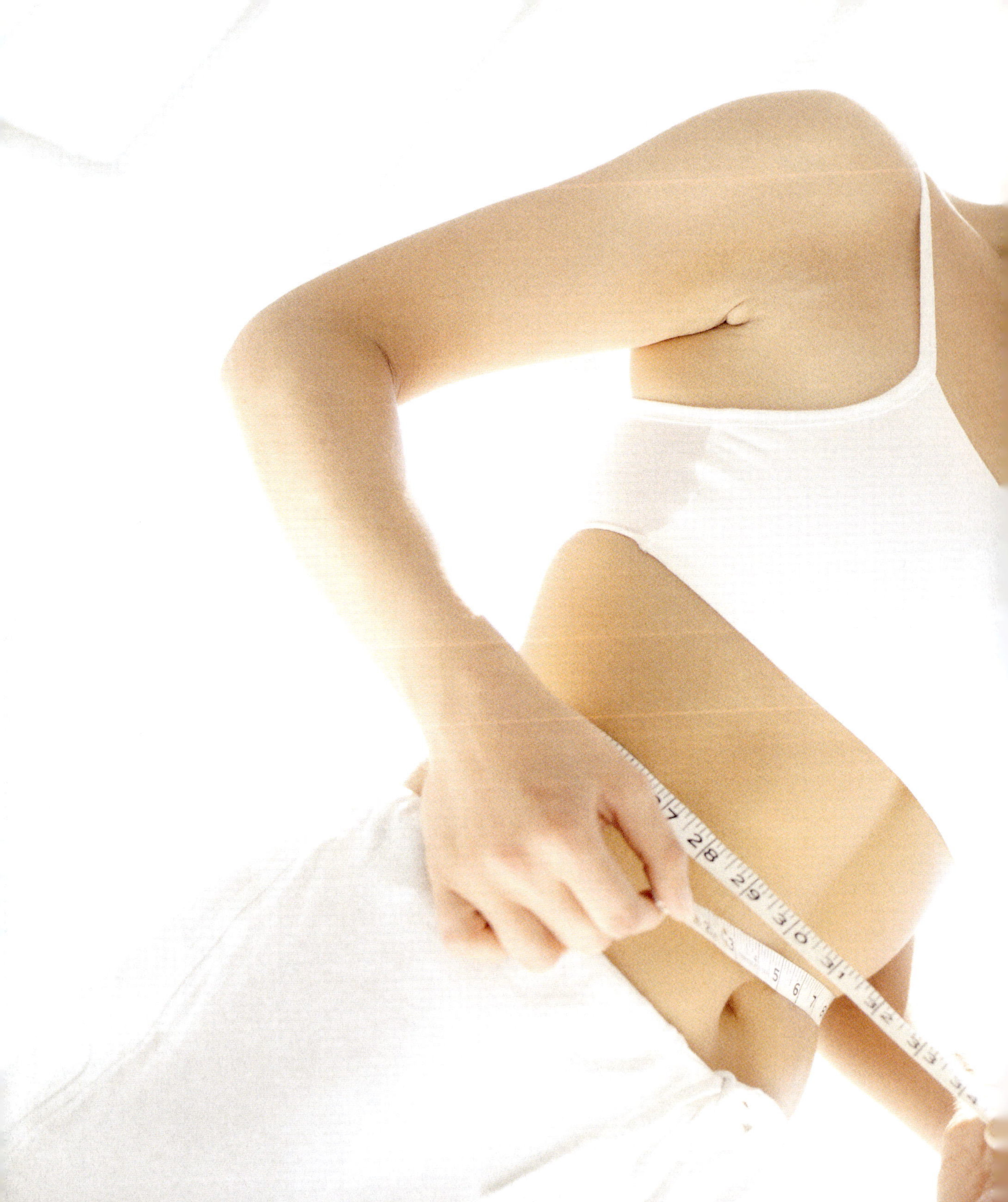

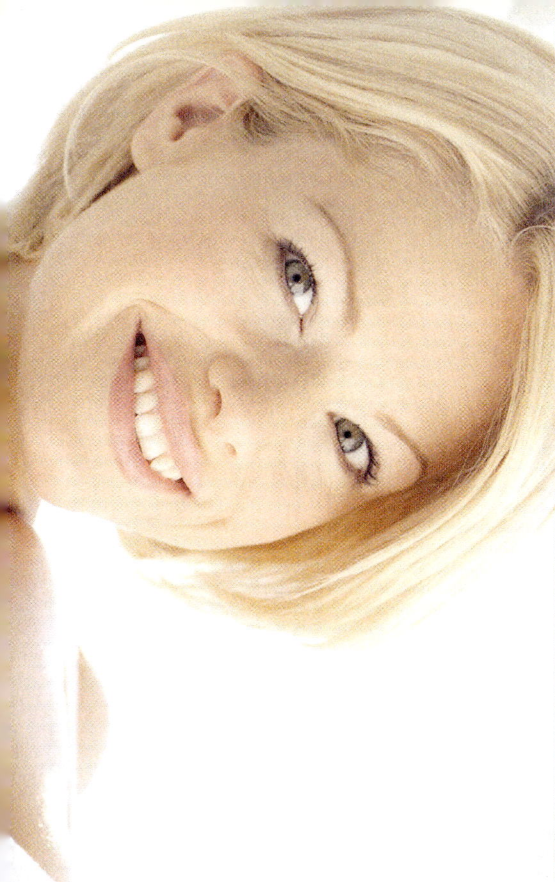

So werden Frauen schneller schlank

Frauen sind sehr oft mit ihrem Körpergewicht unzufrieden und machen unzählige Diäten. Der Erfolg lässt aber häufig zu wünschen übrig.

Nur durch die richtige Gewichtsreduktion kann langfristig Körperfett abgebaut werden.

Frauen nehmen anders ab

Genauso wie Mann und Frau anatomisch verschieden sind, unterscheiden sie sich in ihrer Körperzusammensetzung, in der Fettverteilung, im Risiko für Begleit- und Folgekrankheiten, aber auch bei der Gewichtsreduktion an sich.

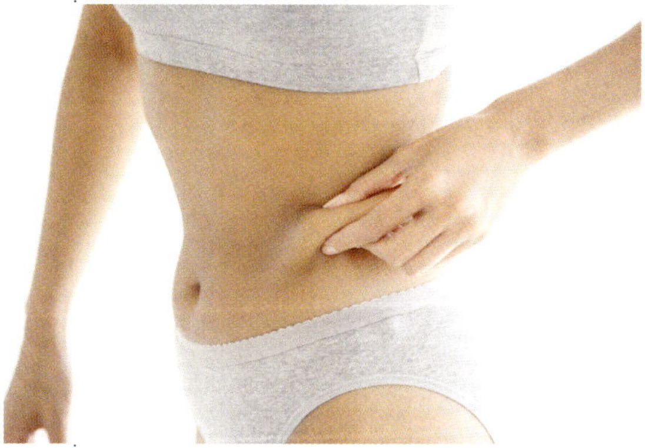

Das Thema »Gewicht« und »Gewichtsreduktion« beschäftigt Frauen sehr häufig. Kaum eine – auch noch so schlanke – Frau ist mit dem augenblicklichen Körpergewicht zufrieden. Modezeitschriften zeigen nur vollkommen perfekte, schlanke, durchgestylte Körper, eine Nacheiferung ist ein aussichtsloses Unterfangen. Eigentlich paradox, denn wenn man die Entwicklung des Körpergewichtes in den westlichen Staaten betrachtet, werden alle Personen in allen Altersgruppen, beginnend bei den Kindern, immer dicker.

→ Frauen beschäftigen sich mehr mit Abnehmen und Gewicht

Frauen:

- nehmen schwer ab
- haben einen höheren Körperfettanteil
- haben weniger Muskelmasse, dadurch einen niedrigeren Grundumsatz und einen weniger hohen Energiebedarf
- haben ein geringeres Risiko für Begleit- und Folgeerkrankungen
- haben ein größeres Körperbewusstsein. Sie schätzen ihr Körpergewicht meist viel höher ein, als es tatsächlich ist
- machen viel mehr Diäten und versuchen öfters abzunehmen
- haben im Leben viel öfter besonders sensible Perioden, in denen sie leicht zunehmen (z. B. Schwangerschaft, Menopause)
- haben ein höheres Ernährungswissen und -bewusstsein
- haben öfters Schwierigkeiten im Essverhalten (z. B. besonderen Heißhunger nach Süßem)
- leiden öfter an Essstörungen

Schlanksein ist eine augenblickliche Modeerscheinung. Nicht immer mussten wir Frauen uns kasteien, uns viele Speisen versagen und unzählige Diäten durchführen

Galt früher eine gewisse Körperfülle als Symbol von Fruchtbarkeit oder Wohlstand, verbindet man heute damit eigentlich nur negative Eigenschaften wie Nachlässigkeit, Faulheit oder geringe Leistungsfähigkeit. Bereits Kinder im Volksschulalter haben lieber schlanke Freunde und Freundinnen und finden übergewichtige Altersgenossen träg, faul und dumm.

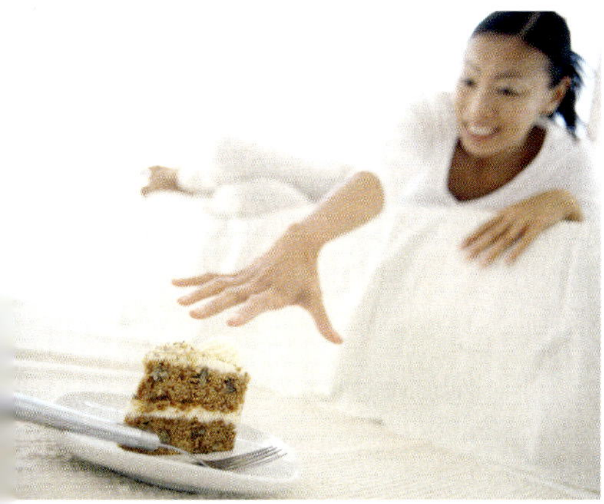

Für Frauen ist der Druck bezüglich Körpergewicht besonders groß. Moderne, erfolgreiche Damen haben einen Body-Mass-Index um die 20. Warum aber stehen in unserer Gesellschaft Leistungsfähigkeit und Aussehen in so engem Zusammenhang, warum gelten hier auch für Frauen andere Regeln als für Männer? Fragen über Fragen, die uns Frauen schon eine ganze Weile beschäftigen und noch beschäftigen werden. Auf alle Fälle legt unsere Gesellschaft besonderen Wert auf Äußerlichkeiten. Wegen seinen so genannten »inneren« Werten geliebt oder geschätzt zu werden ist mittlerweile ein wahrer Glücksfall.

Fünf Fragen am Anfang

→ Definieren Sie zu Beginn Ihre Erwartungen und Ziele!

Am Anfang jeder Gewichtsreduktion sollten Sie sich folgende fünf Fragen stellen:

1. ***Wie wichtig ist es mir, abzunehmen?***
2. ***Warum möchte ich abnehmen?***
3. ***Was erwarte ich mir, wenn ich schlank bin?***
4. ***Was bin ich bereit zu tun, um abzunehmen?***
5. ***Wie viel möchte ich abnehmen?***

Nehmen Sie sich für die Beantwortung Zeit und versuchen Sie, ganz ehrlich zu sein. Sie können die Antworten notieren.

Frage 1: Überlegen Sie, wie wichtig Ihnen persönlich eine Gewichtsreduktion ist, nicht ihrem Partner oder ihren Kindern. Nur wer voll motiviert ist, kann sich auf das Abnehmen einlassen. Haben Sie Zweifel, ob es vielleicht der richtige Zeitpunkt ist, sollten Sie sich Zeit lassen. Ohne Motivation werden Sie es nicht schaffen, durchzuhalten. Beginnen Sie nicht in besonders schwierigen Lebensphasen oder in speziellen Situationen (Urlaub), es sei denn, genau zu dieser Zeit fällt Ihnen der Einstieg leicht.

→ Eine Gewichtsreduktion hat oft auch unerwartete Folgen

Frage 2: Erforschen Sie für sich den Grund, warum Sie abnehmen wollen. Sind Sie unzufrieden mit Ihrem Aussehen, Ihrer Kleidergröße? Fühlen Sie sich nicht mehr wohl in Ihrer Haut? Oder sind es gesundheitliche Gründe die Sie bewegen, Gewicht zu verlieren? Alle Frauen, die zu uns in die Beratung kommen, wollen ausnahmslos ihr Aussehen und Wohlbefinden verbessern. Sie möchten endlich wieder in »normalen« Geschäften ihre Kleidung kaufen.

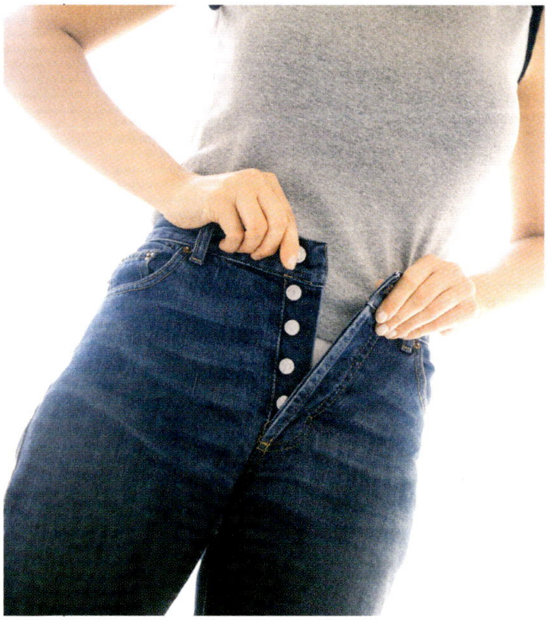

Frage 3: Überlegen Sie sich, wie Ihr Leben als schlanke Person sein würde, was sich außer der neuen Kleidergröße tatsächlich ändern würde. Machen Sie aber nicht den Fehler, dass Sie bestimmte Situationen oder Entscheidungen vom Gewicht abhängig machen. Bedenken Sie auch, dass Sie sich damit verändern, nicht aber Ihre Umgebung. Viele Frauen verändern sich nicht nur äußerlich durch das Abnehmen, sie werden einfach zufriedener und viele sehr selbstsicher. Manchmal haben wir den Eindruck, einer ganz anderen Person gegenüber zu sitzen. So erfreut wir immer über diesen positiven Veränderungen sind, so argwöhnisch oder sogar feindselig können der Partner oder die Kinder reagieren.

So hat zum Beispiel eine überstolze Mutter, die über 20 kg abgenommen hat, ihrer 16-jährigen Tochter ein neues Kleid vorgeführt. Diese hat die Freude der Mutter nicht geteilt, für sie war es eine Bedrohung, da sich auch im Kreise der Familie einiges änderte. Die Mutter besuchte unter anderem regelmäßig ein Fitnessstudio, beanspruchte somit mehr Zeit für sich und die Tochter musste zwangsläufig selbstständiger werden, was sie aber nicht wollte. Zur völligen Verblüffung der Mutter sagte die 16-Jährige: »Ich möchte wieder die runde, kuschelige Mutter haben, die sich um mich kümmert«.

Männer haben oft Angst, dass Sie durch eine erfolgreiche Gewichtsreduktion ihre Frau verlieren könnten, da sie nun auch wieder für alle anderen attraktiver ist. Nicht unerwähnt bleiben sollte außerdem der Neid der Leidensgenossinnen oder Freundinnen.

Erfolg führt unweigerlich zu Neid, so auch in der Gewichtsreduktion. Anfangs bewundert, wird einem dann mehr oder weniger offen gesagt, dass man nun »krank« oder auch »viel älter« aussieht. Aber: Unzählige Frauen, die wir auf ihrem Weg beim Abnehmen begleitet haben, sind nicht plötzlich alt und faltig geworden, im Gegenteil – durch ihre enorme Zufriedenheit hatten alle eine ganz spezielle Ausstrahlung. Sie wirkten positiver und sahen auch so aus.

Frage 4: Sie brauchen nicht bereit sein, nur mehr spezielle Lebensmittel zu essen, auf Lieblingsspeisen oder -getränke zu verzichten oder strenge Diäten einzuhalten. Was Sie brauchen ist Zeit und Geduld. Abnehmen bedeutet immer auch, dass man eine gewisse Zeit für dieses Vorhaben zur Verfügung haben muss. Man sollte sich mit seinem Essverhalten beschäftigen, gezielter einkaufen und das Essen auch immer im Voraus planen. Außerdem ist es unerlässlich, die Bewegungsaktivität zu steigern. Geduld ist insofern erforderlich, da man nicht innerhalb kürzester Zeit riesige Mengen an Körperfett abbauen kann. Außerdem gibt es immer wieder Perioden, in denen man kein Gramm verliert, das Gewicht aus unerfindlichen Gründen einfach nicht weniger werden will.

Frage 5: Überlegen Sie sich ganz realistisch, wie viel Sie abnehmen wollen. Notieren Sie Ihr Wunschgewicht, überlegen Sie sich aber auch, in welcher Zeit Sie das schaffen möchten. Wann hatten Sie dieses Gewicht zuletzt?

Realistische Zielsetzung

Die meiste Zeit, gerade am Anfang, verbringen wir damit, realistische Zielsetzungen zu vereinbaren und den Sinn und Unsinn von Diäten zu besprechen.

Ein Geschenk einer erfolgreichen Teilnehmerin steht noch heute auf dem Schreibtisch. Sie überreichte zum Abschluss ein altes 1 kg-Gewicht mit der Bitte, dieses doch zukünftig allen Damen zu zeigen bzw. in die Hand zu drücken, damit jede zukünftige Teilnehmerin gleich am Anfang lernt, wie viel ein Kilo sein kann.

Es hat sie fast wahnsinnig gemacht, dass sie »nur« langsam« abgenommen hat. Es hat sehr lange gedauert, bis sie schließlich doch eingesehen hat, dass eine Abnahme von durchschnittlich einem halben Kilo pro Woche langfristig mehr bringt als 5 Kilo innerhalb kürzester Zeit.

Je schneller man abnimmt, desto größer ist das Risiko, dass man auch rasch wieder zunimmt. Wer schnell abnimmt, nimmt nicht nur Körperfett ab, sondern sehr oft ebenso fettfreie Masse wie Wasser oder Muskulatur.

TIPP

Nehmen Sie sich vor, höchstens durchschnittlich 0,5 kg pro Woche abzunehmen!

→ Abnehmen verändert nicht nur äußerlich

→ Körperfettgehalt und -verteilung bestimmen die »Idealfigur«

Das »ideale« Gewicht

Fast alle Frauen sind mit ihrem augenblicklichen Körpergewicht unzufrieden, unabhängig davon ob sie übergewichtig, normalgewichtig oder sogar untergewichtig sind.

Mehr als die Hälfte der Klientinnen die wir betreuen, sind schwer übergewichtig, fast ein Drittel ist laut Definition übergewichtig, der Rest aber normalgewichtig. Letztere wollen einfach zwei, drei Kilo wieder abnehmen, die sich im Laufe der Zeit auf die Hüften geschlagen haben.

Wie viel sollte man wiegen?

Zur Definition des Körpergewichtes wird der Body-Mass-Index (BMI = Körpergewicht in kg, dividiert durch Körpergröße in Meter zum Quadrat) herangezogen.

$$\text{BMI:} \quad \frac{\text{Körpergewicht in kg}}{\text{Körpergröße in m}^2}$$

- BMI zwischen 18,5 und 24,9 kg/m^2 = Normalgewicht
- BMI zwischen 25,0 und 29,9 kg/m^2 = Übergewicht
- BMI zwischen 30,0 und 39,9 kg/m^2 = schweres Übergewicht / Adipositas / Fettsucht
- BMI ab 40 kg/m^2 = extremes Übergewicht / morbide Adipositas / massive Fettsucht

Beispiel: Eine Frau ist 160 cm groß und wiegt 85 kg.

Ihr BMI ist 33 kg/m^2 (1,60 x 1,60 = 2,56; 85 : 2,56 = 33). Sie ist bereits schwer übergewichtig.

Da es sich beim Body-Mass-Index um einen Index handelt, der Körpergröße und Körpergewicht beinhaltet, kann damit keine Aussage über den tatsächlichen Fettgehalt des Körpers getroffen werden. Jeder Bodybuilder ist nach dieser Definition schwer übergewichtig, da durch die große Muskelmasse das Körpergewicht steigt.

Körperfettgehalt

Entscheidend ist natürlich der Körperfettgehalt. Dient der BMI eigentlich nur zur groben Klassifizierung, sagt der Körperfettanteil ganz genau aus, wie hoch der Fettgehalt im Körper ist. Dieser kann mittels bioelektrischer Impedanz, Infrarot oder durch Messung der Hautfaltendicke bestimmt werden. Frauen haben generell einen höheren Körperfettanteil als Männer.

Neben dem Fettgehalt ist auch ausschlaggebend, wo das Fett am Körper sitzt. Bei Frauen befinden sich die Fettpölsterchen vorwiegend im Bereich der Hüften und Oberschenkel. Dabei spricht man von der Birnenform oder auch gynoiden oder femoralen Fettverteilung. Erst nach der Menopause verschiebt sich die Fettverteilung in Richtung Bauch, wie sie üblicherweise für Männer typisch ist (= Apfelform,

Bierbauch, androide oder viszerale Fettverteilung). Diese zwei Fettverteilungstypen unterscheiden sich im Risiko für Begleit- und Folgeerkrankungen und beim Abnehmen. Das Körperfett im Hüftbereich stellt kein so großes Krankheitsrisiko wie das Bauchfett dar. Dieses ist besonders metabolisch aktiv. Je höher der Bauchumfang ist, desto höher ist das Risiko für eine Herzkrankheit, einen Schlaganfall, hohen Blutdruck, Zuckerkrankheit und für Fettstoffwechselstörungen.

Richtlinien beim Körperfettgehalt

	Frauen	Männer
Dünn	< 20 %	< 10 %
Normal	zwischen 20 – 29,9 %	zwischen 10 – 19,9 %
Beleibt	zwischen 30 – 34,9 %	zwischen 20 – 24,9 %
Zu hoch	zwischen 35 – 40 %	zwischen 25 – 30 %
Viel zu hoch	> 40 %	> 30 %

Ihr Risiko bestimmt der Taillenumfang!

Messen Sie dazu Ihren Bauchumfang in der Höhe Ihres Nabels. Bei Frauen sollte dieser auf alle Fälle unter 88 cm sein.

Risiko	Frauen – Taillenumfang in cm	Männer – Taillenumfang in cm
Leicht erhöht	> 80	> 94
Deutlich erhöht	> 88	> 102

Frauen nehmen schwerer ab!

Eigentlich eine Ironie des Schicksals: Frauen müssen immer schlanker sein als Männer, nehmen aber viel schwerer ab. Oft genug haben uns Klientinnen erzählt, dass ihre Männer so ganz nebenbei ohne viel Anstrengung mindestens so viel abgenommen wie sie selbst. Sind Frauen im Vergleich zu Männern undisziplinierter? Nein, auf keinen Fall! Frauen nehmen tatsächlich viel schwerer gespeichertes Fett ab als Männer. Dies hängt in erster Linie mit der Fettverteilung zusammen. Fettpölsterchen um die Hüften sind besonders hartnäckig.

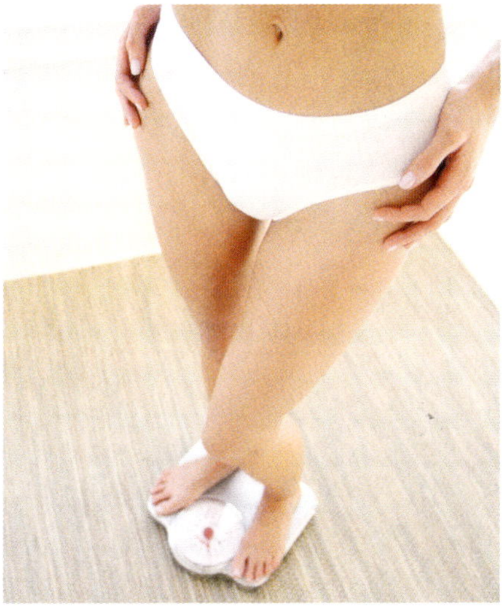

Im Gegensatz dazu können Einlagerungen im Bauchbereich (= Bierbauch) viel leichter abgenommen werden. Bei Frauen spielen hier die Hormone eine bedeutende Rolle. Diese »verteidigen«

→ Fettpölsterchen im Hüftbereich lassen sich schwieriger abbauen sozusagen die Fettdepots an Hüften, um ja ausreichend Energie für den Fall einer Schwangerschaft zur Verfügung zu haben. Unser Körper hat im Laufe der Jahre noch nicht gelernt, dass wir ja ohnehin rund um die Uhr ausreichend Nahrung zur Verfügung haben. Ein wichtiger Überlebensschutz in der Vergangenheit, der in unserer Zeit aber eher lästig ist.

Schwer durch schwere Knochen?

→ »Gewichtige« Faktoren: Hormone, Knochenbau und Lebensalter

Der Anteil des menschlichen Skelettes am Körpergewicht beträgt zwischen 17 und 18 Prozent. Eine 60 kg schwere Person hat demnach 10 bis 11 Kilo Knochengewicht. Die Obergrenze des Skelettgewichtes beim Erwachsenen liegt bei 13,5 kg, wobei Abweichungen nach oben bis zu höchstens 3 Kilogramm möglich sind. 2 bis 3 kg sind aber noch lange nicht für zu viel Gewicht, sprich Übergewicht, verantwortlich.

Je älter, desto schwerer!

Kann man mit 20 Jahren relativ rasch ein, zwei Kilos abnehmen, wird dies mit zunehmendem Alter immer schwieriger.

Viele Frauen berichten, dass das »früher« kein Problem war und alles erst mit 30 anfing. Der Hauptgrund liegt darin, dass man mit zunehmendem Alter immer weniger Energie verbraucht und dementsprechend auch Tag für Tag weniger essen darf oder sich immer mehr bewegen müsste, um das Gewicht halten zu können. Ab dem 50. Lebensjahr sinkt die empfohlene Energiezufuhr pro Tag um 300 und ab dem 65. Lebensjahr um weitere 100 kcal.

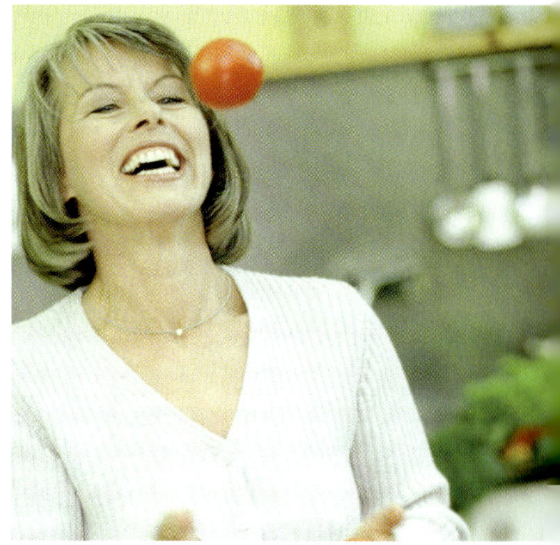

Risiko Schwangerschaft

Jede Schwangerschaft ist zwangsläufig mit einer Gewichtszunahme verbunden. »Essen für zwei« hat dann zum Resultat, dass man nach der Geburt noch immer ausschaut wie vorher und noch immer die Umstandskleidung tragen muss. Der Mehrbedarf an Energie während der Schwangerschaft ist verhältnismäßig gering. Während der gesamten Schwangerschaft werden nur zusätzlich 225 kcal pro Tag benötigt. Gerade Frauen, die immer auf ihr Gewicht achten, ihr Essverhalten zügeln, nutzen dann diese Zeit des Frauseins, um endlich alles essen zu können.

Dementsprechend nehmen Sie auch zu und können das Gewicht dann nur schwer reduzieren. Mit der Gewichtsreduktion sollte man aber auf alle Fälle bis zum Abstillen warten oder während des Stillens höchsten 2 kg pro Monat abnehmen, da gespeicherte Schadstoffe aus dem Fettgewebe in die Muttermilch übergehen können.

→ Während des Stillens ist Abnehmen nicht ratsam

Rauchen und Gewicht

Nimmt frau tatsächlich zu, wenn sie aufhört zu rauchen?

Wenn man mit dem Rauchen aufhört, kann es zu einer Gewichtszunahme kommen. Die Gewichtszunahme ist bei Frauen im Schnitt größer als bei Männern und in der Regel tauchen diese Kilos innerhalb der ersten 6 Monate nach der letzten Zigarette auf. Im Durchschnitt sind es bei Frauen bis zu 5 Kilo im ersten Jahr. Dazu muss aber angemerkt werden, dass nicht jede Frau zunimmt: starke Raucherinnen vielleicht etwas mehr, Frauen die wenig rauchen etwas weniger.

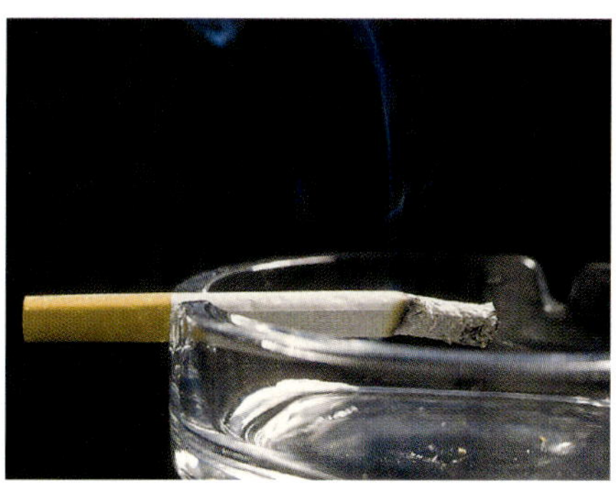

Besonders ratsam ist es natürlich, in dieser Phase der Raucherentwöhnung auch die gesunde kalorienbewusste Ernährung nicht aus den Augen zu verlieren und ausreichend Bewegung zu machen, dann hält sich diese Gewichtszunahme auf alle Fälle in Grenzen. Es sollte nicht vorkommen, was leider vielen Frauen dann passiert, dass die Angst vor der Gewichtzunahme sie davon abhält mit dem Rauchen aufzuhören, obwohl sie wirklich den Wunsch und die Motivation dazu haben. Was sicher nicht stimmt, sind die Horrorgeschichten von massiven Gewichtszunahmen ohne viel höheren Kalorien- und Fettverzehr. Glauben Sie diese Geschichten nicht. Nur eine von 10 Ex-Raucherinnen (vor allem starke Raucherinnen) nimmt mehr als 10 Kilo zu, normalerweise haben Frauen nur mit einer minimalen Gewichtszunahme zu rechnen. Dieses Gewicht wieder abzunehmen funktioniert auch bei Frauen, die in den Wechseljahren oder darüber sind. Man sollte mit sich selber nur ein bisschen Geduld haben. Wenn man bei der Raucherentwöhnung zunimmt, hängt das immer mit einer höheren Zufuhr an Kalorien und »schlechten Kohlenhydraten« (z. B. Kuchen, Limonaden, Süßigkeiten) zusammen.

Gewichtszunahme und Wechseljahre

Die meisten von uns Frauen leben ganz automatisch mit dem Gedanken, dass in den Wechseljahren Jahr für Jahr etwas

Gewicht zugelegt werden wird, und man sich damit eben abfinden müsse. Das ist auch unseren Müttern schon passiert. Genügen die Wechseljahre allein, um zuzunehmen? Die Wechseljahre sind es nicht, die uns zunehmen lassen, sondern der stärkste Risikofaktor ist das Alter und damit verbunden immer weniger körperliche Aktivität. Die hormonellen Veränderungen während der Wechseljahre führen zu einer Umverteilung des Körperfettes, nämlich dorthin, wo wir sonst nicht unbedingt unsere weiblichen Rundungen haben wollen: Der Bauchumfang wird größer und oberhalb der Hüften legen wir zu, wir entwickeln uns also eigentlich in Richtung männlicher Fettverteilungstyp. Die Hautfaltendicke wird auch stärker. Im Schnitt wiegen Frauen nach den Wechseljahren 5 Kilo mehr als vorher. Es ist vor allem der Mangel an Bewegung, der uns an Gewicht zulegen lässt, denn niemand von uns fängt durch den Eintritt des Klimakteriums plötzlich aus hormonellen Gründen an, exzessiv Kalorien zuzuführen.

→ Gewichtszunahme im Wechsel muss nicht sein

Der Umverteilung des Fettes kann man nur mit körperlichem Training, bei dem auch die Muskeln beansprucht werden, entgegenwirken. Der Gewichtszunahme entfliehen wir im Allgemeinen durch regelmäßige Bewegung, vor allem Ausdauertraining wie Laufen, Radfahren, etc. und durch Nützen jeglicher Alltagsbewegung – »in Bewegung bleiben« ist immer das Zauberwort!

Der wichtigste Vorsatz für die Wechseljahre und bereits für die Zeit vorher (Prämenopause, Perimenopause) lautet: normalgewichtig bleiben oder Gewicht abnehmen!

Gewichtszunahme unter hormoneller Verhütung?

Dass die Pille dick macht, stimmt einfach nicht. Im Schnitt nehmen Frauen, die die Pille nehmen ein halbes Kilo an Gewicht zu, dabei ist es tatsächlich ein halbes Kilo Fett.

Sie werden es vielleicht nicht glauben, aber 20 % der Frauen verlieren sogar an Gewicht, während sie die Pille einnehmen. Die Gewichtsveränderung hängt auch etwas von der Art der hormonellen Verhütung ab. Im Vergleich zur Pille kann es bei der so genannten Dreimonatsspritze besonders bei Jugendlichen zu Gewichtszunahme kommen.

Diese Zunahme ist wahrscheinlicher, wenn schon etwas Übergewicht oder sogar starkes Übergewicht besteht. Langzeitanwendung führt im Schnitt

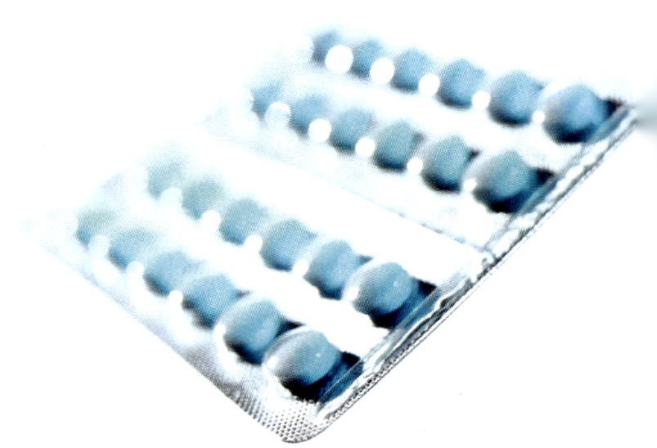

jedoch nicht zu bedeutsamer Gewichtszunahme und dies gilt generell für alle hormonellen Verhütungsmittel: Bei jeder hormonellen Verhütung ist ein großer Einfluss aufs Gewicht ausgeschlossen, ein kleiner aber möglich. Im Unterschied zu den hormonellen Veränderungen in den Wechseljahren verändert sich auch die Fettverteilung nicht.

Gewichtszunahme durch Hormonersatztherapie nach der Menopause?

Die Angst vor Gewichtszunahme steht bei Frauen an zweiter Stelle der Ängste, wenn es um die Hormonersatztherapie (siehe Seite 250ff.) nach der Menopause geht. An erster Stelle steht Brustkrebs. Meistens sind die Frauen, die Hormone nehmen, etwas schlanker als Frauen, die das nicht tun.

Ein Vergleich von Hormonanwendungen (Pflaster, Hormone in Tablettenform) zeigte, dass sich bei der Tablettenform eine geringe Zunahme der Körperfettmasse von im Schnitt 1 kg feststellen lässt.

Man kann davon ausgehen, dass Hormonersatztherapie nicht zu einer Gewichtszunahme führt.

Sie wirkt sich eher positiv auf die ungünstige Umverteilung des Körperfettes aus und reduziert die Verschiebung des Körperfettes in den Bauchbereich, wie man sie üblicherweise bei Männern findet.

Genetisch benachteiligt?

Prinzipiell sind alle Frauen genetisch benachteiligt, da alle eine niedrigere Muskelmasse und einen höheren Anteil an Körperfett aufweisen.

Zusätzlich gibt es unter den Geschlechtern tatsächlich noch Unterschiede im Energieverbrauch und in der Verwertung von Nahrung. In der Erbsubstanz ist bereits festgelegt, ob Sie eine gute oder schlechte Nahrungsverwerterin sind. Die Ursachen sind vielfältig und noch nicht vollständig geklärt.

Es gibt aber Frauen, die mehr Nahrungsenergie in Wärme umwandeln und so auch abgeben. Andere produzieren weniger Wärme und speichern deshalb mehr Fett ab. Unterschiedlich kann auch die Enzymausstattung sein: Übergewichtige haben reichlich Enzyme (= Lipoproteinlipase), die das Nahrungsfett in die Fettzellen einschleusen helfen. Diese Enzyme sind beispielsweise auch während einer Diät überaktiv und sorgen dafür, dass aus jeder Kalorie wirklich das letzte herausgeholt wird und dass man nach einer Diät schnell wieder zunimmt. Auf alle Fälle steht fest, dass unsere Gene neben unserem Lebensstil einen Einfluss auf das Körpergewicht haben. Dieser Umstand ist aber nicht änderbar – beeinflussen können wir nur unser eigenes Ess- und Bewegungsverhalten. Genetisch benachteiligte Frauen nehmen noch viel schwer ab und berichten immer wieder, dass sie schon zunehmen, wenn sie Essen nur anschauen. So dramatisch ist

→ Genetische Faktoren und Lebensstil beeinflussen das Körpergewicht

die Situation Gott sei Dank nicht, aber pro Tag brauchen diese Frauen schon um ca. 450 kcal weniger.

Dicke Mütter – dicke Kinder?

→ Kinder dicker Mütter neigen eher zu Übergewicht

Die Mutter hat, sowohl genetisch als auch natürlich über ihr eigenes Essverhalten, einen sehr großen Einfluss auf die Gewichtssituation des Kindes. Ist die Mutter während der frühen Phase der Schwangerschaft übergewichtig, haben die Kinder bis zum Schuleintritt das doppelte Risiko, auch übergewichtig zu werden.

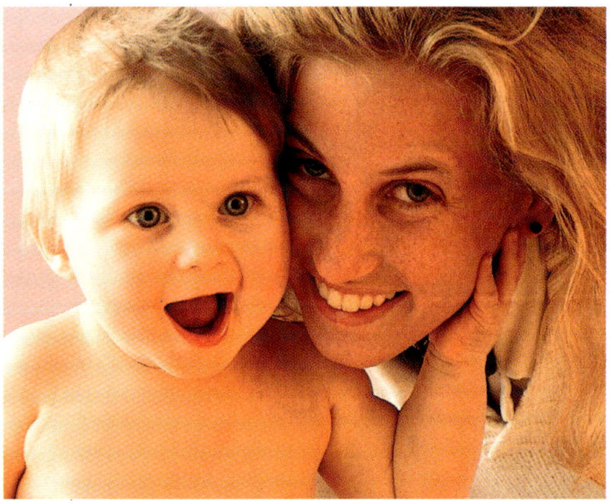

Hände weg von Diäten!

Auch wenn die Versprechungen noch so groß sind, lassen Sie sich nicht dazu verleiten, eine »Wunder«-Diät auszuprobieren. Der Schaden ist meist größer als der tatsächliche Nutzen. Es mag ja vielversprechend klingen, dass man mit speziellen Nahrungsmitteln, verschiedenen Kombinationen von Speisen u. v. m. in kürzester Zeit sein Traumgewicht erreichen kann. Aber einmal ehrlich: Kennen Sie jemanden, der es damit tatsächlich geschafft hat, sein Gewicht lebenslang unter Kontrolle zu bekommen? Oder wie oft waren Sie selbst schon total frustriert, wenn Sie es nicht geschafft haben durchzuhalten und dann doch wieder zugenommen haben? Man fühlt sich als totaler Versager, obwohl man nicht selbst, sondern die Diät an sich dafür verantwortlich ist. Für den Körper ist jede Diät eine Hungerkur, auf die er sich speziell einstellt. Er haushaltet mit der verfügbaren Energie nun besser, der Energiebedarf sinkt (der Ruheumsatz sogar um bis zu 40 %), Kalorien werden nicht mehr unnötig verheizt, die Körpertemperatur sinkt. Alles läuft auf Sparflamme.

Nur widerwillig werden Fettdepots angezapft. Wird die Hungerperiode beendet, isst man wieder »normal«, dann wird auf einmal alles besser ausgenutzt, es wird trotzdem noch immer weniger Energie verbraucht und die Fettzellen zeigen ein besonderes Bestreben, sich so rasch wie möglich wieder auf die ursprüngliche Größe zu füllen.

Einseitige Diäten ruinieren die Figur!

Durch einseitige, sehr strenge Diätformen erhöht sich das Risiko, dass man nicht richtig abnimmt. Man verliert zwar Körpergewicht und jeder Schritt auf die Waage bestätigt den Erfolg – aber abnehmen ist nicht gleich abnehmen.

Wenn man nicht Körperfett abnimmt, sondern Muskelmasse oder einfach Körperwasser ausschwemmt, wird man nach Beendigung der Diät wieder zunehmen. Vermehrt wird aber nun nicht Muskelmasse, sondern Fett! Dieses legt sich dann wieder an den Hüften ab und mit der Diät und dem entsprechenden Jo-Jo-Effekt wird die Figur unförmiger, sprich birnenförmiger. So können auch schlanke Frauen bei gleichbleibendem Gewicht immer »unförmiger« werden.

Zu wenig Eiweiß lässt Muskeln schwinden!

Nimmt man zu wenig Eiweiß auf, sodass der Organismus auf körpereigene Eiweißreserven zurückgreifen muss, wird Muskelmasse statt überflüssiger Fetteinlagerungen abgebaut. Untersuchungen zeigen, dass man bei einseitigen Fastenkuren bis zu 60 % an fettfreier Masse (= Muskelmasse und Körperwasser) abnimmt und der Anteil an Fett, das eingeschmolzen wird, nur bei 40 % liegt.

Nimmt man täglich 30 bis 55 g Eiweiß in Form von mageren Milchprodukten, Eiklar (Eiweiß), fettarmem Fleisch (Pute, Huhn ohne Haut) und Fisch zu sich, steigt der Anteil des abgenommenen Fettes auf 75 %, dabei gehen 21 % Körperwasser und nur mehr 4 % Muskelmasse, verloren.

Bewegung erhöht die Fettverbrennung

Ganz wichtig ist die Erhöhung der Fettverbrennung. Sind mehr Muskeln vorhanden, wird automatisch mehr Energie verbrannt. Zusätzlich erhöht ein Ausdauertraining die Fähigkeit zur Fettverbrennung. Untrainierte sollten mindestens dreimal pro Woche je 30 Minuten und Trainierte 60 Minuten trainieren.
Besonders günstig sind Sportarten, bei denen große Muskelmassen dynamisch eingesetzt werden, wie Radfahren, Walking oder Nordic Walking. Für die genaue Festsetzung der empfohlenen Trainingsintensität empfiehlt sich eine sportärztliche Untersuchung.

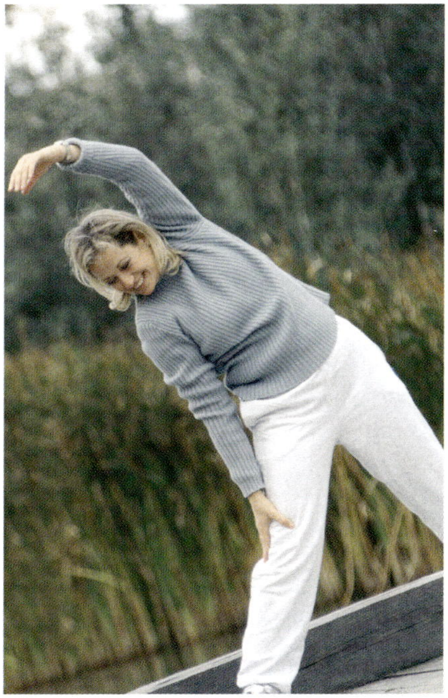

→ Diäten machen dick!

Wenn die Kilos nur so purzeln

Stolz berichten viele Frauen, wie viele Kilos sie doch innerhalb von einigen Tagen abgenommen haben. Sie rechnen sich nun genau aus, wie es dann in einem Monat ausschauen wird, vergessen dabei aber, dass es unmöglich ist, jede Woche zwei, drei oder mehr Kilos abzunehmen. Um 1 kg Körperfett abzubauen muss man ca. 7.000 kcal einsparen. Gehen wir einmal davon aus, dass man höchstens 2.000 kcal am Tag verbraucht: Isst man nur die Hälfte, spart man also 1.000 kcal pro Tag und in Summe 7.000 kcal in der Woche ein und kann damit höchstens 1 kg Körperfett reduzieren. Wer aber glaubt, er könne jede Woche 2 kg Fett abnehmen, dürfte demnach theoretisch nichts mehr essen. Trotzdem zeigt die Waage gerade am Anfang einer Diät besonders schöne Erfolge. Diese laut Waage abgenommenen Kilos sind aber nur zum kleinen Teil tatsächlich abgebautes Körperfett, sondern größtenteils Wasser und ein reduziertes Stuhlvolumen. Wer am Anfang einer Diät noch dazu den Darmtrakt durch Glaubersalz ordentlich entleert, bringt dadurch schon einiges weniger auf die Waage, hat jedoch leider kein Fett abgebaut.

→ Heißhunger ist der schlimmste Abnehm-Feind

Vorprogrammierte Heißhungerattacken!

Fassungslos haben wir schon oft Frauen zugehört, die uns erzählten, wie sie im Rahmen ihrer »Diätkarriere« Unmengen verbotene Lebensmittel in sich hineingestopft und so wieder einmal eine Diät erfolglos beendet haben. Unbändiger Heißhunger führte auch zu Albträumen. So berichteten Frauen, dass sie davon träumten, ganze Torten auf einmal zu verschlingen. Der Grund war immer der gleiche: All diesen Frauen wurden spezielle, für sie aber besonders beliebte Lebensmittel, verboten. Je mehr man sich kasteit, desto größer ist das Risiko, dass man ganz schrecklichen Heißhungerattacken ausgeliefert ist. Unkontrolliert werden dann unzählige Lebensmittel – einem Essanfall gleichkommend – in sich hineingeschlungen, mit dem Resultat, dass man einerseits seine Vorsätze wieder einmal nicht eingehalten hat, dass man dem Gefühl des absoluten Versagens ausgesetzt ist, dass man es wieder einmal nicht geschafft hat, wo es doch so »mühelos« und »leicht« sein könnte und dass man sich über sich selbst total ärgert.

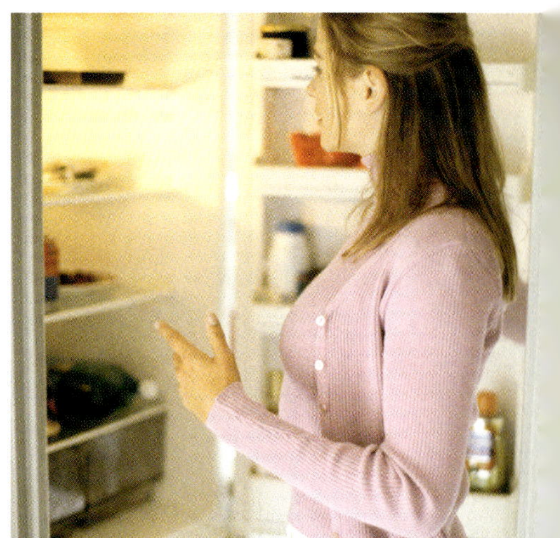

Spezielle Probleme beim Abnehmen

Abnehmen an den richtigen Stellen!

Immer wieder passiert es Frauen, dass sie am Oberkörper und im Gesicht abnehmen, aber die »lästigen Hüften« bleiben. Die Figur wird dadurch nur »birnenförmiger«.

Umso schlimmer wird die Situation, wenn das abgenommene Gewicht wieder zugenommen wird. Dieses Fett legt sich erneut um die Hüften an. So kann man mit jeder Diät, mit jeder Gewichtsabnahme auch wenn man normalgewichtig ist, immer birnenförmiger werden. Nur wenn Sie langsam abnehmen, das heißt durchschnittlich ein halbes Kilo pro Woche, werden auch die Reserven an den Hüften angegriffen – wieder ein Grund mehr, auf extrem einseitige Diäten zu verzichten.

Frauen nach der Menopause, bei denen sich die Fettverteilung in Richtung Bauchfett verschoben hat, können dies nur durch zusätzliches Muskeltraining in den Griff bekommen.

Fettdepots werden nicht nur in der Nähe von beanspruchter Muskulatur abgebaut. Prinzipiell ist es nicht möglich, durch spezielles Muskelkräftigungstraining nur in bestimmten Bereichen abzunehmen. Wer seine Bauchmuskeln trainiert, wird nicht das Fett im Bauch in Muskeln umwandeln, sondern ein Fettabbau geschieht immer unabhängig von der speziell trainierten Zone.

Es kann sogar vorkommen, dass wenn Sie regelmäßig Ihre Bauchmuskeln stärken und nicht abnehmen, der Bauchumfang etwas stärker, natürlich aber auch straffer wird.
Das gleiche gilt für Ausdauersportarten: Wer Rad fährt, nimmt nicht nur an den Oberschenkeln ab.

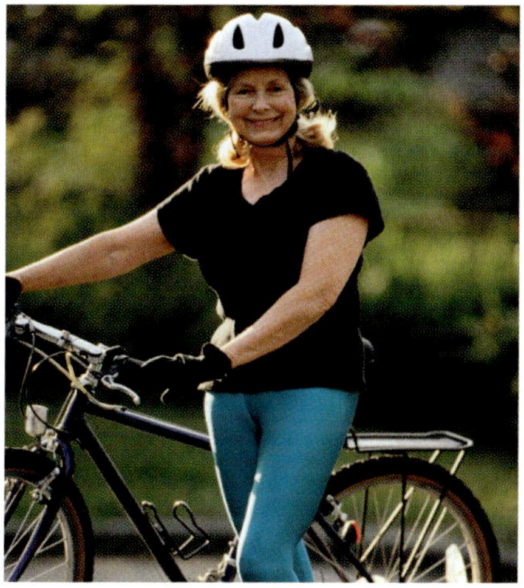

Das Gewicht wird weniger, aber der Körperfettanteil steigt

Das ist das Zeichen, dass falsch abgenommen wird. Sie essen wahrscheinlich zu wenig Eiweiß und verlieren somit Muskelmasse, die schwerer ist als Fettmasse.

Damit zeigt die Waage weniger an, aber der Körperfettanteil in kg nimmt nicht ab und dessen Prozentwert steigt sogar noch an.

→ Beim Abnehmen gelangen Botenstoffe ins Gehirn, die zum Essen animieren

Überprüfen Sie Ihren Eiweißkonsum. Essen Sie regelmäßig magere Milchprodukte (Topfen/Quark, Käse), Eiklar (Eiweiß) und fettarmes Fleisch wie Pute, Huhn ohne Haut und Fisch.

Das Gewicht verändert sich nicht, jedoch der Köperfettanteil sinkt

Wenn man weniger isst, zusätzlich Bewegung macht und somit Muskelmasse aufbaut, verändert sich nichts am Gewicht, sehr wohl jedoch in der Körperzusammensetzung.

→ Richtig abnehmen bedeutet das Körperfett zu reduzieren

Der Fettanteil sinkt, damit wird Körperfett reduziert und Muskelmasse vermehrt. Genau das ist richtig. Haben Sie noch etwas Geduld, es ist dann nur mehr eine Frage der Zeit, bis auch das Gewicht auf der Waage weniger wird.

Es dauert allerdings etwas, da mit jedem Gramm zusätzlicher Muskelmasse die 4fache Menge Wasser gespeichert wird, pro abgenommenem Gramm Fett aber nur die 0,5fache Menge.

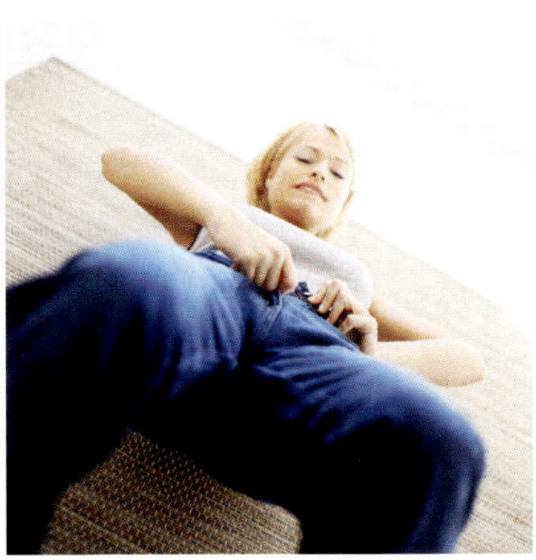

Tolle anfängliche Gewichtsreduktion und dann geht nichts mehr

Am Anfang, etwa die erste zehn Tage (= Initialphase) verliert man am meisten Gewicht. Achtung – dabei handelt es nicht nur um Fett.

Fett wird in dieser Zeit genauso schnell oder langsam abgebaut wie später. Die anfänglich hohe Gewichtsabnahme ist auf Wasserverluste und auf eine Reduktion des Stuhlvolumens zurückzuführen. Aus diesem Grund beginnen viele Diäten mit der Einnahme von Glaubersalz, dadurch wird der Darm entleert und man verliert so schon einige Kilos. Bedenken Sie immer: Um ein Kilo Körperfett abzubauen oder wieder zuzunehmen muss man insgesamt ca. 7.000 kcal einsparen oder zuführen.

Wenn das Gewicht steht

Ganz plötzlich kann es passieren, dass man – obwohl man überhaupt nichts ändert – einfach nicht mehr abnimmt. Das Gewicht steht! Diese Stehphasen können immer und jederzeit mit unterschiedlicher Länge auftreten. Lassen Sie sich dadurch aber auf keinen Fäll entmutigen. Hier gilt die Devise: Gönnen Sie ihrem Körper einfach eine Ruhepause vom Abnehmen. Achten Sie aber besonders darauf, dass das Gewicht nicht steigt. Genauso unerwartet wie eine Stehphase gekommen ist, kann sie auch wieder verschwinden. Sie werden sehen: Sie essen nichts anderes, aber glücklicherweise nehmen Sie auf einmal wieder ab. Also bewahren Sie Ruhe und werfen Sie die Flinte nicht ins Korn!

Wenn Hungergefühle quälend werden

Wenn Sie abnehmen, reduziert sich das Fett in den Fettzellen. Diese werden langsam kleiner.

Ab einer gewissen Größe beginnen sie aber, sich ganz beträchtlich zu wehren. Sie wollen einfach nicht mehr kleiner werden und signalisieren dem Gehirn über Botenstoffe Hunger. Im wahrsten Sinne des Wortes schreit jede Fettzelle »Hunger, Hunger!«. Verbunden ist dieses Hungergefühl mit spezieller Lust auf besonders energiereiche Speisen. Wenn sich Ihr Körper so gegen das Abnehmen wehrt, dann legen Sie eine Pause ein. Genauso, wie wenn Sie eine Stehphase haben, stabilisieren Sie Ihr bis jetzt abgenommenes Gewicht. Machen Sie mehr Bewegung, damit ändert sich die Lust auf spezielle Speisen.

→ In Stehphasen nur nicht aufgeben!

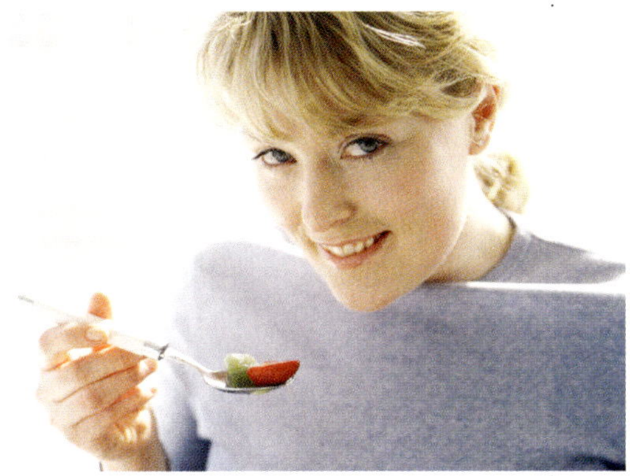

→ Mit einfachen Tricks schon beim Einkaufen die »Fettfalle« entschärfen

Austauschtabelle beim Einkaufen und Essen

Herkömmliche Speise / Lebensmittel	Wird ausgetauscht durch	Begründung
Vollmilch	Magermilch	Weniger Fett
Weißbrot	Vollkornbrot	Mehr Ballaststoffe
Semmel	Grahamweckerl	Mehr Ballaststoffe
Käsesorten mit über 30 % F. i. T. (Emmentaler, Gouda, Tilsitter),	Magerkäse (Bierkäse, Hüttenkäse, Quargel, Käse mit 10 – 15 % F. i. T.)	Weniger Fett
Fruchtjogurt, gesüßt	Magerjogurt mit Obst	Weniger Fett, weniger Zucker
Fruchtjogurt	Magerjogurt	Weniger Fett
Pommes frites, Bratkartoffeln, Kartoffelpuffer, Kroketten	Gekochte Kartoffeln, Kartoffelpüree, Folienkartoffeln, Kartoffelknödel (Klöße) ohne Ei	Weniger Fett
Sauermilch	Buttermilch	Weniger Fett
Sahnetorten	Biskuitroulade, Kardinalschnitte	Weniger Fett
Pasteten	Fettarme Aufstriche	Weniger Fett
Frischkäse mit Doppelrahmstufe	Frischkäse mit Einfachrahmstufe	Weniger Fett
Cremeeis	Fruchteis	Weniger Fett
Eis	Sorbet	Weniger Fett, weniger Zucker
Tiramisu	Fruchtsalat	Weniger Fett, weniger Zucker
Mousse au Chocolat	Schokopudding aus Magermilch	Weniger Fett
Limonade, Eistee	Mineralwasser	Weniger Zucker
Gemüse gebacken, Gemüse in Sahnesoße	Gemüse natur	Weniger Fett
Cremesuppen	Gemüsesuppen klar	Weniger Fett
Butter	Jogurtbutter	Weniger Fett
Backhuhn	Grillhuhn	Weniger Fett
Fettreiche Wurstsorten (Salami, Kantwurst)	Magere Wurstsorten (Krakauer, Putenwurst)	Weniger Fett
Croissant	Kipferl	Weniger Fett
Müsli gesüßt	Müsli ungesüßt	Weniger Zucker
Kekse	Reiswaffeln ungesüßt	Weniger Fett, weniger Zucker
Mayonnaise	Senf	Weniger Fett
Rahmdressing	Jogurtdressing	Weniger Fett
Kartoffelchips	Salzstangen	Weniger Fett

Herkömmliche Speise / Lebensmittel	Wird ausgetauscht durch	Begründung
Ham and Eggs, Speck mit Ei, Spiegelei, Omeletten, Pfannkuchen, Eierspeise	Weiches Ei	Weniger Fett
Tunfisch in Öl	Tunfisch natur	Weniger Fett
Spagetti Carbonara, Spagetti all` olio	Spagetti mit Tomatensoße	Weniger Fett
Wiener Schnitzel	Naturschnitzel	Weniger Fett
Kaffee mit Schlagsahne	Cappuccino mit Milchschaum	Wenige Fett
Panierter Fisch	Gegrillter Fisch	Weniger Fett
Eisbecher	Gefrorenes Jogurt mit Früchten	Weniger Fett
Schokolade	Schokopudding aus Magermilch, Schoko-Soja-Dessert	Weniger Fett, weniger Zucker
Butterbrot	Brot mit Quarkaufstrich	Weniger Fett
Leberkäsesemmel	Weckerl mit Putenwurst	Weniger Fett
Käsekrainer	Frankfurter (Wiener)	Weniger Fett
Big Mac	Hamburger oder Cheeseburger	Weniger Fett
Salamipizza	Pizza Margherita	Weniger Fett
Fruchtnektar	Verdünnter Fruchtsaft	Weniger Zucker
Kartoffelsalat mit Mayonnaise	Kartoffelsalat ohne Mayonnaise	Weniger Fett
Kaffee / Tee mit Zucker	Kaffee / Tee ohne Zucker	Weniger Zucker
Instant-Tee	Tee ohne Zucker	Weniger Zucker
Käsegebäck	Salzstangen	Weniger Fett
Lasagne mit Fleisch	Gemüselasagne	Weniger Fett, mehr Schutzstoffe
Nougatknödel (-klöße)	Obstknödel (-klöße)	Weniger Zucker, weniger Fett, mehr Schutzstoffe
Liptauer, Gorgonzola-aufstrich, Schmalz	Quarkaufstrich	Weniger Fett, mehr Kalzium
Backhühnchensalat	Salat mit Putenstreifen	Weniger Fett
Spare Ribs	Steak	Weniger Fett
Schokolade- oder Eispalatschinken (-pfannkuchen)	Marmeladepalatschinken (-pfannkuchen)	Weniger Fett, weniger Zucker
Heiße Liebe	Früchtebecher	Weniger Fett, weniger Zucker, mehr Schutzstoffe
Cocktails	Sekt, Champagner	Weniger Zucker, weniger Fett
Viertel Wein	Gespritzter, Schorle	Weniger Alkohol

→ **Auch im Restaurant fettreiche Menüs durch fettarme ersetzen – und trotzdem genießen**

→ Es geht nicht um Verzicht, sondern um Genuss ohne Reue!

Herkömmliche Speise / Lebensmittel	Wird ausgetauscht durch	Begründung
Irish Coffee	Cappuccino	Weniger Alkohol, weniger Fett
Germknödel	Zwetschkenknödel	Weniger Fett, mehr Schutzstoffe
Schnellkochreis	Basmati, Wild- oder Vollkornreis	Mehr Ballaststoffe
Schokoriegel	Obst	Weniger Fett, weniger Zucker, mehr Schutzstoffe
Knabbergebäck	Gemüsesticks mit Jogurtdip	Weniger Fett, mehr Schutzstoffe
Konfekt	Trockenfrüchte	Weniger Fett, mehr Mineralstoffe
Moussaka	Fleischspieße	Weniger Fett
Gebackenes Obst	Fruchtsalat	Weniger Fett
Schweinebraten	Gebratene Putenbrust	Weniger Fett
Leberknödel	Grießnockerl	Weniger Fett
Furchtkonserven gezuckert	Fruchtsalat	Weniger Zucker, mehr Schutzstoffe
Faschierte Laibchen (Frikadellen)	Soja-Laibchen	Weniger Fett, mehr Schutzstoffe
Gabelbissen	Gemüse in Aspik	Weniger Fett
Sahnesoßen	Jogurtsoßen	Weniger Fett
Speck	Schinken	Weniger Fett
Speckfisolen (-bohnen)	Gemüse natur	Weniger Fett
Butterreis	Curryreis	Weniger Fett
Salamibrot	Schinkenbrot	Weniger Fett
Vanillekrapfen	Marmeladekrapfen	Weniger Zucker
Erdnüsse, Pistazien geröstet	Popcorn	Weniger Fett
Marmelade	Püriertes Fruchtmus	Weniger Zucker
Blätterteig- und Plunderteiggebäck	Obstschnitte aus Biskuitteig	Weniger Fett

Austauschtipps beim Kochen

Herkömmliche Zutaten	Wird ausgetauscht durch	Begründung
Schlagsahne, Rahm	Abgetropftes Magerjogurt	Weniger Fett, mehr Kalzium
Butter für Aufstriche, Aufläufe, Torten, Kuchen	Magertopfen (-quark)	Weniger Fett, mehr Kalzium
Eidotter (Eigelb)	1 EL Sojamehl und 1 EL Wasser	Weniger Fett, weniger Cholesterin
Parmesan	Bierkäse	Weniger Fett
Weißmehl	Vollkornmehl	Mehr Ballaststoffe
Fettreiche Fleischsorten	Magere Fleischsorten	Weniger Fett
Gemischtes Hackfleisch	Gehacktes Puten- oder Kalbfleisch	Weniger Fett
Zucker	Fruchtmus	Weniger Zucker

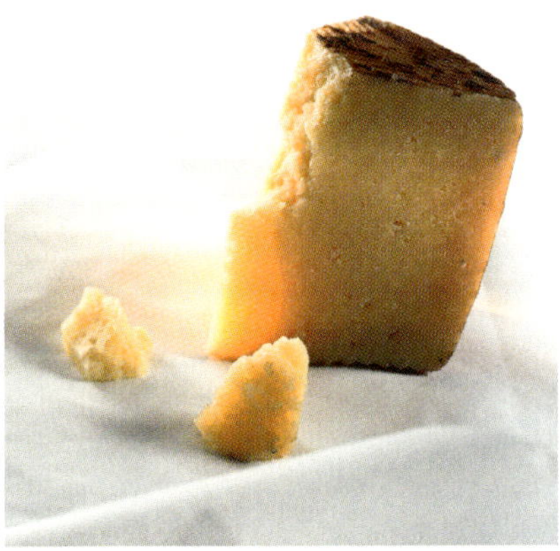

→ Rezepte durch Austausch von Zutaten »entfetten«

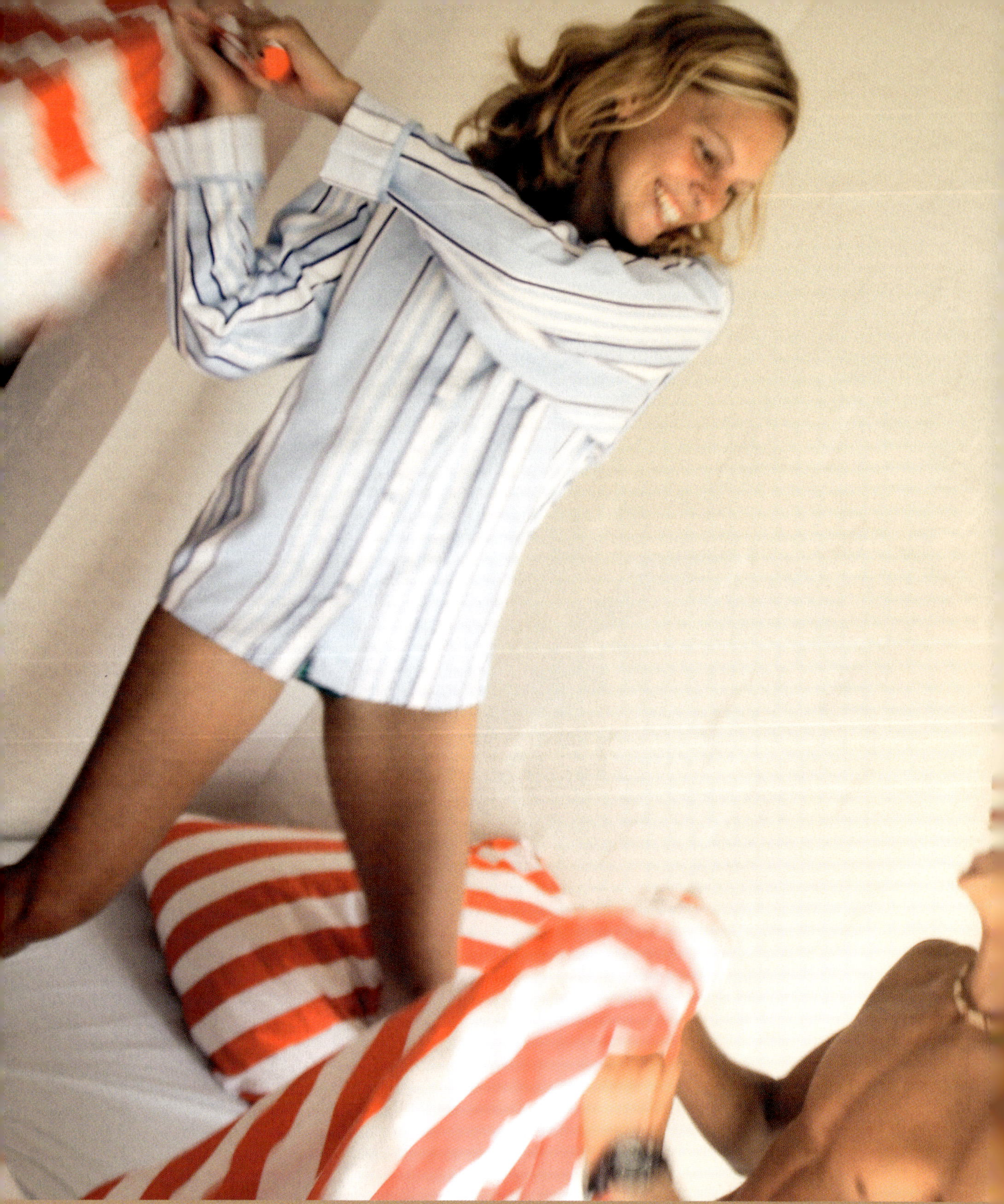

Alles über Menstruation, Verhütung und das erste Mal beim Gynäkologen/bei der Gynäkologin

Hier erfahren Sie das Wie und Warum der gynäkologischen Untersuchungen, damit Sie gut vorbereitet sind.

Das Wissen rund um den weiblichen Zyklus hilft, die körperlichen Veränderungen zu verstehen und die richtige Verhütungsmethode zu finden.

Das erste Mal

Wann soll man das erste Mal zum Frauenarzt/zur Frauenärztin gehen und warum?

→ Spätestens mit 16 oder 17 Jahren erstmals zur Frauenärztin

Eine schwierig zu beantwortende Frage. Mütter würden Folgendes antworten: »Mit Beginn der Regel, bei Eintritt der Pubertät, wenn der erste Freund zu einem Thema wird, bei Beschwerden, wenn die Regel nicht kommt«.

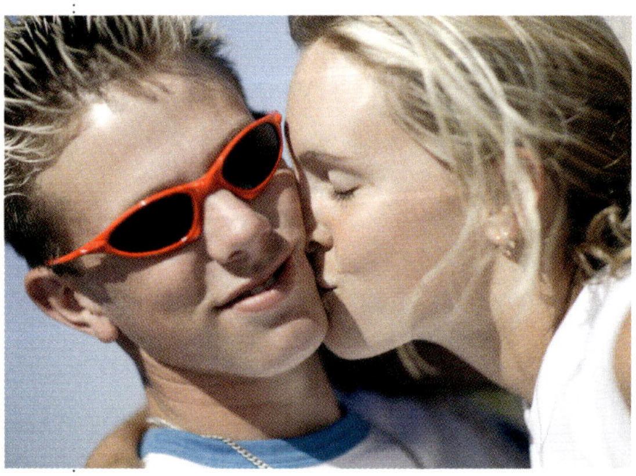

»Zur Beratung, Verschreibung der Pille, wenn ich Beschwerden habe, ich mich nicht auskenne, so spät wie möglich, aber spätestens mit 18 Jahren« ist die Meinung der Töchter.
Warum mit 18? »Da bin ich alt genug und eigenverantwortlich«. Mädchen gehen das erste Mal lieber in Begleitung der Freundin oder des Freundes und dann fast ausschließlich zu einer Frauenärztin; selten mit der Mutter im Schlepptau und fast nie zum Frauenarzt der Mutter männlichen Geschlechts.

Wann der ideale Zeitpunkt für den ersten Kontakt mit dem Frauenarzt sein wird, ist individuell zu entscheiden. Eine Möglichkeit wäre, »aus Neugierde mitzugehen«, wenn die Mutter zu einer Routinekontrolle den Frauenarzt besucht. Das Wort »Besuch« ist absichtlich gewählt, da das Mädchen mitgeht, die Umgebung, die Ärztin oder den Arzt kennen lernt, den Untersuchungsablauf aus einer unbeteiligten Distanz beobachten kann, aber selbst nicht betroffen ist. Sie kann sich aus einer für sie »sicheren Position« alles anschauen, aus dem Reaktionsmuster der Mutter die Situation als »ungefährlich« für sich einschätzen und unbefangen Fragen stellen. Somit kann dem Mädchen die Scheu vor der ersten Untersuchung genommen werden, da sie die Untersuchungssituation bereits kennt.

In einem spielerisch angelegten Frage- und Antwortspiel, das zwischen Mutter und Frauenärztin abläuft, wird sie zunehmend einbezogen, nach ihrer eigenen Befindlichkeit gefragt und eingeladen, auch das nächste Mal wieder mitzukommen.

Das Gespräch kann Informationen über die erste Monatsblutung, das »Frauwerden« und den Untersuchungsablauf zum Inhalt haben. Mit Hilfe von Zeichnungen oder einem gynäkologischen Modell, das nahezu jeder Frauenarzt besitzt, kann alles leicht und verständlich erklärt werden. Dann ist das Auftreten der ersten Menstruation nicht mit Angst verbunden, sondern im Gegenteil ein oft schon ersehnter Zeitpunkt für Mädchen.

Dieses Konzept funktioniert aber nur ab dem 3. – 4. Lebensjahr bis zum Eintritt der Pubertät. Mit Beginn der Pubertät ist bekanntlich alles anders. Viele Mädchen schämen sich für ihren Körper, für ihre Regel und wissen vor allem nicht, wen sie über all das Neue, unbekannte Etwas in ihrem Bauch mit Schmetterlingen befragen sollen. Nur nicht die Mutter fragen, da schon eher die Großmutter, die Tante oder noch besser eine ältere Freundin aus der Nachbarschaft, manchmal eine Vertrauenslehrerin oder gar das Internet?

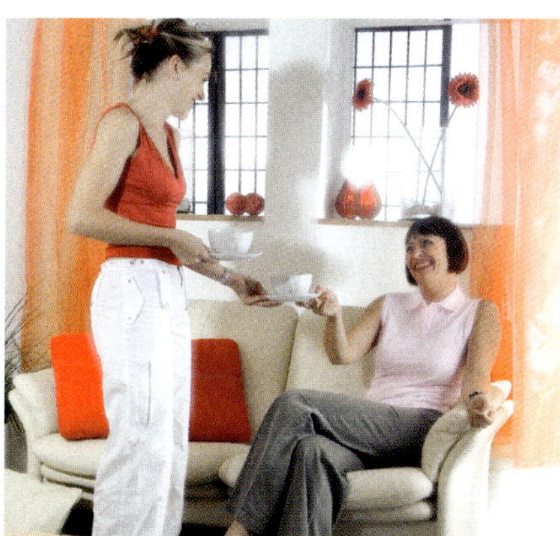

Alle Antworten sind gut und richtig. Wichtig ist, dass nichts gegen den Willen des Kindes, Mädchens, der jungen Frau erfolgt, nicht hinter ihrem Rücken und nicht unter Zwang.

Die erste gynäkologische Untersuchung sollte spätestens im Alter von 16 oder 17 Jahren erfolgen. Zu diesem Zeitpunkt soll überprüft werden, ob sich Gebärmutter und Eierstöcke sowie die Brust normal entwickelt haben, ob die Monatsblutung eingetreten und die Behaarung normal weiblich ist. Eine erste Untersuchung hat die Aufgabe, das Mädchen und deren Eltern zu beruhigen und zu zeigen, dass mit dem Körper alles in Ordnung ist.

→ In der Pubertät sensibel mit den Gefühlen der Mädchen umgehen

Wie funktioniert eine gynäkologische Untersuchung?

Ablauf:

Nach Begrüßung der Patientin nimmt diese zur Besprechung Platz und wird zur allgemeinmedizinischen und speziellen gynäkologischen Vorgeschichte befragt.

Fragen nach möglicher familiärer Belastung:

Gibt es in der Familie irgendwelche Stoffwechselkrankheiten wie Zuckerkrankheit, Leber-Nieren-Erkrankungen,

Bluthochdruck, Herz- und Kreislauferkrankungen, Fehlbildungen, genetische Leiden oder tritt eine bösartige Erkrankung gehäuft auf – wenn ja, welche Krebserkrankung?

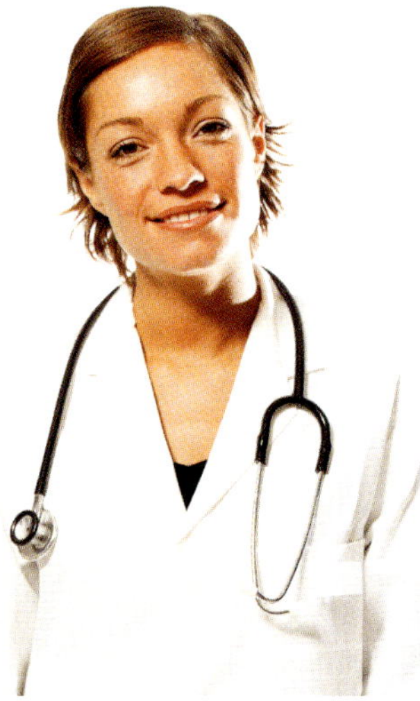

→ Genaue Informationen sind Grundlage der Untersuchung

Fragen nach der Menstruation:

Wie alt waren Sie bei der ersten Regel? Wann war der erste Tag der letzten Regel? Darum bitte einen Zykluskalender führen! Kommt die Blutung regelmäßig?

Haben Sie am 1. oder 2. Zyklustag Schmerzen? Wie stark bluten Sie – wie oft müssen Sie die Vorlage, den Tampon wechseln?

Fragen nach der Fertilität (Fruchtbarkeit):

Waren Sie schon einmal schwanger?

Haben Sie Kinder? Wenn ja, wie viele? Wie waren die Geburten – unauffällige normale Geburt oder haben Sie eine Unterstützung durch eine Saugglocke oder Zange benötigt?
Hatten Sie einen Kaiserschnitt – wenn ja, warum? (zu großes Kind, Kind lag falsch, Wunschkaiserschnitt)

Hatten sie schon einmal eine Eileiterschwangerschaft?

Fragen nach gynäkologischen Erkrankungen:

Haben Sie schon einmal eine Eierstock- Gebärmutter- oder Blasenentzündung erlitten und mussten mittels Antibiotika behandelt werden?

Wurden Sie schon einmal im Unterleib operiert – wurden Blinddarm-, Zysten-, Eileiter-, Myomoperation, Bauchspiegelung, Konisation oder Kürettage, Kaiserschnitt durchgeführt (siehe Seite 303ff., 388ff.)?

Diese Frage kann Auskunft über mögliche Verwachsungen geben, die auch Unterbauchbeschwerden verursachen können.

Fragen nach der Kontrazeption – Wie verhüten Sie?

Nachdem sich Ihr Arzt ein allgemeines Bild über Sie machen konnte und Sie sich durch die Fragen und Antworten gegenseitig schon ein bisschen kennen gelernt haben, erfolgt nun die eigentliche Untersuchung – am besten mit leerer Harnblase, da eine volle Blase bei der Untersuchung unangenehm ist und nur stört.

Der Harn kann in einem Becher beiseite gestellt werden, vielleicht benötigt man ihn später zur Schwangerschaftsdiagnostik oder zum Ausschluss einer Blasenentzündung.

In einer Kabine oder hinter einem Paravent wird die Patientin aufgefordert, den Unterleib frei zu machen. Danach nimmt sie so bequem wie möglich auf dem gynäkologischen Stuhl Platz. In halbsitzender Position wird bei leicht gespreizten Beinen vorerst das äußere Genitale begutachtet.

Eine übermäßige Schambehaarung mit Übergreifen auf die Oberschenkelinnenseiten kann auf eine vermehrte Produktion von männlichen Hormonen hinweisen. Dabei kann auch die Klitoris, der Kitzler, vergrößert sein.

Neben einer Überproduktion von männlichen Hormonen kann dahinter ein vererbter Enzymdefekt – das AGS (»Adrenogenitales Syndrom«) stehen, die Patientin sollte einer Spezialambulanz zur weiteren Abklärung zugewiesen werden.

Mit den behandschuhten Fingern des Untersuchers werden anschließend die Schamlippen leicht auseinander gezogen und der Scheideneingang, das Hymen (Jungfernhäutchen) oder Reste davon sowie der Harnröhrenausgang beurteilt.

Eine Rötung der Schleimhaut, Kratzspuren und vermehrter Scheidenausfluss deuten auf eine juckende Infektion hin (siehe Seite 264ff.).

→ Offene Kommunikation schafft Vertrauen

Während jeder Phase der Untersuchung erleichtert eine offene Kommunikation von beiden Seiten die Untersuchung. »Alles ist in Ordnung, keinerlei Auffälligkeiten sichtbar.« »Ich sehe bei Ihnen im Bereich des Scheideneinganges kleine Schleimhautwucherungen – es handelt sich möglicherweise um harmlose Viruswarzen, diese sind leicht behandelbar« oder »ich empfehle doch eine operative Abklärung, es handelt sich um einen kleinen Eingriff.« »Als nächsten Schritt möchte ich bei Ihnen den Gebärmuttermund begutachten.«

Durch Informationen schon während der Untersuchung weiß die Patientin, was der Untersucher gerade durchführt oder sich anschaut, kann somit dem Ablauf folgen und Fragen stellen.

Krebsabstrich

Mit Hilfe eines vorgewärmten vorderen und hinteren Blattes oder eines Entenschnabelspekulums werden die Wände der Scheide sanft entfaltet und der Muttermund kann eingestellt werden.

→ Der PAP-Test ist für die Früherkennung immens wichtig

Damit diese Instrumente leicht eingeführt werden können, werden sie vorher mit warmem Wasser oder einem Gleitmittel benetzt. Mit einem kleinen Bürstchen oder einer Metallöse werden die oberflächlichen Zellen vom Muttermund und vom Muttermundkanal abgenommen und auf ein Glasplättchen aufgestrichen. Danach werden diese Zellen für die weitere Diagnostik in einem histologischen Labor fixiert.

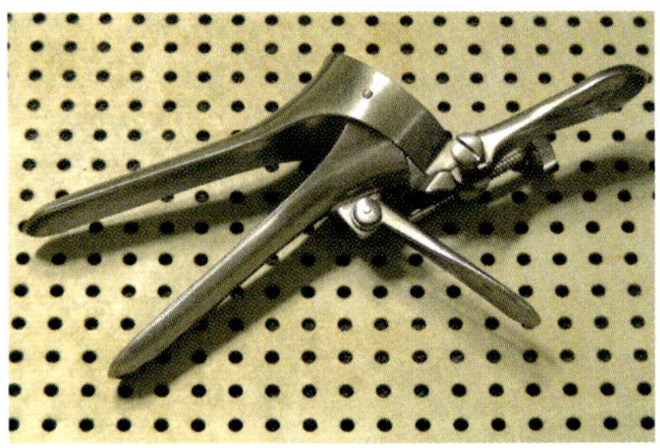

Entenschnabelspekulum

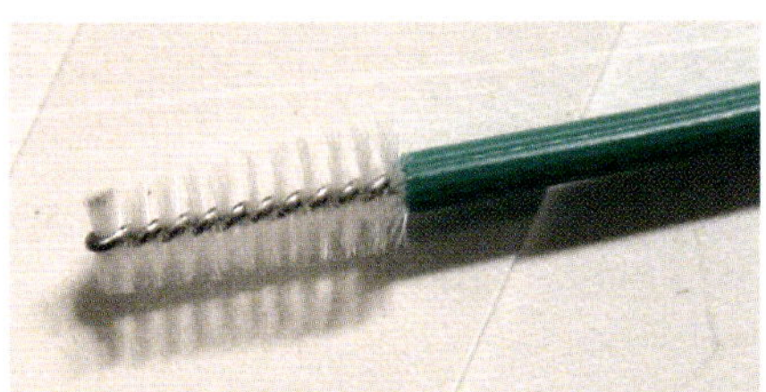

Bürstchen für den PAP-Abstrich.

Um den Muttermund für den Krebsabstrich ideal einstellen zu können, werden so genannte »gynäkologische Spiegel« oder »Untersuchungsblätter« verwendet.

»PAP Test« – Der gynäkologische Abstrich

Der gynäkologische Abstrich dient der Erkennung von Zellveränderungen am Muttermund, der »Zervix«. An dieser Stelle stoßen die unterschiedlichen Oberflächengewebe von Scheide und Gebärmutter aneinander – das ist eine besonders empfindliche und krankheitsanfällige Zone. Entzündungen, Geschwüre, Polypen bis hin zum gefürchteten Gebärmutterhalskrebs können hier entstehen. Mit Hilfe des regelmäßig alle 12 Monate durchgeführten Abstrichs können Veränderungen am Muttermund rechtzeitig erkannt werden. PAP ist die Abkürzung für Papanicolaou, das ist der Name des Arztes, der die Untersuchungs- und Färbetechnik für diese Muttermundzellen entwickelt hat.

Beim Zurückziehen der Spatel wird die Patientin zum leichten Pressen aufgefordert. So kann ein Tiefertreten der Vaginalwände, die Senkung, erkannt werden. Durch gezielte Beckenbodengymnastik kann der Senkung vorgebeugt beziehungsweise wenn sie schon vorhanden ist, der Beckenboden gekräftigt werden.

Nach dem Abstrich wird die Untersuchungsspatel in ein bereitgestelltes Desinfektionsbad eingelegt und nach Ordinationsende sterilisiert und so keimfrei gemacht. Jetzt folgt die Untersuchung der inneren Genitale mit beiden Händen. Das heißt, man führt vorerst einen, dann eventuell einen zweiten Finger in

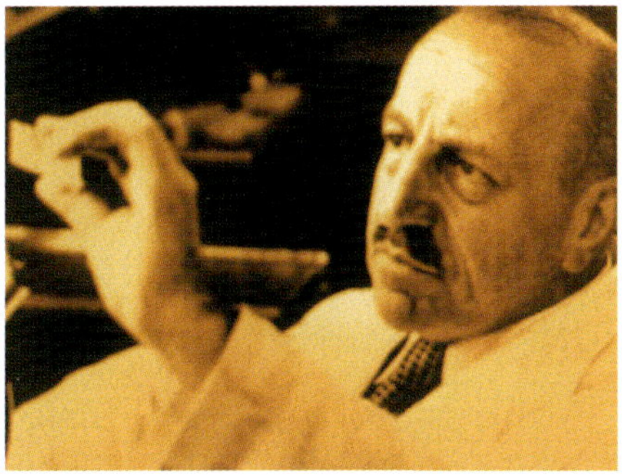

Papanicolaou (1883 – 1962) hat den Krebsabstrich eingeführt – nach ihm »Pap« benannt.

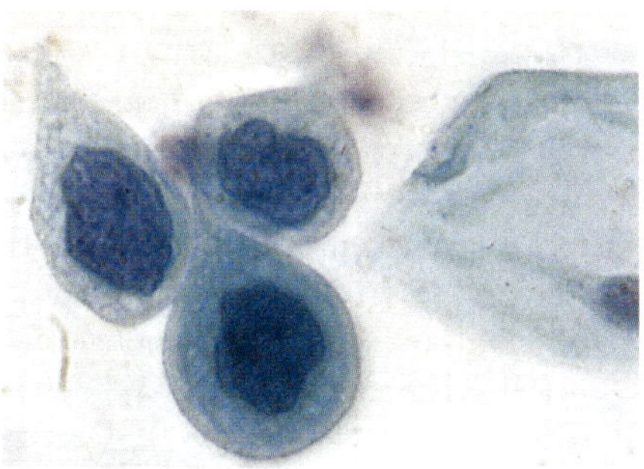

Die gefärbten Zellen aus dem Abstrich werden unter dem Mikroskop beurteilt.

die Scheide ein, tastet den Muttermund ab, hebt anschließend, indem man mit einem Finger hinter den Muttermund fährt, den Gebärmutterkörper Richtung Bauchdecke hoch und verwendet jetzt die zweite Hand zum Abtasten der Gebärmutter und der Eierstockgegend von außen. So kann man die Größe, Lage, Form, Beweglichkeit, Konsistenz und eventuell vorhandene Tumore wie Myomknoten der Gebärmutter ertasten. Die Gebärmutter hat die Form einer auf den Kopf gestellten Birne und ist annähernd so groß wie eine Damenfaust. Die Eierstöcke und Eileiter sind bei gesunden Frauen weder tastbar noch schmerzen sie. Ist der Eierstock allerdings durch eine Zyste vergrößert oder liegt eine Eierstockentzündung vor, fällt der Tastbefund positiv aus. »Ich taste einen elastischen Widerstand von ca. Marillengröße«.

→ Auch der Tastbefund liefert wertvolle Rückschlüsse

Ab dem 45. Lebensjahr komplettiert man die gynäkologische Untersuchung noch mit einer rektalen Abtastung des Enddarms. Auf Fingerlänge (5 – 6 cm) können somit Veränderungen der Rektalschleimhaut erkannt werden.

Die Ultraschalluntersuchung durch die Bauchdecke wird vor allem in der Schwangerenbetreuung gewählt.

Um die Gebärmutterschleimhaut und den Eierstockbereich beidseits besser beurteilen zu können, führt man noch zusätzlich eine Vaginosonographie durch. Das ist eine spezielle Ultraschalluntersuchung, bei der ein Sondenstab mit ca. 1,5 cm Durchmesser in die Scheide eingeführt wird. Aus hygienischen Gründen wird für jede Patientin eine neue Schutzhülle über die Sonde gezogen.

Verwendet man zur weiteren Ultraschalluntersuchung den Abdominal-Schallkopf – das ist der Ultraschall durch die Bauchdecke – reicht die Desinfektion mit einem Spezialmittel.

→ Mit der Brustuntersuchung wird der Check komplettiert

Fast geschafft – es fehlt nur mehr die Brustuntersuchung. Diese wird zuerst mit neben dem Körper herabhängenden, dann mit erhobenen Armen durchgeführt. So kann das Brustdrüsengewebe abschnittweise in 4 Sektoren (Quadranten) geteilt exakt abgetastet werden.

Man achtet auf Hautveränderungen, Einziehungen, Dellen und auf druckschmerzhafte Stellen im Drüsengewebe und in den Achseln. Zu allerletzt wird die Brustwarze begutachtet – tritt bei leichter Massage eine Flüssigkeit aus, wird diese auf einen Glasträger aufgebracht und weiter histologisch untersucht.

Klare oder weißliche Sekretion auf beiden Seiten ist unauffällig und höchstwahrscheinlich Milch. Einseitige blutige, eitrige Sekretion ist auffällig und bedarf einer weiteren Abklärung.

Fragen, die sich durch die Untersuchung ergeben haben, werden noch besprochen.

Endlich fertig – »alles ist in Ordnung und unauffällig«. – Ein tolles Gefühl!

Monatshygiene / Intimhygiene

Tampons, Binden, Vorlagen oder Watte?

Welche Monatshygiene verwendet wird ist gleichgültig, man sollte sich wohl fühlen und die für sich passende Methode finden.
Bei den Tampons gibt es verschiedene Größen bis hin zu ganz kleinen »Minitampons«. Diese können auch von jungen Mädchen, die noch keinen Geschlechtsverkehr gehabt haben, verwendet werden. Das Jungfernhäutchen (Hymen) hat eine kleine Öffnung, durch die das Menstruationsblut austritt.

Das Jungfernhäutchen ist so dehnbar, dass kleine Tampons eingeführt und wieder entfernt werden können, ohne es zu verletzen oder sich selbst zu »entjungfern«.

Wichtig beim Einführen des Tampons ist es, darauf zu achten, dass der Faden sichtbar ist oder ertastbar bleibt. Manchmal ist es schwierig, selten auch unmöglich, den Tampon wieder selbst zu entfernen. Dann ist es besser, man sucht den Frauenarzt auf, damit der Tampon entfernt werden kann.

Gleiches gilt auch für einen so genannten »vergessenen Tampon« – man ertastet keinen Faden, ist sich aber nicht sicher, ob man den Tampon schon entfernt hat. Dann ist es auf jeden Fall besser »nachschauen zu lassen«, da ein vergessener Tampon eine massive Scheideninfektion mit möglicher Eierstockinfektion verursachen kann. Ein stark übel riechender Ausfluss, der durch Bakterien bedingt ist, ist das erste Anzeichen – in diesem Fall ist umgehend einen Frauenarzt aufzusuchen!

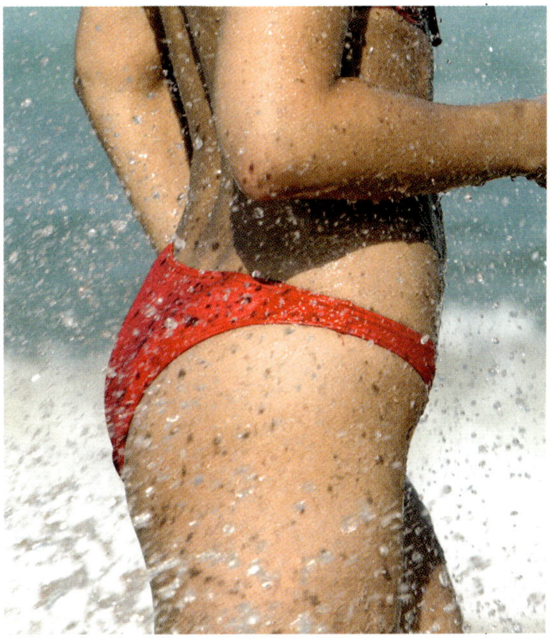

Tampons sollten spätestens alle 4 – 6 Stunden gewechselt werden, maximal jedoch 12 Stunden – z. B. über Nacht – belassen werden, da Menstruationsblut den idealen Nährboden für Infektionen darstellt.

→ Minitampons sind auch vor dem ersten Verkehr anwendbar

→ Das wichtigste bei der Monatshygiene: Man muss sich wohl fühlen!

Es ist auch wichtig, dass sie nicht zu oft gewechselt werden: Tampons entziehen der Scheide Feuchtigkeit, es kommt zur Hautreizung und das Einführen eines neuen Tampons ist dann zu schmerzhaft und gelingt kaum.

Abhilfe schaffen in diesen Fällen Applikatoren, das sind Einführhilfen, glatte Papierhülsen, in denen der raue Tampon eingebracht ist und so ohne Beschwerden leicht in die Scheide vorgeschoben werden kann.

Slipeinlagen oder dünne Binden eignen sich gut als zusätzlicher Schutz oder alleine verwendet für die »leichten Tage«. Aber Achtung: Oft sind Duftstoffe beigefügt, die Allergien auslösen können. Tritt ein Jucken oder Brennen auf, bitte die Marke wechseln und ab jetzt lieber unparfümierte Produkte verwenden. Die beste und billigste Intimpflege: regelmäßiges Waschen mit Wasser!

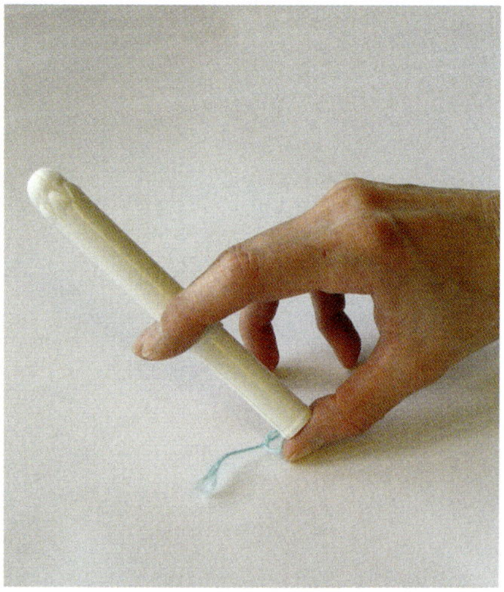

Tamponapplikator

Die Menstruation

Sie wird auch als Periode, Mens oder Regelblutung bezeichnet und beginnt zwischen dem 12. und 15. Lebensjahr. Die erste Blutung wird als »Menarche« bezeichnet. Setzt Sie früher ein, so spricht man von Frühmenarche, bei späterem Eintreten von Spätmenarche. Die menstruelle Blutung ist das äußere Zeichen eines im Körper ablaufenden

Mein Menstruationskalender

✖ besonders starke Blutung
✔ schwache Blutung
SZ – Schmierblutung/Zwischenblutung

Jänner	Februar
1 SZ	1
2 SZ	2 ✔
3	3 ✔
4	4 ✖
5	5 ✖
6	6 ✖
7 ✔	7 ✖
8 ✔	8 ✖
9 ✖	9 ✖
10 ✖	10 ✔
11 ✖	11
12 ✖	12
13	13
14	14
15	15
16	16
17	17

Zyklus. Die Zykluslänge ist das Intervall zwischen zwei Regelblutungen und beginnt am 1. Blutungstag. Die Menstruation besteht aus Gebärmutterschleimhautteilen, die sich während des »Zyklus« aufbauen und danach blutig abgestoßen werden. Die gesamte Menstruation dauert 3 – 7 Tage, dabei beträgt der Blutverlust normalerweise insgesamt ca. 30 ml. Das Blutungsmaximum wird meist am 2. Tag erreicht. Eine reguläre, ohne Beschwerden verlaufende menstruelle Blutung wird als »Eumenorrhö« bezeichnet (wie die Sexualhormone zusammenspielen, damit es zur Blutung kommt, lesen Sie auf Seite 219ff.).

Zu lang, zu schmerzhaft ...

Der Gynäkologe beginnt mit der genauen Erhebung. Diese sollte auch die gesamte Entwicklung, die Pubertätsperiode, das spätere Zyklusverhalten, die Familiengeschichte, eventuelle Erbleiden, Stoffwechselerkrankungen sowie die familiäre Neigung zu Fehlgewichtigkeit (Über- und Untergewicht) beinhalten. Danach erfolgt eine gynäkologische Untersuchung zum Ausschluss möglicher anatomischer Veränderungen oder genitaler Fehlbildungen sowie eine Ganzkörperinspektion, da Gewicht, Körperproportionen, Behaarung, Entwicklungszustand der Sexualmerkmale, geistige Entwicklung und psychische Faktoren wesentlich zur Ursachenforschung und Erstellung der Diagnose beitragen können.

Menstruationskalender

Die Verschiedenheit der Blutungsanomalien (siehe Seite 340ff.) zeigt, wie wichtig eine genaue Beschreibung der jeweiligen Blutungsbeschwerden ist. Häufig ist es sogar erforderlich, dass die Patientinnen einige Monate lang Blutungshäufigkeit, Blutungsstärke, Schmerzen, Zwischenblutungen und Eisprung genau in speziellen gynäkologischen Kalendern notieren.

Der normale Monatszyklus

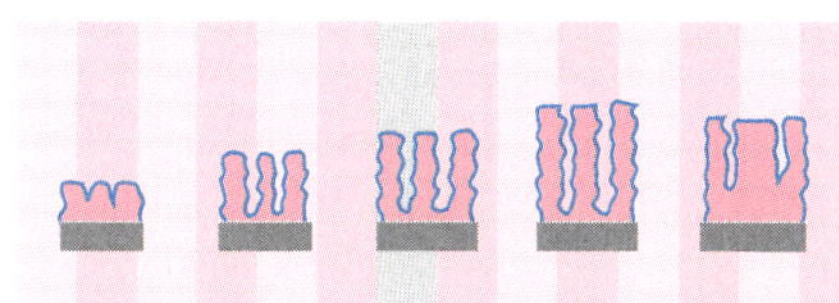

Endometrium –
Schleimhaut baut sich auf und blutet ab.

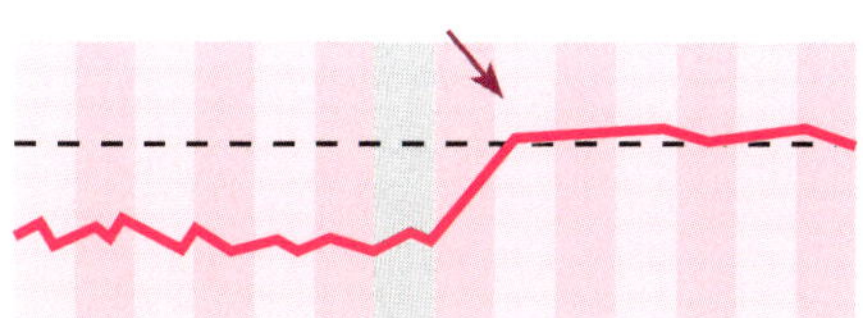

Basaltemperatur. Ab dem Eisprung steigt die Körpertemperatur an.

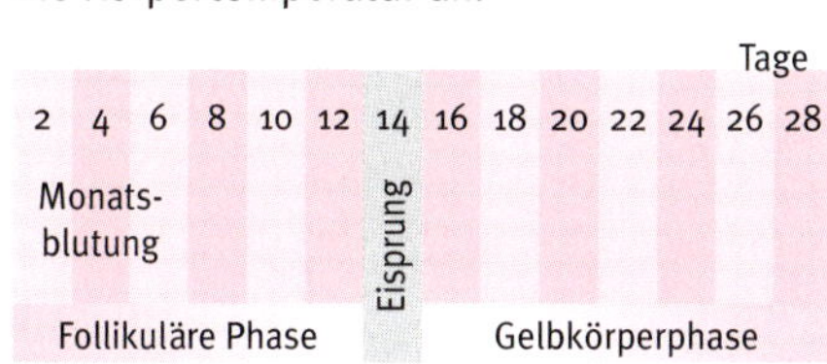

Phasen des Zyklus

→ Psychische Faktoren und auch Stress können den Zyklus beeinflussen

Die Frühmenarche wird als prognostisch günstig bewertet, während sich bei der Spätmenarche die Eierstockfunktion relativ häufig durch eine besondere Trägheit auszeichnet und in Verbindung mit einem frühen Beginn des Klimakteriums auftritt.

Bedeutend ist auch, ob nach Einsetzen der Geschlechtsreife die Menstruationsblutungen in den ersten 2 – 3 Jahren sehr unregelmäßig auftreten oder mit wiederholten Dauerblutungen einhergehen – dann muss man bei dem Mädchen, der betroffenen Frau immer mit Zyklusunregelmäßigkeiten rechnen.

Wie kann ich meine Regel verschieben?

Pillenbenutzerinnen:

→ Die Regel kann um bis zu 3 Wochen verschoben werden

Einphasenpillen (= gleichfärbige Tabletten) werden ohne die übliche Pause weiter eingenommen, um die Regel um die Tage länger – wie gewünscht – hinauszuschieben. Irgendwann tritt allerdings doch eine Blutung auf, 1 – 3 Wochen Verschiebung sind aber prinzipiell möglich.

Mehrphasenpillen (die Tabletten haben 2 oder 3 verschiedene Farben): Von der nächsten Packung die Tabletten mit der gleichen Farbe wie die der gerade genommenen dazunehmen, also z. B. die roten der 1. Packung gefolgt von den roten der 2. Packung, danach die blauen der 1. Packung gefolgt von den blauen der 2. Packung und so weiter. Auch hier kann also um bis zu 3 Wochen verschoben werden.

Vorverlegen der Blutung: Einfach um bis zu 5 Tage früher als üblich mit der Pilleneinnahme aufhören, mit der nächsten Packung nach spätestens 7 Tagen Pause neu beginnen.

Werden mehr Pillen weggelassen, muss mit dem 1. Tag der Blutung neu begonnen werden, da sonst die Sicherheit sinkt.

Frauen, die keine Pille einnehmen:

Es gibt mehrere rezeptpflichtige Präparate um die Blutung fast beliebig lange hinauszuschieben. Fragen Sie Ihre/n betreuende/n praktische/n Arzt/Ärztin oder Frauenarzt/-ärztin um ein Rezept.

Bleibende Schäden sind bei der Verschiebung der Regel nicht zu erwarten. Bei den üblicherweise verwendeten Medikamenten ist bereits der erste folgende Zyklus wieder normal. Pillenbenutzerinnen brauchen sich über mögliche Nebenwirkungen keine Sorgen machen.

Wie verhüte ich richtig, welche Methode ist für mich am besten geeignet?

Von der Zitrone bis zur Pille – »Lieber verhüten als abtreiben«

Das Interesse an der Anwendung von schwangerschaftsverhütenden Maßnahmen war immer abhängig vom sozialen, religiösen, moralischen, ethischen und politischen Hintergrund der Gesellschaft des jeweiligen Jahrzehnts. Unerwünschter Nachwuchs wurde abgetrieben, vor allem weibliche Säuglinge wurden nach der Geburt ausgesetzt oder getötet.

Verhütungsmethoden waren bereits im alten Ägypten bekannt. Die früheste Rezeptur wurde 1959 vor Christi im Papyrus Petri beschrieben. Die Frauen verwendeten mit Honig getränkte Tampons aus Akazienblättern, die sie vor dem Verkehr in die Scheide einlegten. Durch Fermentierung bildete sich Milchsäure. Im stark sauren Scheidenmilieu wurden somit die Spermien abgetötet. Auch Casanova kannte die spermizide Wirkung der Zitronensäure und beglückte seine Angebeteten, nachdem sie eine halbierte Zitrone in die Scheide vor den Muttermund gelegt hatten. Diese Verhütungsmethode ist genauso als erfolgreich weiter überliefert worden wie sein »english riding coat«, das Kondom von anno dazumal. Mann verwendete einen Teil einer Schlangenhaut oder eines Tierdarmes, den er über den Penis zog, unter dem Motto: »Don't forget to put it on before you put it in«.

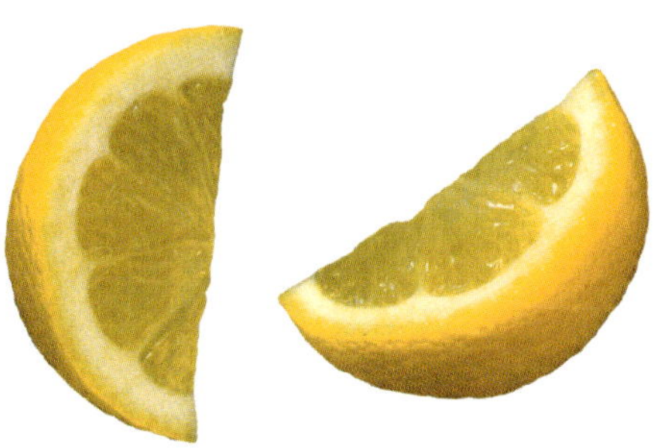

Die Kondome aus Tierhaut oder zusammengenähter Seide hatten aber durchaus noch eine weitere Funktion, und zwar die Vermeidung der Übertragung von Geschlechtskrankheiten. Tiermist (Krokodildung), Meeresschwämme und Blätter wurden als Barriere-Methode verwendet.

Das Blatt wendete sich, alles wurde einfacher, die sexuelle Befreiung der Frau begann mit der Antibabypille. Sexualität diente nicht mehr ausschließlich der Fortpflanzung, sondern wurde durch die Legalisierung der Antibabypille und die sexuelle Befreiung der Frau enttabuisiert.

→ Verhütung hängt von sozialen und kulturellen Faktoren ab

Junge Mädchen werden immer früher geschlechtsreif: Ihre erste Periode bekommen die meisten im Durchschnitt zwischen 12 und 13 Jahren, manchmal auch schon zwischen 8 und 9 Jahren.

Aufgrund der hormonellen Umstellung, aber auch durch die ständige Präsenz des Themas Sex in den Medien, erwacht die Neugier darauf immer früher.

→ Jede Verhütungsmethode ist besser als gar keine!

Die Jugendlichen von heute sind informierter, wissen theoretisch mehr über ihren Körper, den Monatszyklus, die Menstruation und den Geschlechtsverkehr. Trotzdem verhütet mehr als die Hälfte von ihnen beim ersten Verkehr nicht. Die meisten Jugendlichen erhalten ihre Informationen von Gleichaltrigen und Mitschülern, den Medien oder aus dem Internet. Die Auskünfte, die sie erhalten, sind oft unzureichend und manchmal sogar falsch. Junge Mädchen auf der Suche nach ihrer weiblichen Identität benötigen heute nicht nur mehr oder bessere Aufklärung, sondern sie müssen auch sehr früh wirklich handlungskompetent sein.

Die meisten Erwachsenen halten die heutige Jugend für besonders aufgeklärt – es gab schließlich zuvor keine Generation, die unbegrenzten Zugang zu jeglicher Information über Sexualität hatte und leichter an Verhütungsmittel herankam. Sex ist ein alltägliches Thema in den Medien – diese sind jedoch zu keinerlei pädagogischem Anspruch verpflichtet und stellen die Sexualität häufig verzerrt dar. Sex wird als ein Muss für »Winner-Typen« präsentiert.

Die Wahl für die jeweils geeignete Methode hängt von den Vorstellungen der Frau, dem Alter, der Lebenssituation, dem Gesundheitszustand und den persönlichen Risiken wie Übergewicht, Rauchen und Alkoholkonsum ab.

Sie soll sicher, frei von Nebenwirkungen, einfach in der Anwendung und vom Partner akzeptiert sein.

Welche Anforderungen muss eine potentielle Anwenderin an das ideale, erfolgreiche Verhütungsmittel stellen?

Es muss einfach, leicht zu handhaben, zuverlässig und gut verträglich sein, darf die Libido nicht beeinträchtigten, muss reversibel und preiswert sein.

Es gibt keine ideale Methode, aber jede einzelne ist besser als gar keine. 50 % der Jugendlichen verwenden beim ersten Mal überhaupt keine Verhütung!

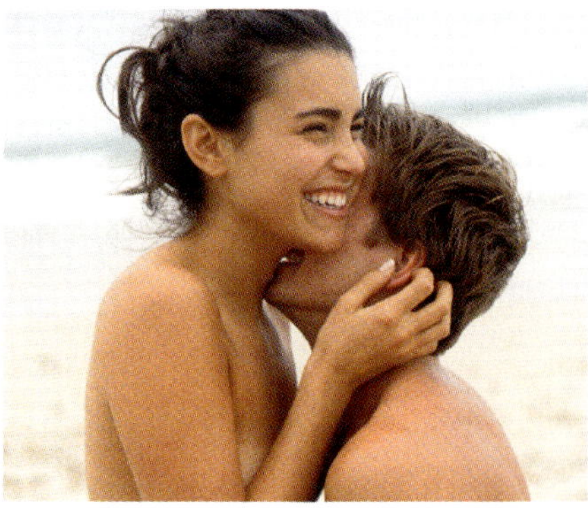

Kondom und Pille

Die Methode der 1.Wahl ist und bleibt das Kondom, da es als einzige Methode gleichzeitig Verhütung und Infektionsschutz gegen HIV- und Hepatitis-Viren bietet.

Kondom und die Pille sind für Jugendliche die besten Partner für die Verhütung. Die Pille schützt vor einer ungewollten Schwangerschaft und das Kondom vor einer Infektion.
Das Kondom ist billig, überall erhältlich und bietet den besten Schutz vor sexuell übertragbaren Infektionen und vor HIV. Es ist aber vor allem am Anfang technisch anspruchsvoll in der Anwendung; diese sollte schon vorher im »Trockentraining« geübt werden.

Die Pille ist zurzeit sicher die bequemste und bei regelmäßiger, verlässlicher Einnahme die sicherste Verhütungsmethode. Eine zusätzliche positive Eigenschaft ist, dass es durch die Einnahme immer zu einem regelmäßigen Zyklus kommt. Im Allgemeinen wird die Blutungsintensität schwächer, Schmerzen an den Beginntagen der Regel verschwinden komplett und eventuell vorhandene Hautprobleme können gebessert werden.

Die Wirkung der Pille beruht auf einer Unterdrückung des Eisprungs, einer Veränderung des Muttermundschleims und einer Veränderung der Motilität der Eileiter. Am Markt sind Pillen unterschiedlicher Zusammensetzung verfügbar. Welche die am besten geeignete Pille ist, wird nach entsprechender Beratung vom behandelnden Frauenarzt, den Bedürfnissen der Patientin angepasst, entschieden.

Jedoch muss jede Frau wissen, dass bei gewisser genetischer Disposition im Gerinnungssystem (ATIII-Mangel, APC-Resistenz) eine erhöhte Thromboseneigung vorliegt und die Pille somit nicht die erste Wahl bei den Verhütungsmethoden ist.

→ **Das Kondom bietet Empfängnis- und Infektionsschutz**

Hormonale Verhütung

Der Hormonring (»Nuva-Ring«)

Der Hormonring ist ein elastischer Kunststoffring mit 5 cm Durchmesser, der in seinem Kern ein Hormondepot trägt, welches garantiert über 21 Tage regelmäßig Hormone abgibt. Er enthält die gleiche Hormonkonzentration wie eine Kombinationspille.

Der Vorteil des Ringes liegt in der Tatsache, dass man nur 2-mal im Monat an Verhütung denken muss – beim Einsetzen des Ringes und beim Entfernen nach 21 Tagen. Nach einer Pause von 7 Tagen, in der auch die Regel eintritt, wird ein neuer Ring verwendet. Mädchen und Frauen, die keine Tampons verwenden, werden anfangs möglicherweise Probleme mit der Manipulation haben.

Das Hormonpflaster (»Evra-Pflaster«)

Das Hormonpflaster ist die Pille in Pflasterform. Drei Wochen lang wird einmal pro Woche ein dünnes Pflaster auf die Haut geklebt, dann erfolgt eine 7-tägige Pause.

→ Depotpräparate haben eine lange Wirkungsdauer

Es muss ebenfalls nicht täglich an die Verhütung gedacht werden. Manchmal, vor allem im Sommer (durch Schwitzen und Schwimmen), gibt es Probleme mit dem Kleben.

Sowohl der Hormonring als auch das Hormonpflaster sind geeignet für Frauen mit Magen-Darm-Problemen, unregelmäßigen Dienstzeiten und Frauen, die immer wieder Schwierigkeiten mit der regelmäßigen Einnahme eines Medikaments haben.

Minipille

Die so genannte »Minipille« besteht nur aus einem Gelbkörperhormon und hat den essentiellen Nachteil, dass sie auf die Stunde pünktlich eingenommen werden muss – also nichts für Stewardessen und Frauen mit Nachtdiensten. Es treten auch häufig leichte Zwischen- und Schmierblutungen auf, da die hormonelle Wirkung nicht auf einer Unterdrückung des Eisprungs beruht, sondern lediglich der Muttermundschleim verändert und somit für Spermien unpassierbar wird.

Depotgestagene

Sie wirken unterschiedlich lang und weisen ähnliche Nebenwirkungen auf – Zwischenblutungen, Dauerblutungen, Gewichtszunahme und Hautprobleme sind als mögliche Nebenwirkungen bekannt.

Das Hormonstäbchen (»Implanon«)

Das Hormonstäbchen ist ein Hormondepotimplantat mit einer Wirkdauer von 3 Jahren, das unter lokaler Betäubung in den Oberarm zwischen zwei Muskelbäuchen eingesetzt wird.

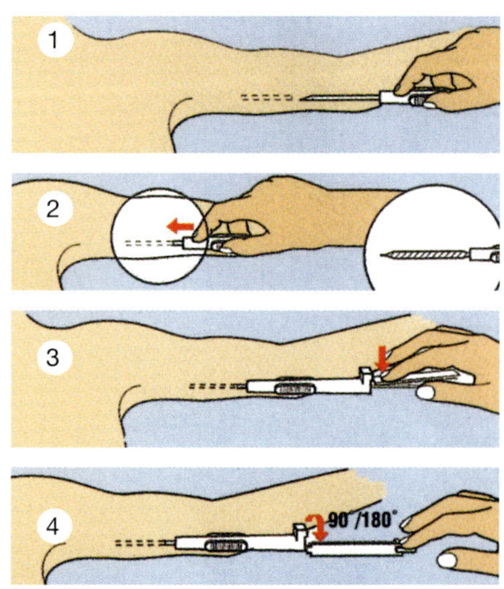

So wird das Hormonstäbchen eingesetzt.

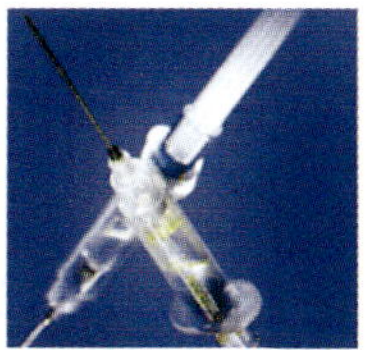

Die Hormonspritze

Die 3-Monats-Spritze hat den Vorteil einer langen Wirkdauer: 12 Wochen lang muss an keine Verhütung gedacht werden und es kommt auch zu keiner hormonellen Entzugsblutung.

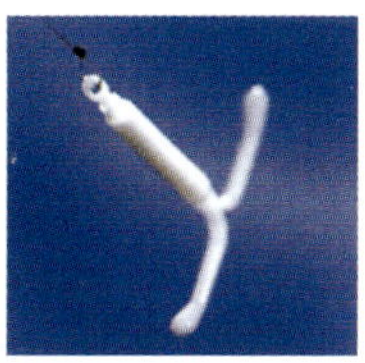

Die Hormonspirale (»Mirena«)

Die Hormonspirale ist ein Depotgestagen, das direkt in die Gebärmutter eingelegt wird und eine Wirkdauer von 5 Jahren hat.

Notfall-Verhütung (»Pille danach«)

Notfall-Verhütung oder die Pille danach sollte wirklich nur im Extremfall angewandt werden (z. B. bei gerissenem Kondom, allzu rasender Leidenschaft ohne Schutzmaßnahmen, nach Vergewaltigung), da durch den hohen Hormongehalt eine starke Belastung für den Körper gegeben ist. Sie muss spätestens 72 Stunden nach stattgefundenem Verkehr eingenommen werden und erzielt eine Erfolgsrate von 95 %.

Eines ist dennoch zu bemerken:

Es gibt genügend Möglichkeiten, eine ungewünschte Schwangerschaft durch geeignete Prävention zu verhindern, da die möglichen psychischen Folgen nach einer Schwangerschaftsunterbrechung nicht einschätzbar sind.

Detaillierte Informationen zur Wirkungsweise der hormonalen Verhütung lesen Sie auf Seite 222f.

→ Geeignete Verhütung ist heutzutage für jede Frau möglich

Nicht-hormonale Verhütung

Verhütung ohne Anwendung von Medikamenten

- **Coitus interruptus:** bedeutet Ejakulation außerhalb der Scheide. Bei dieser Art der Verhütung »verlässt« der Mann die Frau kurz vor seinem Orgasmus. Daher ist beim Samenerguss außerhalb der Frau darauf zu achten, dass kein Samen in die Nähe der Scheide gelangt – auch nicht über die Hände.
- **Coitus reservatus:** bedeutet, dass der Mann beim Verkehr den Samenerguss bewusst vermeidet
- **Periodische Enthaltsamkeit** (Knaus-Ogino)

→ Natürliche Verhütung ist nur bei regelmäßigen Zyklen geeignet

Verhütung mittels Basal-Temperaturmessung

Voraussetzung sind regelmäßige Menstruationszyklen! Nach dem Eisprung kommt es bei der morgendlichen Temperatur-Messung zu einem deutlichen Temperaturanstieg von 1 °C (Messung in der Achselhöhle oder rektal).
Ab dieser Zeit, das heißt nach Abwarten der befruchtungsfähigen Lebenszeit der Ei- und Samenzellen, das entspricht dem 2. Tag nach dem Temperaturanstieg, ist ein ungeschützter Verkehr möglich.

Verbessern kann man diese Methode noch durch zusätzliche Beobachtung des Scheidenschleims, Sympto-thermale-Methode genannt. Dabei wird die **Menge, Konsistenz** und **Farbe** beurteilt: viel, durchsichtig, glasklar und Faden ziehend heißt »Achtung!« – idealer Zeitpunkt um schwanger zu werden! Ändert sich das Aussehen auf milchig, weißlich, normale Menge und dünnflüssig, dann ist Verkehr »ohne Konsequenzen« möglich.

Natürliche Verhütung

Natürliche Verhütung sollte eigentlich nur bei regelmäßigen Zyklen angewandt werden, da ansonsten die Versagerrate zu hoch ist. Man misst täglich vor dem Aufstehen, immer am gleichen Ort (rektal, axillar oder oral) die Körpertemperatur. Gleichzeitig beobachtet man die Veränderung des Muttermundschleims.

Die Körpertemperatur sinkt 12 – 24 Stunden vor dem Eisprung leicht ab und ist dann ab 24 – 48 Stunden nach dem Eisprung bis zum Einsetzen der Regel erhöht.
Ab dem deutlichen Temperaturanstieg ist ungeschützter Verkehr möglich.

Computer-unterstützte Berechnung

Babycomputer sind kleine Rechner, mit deren Hilfe der ideale Zeitpunkt zum Schwangerwerden ermittelt werden kann und die somit auch unterstützend zur Verhütung beitragen können.

Verhütungscomputer, mit denen über Harnstreifen der Hormonanstieg vor dem Eisprung gemessen werden kann, sind ebenfalls am Markt.

Verhütung durch mechanische Maßnahmen

Barrieremethoden: Portiokappe, Scheidendiaphragma oder kontrazeptives Schwämmchen werden vor dem Geschlechtsverkehr in die Scheide eingeführt und sollten als zusätzlicher Sicherheitsfaktor mit einer Sperma abtötenden Creme kombiniert werden.

Als Nachteil müssen mögliche allergische Reaktionen auf die antispermiziden Mittel sowie die Tatsache erwähnt werden, dass sowohl das Schwämmchen als auch das Diaphragma ca. 6 – 8 Stunden nach dem Verkehr in der Scheide belassen werden sollten. Die Portiokappe können die Frauen selbst einsetzen und auch wieder herausnehmen, das hat den Vorteil, dass sie auch von Frauen mit einer Senkung des Beckenbodens verwendet werden kann.

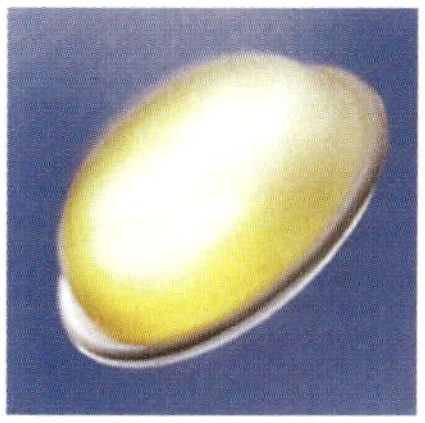

Diaphragma

Das Diaphragma gehört zu den Barriere-Methoden und ist eine Silikonkappe, die durch Unterdruck vor dem Muttermund zu liegen kommt und vor dem Verkehr in Verbindung mit einer spermienabtötenden Creme in die Scheide eingeführt wird. Das Einsetzen bedarf einer gewissen Übung, wodurch die Sicherheit dieser Methode herabgesetzt wird.

Während das Diaphragma von den Scheidenwänden gehalten wird, stülpt sich die Portiokappe über den Muttermund, saugt sich dort fest und kann problemlos bis zu 2 Tagen in der Scheide verbleiben.

Die Spirale

Die Spirale (Intra Uterine Device) ist ein Kunststoff-Fremdkörper in T-Form, um den in der Mitte des T-förmigen Hauptstücks ein Kupfer- oder Kupfer-Silber-Draht gewickelt wird. Durch die Metallionen und den chronischen Fremdkörperreiz wird die Einnistung eines bereits befruchteten Eies verhindert. Die Liegedauer beträgt je nach Präparat 3 bis 5 Jahre.

Unter der Spirale können bereits bestehende Regelschmerzen und auch die Regelblutung selbst an Intensität zunehmen. Durch die Möglichkeit einer über den Faden aufsteigenden Infektion wird die Spirale jungen Frauen nicht unbedingt empfohlen.

→ Die Spirale wird jungen Frauen meist nicht empfohlen

Die Spirale wird in die Gebärmutterhöhle direkt während der Menstruationsblutung eingesetzt und wirkt vor allem, indem sie die Einnistung eines bereits befruchteten Eies mechanisch und chemisch (Silber- und Kupfer-Ionen) durch Irritierung der Schleimhaut verhindert.

Die Intrauterinspirale wird bei Jugendlichen äußerst selten empfohlen – nur bei Pillenunverträglichkeit bzw. Kontraindikationen, da die Gefahr einer aufsteigenden Infektion mit nachfolgender Eileiterentzündung gegeben ist. Zudem ist das Risiko für das Auftreten einer Eileiterschwangerschaft statistisch erhöht, weshalb eine strenge Indikationsstellung bei Jugendlichen erforderlich ist!

→ Schaumzäpfchen sind rezeptfrei und einfach in der Anwendung

Chemische Methoden:

Schaumzäpfchen

Eine Antikonzeption (Verhütung) ist auch durch Schaumzäpfchen möglich, die ein spermienabtötendes Medikament enthalten.

Schaumovula

Diese chemischen Verhütungsmittel sind rezeptfrei in der Apotheke erhältlich. 10 Minuten vor dem Verkehr müssen sie in die Scheide eingeführt werden, sie wirken spermienabtötend.

Anforderungen an eine moderne Verhütung sind:

Die Verhütungsmethode soll sicher, frei von Nebenwirkungen, einfach in der Anwendung und vom Partner akzeptiert sein.

Es gibt keine ideale Methode, aber jede einzelne ist besser als gar keine. 50 % der Jugendlichen verwenden beim ersten Mal überhaupt keine Verhütung!

Antikonzeption durch operative Sterilisation

»Unterbindung« – Tubenligatur:

Mittels Bauchspiegelung (Laparoskopie) werden beide Eileiter direkt am Abgang aus der Gebärmutter durchschnitten, alternativ wird ein Teil des Eileiters entfernt oder die Eileiter in der Mitte mit Hilfe eines Metall- oder Plastikklipps verschlossen. Als zusätzlicher Operationseingriff, z. B. nach einem Kaiserschnitt, bei einer Zystenoperation, an einem Eierstock, nach einer Blinddarmentfernung oder einer anderen notwendigen Bauchoperation kann dieser technisch einfache Eingriff vorgenommen werden.

Eine eher neuere Methode stellt die hysteroskopische Eileiterverklebung dar. Dabei wird mittels Gebärmutterspiegelung (Hysteroskopie) der Eileiterabgang von der Gebärmutterhöhle aus geschlossen.

Als Komplikationen sind wie bei jedem operativen Eingriff Nachblutungen oder eine Verletzung von Nachbarorganen in Ausnahmefällen möglich. Als Spätfolge einer Sterilisation sind psychische Veränderungen, Schuldgefühle – keine Frau mehr zu sein, da man nicht mehr schwanger werden kann – bekannt. Diese vor allem emotionalen Probleme treten in der Regel nur dann auf, wenn die betroffene Frau vom Partner zu dem Eingriff gezwungen wurde oder die Entscheidung zu rasch, zu spontan aus einer Laune heraus getroffen wurde.

Sehr selten kann das so genannte Post-Sterilisations-Phänomen auftreten – das heißt, dass auf Grund der Eileiterdurchtrennung durch Strom die Gefäßversorgung der Eierstöcke selbst beeinträchtigt wurde und so vorzeitige Wechselbeschwerden und Blutungsunregelmäßigkeiten auftreten können.

Was passiert mit den Eizellen nach dem Eisprung?

Diese Eizellen sind so klein, dass man sie mit dem bloßen Auge nicht erfassen kann. Sie werden vom Bauchfell aufgelöst – das verursacht keine Schmerzen oder Beschwerden.

Die Durchtrennung der Samenstränge (Vasa deferentia) beim Mann ist zwar ein technisch einfacherer Eingriff als die Sterilisation bei der Frau, wird aber im deutschsprachigen Kulturkreis von den Männern nur sehr zögernd angenommen.

Sowohl die Sterilisation bei der Frau als auch beim Mann werden als endgültige, nicht rückgängig zu machende Methoden angeboten. Die Patienten müssen dies auch wissen und sollten mehrfach vor dem Eingriff darauf hingewiesen werden. In Deutschland und Österreich wird dieser Eingriff nicht vor dem vollendeten 25. Lebensjahr durchgeführt. Dies ist gesetzlich geregelt.

→ Eine Sterilisation kann nicht mehr rückgängig gemacht werden

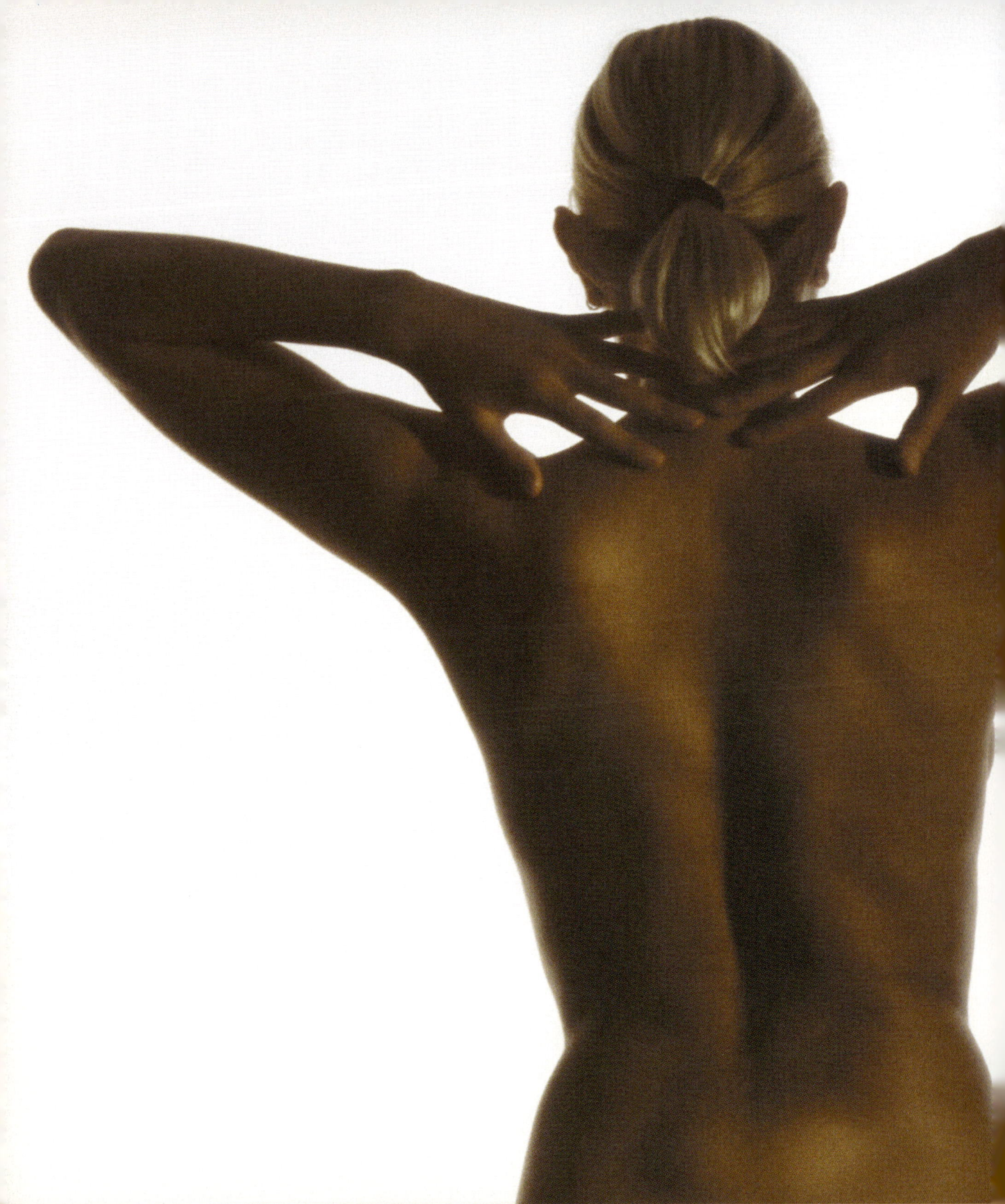

Krebsvorsorge

Bei Krebserkrankungen kann man durch Selbstbeobachtung, Selbstuntersuchung und die richtige Interpretation von Verdachtszeichen eine Menge zur Früherkennung beitragen.

Deshalb widmen wir diesem wesentlichen Vorsorgethema auch ein eigenes Kapitel.

Hier gilt besonders: Vorbeugen ist besser!

→ Rechtzeitige Entdeckung erhöht jedenfalls die Heilungschance

Für verschiedene Krebserkrankungen werden Vorsorgemaßnahmen und Früherkennungsuntersuchungen angeboten. Durch eine rechtzeitige Entdeckung in einem frühen Stadium besteht eine höhere Heilungschance.

Gebärmutterhalskrebs

Der Gebärmutterhalskrebs entsteht nicht plötzlich, sondern entwickelt sich über Vorstufen und vorerst harmlose Frühformen über einige Jahre hinweg, sodass die Wahrscheinlichkeit, noch vor der eigentlichen Krebsentstehung eingreifen zu können, äußerst hoch ist.

Jahrelange chronische Entzündungen, vor allem ein Virusinfekt (»HPV-Virus«) dürften eine wesentliche Rolle in der Entstehung spielen. Diese Infektion macht keine Beschwerden und kann jahrzehntelang bestehen, ohne dass es zu Symptomen kommt. Sehr frühzeitige Aufnahme sexueller Beziehungen, vor allem wenn sie ohne schützendes Kondom erfolgen, sowie häufig wechselnde Partnerschaften erhöhen die Gefahr einer solchen Infektion.

Der Abstrich wird unter Sicht mittels eines speziellen Bürstchens oder einer Drahtöse vom Muttermund abgenommen und auf einen Glasobjektträger aufgestrichen. Die so gewonnenen Zellen werden von einem Pathologen unter dem Mikroskop einer von fünf Kategorien zugeteilt und werden wie folgt beurteilt:

- **Stufe 1 und 2** (PAP I und II) – Normalbefund (der so genannte PAP nach seinem ersten Befunder Papanicolaou).
- **Stufe 3** (PAP III) ist kontrollbedürftig (unklare Verhältnisse, akute Entzündung, grenzwertiger Befund).
- **Stufe 4** (PAP IV) ist bereits eine Vorstufe zu einer bösartigen Zellveränderung und wird durch eine kleine Operation (Konisation) behandelt.

Risikofaktoren:

Scheideninfektion mit Papillomaviren (HPV-Infektion), Rauchen und häufiger Partnerwechsel

Früherkennung:

regelmäßiger Muttermundabstrich ab dem 20. Lebensjahr

Europäische Empfehlung:

alle 3 Jahre, in Österreich mindestens einmal jährlich

- **Stufe 5** (PAP V) ist eine bösartige Erkrankung (Gebärmutterhalskrebs) und erfordert eine ausgedehnte operative Sanierung.

Gefährdet sind vor allem junge Frauen mit häufigem Partnerwechsel und wiederholten Scheideninfektionen.

Gebärmutterkörperkrebs

Betroffen sind vor allem reifere Frauen mit erhöhtem Körpergewicht, Bluthochdruck, Zuckerkrankheit, späterem Beginn der Wechseljahre sowie Frauen, die keine Kinder geboren haben.

Früherkennung:

Es gibt keine Vorsorgeuntersuchung.

Als wichtigster Hinweis gelten Zwischenblutungen außerhalb der Regel, blutig-wässriger Ausfluss und Blutungen nach der Menopause. Treten die genannten Symptome auf, sollte umgehend eine gynäkologische Abklärung erfolgen, da diese Krebsform bei rechtzeitiger Diagnose durch eine Gebärmutterentfernung geheilt werden kann.

Brustkrebs

Vorsorge und Früherkennung:

Die regelmäßige Selbstuntersuchung ist besonders wichtig, um kleine Veränderungen möglichst frühzeitig festzustellen. Am besten wird die Selbstuntersuchung zwischen dem 7. und dem 10. Tag nach Beginn der Regelblutung durchgeführt, da sich das Gewebe der Brust dann am besten untersuchen lässt und nur geringen hormonellen Einflüssen unterliegt.

Weiters: Mammografie ab dem 40. Lebensjahr, alle 2 Jahre.

Risikopatientinnen (familiäre Häufung, gutartige Gewebevermehrungen, Hormoneinnahme) sollten bereits ab dem 30. Lebensjahr regelmäßig eine Mammografie durchführen lassen.

→ Die regelmäßige Selbstuntersuchung ist bei Brustkrebs besonders wichtig

Risikofaktoren:

Familiäre Häufung, Mikroverkalkungen, Rauchen, Alkohol, Adipositas (Fettsucht), Hormonersatztherapie.

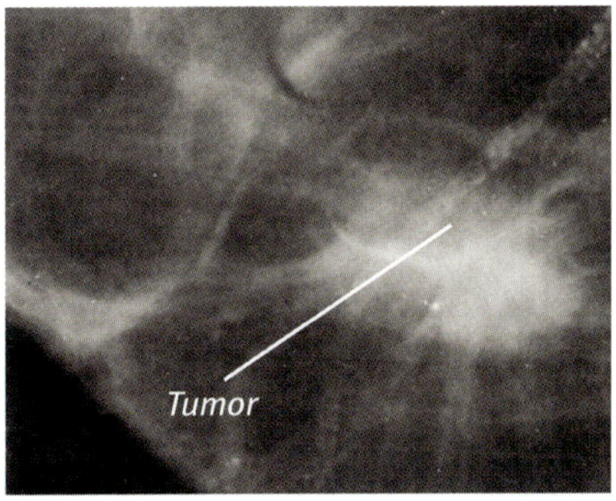

Brustkrebs mit strahligen Ausläufern.

Eierstockkrebs, Ovarialkarzinom

Der Eierstockkrebs kann in jedem Lebensalter auftreten, es gibt keine spezifische Vorsorgeuntersuchung.

Risikofaktoren:

Eierstockkrebs bei Mutter oder Schwester erhöht das Risiko, selbst zu erkranken um 5 – 10 %. Frauen ohne Schwangerschaften und Stillzeit sind gefährdeter. Die langfristige Einnahme der Antibabypille reduziert das Erkrankungsrisiko.

→ Das Risiko für Eierstockkrebs sinkt durch die Pille

Darmkrebs

Männer sind doppelt so häufig betroffen wie Frauen.

Risikofaktoren:

bei familiärer Häufung und Polypen im Dickdarm (Polyposis).

Früherkennung:

ab dem 50. Lebensjahr – »Haemoccult«-Test auf verborgenes Blut im Stuhl.

Darmspiegelung ab dem 50. Lebensjahr alle 10 Jahre.

Warnzeichen sind helles, rotes Blut beim Stuhlgang, blutige Stuhlauflagerungen.

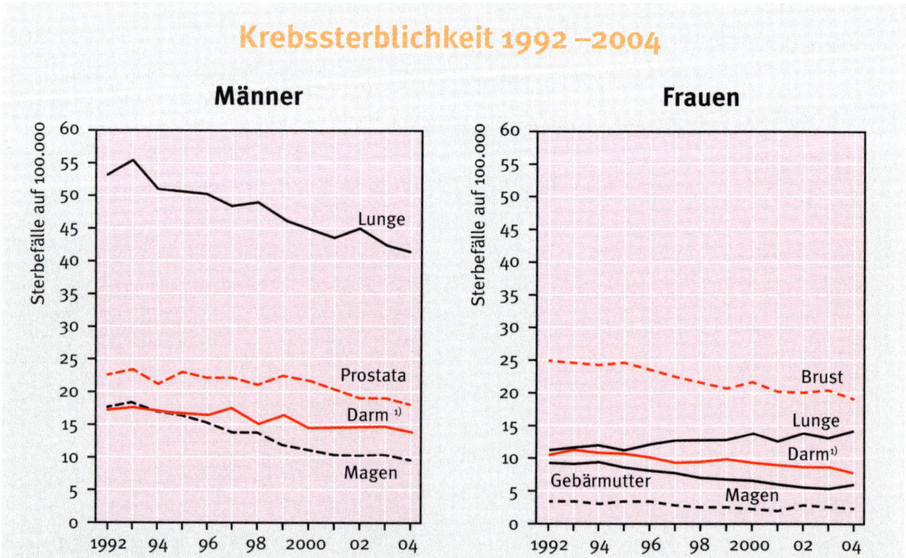

¹⁾ ohne Rektum.

Brustkrebs

Brustkrebs ist die häufigste Krebsart bei Frauen, die Vorbeugung ist aber relativ einfach, wenn sie konsequent durchgeführt wird.

Ich taste einen Knoten in meiner Brust

Das Allerwichtigste ist: Bewahren Sie Ruhe, denn nicht jeder tastbare Knoten ist auffällig oder/und muss entfernt werden! Zeigen Sie diesen Knoten Ihrem Frauenarzt. Beim Begutachten und Abtasten der Brust kann Ihnen in den meisten Fällen sofort die Angst genommen werden.

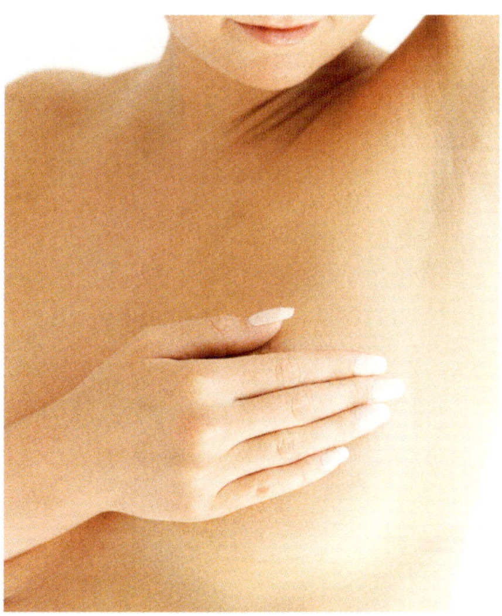

Wann ist Ihnen der Knoten zum ersten Mal aufgefallen? Beim Duschen? Beim Anziehen? Haben Sie den Knoten selbst bemerkt oder hat Ihr Partner diesen Knoten ertastet?

Ist der Knoten plötzlich vor der erwarteden Regel aufgetreten? Ist er schmerzhaft? Ist die Haut darüber warm und gerötet?

Je nach Größe, Verschiebbarkeit und Lage des Knotens und nach der Art der Hautbeschaffenheit kann bereits eine erste Aussage getroffen werden. Zusätzlich kann man den Knoten unter Einbeziehung eines Ultraschalls auch als flüssigkeitsgefüllte Zyste identifizieren.

Zysten sind harmlos, können sich sehr rasch bilden und verursachen durch den Druck, den sie auf das benachbarte Gewebe ausüben, Schmerzen. Durch eine simple Punktion kann die gebildete Flüssigkeit abgesaugt, histologisch untersucht und die Patientin beruhigt werden. Es liegt ein unauffälliger Befund vor.

Eine Mastitis, das ist eine Brustdrüsenentzündung, kann unabhängig vom Alter und vom Stillen jederzeit auftreten. Dabei ist die Haut gerötet, erwärmt und in diesem Bereich druckschmerzhaft. Es kann auch Fieber bis 40 °C auftreten. Als erste Maßnahme ist ein

→ Nicht jeder tastbare Knoten ist Grund zur Besorgnis

Topfenwickel Erfolg versprechend. Er bringt Kühlung und die Brust wird wieder weich – sollten die lokale Rötung und die Schmerzen nach einer Stunde weiterbestehen, ist eine antibiotische Therapie unumgänglich.

→ Eine Krebserkrankung muss auch psychisch verarbeitet werden

Ergibt die Tastuntersuchung jedoch einen Hinweis auf eine mögliche bösartige Veränderung, sollten weitere diagnostische Schritte unternommen werden, denn Brustkrebs ist in der westlichen Welt die häufigste Krebserkrankung der Frau und macht bei ihr etwa 18 % aller bösartigen Erkrankungen aus. Die Erkrankungsrate ist zwischen dem 45. und 50. sowie zwischen dem 60. und 65. Lebensjahr am höchsten.

Die Ursache der Entstehung von Brustkrebs ist noch nicht völlig geklärt. Es wird jedoch davon ausgegangen, dass bei etwa 5 % der erkrankten Frauen eine genetische Ursache mitverantwortlich ist. So steigt z. B. das Krebsrisiko von Menschen, bei denen eine Verwandte ersten Grades erkrankt ist, auf das Dreifache. Derzeit sind Tests für zwei Tumorgene (BRCA-1,2) in klinischer Anwendung, wobei BRCA die Abkürzung für Breast Cancer (Brustkrebs) ist. BRCA 1 und 2 sind Erbanlagen, die zwischen 5 und 10 % aller familiären Brustkrebserkrankungen verursachen. Träger der Mutation BRCA-1 haben ein um 90 % erhöhtes Risiko, an Brustkrebs und ein um 40 % erhöhtes Risiko, an Eierstockkrebs zu erkranken. Die Mutation von BRCA-2 ist ebenfalls mit einem um 70 % erhöhten Risiko einer Erkrankung verbunden.

Nach eingehender Untersuchung und Beratung der so vor-ausgewählten Frauen wird der Test angeboten. Ein positives Testresultat muss psychisch begleitet und aufgearbeitet werden. Neben den Onkologen wird auch eine entsprechende Betreuung durch Experten – Psychologen und Psychiater – angeboten. Das Problem ergibt sich aus dem Wissen um eine mögliche Erkrankung: Wie gehe ich mit der Bedrohung um, welche Untersuchungen sind für mich wichtig? In welchen Abständen muss ich mich untersuchen lassen?

Der Gentest für das Brustkrebsrisiko ist aufwändig und daher wurden für diesen Test bestimmte Kriterien festgelegt:

- zwei Frauen einer Familie mit einem Mamma- oder Ovarial-Karzinom, von denen mindestens eine vor dem 50. Lebensjahr erkrankt ist
- eine Verwandte ersten Grades mit einseitigem Mamma-Karzinom vor dem 30. Lebensjahr
- eine Verwandte ersten Grades mit beidseitigem Mamma-Karzinom vor dem 40. Lebensjahr
- eine Verwandte ersten Grades mit Ovarial-Karzinom vor dem 40. Lebensjahr
- ein männlicher Verwandter mit Mamma-Karzinom

Die Brustuntersuchung: **Die Selbstbeobachtung**

Mit freigemachtem Oberkörper setzen Sie sich, bei gutem Licht, vor einen Spiegel.

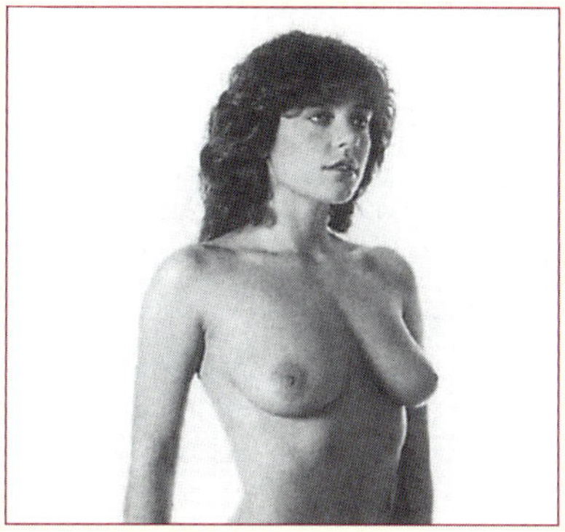

1. **Betrachten:** Mit den Armen an den Seiten herabhängend oder auf Ihren Hüften, betrachten Sie sorgfältig Ihre Brüste. Drehen Sie sich von einer Seite zur anderen. Kontrollieren Sie auch die Unterseiten.

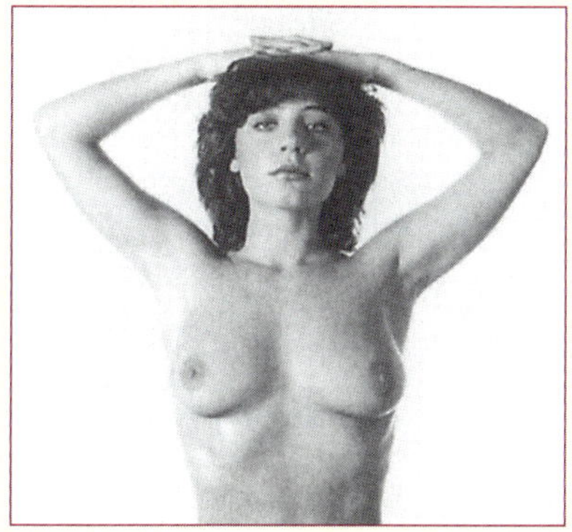

2. **Hochheben:** Legen Sie Ihre Hände auf den Kopf und suchen Sie nach ungewöhnlichen Veränderungen, besonders im Bereich der Brustwarzen.

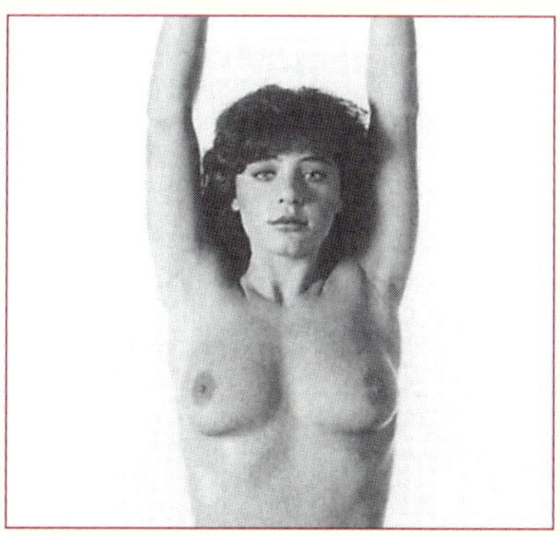

3. **Strecken:** Strecken Sie Ihre Arme über Ihren Kopf und betrachten Sie sich wiederum, besonders im Bereich um die Brustwarzen.

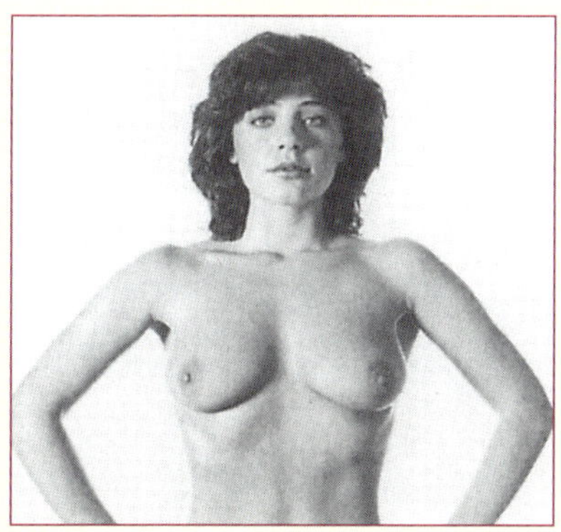

4. **Drücken:** Mit den Händen auf den Hüften drücken Sie die Arme nach innen, bis sich Ihre Brustmuskeln anspannen. Kontrollieren Sie sich wieder, besonders nach Grübchen auf der Haut.

→ Der Brustwarzenbereich muss besonders kontrolliert werden

→ Tasten Sie die Brüste spiralenförmig ab!

Die Brustuntersuchung: **Das Abtasten**

Legen Sie sich auf eine flache Liegefläche, Kopf auf einen Polster, die Schulter durch ein gefaltetes Handtuch leicht angehoben.

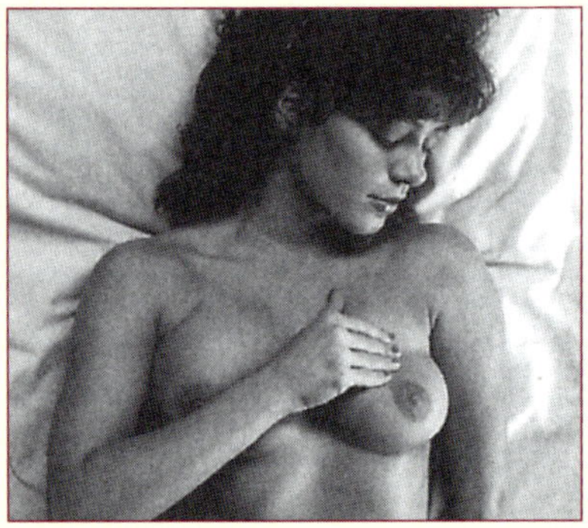

1. Die linke Schulter durch das Tuch leicht angehoben, tasten Sie die linke Brust mit der rechten Hand ab. Dabei halten Sie die Finger zusammen und verwenden die Fingerkuppen.

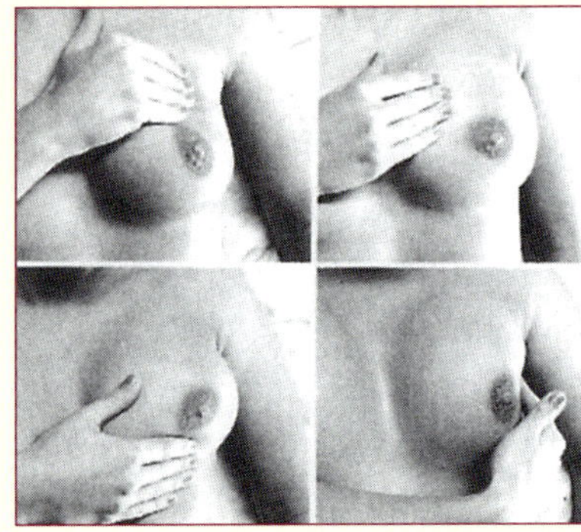

2. Drücken Sie die Brust zart, aber entschieden, an den Körper. Gehen Sie dabei in einer Spiralbewegung vor und beginnen Sie Ihre Kreise bei der Brustwarze. Spüren Sie jede Stelle.

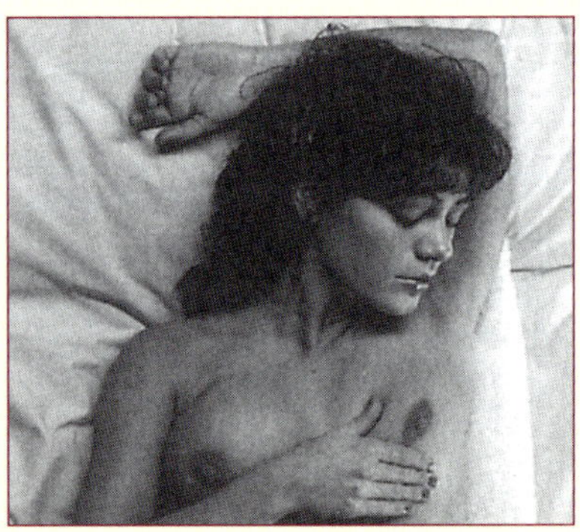

3. Legen Sie den linken Arm über den Kopf, beugen Sie dabei den Ellenbogen, und wiederholen Sie sorgfältig die Abtastspirale. Beachten Sie besonders den äußeren Teil der Brust.

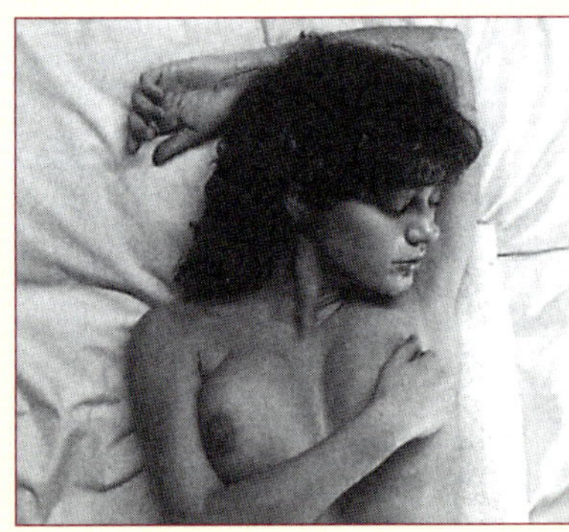

4. Abschließend betasten Sie den Brustbereich zur Armbeuge hin. Wiederholen Sie alle vier Schritte auf der anderen Brust. Gehen Sie sorgfältig dabei vor. Eilen Sie nicht.

Die Selbstuntersuchung zur Früherkennung einer Brustveränderung ist nach Anleitung durch den Frauenarzt leicht zu erlernen und sollte in monatlichen Abständen vor einem Spiegel durchgeführt werden. Der ideale Zeitpunkt ist nach der Regel. Sie umfasst die Inspektion und Abtastung der Haut von Brust und Achselhöhle. Verhärtungen, Knoten, nicht heilende Wunden, Einziehungen der Haut, Orangenhaut, Anschwellung der Lymphknoten oder Sekretionen aus der Brustwarze sind bis zum Nachweis des Gegenteils immer tumorverdächtig und bedürfen der ärztlichen Untersuchung.

Vorsorge und Früherkennung

Frauen zwischen dem 40. und 70. Lebensjahr sollten sich alle zwei Jahre einer Mammografie unterziehen. Risikopatientinnen (familiäre Häufung, proliferative Mastopathie = eine zunächst gutartige Vermehrung der Drüsenläppchen und des Bindegewebes, Hormoneinnahme) sollten bereits ab dem 30. Lebensjahr regelmäßig eine Mammografie durchführen lassen.

Die Mammografie, also die Röntgenuntersuchung der Brust, gestattet den Nachweis von Mikroverkalkungen, Größe und Anzahl der Tumore und eine Abgrenzung von gutartigen Veränderungen. Eine Ultraschalluntersuchung der Brustdrüse ergänzt den Mammografie-Befund und kann somit die diagnostische Sicherheit erhöhen.

Im Zweifelsfall kann unter Röntgen oder Ultraschallkontrolle eine Gewebeprobe mit einer feinen Nadel (Feinnadel-Biopsie) zur mikroskopischen Untersuchung durchgeführt werden.

Das Ergebnis der mikroskopischen Gewebeuntersuchung (Histologie) gibt Aufschluss über den Tumortyp und den Grad seiner Aggressivität (Grading).

Bei ca. 65 % der Patientinnen ist eine brusterhaltende Operation möglich. Dabei wird eine »Quadrantenresektion« (unter der Vorstellung, dass die Brust in vier Abschnitte, Quadranten unterteilt ist) durchgeführt und nur der Tumor mit einem entsprechenden Sicherheitsgewebesaum entfernt.

→ Risikopatientinnen: ab dem 30. Lebensjahr regelmäßig zur Mammografie!

Voraussetzung für ein brusterhaltendes Vorgehen ist eine Tumorgröße von maximal 2 cm. Die Patientin muss vor der Operation über die Notwendigkeit einer Nachbestrahlung bei brusterhaltender Vorgehensweise aufgeklärt werden.

Durch die anschließende postoperative Bestrahlung des Restbrustgewebes kann die Wahrscheinlichkeit des Wiederauftretens des Tumors um bis zu 20 % gesenkt werden. Um das Stadium der Tumorerkrankung besser einschätzen und daher in Folge auch besser behandeln zu können, benötigt man zusätzliche Information über die erste

Lymphknotenstation in der Achsel. Lymphknoten sind Filterstationen und können somit auch Tumorzellen herausfiltern.

Sind Lymphknoten befallen, bedeutet dieses immer die Empfehlung zur Chemotherapie. Um den Frauen die operative Ausräumung der Lymphknoten mit ihren zum Teil unangenehmen Folgen wie Bewegungseinschränkungen, Gefühlsstörungen oder Lymphödem zu ersparen, wird vorerst ausschließlich der Wächterlymphknoten entfernt und histologisch untersucht.

→ Die Behandlung des Tumors hängt vom Krankheitsstadium ab

Der Wächterlymphknoten wird entweder farbstoff- oder radioaktiv markiert und kann so sichtbar gemacht werden. Ist er von Tumorzellen befallen, folgt eine operative Ausräumung der Achselhöhle (siehe Seite 308), ansonsten wird auf die Operation der Achselhöhle verzichtet.

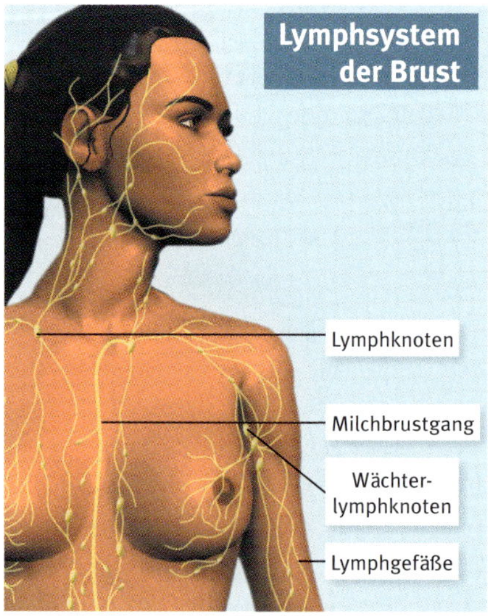

Die Untersuchung des operativ gewonnen Tumors und der Lymphknoten gestattet einen Überblick über den Umfang der Erkrankung und eine mögliche Tumoraussaat (Metastasierung). Unabhängig davon wird an einer Tumorprobe untersucht, ob sie Rezeptoren (Andockstellen) für das weibliche Sexualhormon Östrogen enthält. Östrogen kann das Tumorwachstum stimulieren. Umgekehrt kann durch dessen Entzug das Wachstum gebremst werden. Die Ergebnisse der Untersuchungen können in das so genannte TNM- (Tumor, Lymphknoten, Metastase-)Schema eingeordnet werden (das »N« steht für nodus, lat. Knoten). Daraus ergibt sich wiederum eine Einteilung in Stadien. Diese Stadieneinteilung zusammen mit dem histologischen Befund bestimmt die Prognose und die Behandlungsstrategie.

Ausschlaggebend für die postoperative Therapieempfehlung sind die Tumorgröße, die histologischen Eigenschaften des Tumors, der Hormonrezeptorstatus, die Metastasierung sowie der Menopausen-Status (ob die Regel schon vorbei ist). Neben der Operation und der Strahlentherapie sind die Chemo- und die Hormontherapie etabliert. Eine Zusatztherapie (adjuvante Therapie), ist der Primärtherapie, sprich der Operation und Strahlentherapie, nachgeschaltet. Die so genannte neoadjuvante Therapie erfolgt vor der Operation zur Tumorverkleinerung.

Die Bestrahlung ist eine schmerzlose, wenig belastende Therapieform, die täglich nur kurze Zeit (2 Minuten) benötigt, allerdings über einen Zeitraum von ca. 6 Wochen durchgeführt wird. Die Haut reagiert vorerst mit starker Rötung wie bei einer Brandverletzung, als bleibende Veränderungen resultieren eine verstärkte Pigmentierung der Haut sowie kleine, spinnenartig verzweigte Blutgefäße.

Hormontherapie

Zur Hormontherapie stehen verschiedene Substanzen zur Verfügung, die sich in ihrer Wirkungsweise unterscheiden.

Bisher besteht die Therapie der Wahl in der Gabe das Antiöstrogens Tamoxifen. Tamoxifen verhindert die Bindung von Östrogen an die Östrogenrezeptoren, indem es selbst an die Östrogenrezeptoren andockt und diese damit besetzt – man spricht von einer kompetitiven Hemmung.

Tamoxifen ist bei prä- und postmenopausalen Frauen gleich gut wirksam. Standard ist die Einnahme über fünf Jahre.

Durch die Zusatztherapie sollen zum Zeitpunkt der Primärtherapie vorhandene Mikrometastasen erreicht werden. Die Wahl des Therapieverfahrens ist in erster Linie vom Lymphknotenstatus abhängig. Weitere Faktoren, die berücksichtigt werden müssen, sind der Hormonrezeptorstatus des Tumors sowie der Menopausen-Status der Patientin.

Zurzeit werden außerdem in mehreren internationalen Studien andere Hormontherapien als Alternative zum Standardmittel Tamoxifen geprüft. Dazu gehören die Aromatasehemmer.

Das sind Substanzen, die ein Enzym (Aromatase) hemmen, das für die Bildung von Östrogen außerhalb der Eierstöcke von Bedeutung ist. Die Wirkung besteht also in einer Hemmung der Östrogenproduktion.

Eine Behandlungsmöglichkeit im Rahmen der Hormontherapie besteht auch in der Entfernung der Eierstöcke.

→ Modernste Therapiekonzepte helfen, den Brustkrebs zu besiegen

Wann soll der Frauenarzt aufgesucht werden?

Bei neu aufgetretenen Knoten, Verhärtungen oder einer derben Stelle der Brust, neu aufgetretenen Größen oder Konturveränderungen im Seitenvergleich, Vorwölbung oder Verdickung der Brust, einer plötzlich aufgetretenen nicht mehr abklingenden Rötung, Hauteinziehungen oder Orangenhaut, Einziehung der Brustwarze, Sekretion aus der Brustwarze.

Brustkrebs vorbeugen – geht das?

Mit steigendem Gesundheitsbewusstsein und zunehmender Aufklärung der Bevölkerung werden mögliche Ursachen gesucht, die zur Entstehung des

→ Lebensstilmaßnahmen helfen, das Brustkrebsrisiko zu senken

Brustkrebses beitragen oder diesen selbst auslösen können.

Neben den persönlich nicht beeinflussbaren Risikofaktoren für Brustkrebs wie familiäre Häufung, Alter, früher Regelbeginn (Menarche), späte Menopause und gutartigen Brusterkrankungen wird der Anstieg der Brustkrebserkrankungen in den Industrieländern auf veränderte Ernährungs- und Lebensbedingungen zurückgeführt.

Ernährungsbedingte Faktoren werden für ca. 30 % der Krebsarten in den entwickelten Ländern verantwortlich gemacht. Adipositas stellt weltweit ein sozialpolitisches Problem dar.

Risikofaktor Übergewicht

Frauen mit deutlichem Übergewicht scheinen häufiger an Brustkrebs zu erkranken als schlanke Frauen. Der Risikofaktor Übergewicht scheint in ursächlichem Zusammenhang mit dem Fettgewebe zu stehen, da auch hier weibliche Sexualhormone (Östrogene) gebildet und gespeichert werden. Sie spielen bei der Entstehung von Brustkrebs eine entscheidende Rolle.

Eine fettarme Kost, die reichlich Obst, Gemüse, Salat und Vollkornprodukte enthält, dient nicht nur der Gewichtsreduktion sondern auch der Brustkrebsvorbeugung.

Fast jede Erkrankung kann durch eine bewusste Veränderung ungesunder Lebensgewohnheiten und Änderung des Lebensstils positiv beeinflusst werden.

Das bedeutet: Durch gesunde Ernährung, Abbau von Übergewicht, körperliche Aktivität, Verzicht auf übermäßigen Alkoholkonsum und Vermeidung von bedrückendem Stress kann das Brustkrebsrisiko gesenkt werden.

Frauen, die täglich mehr als 30 Gramm Alkohol zu sich nehmen, haben ein um 41 % höheres Brustkrebsrisiko als Frauen, die keinen Alkohol trinken.

Japanerinnen erkranken fünfmal seltener an Brustkrebs als Amerikanerinnen und Europäerinnen. Studien belegen, dass es an ihren Essgewohnheiten liegen muss: Die japanische Küche gehört zu den gesündesten der Welt.

Die niedrigen Brustkrebsraten haben die japanischen Frauen ihrer bevorzugten Pflanze, der Sojabohne, zu verdanken. Das Besondere an Soja sind die darin enthaltenen Phytoöstrogene. Dabei handelt es sich um dem Östrogen verwandte Pflanzenstoffe, die im Körper an den Organsystemen, die einen hohen Östrogenbedarf haben, östrogenverstärkend wirken.

Am Brustdrüsengewebe, wo zu hohe Östrogenkonzentrationen das Krebswachstum begünstigen, wirken sie als Östrogenblocker.

Medikamente auf der Basis von Rotklee oder Soja, die überhöhte Östrogenkonzentrationen im Brustdrüsengewebe verhindern, sollten nicht bedenkenlos auf eigene Faust eingenommen werden, da sie in ihrer Wirkung nicht exakt einschätzbar sind und noch keine einheitlichen Ergebnisse durch Studien vorliegen.

Nachsorgeprogramm

Nach Abschluss jeglicher adjuvanter Therapien bietet man den Patientinnen ein Nachsorgeprogramm an, um so rechtzeitig ein mögliches Neuauftreten des Tumors erkennen und therapieren zu können.

In 3-monatigen Abständen erfolgt in den ersten 2 Jahren nach Krankheitsbeginn eine Tumormarker-, Blutbild- und Blutchemie-Kontrolle. Tumormarker sitzen auf der Oberfläche von Tumorzellen, werden von Krebszellen gebildet und ins Blut abgegeben oder ihre Bildung wird durch eine Krebserkrankung ausgelöst. Tumormarker für das Mammakarzinom sind CA 15-3 und CEA.

Zur Vorbeugung notwendig sind: regelmäßige Brust-Tastuntersuchung und Kontrolle der subjektiven Befindlichkeit, 2-mal jährlich eine Oberbauchsonografie und ein Lungenröntgen, 1-mal jährlich eine Mammografie-Kontrolle.

Im 3. Jahr nach einer Brustkrebsoperation empfiehlt man halbjährliche Laborkontrollen, jährliche Mammografie, Lungenröntgen und Oberbauchsonografie-Kontrollen.

Jedes Brustkrebszentrum bietet seinen Patientinnen auch eine umfangreiche psychosoziale Hilfe zur Aufarbeitung der Krebserkrankung an. Besonders sensible und verständnisvolle Teams (Ärzte, Psychotherapeuten, Physiotherapeuten, Pflegepersonal) stehen den Betroffenen mit Rat und Tat zur Seite.

Krebspatientinnen und ihren Angehörigen werden Informationen in allen praktischen Fragen der Nachsorge wie Klinikaufenthalte zur Rehabilitation, Rentenangelegenheiten oder die Anerkennung einer Behinderung angeboten. Darüber hinaus sind alle bemüht, die betroffenen Frauen bei der Auseinandersetzung mit ihrer veränderten Lebenssituation zu unterstützen.

Beratungsstellen wie Brustkrebs-Selbsthilfegruppen und die Krebshilfe arbeiten mit Spitälern und anderen Einrichtungen zusammen, welche spezielle Angebote für Krebspatientinnen und Krebspatienten haben und können bei Bedarf Kontakte dorthin vermitteln.

→ Konsequentes Nachsorgeprogramm entdeckt frühes Wiederauftreten!

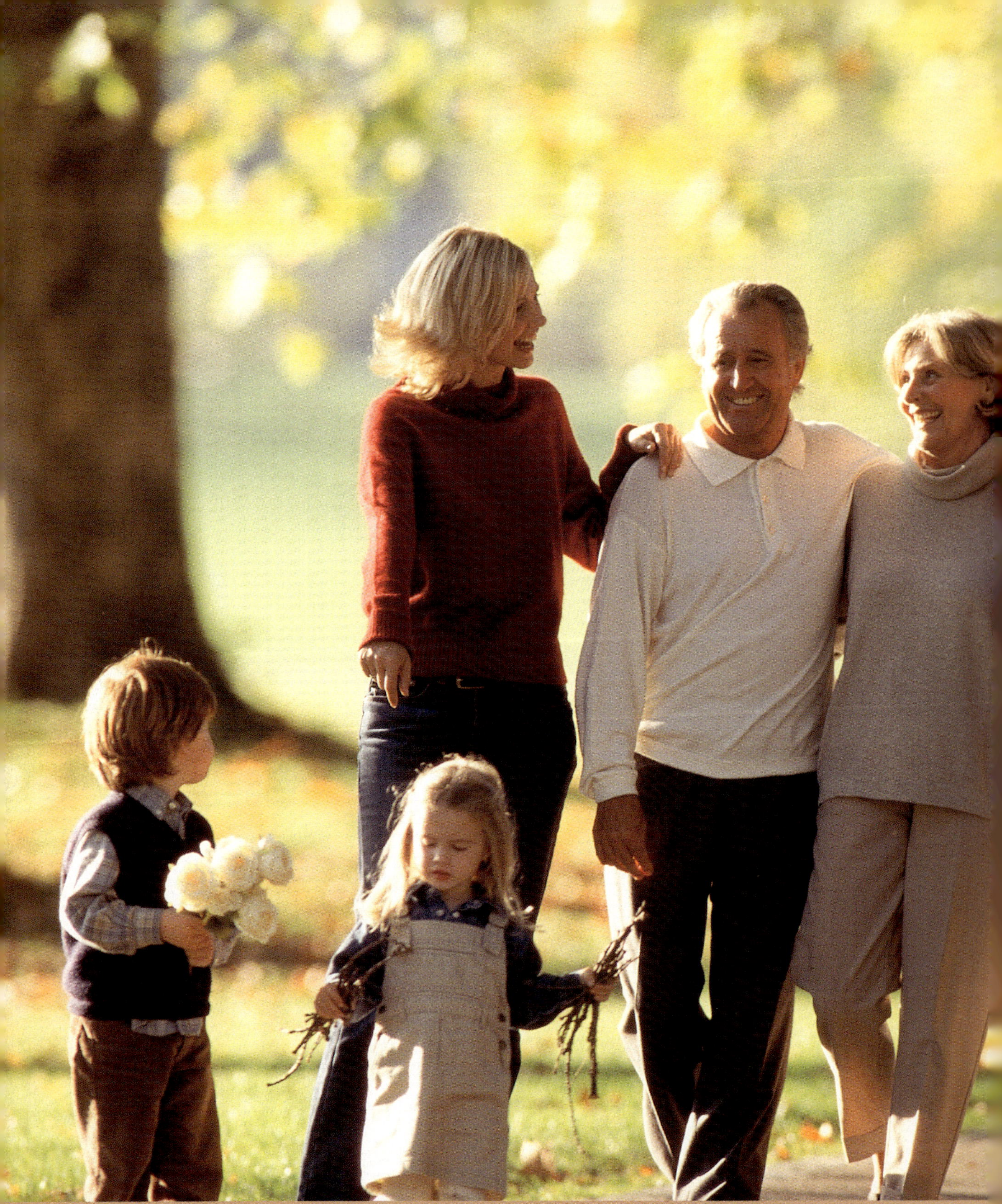

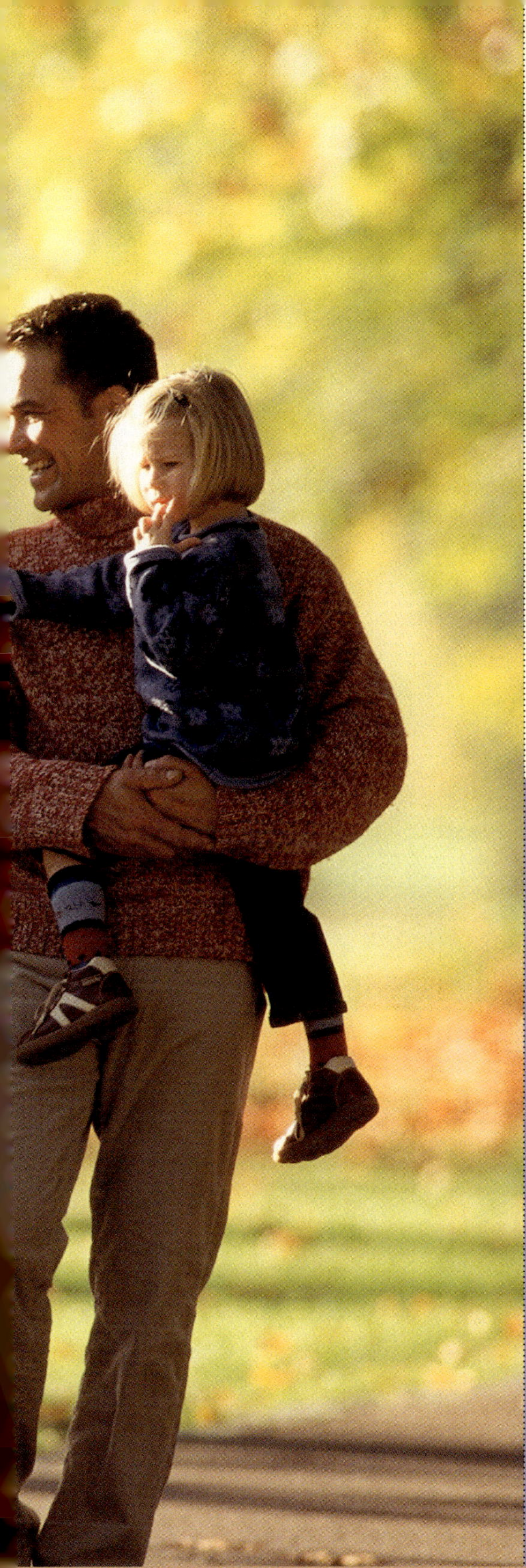

Hormone – wie sie wirken

Hormone beeinflussen Vorgänge im Körper in allen Lebensabschnitten – besonders ab der Pubertät bis ins Klimakterium.

Was sind Hormone?

Hormone spielen im Leben der Frau eine besonders wichtige Rolle.

Hormone sind körpereigene Informationsübermittler. Sie werden in Drüsenzellen bestimmter Organsysteme gebildet und anschließend ins Blut abgegeben. Dann gelangen sie zu Zellen mit speziellen »Andockstellen« (Rezeptoren), wo ihre »Nachricht« gelesen werden kann.

→ Hormone übermitteln den Organen auf dem Blutweg Informationen

Während Nerven in Bruchteilen von Sekunden Informationen übermitteln, brauchen Hormone dafür viele Minuten, sogar Stunden. Die Nachrichten, die Hormone übermitteln, sind in ihrer chemischen Struktur verborgen.

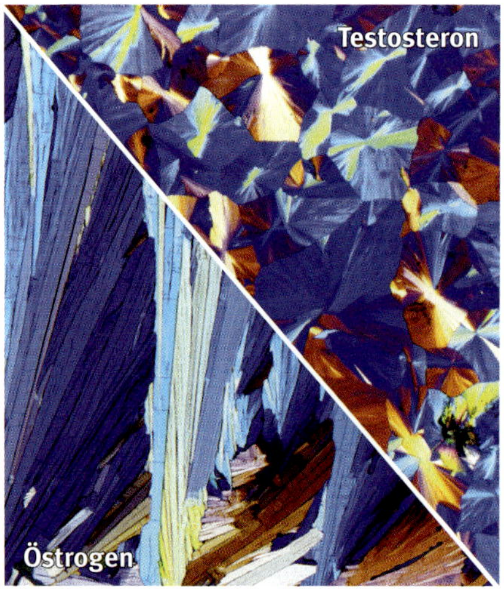

Kristalle: Östrogen- und Testosteron-Strukturen

Nach ihrem chemischen Aufbau unterscheidet man zwischen Hormonen, die vor allem aus Eiweiß bestehen und solchen, die sich überwiegend aus Fetten zusammensetzen.

Erstere heißen Peptidhormone, zu letzteren gehören vor allem Steroidhormone. Peptidhormone sind u. a. Insulin, Glukagon und die Hypophysen- und Zwischenhirn-Hormone (siehe Abb.).

Zu den Steroidhormonen zählen unter anderem die Geschlechts- und Nebennierenrinden-Hormone.

Die wichtigsten Hormone werden im Gehirn gebildet, und zwar im Hypothalamus und in der Hypophyse:

- Adrenocorticotropes Hormon (ACTH)
- Thyreotropin (TSH)
- Luteinisierendes Hormon (LH)
- Follikel stimulierendes Hormon (FSH)
- Wachstumshormon (STH)
- Prolaktin
- Oxytocin
- Vasopressin

Was sind Sexualhormone und wo werden sie gebildet?

Hormone sind chemische Botenstoffe, die im Gehirn, in der Bauchspeicheldrüse, in der Schilddrüse und Nebenschilddrüse sowie in den Nebennieren und Eierstöcken gebildet werden.

Über den Blutkreislauf gelangen die Hormone in den gesamten Körper und koordinieren, regulieren und steuern

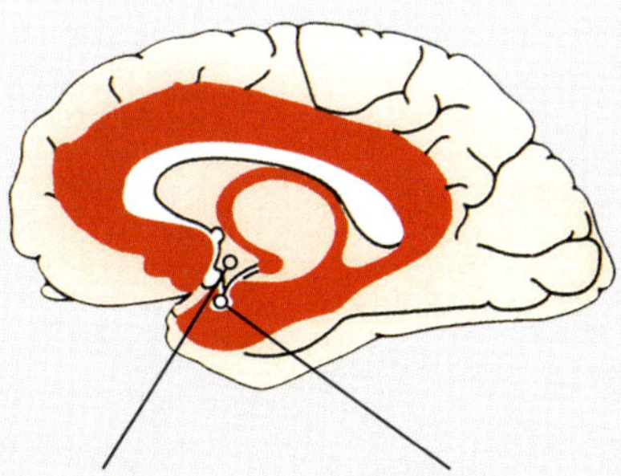

unseren gesamten Stoffwechsel – die Entwicklung und die Funktion der Organe, das Wachstum und den Blutzuckerspiegel genauso wie den Blutdruck und den Wasserhaushalt. Sie aktivieren oder greifen bremsend in nahezu alle Reaktionen im Körper ein.

Vor allem in der Pubertät und im Wechsel beeinflussen sie das Mädchen/die Frau psychisch und physisch massiv. Nur wenn der »Hormonhaushalt« ausgeglichen ist, funktioniert unser gesamter Organismus problemlos und wir fühlen uns wohl. Geraten jedoch diese Regelkreisläufe aus dem Gleichgewicht, haben wir Probleme, entwickeln Beschwerden und Symptome – wir »funktionieren nicht mehr«.

ACTH ist ein Peptidhormon und wird in der Hirnanhangdrüse (Hypophyse) gebildet. Es regt die Nebennierenrinde u. a. zur Herstellung von Kortison, Androgenen (männliche Sexualhormone, siehe Seite 215f.) und Aldosteron (reguliert Blutvolumen und Blutdruck) an und nimmt indirekt Einfluss auf die Produktion von Insulin.

Die ACTH-Ausschüttung unterliegt einem Tages-Rhythmus, die Konzentration ist morgens deutlich höher als abends.

Erhöhte ACTH-Werte ergeben sich unter anderem bei Kälte, Stress, Angst, Funktionsstörungen der Nebennierenrinde, Morbus Cushing (führt u. a. bei Kindern zu Wachstumshemmung, bei Frauen zum Ausbleiben des Zyklus und bei Männern zu Potenzstörungen) und als Begleiterbefund bei Krebserkrankungen (Lungen- und Bauchspeicheldrüsenkrebs), reduzierte Spiegel beim Sheehan-Syndrom (teilweiser oder kompletter Ausfall des Hypophysenvorderlappens) oder bei Tumoren der Hypophyse.

STH – das Wachstumshormon – wird im Hypophysenvorderlappen gebildet. Während des Schlafes wird am meisten STH produziert. Die Pubertät ist das Lebensalter mit einer ausgeprägten STH-Produktion. Jeder andere Energie

→ Hormone steuern und regulieren unseren gesamten Stoffwechsel

→ Längenwachstum und Fruchtbarkeit werden von Hormonen bestimmt

verbrauchende Prozess (körperliche Aktivität, Stress, Hungern) regt die Ausschüttung von STH an.

STH ist für ein normales Längenwachstum notwendig. Bei einer verminderten Produktion oder einem verminderten Ansprechen der Zellen auf STH kommt es zu einem Zwergwuchs. Bei einer Überproduktion resultiert ein Riesenwuchs bzw. eine Akromegalie (Vergrößerung an den Spitzen des Körpers).

Cholecalciferol (Vitamin D_3) ist ein besonderes Hormon, das im Knochenstoffwechsel eine wichtige Rolle spielt. Der Körper ist in der Lage, diesen Stoff selbst zu bilden, allerdings benötigt er dazu ausreichend Sonnenschein. Eine Vorstufe des Hormons kann der Körper auch über die Nahrung aufnehmen.

Progesteron (Gelbkörperhormon) ist ein weiteres wichtiges weibliches Geschlechtshormon, das bei fruchtbaren Frauen in der zweiten Hälfte des Zyklus im Gelbkörper des Eierstocks gebildet wird. Während der Sekretionsphase (2. Phase des Menstruationszyklus, Eisprung) des Zyklus ist Progesteron das vorherrschende Hormon.

Die Gebärmutter wird in dieser Phase auf eine mögliche Schwangerschaft vorbereitet. Findet keine Befruchtung statt, bildet sich der Gelbkörper zurück. Dadurch fällt der Progesteron-Blutspiegel ab und es kommt zum Abbau der Gebärmutterschleimhaut, der Menstruation. Tritt eine Schwangerschaft ein, bereitet Progesteron die Brustdrüse auf die Milchproduktion und -abgabe vor. Progesteron wird in der Schwangerschaft bis zum vierten Monat vom Gelbkörper und danach im Mutterkuchen (Plazenta) produziert.

Gestagene sind synthetische Hormone, die dem Progesteron, dem körpereigenen Gelbkörperhormon, ähneln. Die künstlich hergestellten Gestagene werden in der hormonellen Schwangerschaftsverhütung zur Verhinderung des Eisprungs eingesetzt. Bei der hormonellen Therapie sorgen Gestagene für eine regelmäßige Menstruation. Das dient dem Schutz der Gebärmutterschleimhaut, denn der regelmäßige Abbau der Schleimhaut ist ein wirksamer Schutz vor Tumorentwicklung.

GnRH hat verschiedene Namen und wird auch Gn-RH, Gonadoliberin, FSH-RH oder LH-RH genannt. Die Abkürzung RH steht für Releasing Hormone, was mit »auslösendem« oder »anregendem« Hormon übersetzt werden könnte. Gebildet wird GnRH im Hypothalamus. Es ist dasjenige Hormon, das den Hypophysenvorderlappen zur Ausschüttung von zwei verschiedenen Sexualhormonen anregt, dem FSH und dem LH. Damit steuert es die gesamte Sexualfunktion von Mann und Frau.

FSH oder Follikel-stimulierendes Hormon wirkt auf die Eierstöcke und regt bei der Frau die Bildung von Östrogen und die Reifung der Eizellen im Eierstock an. FSH wird vom Hypophysenvorderlappen ausgeschüttet. Gesteuert wird seine Produktion durch das Hypophysenhormon GnRH.

LH oder Luteinisierendes Hormon ist ein Hormon des Hypophysenvorderlappens, das auf die Eierstöcke wirkt. Bei der Frau unterstützt es die Eireifung, den Eisprung und die Bildung des Gelbkörpers.

Prolaktin ist ein Hormon, das in der Hypophyse gebildet wird. Prolaktin steuert bei der Frau indirekt den Zyklus, den Milcheinschuss in die Brust und beim Mann die Fruchtbarkeit.

In welchen Fällen wird der Prolaktin-Wert bestimmt?

Prolaktin wird aus dem Serum des Blutes bestimmt. Es ist alters- bzw. geschlechtsbedingten Schwankungen unterworfen.

Zu geringe Prolaktin-Mengen haben klinisch keine Bedeutung.

Eine Bestimmung wird durchgeführt bei:

- Potenz- und Zyklusstörungen
- Galaktorrhö – spontanem Milchfluss
- atypischen körperlichen Veränderungen der Frau
- Gehirntumoren
- Brustschmerzen (zyklusabhängig)

Zu hohe Prolaktin-Mengen liegen vor bei:

- Schwangerschaft
- Hormonproduzierenden Tumoren der Gehirnregion
- Einnahme verschiedener Medikamente
- Starkem Stress (z. B. Operationen)
- Schwerer Nierenfunktionsstörung
- Schilddrüsenunterfunktion

Referenz- und Normalwerte	Einheit
Kinder und Jugendliche	2,5 – 39,0 µg/l
Erwachsene	3,0 – 23,2 µg/l

Auf jeden Fall sollte eine regelmäßige Laborkontrolle erfolgen, damit der Arzt gegebenenfalls entsprechende Behandlungen durchführen kann.

Oxytocin wird in der Hypophyse gebildet, gespeichert, und bei Bedarf abgegeben. Oxytocin hat eine wichtige Bedeutung bei der Geburt, weil es die Kontraktion (Zusammenziehung) der Gebärmutter bewirkt und die Milchbildung fördert. Die hohe Oxytocinkonzentration während einer Geburt dürfte aber auch die dabei ertragenen Schmerzen vergessen lassen.

Gleichzeitig beeinflusst es das Verhalten zwischen Mutter und Kind – den Brutinstinkt – sowie das Treueverhalten zwischen Geschlechtspartnern. Auch

→ Prolaktin steuert indirekt den Zyklus der Frau

scheint eine Wechselwirkung zwischen dem Kuschelhormon Oxytocin – es wird während des Orgasmus sowohl bei der Frau als auch beim Mann abgegeben – und der Intensität von zwischenmenschlichen Bindungen zu bestehen. Bei entsprechend vorhandenen Rahmenbedingungen steigert Oxytocin das sexuelle Verlangen bei Männern und Frauen.

Östrogene

→ Östrogene spielen in der Pubertät und im Wechsel eine sehr große Rolle

Östrogene beeinflussen die körperlichen und seelischen Veränderungen des jungen Mädchens, bis es zur Frau wird. Mit dem Anfang der Wechseljahre wird die Östrogenproduktion langsam wieder eingestellt. Der Eierstock produziert eine Reihe von Östrogenen (Follikelhormonen), unter denen **17β-Östradiol** das wichtigste Hormon ist.

Östrogene sind weibliche Hormone, die hauptsächlich in den Eierstöcken, aber auch – in geringerem Ausmaß – im Fettgewebe und in der Nebenniere gebildet werden.

Die Konzentration der Östrogene ändert sich im Verlauf des weiblichen Zyklus erheblich. Gesteuert wird die Produktion von der Hypophyse über die Gonadotropine (keimdrüsenstimulierende Hormone, FSH und LH, siehe Seite 212f.). Im Blut werden Östrogene meist an Eiweiß gebunden transportiert. An bestimmten Organen (z. B. der weiblichen Brust und der Gebärmutter) befinden sich spezifische Rezeptoren (reizaufnehmende Empfängerzellen), an die sich die Östrogene binden.

Die Östrogene werden direkt zum Zellkern transportiert und beeinflussen so die Aktivität der Zellen. Östrogene verursachen den Eisprung und bereiten die Gebärmutter auf eine mögliche Schwangerschaft vor.

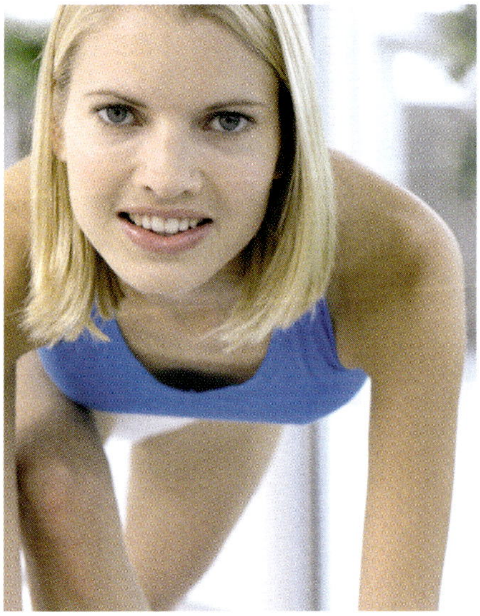

Insgesamt sind die Östrogene diejenigen Hormone, die den größten Beitrag zur körperlichen und psychischen Entwicklung und zum Lebensgefühl jeder Frau leisten. Beginnend in der Pubertät mit der Brustentwicklung, über den monatlichen Zyklus bis hin zum Knochenaufbau, Fettstoffwechsel und

der **Kollagenbildung** (zur Erhaltung der Hautelastizität), sind Östrogene im Spiel. Sie schaffen die Voraussetzungen für Geschlechtsverkehr und Schwangerschaft, wirken stärkend auf Knochen und Herz und stabilisieren das seelische Gleichgewicht. Außerdem sorgen sie für das typische weibliche Erscheinungsbild betreffend Figur, Haut und Behaarung.

Arten von Östrogenen

Natürliche Östrogene sind identisch mit den Östrogenen, die in den Eierstöcken gebildet werden. Dazu gehört z. B. 17β-Östradiol.

Synthetische Östrogene sind künstlich hergestellte Östrogene, die der Körper nicht selbst bildet. Sie sind Bestandteil von Antibabypillen. Die Östrogene, die zur Hormonersatztherapie bei Wechselbeschwerden eingesetzt werden, zählen nicht zu den synthetischen Östrogenen.

Konjugierte Östrogene sind eine Mischung verschiedener Substanzen, die ähnlich den Östrogenen aufgebaut sind. Sie werden entweder aus Pflanzen oder aus dem Harn trächtiger Stuten gewonnen.

Androgene

Androgene ist ein Sammelbegriff für männliche Sexualhormone. Androgene sind anabol wirksam, d. h. sie fördern das Knochen- und Muskelwachstum. Wichtigstes Androgen ist das Testosteron. Männliche Hormone werden auch in den Eierstöcken und der Nebennierenrinde von Frauen produziert. Ein Östrogenmangel in der Postmenopause kann zu einem relativen Überschuss von männlichen Hormonen führen.

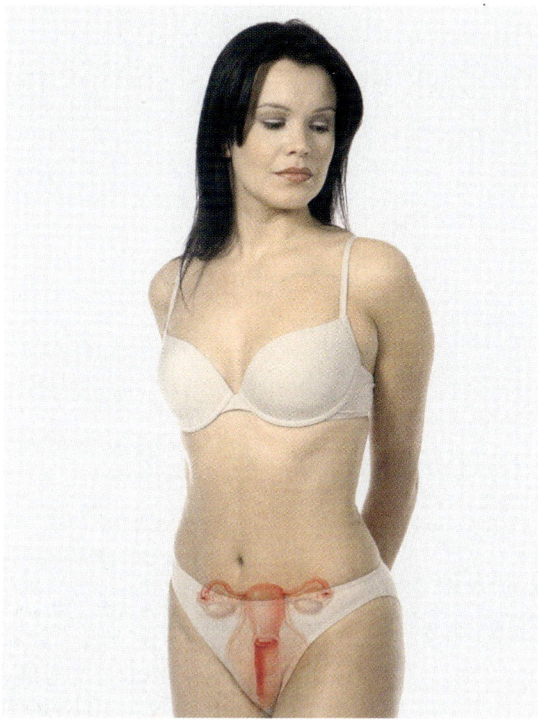

Testosteron zählt zur Gruppe der Androgene und ist das wichtigste männliche Geschlechtshormon. Auch bei Frauen wird in den Eierstöcken und in der Nebennierenrinde Testosteron in geringen Mengen produziert.

Es steigert die Libido der Frau, führt aber bei einem Überschuss zu einer allgemeinen Vermännlichung

→ In den Eierstöcken werden auch männliche Sexualhormone gebildet

(Virilisierung). Im männlichen und im weiblichen Körper trägt Testosteron zum Wachstum der Knochen in der Entwicklungsphase bei, erhöht die Muskelmasse und senkt das Cholesterin im Blut.

Schilddrüsenhormone

→ Die Schilddrüse beeinflusst mit ihren Hormonen nahezu alle Stoffwechselvorgänge

Die Schilddrüse liegt wie ein Schmetterling an der Vorderseite des Halses unterhalb des Kehlkopfes. Sie ist ein extrem wichtiges Organ, das eine Vielzahl von Stoffwechselvorgängen und Zellen unseres Körpers steuert.

Frauen leiden 3- bis 5-mal häufiger unter Schilddrüsenproblemen als Männer.

Schilddrüsenerkrankungen sind häufig mit einem Jodmangel verbunden.

1963 wurde die Jodprophylaxe durch das Speisesalz österreichweit eingeführt und hat sich seither bewährt.

Deutschland ist eines der wenigen Länder ohne gesetzliche Regelung. Die Jodvorsorge ist daher individuell und freiwillig durchführbar. Zur Vermeidung von Jodmangel-Erkrankungen wie der Struma wird die Verwendung von jodiertem Speisesalz empfohlen.

Überfunktion, Unterfunktion und das Auftreten eines »Kropfes« (Struma mit meist unauffälligen Schilddrüsenhormonwerten) sind die relevantesten Veränderungen der Schilddrüse für die klinische Praxis.

Beim Struma treten die typischen Symptome meist schleichend auf und umfassen ein verändertes Organgefühl, Schluckbeschwerden sowie ein so genanntes »Globusgefühl«, das heißt, wie wenn ein Knödel im Hals stecken würde. Langsam kann es dann auch zu einer Veränderung der Stimme kommen, diese wird rauer, wirkt gepresster. Atembeschwerden, die auftreten können, lassen auch an eine Lungenerkrankung denken. Macht die Größe der Schilddrüse zunehmend Schluck-, Atem- oder Druckbeschwerden, ist eine Operation notwendig.

Für die Diagnostik ist die Funktionsbeurteilung der Hormonregulation zwischen Hirnanhangdrüse und Schilddrüse mittels eines Schilddrüsenstimulations-TRH-Tests notwendig.

Wichtige Aufgaben der Schilddrüse sind u. a.:

- regelrechte Ausreifung des Kindes im Mutterleib
- Beeinflussung der Geschlechtsfunktionen und Sicherstellung der Fruchtbarkeit
- Gehirnreifung und körperliches Wachstum im Kinder- und Jugendalter
- Steuerung der seelischen Befindlichkeit

Mittels Schilddrüsen-Ultraschall können die Größe und das Volumen der Drüse, Zysten oder Knoten festgestellt werden. Eine Szintigrafie (nuklearmedizinische Untersuchung) als Zusatzuntersuchung wird durchgeführt, um die Aktivität etwaiger Knoten zu beurteilen.

Überfunktion: kann zu Morbus Basedow (Hervorquellen der Augen) und Hashimoto (Entzündung der Schilddrüse) führen.

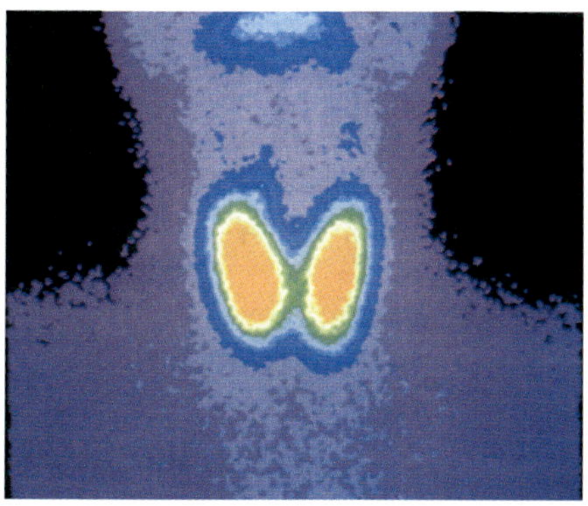

Die klassischen Leitsymptome sind hervorquellende Augen, Haarausfall, Schwellung des Gewebes vor dem Schienbeinkopf, Wärmeintoleranz, rasche Gewichtsabnahme trotz gesteigertem Appetit, Herzklopfen, Herzrasen, Durchfall, Muskelschwäche und Zittern.

Bei einer **Unterfunktion** findet man vor allem Müdigkeit, schlechte Merkfähigkeit, Gewichtszunahme, langsamen Puls, Verstopfung, Kältegefühl und Nervenengpasserscheinungen wie das Karpaltunnelsyndrom.

Sowohl eine Über- als auch eine Unterfunktion können im gynäkologischen Bereich Störungen verursachen, da zwischen der Schilddrüse, den Eierstöcken und der Hirnanhangdrüse Rückkoppelungsmechanismen bestehen.

Diese gynäkologischen Probleme beginnen mit Zyklusstörungen (zu kurze oder viel zu lange Zyklen, zu starke oder lange Blutungen), die zur Unfruchtbarkeit führen können.

Aus diesem Grund ist bei der Ermittlung des Basishormonstatus auch die Abklärung der Schilddrüsenhormone inkludiert.

Was sind Schilddrüsenhormone

TRH und TSH sind Hormone, die an der Steuerung der Schilddrüsenfunktion beteiligt sind. Eine Störung in der Produktion und Freisetzung dieser Hormone führt zu einer Störung der Schilddrüsenfunktion.

TRH wird im Hypothalamus gebildet. Über das Blut gelangt TRH in die Hirnanhangdrüse (Hypophyse). Die TRH-Konzentration in der Hypophyse kontrolliert die Bildung von TSH in diesem Organ. Je höher die TRH-Konzentration ist, desto mehr TSH wird gebildet.

TSH reguliert die Bildung der Schilddrüsenhormone T3 und T4 in der Schilddrüse (je mehr TSH gebildet wird, desto größere Mengen T3 und T4 entstehen). Damit die Produktion von T3 und T4 nicht über die Erfordernisse

→ Schilddrüsen-Fehlfunktionen können auch für gynäkologische Probleme verantwortlich sein

des Körpers hinausgeht, hemmen T3 und T4 ihrerseits die Produktion von TSH und TRH.

TRH und TSH werden im Blut bestimmt.

Referenz- und Normalwerte können laborabhängig schwanken.

	SI-Einheit
TRH-Test	2 – 25 mU/l *
TSH	0,4 – 4,0 mU/l
* mindestens das 2,5fache der TSH-Ausgangskonzentration	

Standardreferenzwerte für TRH und TSH

In welchen Fällen wird die TSH-Konzentration bestimmt?

→ Schilddrüsenerkrankungen: sicher zu diagnostizieren und optimal zu behandeln

Wenn der Arzt eine Störung der Schilddrüsenfunktion vermutet, bestimmt er zunächst die T3- und T4-Konzentrationen.

Um unterscheiden zu können wo der Fehler liegt, wird die TSH-Konzentration bestimmt: Sie gibt dem Arzt Aufschluss darüber, ob der Defekt durch die Schilddrüse selbst verursacht wird oder ob es sich um eine Erkrankung der Hirnanhangdrüse (Hypophyse) handelt.

Zu hohe TSH-Werte finden sich bei:

- **Primärer Schilddrüsenunterfunktion:** Hier produziert die Schilddrüse selbst zu wenig T3 und T4. Dadurch fällt die oben genannte Hemmung auf die Hirnanhangdrüse weg; diese schüttet nun vermehrt TSH aus.

  Auswirkungen: Verlangsamung von Stoffwechsel, Wachstum und geistiger Tätigkeit, Jodmangelkropf.

- **Sekundärer Schilddrüsenüberfunktion:** Hier liegt der Fehler in der Hypophyse, diese schüttet vermehrt TSH aus. Die Schilddrüse produziert dann vermehrt T3 und T4.

  Auswirkungen: Abmagerung, beschleunigte Herztätigkeit.

Zu niedrige TSH-Werte finden sich bei:

- **Primärer Schilddrüsenüberfunktion:** Hier produziert die Schilddrüse zu viel T3 und T4. T3 und T4 hemmen die TSH-Produktion in der Hypophyse, sodass die Konzentration im Blut sinkt.
- **Sekundärer Schilddrüsenunterfunktion:** Hier produziert die Hypophyse zu wenig TSH, dadurch wird die Schilddrüse ungenügend angeregt, T3 und T4 zu produzieren.

Was ist die Menstruation – Regel, Periode, Mens, die Tage?

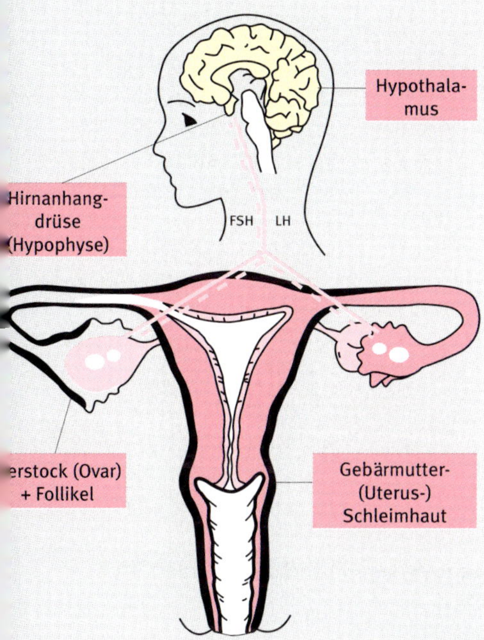

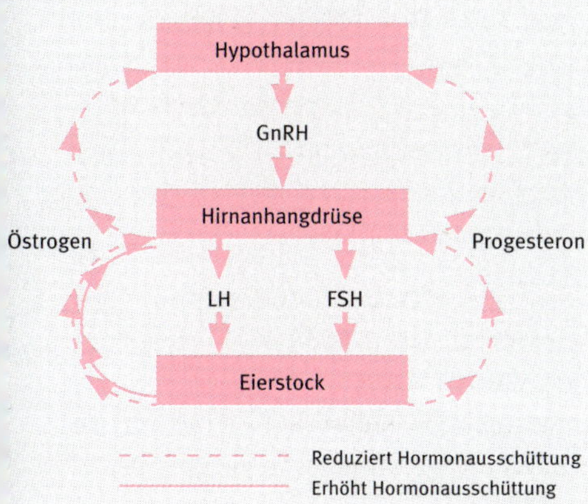

Wie fängt alles an?

Die erste Menstruationsblutung (Menarche) tritt zwischen dem 10. und 14. Lebensjahr und im Durchschnitt mit 12,5 Jahren, das heißt im Laufe der Pubertät, ein. Unter Pubertät versteht man die körperliche (und geistig-seelische) Entwicklungsphase des Menschen zwischen dem Kindesalter und dem Erwachsensein (alles darüber lesen Sie auf Seite 183ff.)

Diese Phase des Lebens beginnt, wenn die Gehirnanhangdrüse ein Signal an den Körper sendet, **Hormone** zu produzieren. Während der Pubertät kommt es zur Geschlechtsreife und zur Ausbildung der sekundären Geschlechtsmerkmale (Brüste, weiblicher Behaarungstyp, charakteristische Fettverteilung). Bei Mädchen beginnt in der Pubertät die Menstruation. Die Blutung ist ein Zeichen der beginnenden Geschlechtsreife und Fortpflanzungsfähigkeit.

In mehr oder weniger regelmäßigen Zyklen wiederholt sich im Körper ab jetzt ein Wechselspiel der Hormone. Zyklus bedeutet Kreis – das gleiche Hormonmuster läuft jeden Monat rhythmisch wie eine Uhr ab. Es wiederholt sich regelmäßig – darum auch »Regel« oder »Periode«, »Zyklus«, um die Gleichförmigkeit zu betonen.

→ Während der Pubertät kommt es zur Geschlechtsreife

→ Die Zykluslänge ist von Frau zu Frau unterschiedlich

Vor allem bei jungen Mädchen, die erst vor kurzem ihre erste Monatsblutung (Menarche) hatten, kann es häufig zu Unregelmäßigkeiten im Zyklus kommen. In den ersten sechs bis zwölf Monaten nach der ersten Regel ist das durchaus normal.

Ein Zyklus – der Zeitraum vom ersten Tag der letzten Menstruation bis zum letzten Tag vor der nächsten Menstruation – dauert ungefähr 28 Tage. In Bezug auf diese Daten treten jedoch große individuelle Schwankungen auf. Wenn sich bei einer Frau nach einiger Zeit der Zyklus eingependelt hat, bleiben Dauer und Stärke der Blutung sowie der Abstand zwischen den einzelnen Blutungen mehr oder weniger konstant.

Die inneren Geschlechtsorgane der Frau sind symmetrisch angelegt und bestehen aus jeweils zwei Eierstöcken (Ovarien) und Eileitern (Tuben), der Gebärmutter (Uterus) und der Scheide (Vagina), wobei die Gebärmutter und die Scheide ursprünglich auch doppelt angelegt waren und während der Entwicklung im Embryonalstadium zusammengewachsen sind.

Bei manchen Frauen kann man die Doppelanlage auch im Erwachsenenalter finden.

Die Eierstöcke bilden reife, befruchtungsfähige Eizellen heran. Wenn der Eierstock durch Hormone (Follikel-stimulierendes und luteinisierendes Hormon, FSH und LH) stimuliert wird, reift das Ei heran. Etwa in Zyklusmitte löst sich die reife Eizelle vom Eierstock, diesen Vorgang bezeichnet man als Eisprung oder Ovulation. Viele Frauen spüren ihren Eisprung. Er macht sich als schwacher Schmerz im Unterleib bemerkbar.

Einige Frauen bekommen zur Zeit des Eisprungs außerdem eine kleine Blutung. Anschließend wandert das Ei durch den Eileiter zur Gebärmutter.

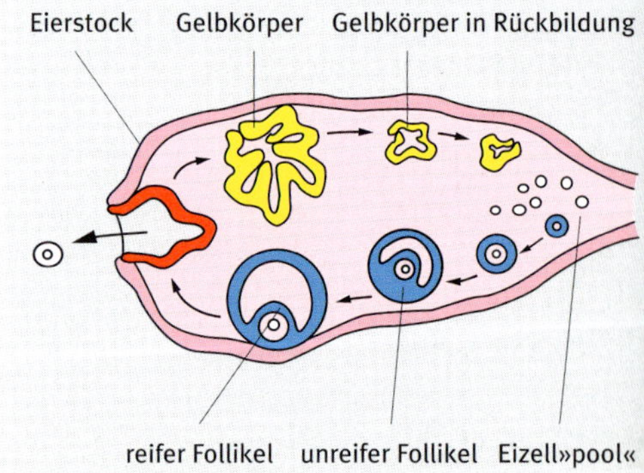

Die Gebärmutterschleimhaut ist durch die Einwirkung der genannten Hormone und Progesteron (Gelbkörperhormon) auf die Aufnahme des Eies vorbereitet. Progesteron wird kurz nach dem Eisprung ausgeschüttet. Wird das Ei befruchtet, setzt es sich in der Gebärmutterschleimhaut fest.

Findet keine Befruchtung statt, kommt es zu einer verminderten Abgabe von Progesteron, wodurch die Gebärmutterschleimhaut abgebaut und Reste davon in der Regelblutung (Menstruation) abgestoßen werden.

Der Zeitpunkt des Eisprungs lässt sich anhand der Körpertemperatur feststellen. Zur Zeit des Eisprungs steigt diese um 0,5 °C. Diesen Umstand kann man sich bei einer Art der Schwangerschaftsverhütung, der Temperaturmethode, zunutze machen. Dazu misst man die Temperatur täglich vor dem Aufstehen im Mund (oral) oder im After (rektal).

Steigt die Körpertemperatur an, hat ein Eisprung stattgefunden – das geschieht etwa acht bis zehn Tage nach jeder Menstruation (entspricht etwa dem 14. Tag im Zyklus). Dies ist auch die fruchtbarste Zeit im Zyklus. In der Mitte des Zyklus wird der Scheidenausfluss schleimartig und zieht Fäden. Auch an der Konsistenz des Schleims lässt sich der Zeitpunkt des Eisprungs erkennen.

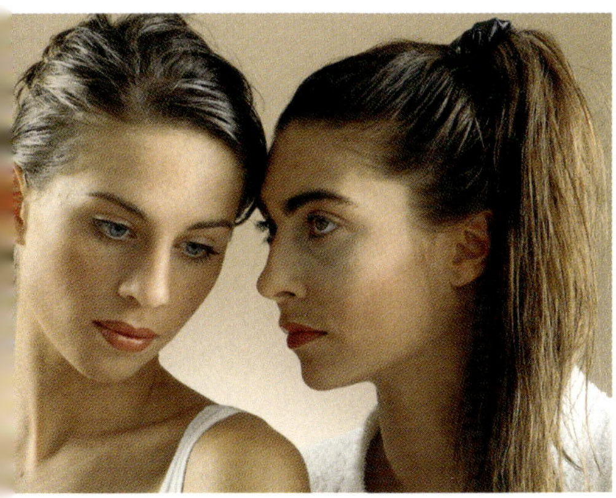

Der Menstruationszyklus ist ein sehr komplexer Vorgang, an dem viele Hormone, die weiblichen Geschlechtsorgane und das Nervensystem beteiligt sind. Hormone und Hormonausschüttung beeinflussen den Menstruationszyklus.

Äußere Faktoren, die die Menstruation beeinflussen können, sind das Körpergewicht und Stress. Untergewicht bringt häufig die Hormonausschüttung und damit die Menstruation zum Stillstand, aber auch extremes Übergewicht führt zu unregelmäßigen Regelblutungen. Im Vergleich zu Frauen mit Idealgewicht werden diese Frauen nicht so leicht schwanger, richtige Ernährung ist deshalb besonders wichtig.

Stress beeinflusst die Hormonausschüttung und die Menstruation in folgender Weise: Die Monatsblutung ist unregelmäßig, verkürzt oder verlängert oder bleibt in einigen Fällen sogar ganz aus.

Regelmäßige Bewegung sowie psychische und körperliche Ausgeglichenheit sind für schmerzfreie und einigermaßen angenehme »Regeltage« am förderlichsten.

→ **Durch Stress und Untergewicht kann die Menstruation ausbleiben**

Hormonelle Verhütung – wie sie wirkt

→Die hormonelle Verhütung ist die modernste Form der Familienplanung

Die Pille

wirkt im weiblichen Organismus auf 2 Ebenen verhütend:

1) **Durch die zentrale Hemmung des Eisprungs:**
   Die Ovulationshemmer blockieren die Ausschüttung von LH und FSH (siehe Seite 212f.) und damit den Eisprung.
   Im Genitalbereich selbst machen die Schleimhautveränderungen in der Gebärmutter eine Einnistung der Eizelle unmöglich.

2) **Durch den Einfluss der Gelbkörperhormone wird die Konsistenz des Muttermundschleimes gleichzeitig zäher:**
   Eiweißauflösende Enzyme werden vermehrt gebildet und somit die Sameneinwanderung durch den Muttermund verhindert. Die Zusammensetzung des Sekrets der Eileiter verändert sich und der Weitertransport von Eizelle und Sperma wird gestört. Je nach Dosierung und Dosisanteil an Östrogenen und Gestagenen sind die verschiedenen empfängnis- bzw. nidationshemmenden Wirkungen unterschiedlich ausgeprägt! (Nidation = Einnistung der befruchteten Eizelle)

Die Zuverlässigkeit eines jeden Antikonzeptivums wird im so genannten Pearl-Index gemessen. Das ist die Zahl der ungewollten Schwangerschaften in 100 imaginären Frauenjahren.

Ursachen für eine Einschränkung der Wirkung von Ovulationshemmern:

- Medikamente: Antiepileptika (insbesondere Phenytoin), Barbiturate, Tranquilizer, Laxantien, Rifampicin (vorzeitiger Wirkungsverlust der Hormone)
- Aufnahmestörungen: Gastroenteritis, Diarrhö, Erbrechen

Nebeneffekte von oralen Kontrazeptiva (Pille):

- Erhöhtes Auftreten von*: Bluthochdruck, Koronarangiopathie, Rosacea, Thromboembolien, Leberadenomen, Ulcus ventriculi, Vitiligo, Zervizitis, Zystitis, Budd-Chiari Syndrom, Apoplexie, Cholelithiasis, Otoslerose, Gingivitis, Porphyrie, epileptischen Anfällen, Libidoverminderung, Nervosität

---

* Krankheitserklärungen siehe Register

- Positive Nebenwirkungen*: Schutz vor Ovarialkarzinomen, Endometriumkarzinomen, Endometriose, Adnexitis, gutartigen Ovarialtumoren, Hypermenorrhö, Dysmenorrhö, Prämenstruellem Syndrom, Hirsutismus, Akne

Achtung:
Raucherinnen weisen ein deutlich erhöhtes Thromboserisiko auf!

Monophasenpillen

Diese oralen Kontrazeptiva enthalten an jedem Tag dieselbe Östrogen- und Gestagendosis. Dadurch kommt es zu einer Unterdrückung von FSH und LH. Die niedrig dosierten Pillen (Östrogenanteil < 0,015 mg) können mittlerweile auch Frauen, die älter als 40 Jahre und ohne zusätzliches Risiko (wie Rauchen und Übergewicht) sind, bis zur Menopause als Verhütungsmethode empfohlen werden.

Verhütungspflaster/Hormonpflaster

Vorteil: von der täglichen Anwendung zur wöchentlichen. Das Pflaster wird einmal wöchentlich auf die Haut, z. B. auf den Unterbauch, Gesäß, Oberarm »geklebt« – 3 Wochen lang, anschließend 1 Woche Pause.

Verhütungsring

Ist ein flexibler Kunststoffring von 5 cm Durchmesser mit hormonhaltigem Kern, der jeweils für 3 Wochen in die Scheide eingelegt wird und kontinuierlich Östrogene und Gestagene abgibt.

Zweiphasenpillen

Eine dem natürlichen Zyklus angepasste Abfolge, zunächst ausschließlich von Östrogenen (7 Tage) und anschließend einer Östrogen-Gestagen-Kombination (15 Tage).

Zwei- und Dreistufenpräparate

Diese enthalten von Anfang an ein Gestagen in niedriger, dann ansteigender Dosierung. Der Östrogenanteil bleibt entweder konstant oder es werden zyklische Schwankungen bei insgesamt niedriger Dosierung nachgeahmt. In der ersten Phase enthalten sie eine geringe Gestagendosis, die dann in der 2. Phase (= 2. Zyklushälfte) bei gleich bleibender Östrogendosis erhöht ist. Die niedrige Gestagendosis dauert die ersten 11 Tage. Modifizierte Zweiphasenmethode: Einnahme von Kombinationspräparaten mit niedriger Gestagendosierung in der 1. und erhöhter Gestagendosierung in der 2. Zyklushälfte.

→ Individuelle Risikofaktoren bestimmen die Pillenauswahl

* Krankheitserklärungen siehe Register

→ Minipille: ganz exakte Einnahme erforderlich

Minipille

Es wird nur ein Gestagenabkömmling in niedriger Dosierung verabreicht. Hauptsächlich wirkt diese Pille über eine Veränderung des Muttermundschleims, dadurch werden die Beweglichkeit und das Aufwärtswandern der Spermien verhindert. Zusätzlich kommt es zur Abschwächung des mittzyklischen LH-Gipfels.

Anwendung: Während des Stillens möglich, Verhütung bei jungen Mädchen, Nebenwirkungen bei der Ein- bzw. Zweiphasenmethode, Bedenken gegenüber der Spirale, bei Vorliegen einer Gegenanzeige für Östrogene.

- **Vorteile:** kaum Nebenwirkungen, kein Absetzen bei Immobilität nötig, geringere Beeinflussung der zentralen Zyklusregulationen, keine Hemmung der Milchproduktion
- **Nachteile:** schlechtere Zykluskontrolle (Zwischenblutungen, Menorrhagien = verlängerte Menstruation), Neigung zu Eierstockzysten, niedrigerer Empfängnisschutz da exakte, tägliche Einnahme zur gleichen Uhrzeit notwendig!

Verhütung mit Depot-Gestagenen

- »Dreimonatsspritze« – ist eine Hormon-Injektion in Abständen von 90 Tagen in den Gesäßmuskel
- »Hormonspirale«
- »Hormonstäbchen« (Implanon in Stäbchenform): wird direkt unter die Haut am Oberarm implantiert. Die Verhütung wird vor allem durch einen verdickten Schleimpfropf am Gebärmutterhals, durch Hemmung des Eisprungs und mittels Verhinderung einer Einnistung durch eine veränderte Gebärmutterschleimhaut-Struktur bewirkt.
  Wirksamkeit: 3 Jahre, kann jederzeit entfernt werden.

Anwendungen von Depot-Gestagenen zur Verhütung: kein weiterer Kinderwunsch, mangelnde Sorgfalt bei der täglichen Medikamenteneinnahme, nach der Geburt eines Kindes.

Gegenanzeigen für orale Kontrazeptiva: Alter, Bluthochdruck, Rauchen, Migräne in der Pillenpause

Vorteile: keine Östrogen-Medikation

Nachteile: operativer Eingriff (Hormonstäbchen), Gewichtszunahme, Ödemneigung, Schmierblutungen, Schwindel, Kopfschmerzen, Akne. Rückkehr der Fruchtbarkeit oftmals bis zu einem Jahr verzögert, bei längerer Anwendung Osteoporoserisiko.

Bei vaginalen Blutungen unbekannter Ursache oder bei Lebererkrankungen ist von der Dreimonatsspritze abzuraten. Bei Unverträglichkeit muss man leider die Wirkdauer der jeweiligen Präparate abwarten.

Postkoitale Antikonzeption

»Pille danach«

Das Notfallkontrazeptivum (Postinor, Vikela) kann bei zeitgerechter Einnahme nach ungeschütztem Geschlechtsverkehr, nach Vergewaltigung, bei Versagen einer Verhütungsmethode oder bei Vergessen der Pille eine ungewollte Schwangerschaft verhindern.
Die hohe Gestagen-Dosis verhindert je nach Zyklusphase entweder den Eisprung oder aber das Einnisten der eventuell befruchteten Eizelle in die Gebärmutterschleimhaut. Eine bereits bestehende Schwangerschaft kann durch Levonorgestrel nicht abgebrochen werden.
Die erste Tablette wird so bald wie möglich, jedoch nicht später als 72 Stunden nach stattgefundenem Verkehr eingenommen, die 2. Tablette 12 bis maximal 16 Stunden nach der 1. Tablette. Es können auch beide Tabletten so früh wie möglich gleichzeitig eingenommen werden. Aufgrund der hohen Hormondosis innerhalb kurzer Zeit ist dies keine Dauermedikation, sondern nur als reine Notfallslösung zu sehen.

Abortiva

Antigestagene: »Abtreibungspille«, die bis zum 49. Tag die Frucht abstoßen kann. Gabe gemeinsam mit einem Prostaglandinpräparat.

Erstverordnung und Gegenanzeigen der Pille

Eine genaue Anamnese und eine gynäkologische Untersuchung sollten am Anfang einer Pillenerstverschreibung stehen.

Folgende Punkte sollten diskutiert werden: Thrombose in der Familie, eigene Thrombose in der Vorgeschichte, Bluthochdruck, Fettsucht, Lebererkrankungen, Brustkrebs in der Familie, Rauchen.

Nebenwirkungen der Pille

Manche Frauen reagieren mit Übelkeit, Reizbarkeit, psychischen Störungen oder starker Gewichtszunahme, sodass die Pille abgesetzt werden muss. Ein Libidoverlust ist bei einigen Präparaten bekannt, dieser kann die Sexualität so stark beeinflussen, dass man eine andere Verhütungsform wählen muss.

→ Die Pille kann eine bestehende Grundkrankheit verstärken

Organspezifische Nebenwirkungen treten vor allem dann auf, wenn bereits eine Grunderkrankung vorliegt, welche durch die Pille noch verstärkt wird (Auge, Ohr, Magen-Darm-Trakt, Leber, Gallenblase).

Einfluss der Pille auf den Zucker- und Fettstoffwechsel

Synthetische Östrogene und Gestagene zeigen gegensätzliche Auswirkungen auf den Glukosestoffwechsel.

Gestagene hemmen im Muskelgewebe und in den Fettzellen die Aufnahme von Glukose durch eine Verminderung der Insulinwirkung. Dieser Effekt ist dosisabhängig. In der Leber hingegen fördert das Gestagen die Speicherung von Glykogen und zeigt somit eine dem Insulin ähnliche Wirkung.

Östrogene hingegen erhöhen die Insulinwirkung im Muskel- und Fettgewebe.

→ Bei Diabetes und Pille ist Vorsicht geboten

Gestagene führen zu einem Anstieg der gefäßbelastenden Blutfette, Östrogenen wird eher ein günstiger Effekt auf den Fettstoffstoffwechsel zugeschrieben.

Hinweis für Diabetikerinnen: In den ersten Monaten der Pilleneinnahme kann sich die Stoffwechsellage ändern und der Insulinbedarf erhöht sein. Daher muss gerade zu Einnahmebeginn öfters der Glukosespiegel kontrolliert und entsprechend eingestellt werden.

Achtung!

Unter Einnahme von hormonellen Verhütungsmitteln kann es zu einer Blutdruckerhöhung kommen, weiters besteht ein erhöhtes Risiko für Durchblutungsstörungen der Herzkranzgefäße, Schlaganfälle und Thromboembolien.

Amenorrhö nach Pille: komplettes Ausbleiben der Regel

Nach Absetzen der Pille treten bei Frauen, deren Zyklus vorher unregelmäßig war, eben jene Zyklusunregelmäßigkeiten wieder auf. Manchmal bleibt die Regel sogar komplett aus – »silent menstruation«. Eine ausbleibende Entzugsblutung tritt in 2 – 3 der Fälle % auf.

Kontrazeptionswunsch einer 40-jährigen Raucherin

Bei Raucherinnen sollte aufgrund der relativen Kontraindikation zur Pille auf andere Möglichkeiten zurückgegriffen werden. Auch eine Tubenligatur (Sterilisation, siehe Seite 192ff.) sollte besprochen werden.

Empfängnisverhütung nach einer Thrombose

Da Empfängnisverhütung nach einer Thrombose ein sehr großes Risiko ist, sollte – nach Abschluss der Familienplanung – auch die Möglichkeit der Vasektomie (Sterilisation) seitens des Mannes diskutiert werden.

Verhütung bei Frauen mit Diabetes mellitus (D. m.)

Die Einnahme von niedrig dosierten oralen Kombinationspräparaten oder reinen Gestagenpräparaten scheint für

Frauen mit angeborenen (Typ-1)-Diabetes mellitus, wenn keine zusätzlichen schwerwiegenden Begleiterkrankungen vorliegen, unbedenklich. Es sollte ein Präparat mit einer möglichst geringen Gestagen-Dosis gewählt werden. Der Östrogenanteil sollte bei $< 0{,}05$ mg liegen. Ansonsten gelten die üblichen Gegenanzeigen für die Pille.

Liegen bereits Gefäßveränderungen aufgrund eines lang bestehenden, nicht gut eingestellten D. m. vor oder bestehen schon Veränderungen im Bereich des Augenhintergrundes, extremes Übergewicht, ein erhöhter Blutdruck und zusätzlich Nikotinabhängigkeit, ist sicherlich eine andere Verhütungsmethode risikoärmer.

Für eine Langzeitverhütung mit Depot-Gestagenen liegen keine Empfehlungen vor. Bei Anwendung der Spirale bei Diabetikerinnen ist kein erhöhtes Risiko bekannt.

Genauso empfehlenswert sind Barrieremethoden und das Kondom im Zeitalter der sexuell übertragbaren Krankheiten und AIDS.

Die Zeitwahlmethode ist bei Frauen mit D. m. nicht zu empfehlen, da diese gehäuft Zyklusunregelmäßigkeiten aufweisen.

Die »Pille danach« sollte wegen der relativ hohen Gestagendosis nur in Ausnahmefällen angewandt werden, da sicherlich eine vorübergehende Dosisanpassung von Insulin notwendig ist.

Langfristige Verhütungsmethoden/reversibel	
Spirale	3 – 5 Jahre
Hormonspirale	5 Jahre
Hormonstäbchen	3 Jahre
Dreimonatsspritze	90 Tage

Nutzen und Vorteile der Pille:

- hoher Empfängnisschutz
- keine Störung von Intimsphäre und Geschlechtsverkehr durch »vorbereitende Maßnahmen«
- **Dysmenorrhö – Linderung der Schmerzen bei der Regel**

  Die Pille hat – neben der Fähigkeit der Empfängnisverhütung – auch die Eigenschaft, eine starke Regelblutung zu normalisieren und eine Dysmenorrhö zu verbessern.
- positiver Einfluss auf das **Prämenstruelle Syndrom, Endometriose** und **Akne**
- **Migräne**

  Mit Hilfe hormoneller Verhütung kann man die Hormonschwankungen, die oft ursächlich für Migräneanfälle angegeben werden, möglichst gering halten (siehe Seite 234f.).

→ Die Pille kann Regelschmerzen und Migräne verbessern

Hormone und körperliche Veränderungen

➔ Die Zykluslänge pendelt sich nach der Pubertät ein

Zyklusstörungen

Der normale Zyklus dauert vom ersten Tag der Blutung bis zur nächsten Blutung im Durchschnitt 28 Tage. Zyklen zwischen 22 und 33 Tagen sind normal. Hat sich der Zyklus eingependelt, so bleibt er meist gleichmäßig. Monatsblutungen, die in kürzerem Abstand als alle 22 Tage auftreten oder länger als 33 Tage ausbleiben, sind meist gestört.

Eine Zyklusstörung kann die Blutungsfrequenz und/oder die Blutungsstärke betreffen, man unterscheidet:

- zu lange Zyklen (mehr als 33 Tage)
- zu kurze Zyklen (weniger als 22 Tage)
- zu starke (mehr als 6 Tampons pro Tag) oder zu lange (mehr als 7 Tage) Blutungen
- zu kurze oder zu leichte Blutungen
- unregelmäßige Blutungen, Zwischenblutungen, Schmierblutungen
- völliges Ausbleiben der Regel – Amenorrhö

Der weibliche Zyklus beruht auf der Wirkung der im Eierstock gebildeten Östrogene und Gestagene (Sexualhormone). Die Funktion des Eierstocks wird von bestimmten Hirnzentren gesteuert, Störungen in diesem hormonellen Regelkreis können zu Zyklusabweichungen führen. Durch eine Hormonstörung kann z. B. ein Eisprung zu früh erfolgen oder ausbleiben.

Des Weiteren können Erkrankungen von Eierstock und Gebärmutter Zyklusstörungen auslösen. Außerdem kommen Erkrankungen außerhalb der Geschlechtsorgane und deren Steuerung als Ursache für Zyklusstörungen in Frage.

Zu lange oder zu kurze Zyklen

sind als normal zu werten, wenn sich seit der Pubertät kurze/lange Zyklen eingestellt haben. Ansonsten liegt meist eine Hormonstörung vor, die bedingt sein kann durch: psychische Belastungen wie Kummer, Partnerschaftsprobleme, körperliche Belastungen wie Leistungssport, Fehlernährung, Diäten, Untergewicht, Übergewicht, Krankheiten und Stress.

Zu lange und/oder zu starke Blutungen

haben Krankheitswert. Der starke Blutverlust kann zu Blutarmut mit Schwächegefühl, Schwindel und Kreislaufbeschwerden führen. Verstärkte Monatsblutungen und Blutungen außerhalb des Monatsrhythmus (Zwischenblutungen) wecken den Verdacht auf ein Problem in der Gebärmutter selbst. Dieses ist meistens gutartiger Natur (Myome als Wucherungen der Gebärmuttermuskulatur, Polypen als Wucherungen der Gebärmutterschleimhaut). Bei älteren Frauen, insbesondere bei solchen, die nach längerer Pause wieder Blutungen bekommen, muss dringend Gebärmutterkrebs ausgeschlossen werden.

Bei der Abklärung steht eine Methode im Vordergrund: der Ultraschall von der Scheide aus (Vaginalsonographie). Diese Methode ist heutzutage sozusagen der erweiterte Tastsinn des Gynäkologen.

Hormonell verursachte Blutungsprobleme treten vor allem in Zeiten des »Hormonwechsels« auf: Bei jungen Mädchen ist der Eisprung oft noch unregelmäßig.

Ein ausbleibender Eisprung kann dazu führen, dass sich die Gebärmutterschleimhaut übermäßig stark entwickelt und es deshalb anschließend sehr lange blutet.

In den Wechseljahren sind starke und lange Blutungen nicht ungewöhnlich. Auch blutgerinnungshemmende Arzneimittel führen zu verstärkten Blutungen.

Das Tragen eines Intrauterinpessars (»Spirale«) kann übermäßige Blutungen durch den chronischen Schleimhautreiz in der Gebärmutter bedingen. Des Weiteren kommen Entzündungen und Tumore als Blutungsursache in Frage.

→ Mit dem Ultraschall lassen sich die Ursachen von Blutungsanomalien meist klären

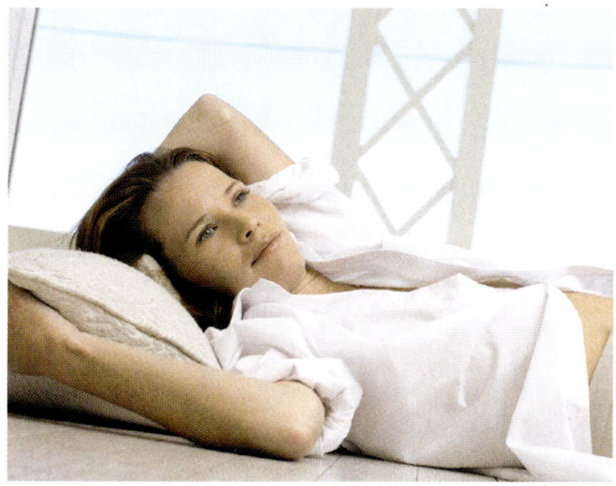

Zu schwache Blutungen

haben selten Krankheitswert und werden oft durch die Einnahme der Antibabypille verursacht.

Unregelmäßige Blutungen, Zwischenblutungen, Schmierblutungen

Schmierblutungen vor der Periode sind meist durch eine vorübergehende Störung des hormonellen Gleichgewichts verursacht und harmlos. Bei manchen Frauen tritt zur Zeit des Eisprunges eine schwache Blutung (so genannte Mittelblutung) auf. Sowohl bei Einnahme der Antibabypille als auch durch Tragen einer Spirale kann es zu Zwischenblutungen und Schmierblutungen kommen. Schmierblutungen nach der Menstruation können durch eine Entzündung bedingt auftreten.

Völliges Ausbleiben der Menstruation

→ Frauenarzt/-ärztin legt die Behandlung fest

Wenn die Periode noch nie eingetreten ist, können verschiedene Formen von Missbildungen oder Fehlbildungen der Genitalorgane, Fehlfunktionen der hormonellen Steuerorgane im Gehirn, Tumore oder andere Erkrankungen dahinterstecken. Haben vorher unauffällige Menstruationszyklen bestanden, sind immer Störungen im hormonellen Regelkreislauf die Ursache.

Außerdem kommen auch Erkrankungen von Eierstock und Gebärmutter sowie andere Erkrankungen (z. B. der Schilddrüse oder der Nebenniere) in Frage.

Nach einer Entbindung kann es sein, dass die Eierstöcke vorübergehend zu wenige Sexualhormone bilden. Die Einnahme von Psychopharmaka, blutdrucksenkenden Arzneien und Krebsmitteln kann die Menstruation so stark beeinträchtigen, dass sie völlig ausbleibt.

Diagnostik und Therapie

Nach einer Allgemeinuntersuchung, gynäkologischen Untersuchung, Ultraschall und Bestimmung der Hormonwerte wird entsprechend der festgestellten Störung behandelt: mit Hormonpräparaten bei Hormonstörungen oder mit Antibiotika bei Entzündungen.

Manchmal ist eine Operation notwendig (z. B. bei Myomen oder anderen Tumoren). Zu lange oder zu starke Blutungen mit hohen Blutverlusten müssen auf jeden Fall behandelt werden, ansonsten ist eine Behandlung nicht in jedem Fall notwendig.

Endometriose

Eine Rückbildung von Endometrioseherden (siehe Seite 273ff.), so sie nicht komplett chirurgisch saniert wurden, kann mit verschiedenen hormonell wirksamen Substanzen und Kombinationen erzielt werden.
Bei der Entscheidung für die eine oder andere Methode des Stufenkonzepts spielen die Aggressivität der Erkrankung sowie die individuelle Verträglichkeit eine sehr wichtige Rolle.

Stufenkonzept

1. Gelbkörperhormone – zyklisch in der 2. Zyklushälfte verabreicht oder als Dreimonatsspritze.
2. Gestagenbetonte Pille oder Gestagenpille.
3. Danazol – ein Medikament mit hormonähnlicher Wirkung. Wegen seiner Nebenwirkungen (Vermännlichung und Gewichtszunahme) wird es nicht gerne gegeben.
4. Komplette Ruhigstellung der Eierstöcke mit einem zentral wirksamen Hormonblock in Depotspritzenform (über einen längeren Zeitraum wirksam) oder mittels Nasenspray. Durch Langzeitunterdrückung des Hypophysenvorderlappens kommt es in Folge zu einem Östrogendefizit – die Herde bilden sich zurück, trocknen aus, bilden Narben. Als Nebenwirkung des künstlichen, vorzeitigen Wechsels leidet die Patientin vor allem unter Wallungen, Schweißausbrüchen und Schlafstörungen, die aber durch eine Add-back-Therapie (Östrogenrückführung mittels östrogenhaltiger Wechseljahrespräparate) mit über die Haut verabreichten Östrogenen (Gel, Pflaster) gemildert werden können.

→ Endometrioseherde können durch Hormontherapie ausgetrocknet werden

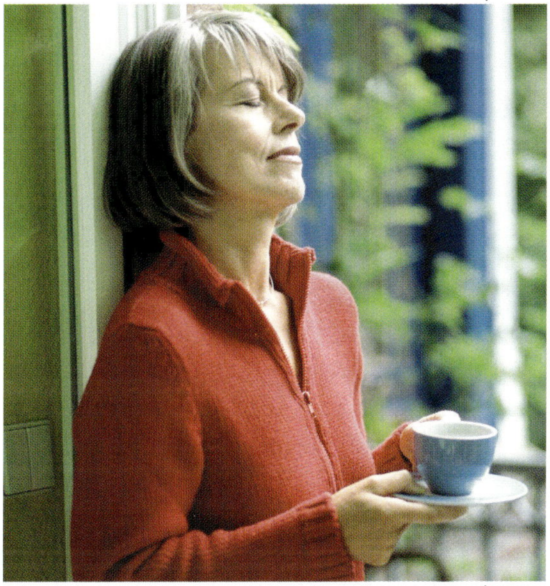

PCO, Polyzystisches Ovarsyndrom

Hormonelle Therapie

Die derzeit praktizierten therapeutischen Ansätze in der Behandlung des PCO (siehe Seite 314ff.) richten sich vornehmlich nach der im Vordergrund stehenden klinischen Symptomatik.

Ist der Hirsutismus (männlicher Behaarungstyp) das führende klinische Merkmal, wird bislang eine orale kontrazeptive Therapie, insbesondere mit antiandrogener Komponente, favorisiert. Diese wirkt sich ebenfalls günstig auf Akne und Haarausfall aus. Im Falle der Aknetherapie werden zudem Präparate mit höherem Östrogen- und niedrigem Progesteronanteil empfohlen.

Eine Verbesserung des Hirsutismus kann in einigen Fällen auch durch den Einsatz von Spironolakton (z. B. 100 mg täglich) erreicht werden, dabei ist jedoch ein Konzeptionsschutz zur Vermeidung fetaler Missbildungen unerlässlich. Niedrig dosierte Glukokortikoide (z. B. Dexamethason 0,25 mg täglich) können in Einzelfällen zur Hemmung der adrenalen Steroidsynthese genutzt werden. Die Kombination von Spironolakton mit Steroiden soll das Wiederauftreten des Hirsutismus hinauszögern.

→ Für männliche Behaarung gibt es verschiedene Therapiekonzepte

Zyklusregulierung

Kontrazeptiva (Verhütungsmittel), vorzugsweise zyklische Östrogen-Gestagen-Präparate, sollten auch bei sonst weitgehend beschwerdefreien Patientinnen zur Vorbeugung von Gebärmutterhalskrebs eingesetzt werden.

Unerfüllter Kinderwunsch

Im Falle anovulatorischer Zyklen (ohne Eisprung) ist eine synthetische Ovulationsauslösung mittels Clomiphencitrat möglich. Die Behandlung geht, besonders bei PCO-Frauen, mit einem erhöhten Risiko einer Mehrlingsschwangerschaft (bei ca. 10 % der Patientinnen) einher.

PMS, »Prämenstruelles Syndrom«

Die Ursache des PMS (siehe Seite 316f.) ist nach wie vor unklar. Sicher ist, dass das PMS nur bei Frauen mit Zyklen auftritt, unterdrückt man die eigene Hormonproduktion, verschwinden die Symptome. Neben zyklisch schwankendem Progesteron dürften auch niedrige Serotoninspiegel für die Entstehung maßgeblich sein.

Grundlage der Diagnose ist die zeitlich-zyklische Zuordnung der Symptome – Beginn in der Lutealphase, der 2. Zyklushälfte; Abklingen in den ersten Tagen nach Beginn der Menstruation.

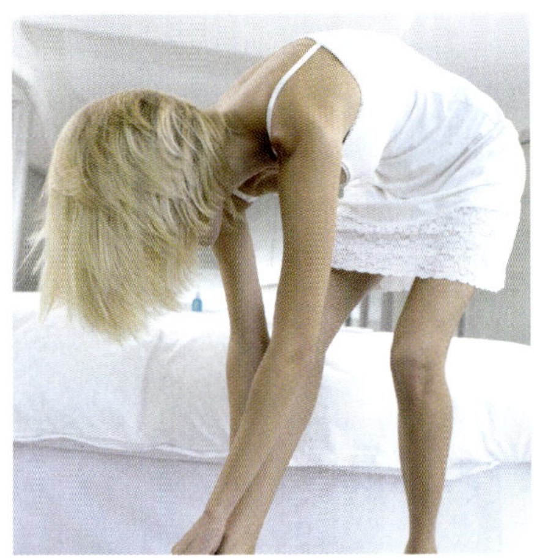

Hormonelles Ungleichgewicht zwischen Mangel und Überschusszuständen, zyklische Veränderungen im Mineralstoffwechsel – niedrige Magnesium- und Kalziumwerte – aber auch zu viel Stress und falsche Ernährung werden als Auslöser diskutiert.

Zur Behandlung wird eine Vielzahl von Möglichkeiten empfohlen, leider zeigt nur eine geringe Anzahl an Therapien tatsächlich eine nachweisbare Wirksamkeit. Diätetische Maßnahmen haben in der Behandlung des PMS eine große Bedeutung.

Therapie, vor allem in der 2. Zyklushälfte:

- Spironolakton (Medikament, das die Nierentätigkeit anregt)
- Antidepressiva
- Vitamin B_6, Vitamin E
- Nachtkerzenöl (oenothera biennis – reich an Gamma-Linolensäure), Borretschsamenöl, Phytoöstrogene
- Mönchspfeffer (Vitex agnus castus) – Gestagen-Wirkung
- Magnesium phosphoricum in der Potenz D_6
- Cuprum metallicum in der Potenz D_{12}

→ Die Ursache von PMS ist nach wie vor unklar

Dysmenorrhö

Auch die Therapie der Dysmenorrhö (siehe Seite 341ff.) richtet sich nach den Ursachen. Ohne schmerzstillende und krampflösende Mittel kommt man meist nicht aus (z. B. Ibuprofen = hemmender Effekt auf die Prostaglandinbildung).

Daneben kommen zyklische Gaben von Gestagenen (z. B. Utrogest, intravaginal) oder, wenn kein Kinderwunsch besteht, auch Kontrazeptiva – am besten Ein-Phasen-Präparate – in Betracht. Nicht selten ist zusätzlich eine psychologische Betreuung notwendig.

Neurologische und psychische Erkrankungen

Die vielfältigen Wirkungen der Sexualhormone innerhalb des Zentralnervensystems sind bestimmend für die sexuelle Differenzierung des Gehirns und für die Gewährleistung normalen Verhaltens.

Hormonelle Veränderungen, die mit spezifischen Phasen des Menstruationszyklus, der Schwangerschaft und der Hormontherapie, sei es die Pille oder eine Hormonersatztherapie, verbunden sind, können eine Fülle neurologischer und neuropsychiatrischer Krankheiten (Wechselwirkung zwischen Gehirn und Verhalten) auslösen. Als möglicher Auslöser kommt Östrogenabfall in Frage.

→ Hormonelle Veränderungen können auch neurologische Krankheiten auslösen

Das Risiko einer psychiatrischen Erkrankung steigt in der 2. Lebenshälfte und nach dem Klimakterium an. Dies gilt für unterschiedliche Störungen wie die Demenzentwicklung, eine späte Auswirkung der Psychose, oder das Auftreten einer Angststörung.

Die hormonelle Umstellung im Klimakterium kann die Anfälligkeit gegenüber psychischen und nervenschädigenden Krankheiten verändern. Die Menopause kann als Auslöser fungieren, sodass genetische Faktoren erst nach dem Abfall von Östrogen und Progesteron in Erscheinung treten und die Erkrankung erst dann erstmalig auftritt. Gleiches gilt für die Schwangerschafts-, Wochenbett- und Involutionspsychose (psychotische Erkrankung im späteren Alter), die in Phasen hormoneller Veränderungen erstmalig auftritt.

Die Effekte von Östrogen und Progesteron sind vielfältig. So beeinflussen Östrogene immunologische und chronisch entzündliche Krankheitsmechanismen, die möglicherweise bei Morbus Alzheimer von großer Bedeutung sind: Östrogene wirken sich erwiesenermaßen positiv auf den Krankheitsverlauf aus.

Bei der Vielzahl depressiver Syndrome im Alter sind organische und psychoreaktive Ursachen (mit Verhalten auf körperliches Unwohlsein reagieren) am häufigsten. Östrogene führen zu einer Verbesserung von Stimmung, Antrieb und Befindlichkeit im Klimakterium. Dem Östrogenersatz wird ein antidepressiver Effekt zugeschrieben, vor allem im Klimakterium haben klinisch höhere Östrogendosen einen deutlichen antidepressiven Effekt.

Bei Angst und Panikstörungen wird eher der Einfluss von Progesteron als »körpereigenes Beruhigungsmittel« vermutet.

Erkrankungen, die auch Hormon-assoziiert sind

Migräne

Frauen sind von Migräne 3-mal häufiger betroffen als Männer, da hormonelle Schwankungen zu den Hauptauslösern einer Migräneattacke zählen.

Stress, zu wenig Schlaf, emotionelle Belastung, einige Nahrungsmittel, geänderter Lebensrhythmus und Umwelteinflüsse sind ebenfalls als Auslöser bekannt. Die Ursachen für Migräne sind jedoch sehr individuell zu suchen, es können auch mehrere Faktoren zusammenspielen und die Schmerzen auslösen.

Mit Hilfe eines Kopfschmerztagebuches, das die Betroffenen über mehrere Wochen führen sollen, können mögliche Ursachen und Vorboten einer drohenden Migräneattacke rechtzeitig erkannt und medikamentös gegengesteuert werden.

Durch entsprechende Therapie mittels Antimigräne – Tabletten oder Schmerzmittel – kann man den drohenden Anfall verhindern, abfangen oder zumindest verkürzen.

Depressionen, Müdigkeit, Abgeschlagenheit, Verstopfung und übermäßiger Harndrang können einem Migräneanfall vorausgehen. Kribbeln, Taubheitsgefühl in den Händen und Beinen sowie Sehstörungen sind ebenfalls bereits bekannte Vorboten oder/und Begleiter einer Migräne.

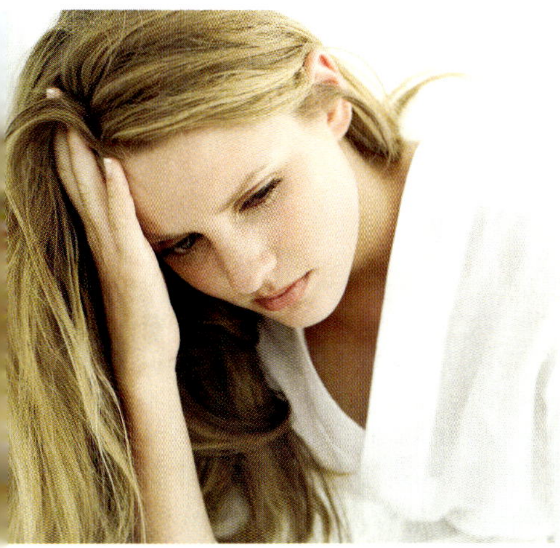

Wichtig ist immer ein rechtzeitiger Therapiebeginn, um den Anfall abzufangen oder zumindest zu verkürzen.

Bei hormonell ausgelösten Anfällen – vor allem vor der Regel (prämenstruell) – hilft eine unterstützende Therapie mit einem Gelbkörperhormon. Ein Zusammenhang zwischen Migräne und der Antibabypille ist bekannt. Treten die Anfälle bei Pilleneinnahme im so genannten pillenfreien Intervall, das heißt in der 7-tägigen Einnahmepause auf, hilft ein Pillenwechsel oder die Empfehlung, ein Einphasen-Präparat durchgehend oder ein niedrigdosiertes Östrogen einzunehmen.

Wahrscheinlich spielt der Abfall des Plasmaöstrogenspiegels in der späten Gelbkörperphase eine Rolle bei der Auslösung der so genannten prämenstruellen Migräne. Empfehlenswert ist auch die Anwendung von Depot-Gestagenen, entweder in Form der 3-Monatsspritze oder der Hormonspirale.

Anzahl und Schweregrad von Migräneanfällen nehmen häufig in der Schwangerschaft ab. Dabei ist wahrscheinlich das Fehlen rhythmischer Östrogenschwankungen der entscheidende Faktor. Nach der Geburt kehren die Symptome meistens wieder zurück.

Was können Sie selber tun?

- regelmäßige sportliche Aktivität und ausreichende Phasen der Entspannung reduzieren die Anfallsfrequenz, ausreichend Schlaf reguliert den Serotonin-Haushalt
- Ernährungsumstellung auf ausgewogene Kost kann ebenfalls die Symptome erleichtern, ebenfalls Biofeedbacktraining oder Akupunktur

→ Möglicherweise spielt der Östrogenspiegel bei der Migräne eine Rolle

→ Die Schwangerschaft hat auf die MS positiven Einfluss

Multiple Sklerose

Die Multiple Sklerose (MS) ist eine Erkrankung des Zentralnervensystems, bei der über Gehirn und Rückenmark verstreut Herde von entzündlich veränderten Nervenfasern liegen, deren äußere Myelinschicht (eine Art Isolierschicht) abgebaut und so die Leitfähigkeit der Nerven gestört wird. Durch die Entzündung entstehen auch Narben (Sklerose). Die Ursache der MS ist noch nicht geklärt. Man nimmt an, dass bei MS ein Teilbereich des körperlichen Immunsystems falsch programmiert ist, wodurch es sich gegen den eigenen gesunden Körper wendet.

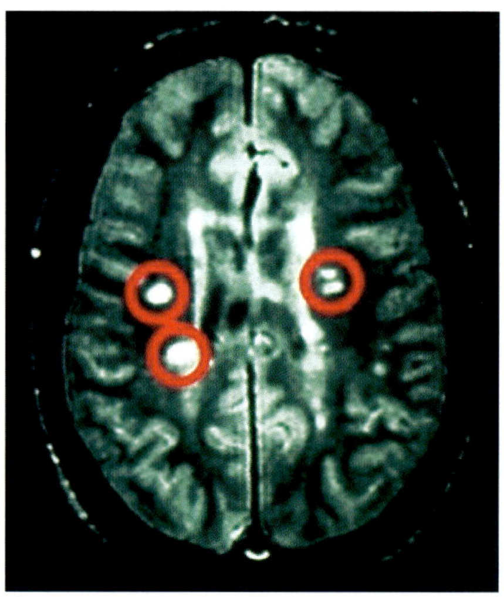

Multiple Sklerose: Vernarbungen sind sichtbar.

Die MS wird in ihrem Verlauf von einer Schwangerschaft nicht ungünstig beeinflusst – im Gegenteil: Eine große europäische Studie an mehr als 250 Frauen mit MS hat ergeben, dass eine Schwangerschaft das Fortschreiten der MS verlangsamt. Die selteneren Schübe von MS bei Schwangeren sind vermutlich auf Veränderungen des Immunsystems zurückzuführen.

Schwangere in den letzten drei Monaten vor der Geburt haben um 70 % weniger MS-Schübe als im Jahr vor der Schwangerschaft. Allerdings kann es mit derselben Wahrscheinlichkeit innerhalb von 3 – 6 Monaten nach der Entbindung zu einer Verschlechterung der Symptome kommen. Deshalb sollte auf jeden Fall direkt nach der Geburt eine Therapie (z. B. mit Interferon) begonnen werden.

Die Studie ergab auch, dass die Anwendung einer Periduralanästhesie (PDA, siehe Seite 396) als Schmerztherapie bei der Geburt keinen Einfluss auf die Schubhäufigkeit hat. Darüber hinaus stellte man fest, dass stillende Mütter eine niedrigere Schubrate hatten als Mütter, die ihre Kinder mit dem Fläschchen ernährten. Der Langzeitverlauf der MS ist noch unklar.

Multiple Sklerose

Die Erkrankung beginnt meist zwischen dem 20. und 40. Lebensjahr und verläuft schubweise mit unterschiedlich langen gesunden Intervallen. Frauen sind doppelt so häufig betroffen wie Männer.

Morbus Alzheimer

Die Alzheimer-Krankheit ist eine Erkrankung des Gehirns, die 1906 erstmals vom deutschen Neuropathologen und Psychiater Alois Alzheimer beschrieben wurde. In ihrem Verlauf schwinden zusehends die intellektuellen Fähigkeiten. Nach einigen Jahren fortschreitender Verschlechterung werden die Betroffenen meist pflegebedürftig.

Es gibt in jüngster Zeit Daten, die darauf hindeuten, dass die Demenzkrankheit in unserer Gesellschaft im Zunehmen begriffen ist. Epidemiologische Untersuchungen deuten darauf hin, dass zum Großteil Frauen betroffen sind.

Bei Demenzerkrankungen unterscheidet man solche, die durch ein genetisches Risiko bei Mutationen in bestimmten Genen entstehen, solche die durch Gefäßkrankheiten bedingt sind und solche, die durch metabolisch-entzündliche Veränderungen im Gehirn entstehen. Morbus Alzheimer hat sowohl ein genetisches Risiko als auch ein Risiko aus Stoffwechselveränderungen.

Das Krankheitsbild des Morbus Alzheimer ist hauptsächlich (neben anderen Veränderungen) durch Ausbildung von so genannten Plaques (Ablagerungen) im neuronalen Netzwerk des Gehirns charakterisiert.

Aus bisher nicht geklärtem Grund beginnen beim Morbus Alzheimer Gehirnzellen abzusterben. Ihre Bruchstücke werden danach nicht vollständig abgebaut und bilden zusammen mit anderen Eiweißen die für die Krankheit charakteristischen Ablagerungen im Gehirn (Alzheimer-Fibrillen und Plaques). Dadurch schrumpft die Hirnmasse deutlich. Außerdem verringern sich die Konzentration wichtiger neuronaler Botenstoffe und die Anzahl der Nervenverbindungen.

Die Beschwerden bei Alzheimer sind oft sehr unterschiedlich und nicht bei allen Patienten gleich stark ausgeprägt. Ebenso verläuft die Krankheit verschieden schnell.

Inwieweit der Einfluss von Östrogenen auf zentrale Prozesse die Entstehung der Alzheimer-Krankheit vermeidet, verhindert oder verzögert, ist seit längerem Gegenstand von weltweiten Untersuchungen. Man geht derzeit jedoch davon aus, dass eine Substitution zum Schutz vor Alzheimer nur dann erfolgreich sein kann, wenn die Hormonersatztherapie kurz nach der Menopause erfolgt.

Herzinfarkt

→ Nach der Menopause erhöht sich das Herzinfarktrisiko

Das Risiko an einem Herzinfarkt, einem Schlaganfall oder einer Embolie (akute Gefäßverlegung) zu versterben, ist bei Frauen vor dem Wechsel um die Hälfte niedriger als bei gleichaltrigen Männern. Ab der Menopause verliert die Frau ihren Geschlechtsvorteil. Diese Beobachtung und die Zunahme an

Herz-Kreislauf-Risiken um das 7fache bei einer vorzeitigen Menopause sprechen für die Schutzwirkung der Östrogene.

Der Hormonersatz mit natürlichem Östrogen vermag sowohl das erhöhte Risiko nach beidseitiger Eierstockentfernung zu reduzieren als auch das Herz-Kreislauf-Risiko nach der Menopause um 50 % zu senken.

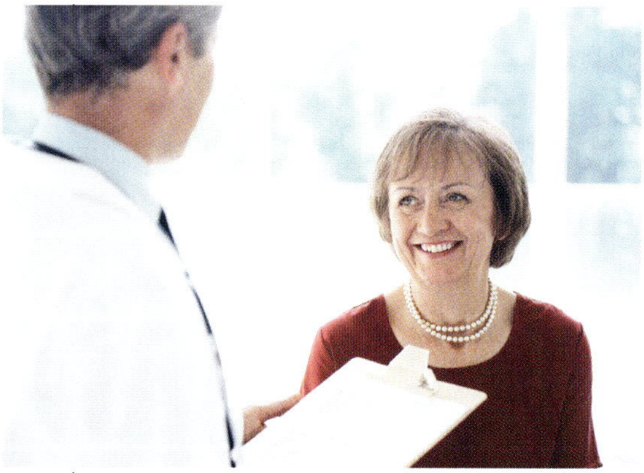

→Frauen erleiden schwerere Infarkte als Männer

Frauen erleiden in der Regel schwerere Infarkte und haben danach eine schlechtere Lebensqualität als Männer. Risikofaktoren wie Rauchen, Stress, Diabetes oder ungesunde Ernährung wirken sich stärker negativ aus.

Herkömmliche Diagnosemethoden entpuppen sich bei Frauen als nicht aussagekräftig genug. In den meisten Fällen werden Beschwerden und erste Symptome bagatellisiert, Untersuchungen weniger konsequent angeboten und durchgeführt und notwendige Therapien erst spät begonnen (siehe Seite 22ff.).

Chronische Polyarthritis, rheumatoide Arthritis

Etwa 1 % der Bevölkerung leidet an chronischer Polyarthritis. Die Krankheit tritt vorrangig im 3. bis 4. Lebensjahrzehnt auf und befällt vor allem Frauen. Frauen sind davon viermal häufiger betroffen als Männer.

Die chronische Polyarthritis ist eine entzündliche Systemerkrankung, deren Hauptmerkmal eine Gelenkentzündung ist. Das Krankheitsspektrum reicht von einer entzündlichen Gelenkschwellung bis hin zur Zerstörung der betroffenen Gelenke.

Die Gelenkzerstörung beginnt bereits im ersten Jahr der Erkrankung. Im Vordergrund der Therapie steht daher neben der Verbesserung der klinischen Symptome durch eine Reduktion der Entzündungsaktivität die Verzögerung der Gelenkzerstörung, verbunden mit gesteigerter Lebensqualität.

Ein typisches erstes Zeichen ist die morgendliche Gelenksteife, die üblicherweise länger als eine Stunde dauert. Zunächst sind meist die kleinen Gelenke von Händen und Füßen betroffen; später können sich auch größere Gelenke steif anfühlen. Die Gelenke schmerzen, sind gerötet, geschwollen und nicht voll beweglich.

Es kann zu leicht erhöhter Temperatur mit grippeähnlichen Symptomen (Kopfschmerzen, Abgeschlagenheit) kommen.

Die chronische Polyarthritis verläuft üblicherweise in Schüben fortschreitend, d. h. dass sich Episoden starker entzündlicher Aktivität und relativer Beschwerdearmut abwechseln.

Die Ursache für das Entstehen der chronischen Polyarthritis ist unbekannt. Eine Infektion als Auslöser ist möglich, jedoch nicht eindeutig bewiesen. Genetische Faktoren sowie Umwelteinflüsse spielen eine wichtige Rolle für den Verlauf der Krankheit und das Ausmaß des Entzündungsprozesses.

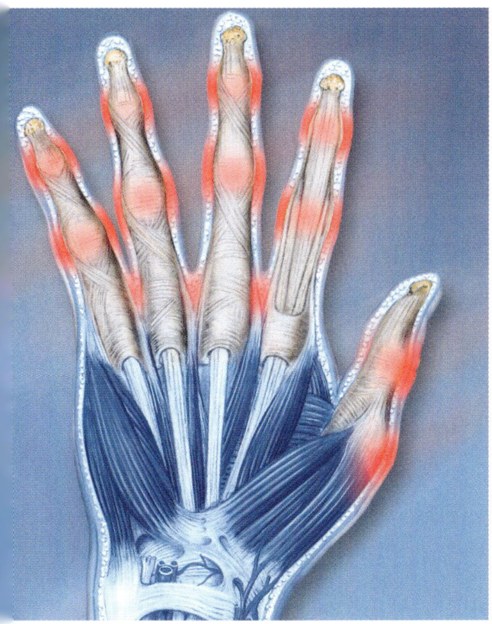

Durch bisher noch nicht bekannte Faktoren kommt es zu einer Fehlsteuerung des Immunsystems mit der Bildung von Botenstoffen (Zytokinen), die eine Entzündung der Gelenkinnenhaut hervorrufen. Durch diese Entzündung kommt es zur Verdickung der Gelenkinnenhaut, durch eine Einwanderung von Abwehrzellen und eine Vermehrung von Bindegewebe-bildenden Zellen entsteht der »Pannus«, ein tumorähnliches Gewebe, das den Knorpel überwuchert und zerstört.

Körpereigenes Knorpeleiweiß wird dabei als Fremd-Antigen eingestuft und bekämpft.

Die rheumatoide Arthritis ist eine der wenigen Autoimmunerkrankungen, die sich während der Schwangerschaft bessert.

Die Schwangerschaft bietet einen gewissen Schutz vor der Erkrankung, vor allem die erste Schwangerschaft in jungem Alter. Wenn nach einer Schwangerschaft eine rheumatoide Arthritis auftritt, ist der Krankheitsbeginn wahrscheinlich nur verschoben worden.

Bei bestehender rheumatoider Arthritis bessert sich die Erkrankung während der Schwangerschaft bei etwa 75 % der Frauen. Zwei von drei Frauen erleben sogar eine komplette Rückbildung.

Leider kehrt die Erkrankung innerhalb von zwei Monaten nach der Entbindung wieder zurück. Nicht jede Patientin erlebt eine Besserung in der Schwangerschaft und der Grad der Besserung erreicht nicht immer die gleiche Intensität.

→ Genetische Faktoren und Umwelteinflüsse steuern den Krankheitsverlauf

Osteoporose

Bis zur Menopause sorgt unter anderem das Hormon Östrogen für einen geregelten Knochenstoffwechsel. Die stark verminderte Östrogenproduktion nach der Menopause führt zu einem durchschnittlichen Knochensubstanzverlust (Osteoporose, siehe Seite 309ff.) von etwa drei Prozent pro Jahr.

Die Hormonersatztherapie bewirkt neben dem Anstieg der Knochenmasse auch eine Reduktion der Anzahl der Frakturen.

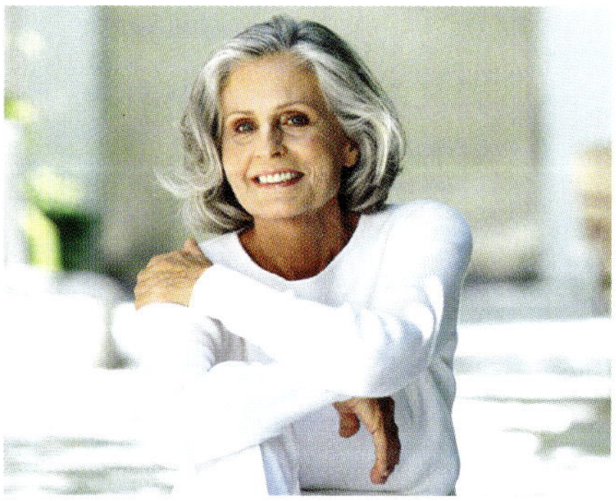

➜ Modernste Medikamente greifen hormonähnlich in den Knochen-Stoffwechsel ein

Eine Alternative zur Hormonersatztherapie stellt nach dem Klimakterium die Behandlung mit Raloxifen und gewebespezifischen Hormonen dar. Bei durch Knochendichtemessung festgestellter Osteoporose kommt es zur Halbierung der Wirbelkörperfrakturen.

Raloxifen wirkt z. B. am Knochen wie ein Östrogen (Östrogen-agonistisch), aber im Brustgewebe östrogenblockierend (Östrogen-antagonistisch). Es wird in der Stufentherapie der Osteoporose bei jüngeren Patientinnen nach der Menopause ohne vegetative Symptome angewandt.

In einer wissenschaftlichen Studie konnte nach einer 4-jährigen Einnahmedauer von Raloxifen eine signifikante Senkung der Wirbelkörperfrakturrate festgestellt werden.

Die Therapie der Osteoporose hat vorrangig das Ziel, Knochenbrüche zu verhindern.

Die Auswahl der Medikamente ist abhängig von Alter und Geschlecht der Patienten, vom Stadium der Osteoporose und der Dynamik des Knochenmineralverlustes.

Diabetes mellitus

Die Häufigkeit eines Typ 2-Diabetes-mellitus steigt mit fortschreitendem Alter. Die erworbene »Zuckerkrankheit« geht bei Frauen nach dem Wechsel mit einem dreifach erhöhten Risiko für eine Herzkranzgefäßerkrankung oder einen Schlaganfall einher. Die Wahrscheinlichkeit, an einem Herzinfarkt zu sterben, ist bei einer diabetischen Frau 4-mal höher als bei einem diabetischen Mann. Das Risiko, eine Herz-Kreislauf-Erkrankung zu erleiden, ist bei Frauen bis zum Eintritt der Wechseljahre geringer als bei altersgleichen Männern, steigt mit den Wechseljahren deutlich an und erreicht im 7. Lebensjahrzehnt das Niveau von Männern.

Diese Beobachtungen haben zu der Annahme geführt, dass die Hormonersatztherapie bei Frauen und eventuell auch bei Diabetikerinnen nach dem Wechsel positive Effekte haben und somit das Herz-Kreislauf-Risiko gesenkt werden könnte.

Die Hormonersatztherapie führte in mehreren Studien mit Diabetikerinnen zu einer Senkung des Glukosespiegels und eines Langzeit-Kontroll-Wertes für Diabetiker (HbA1-c). Außerdem konnten das LDL-Cholesterin und das Gesamtcholesterin deutlich gesenkt werden. Die orale Östrogengabe wirkt dabei stärker senkend als die Therapieform über die Haut.

Die Verschreibung einer Hormonersatztherapie zur Behandlung von klimakterischen Symptomen sollte wegen des nicht sicher nachgewiesenen Nutzens betreffend des Herz-Kreislauf-Risikos auf einer individuellen Basis nach einer Risiko-Nutzen-Abwägung erfolgen.

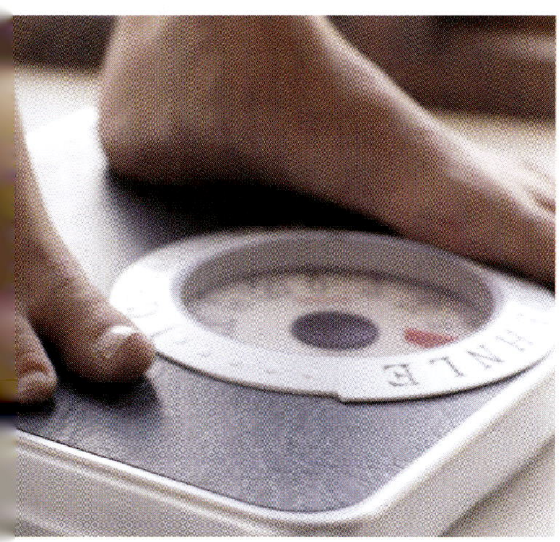

Krebs

Eine Krebserkrankung bedeutet für die Betroffene immer einen Wendepunkt in ihrem Leben. Die Erkrankung selbst und die notwendigen Therapien – seien es Operationen, Chemo- und/oder Strahlentherapien – verändern die Patientin körperlich und seelisch.

Das Eierstockkrebs- und Gebärmutterkörperkrebs-Risiko wird durch die Einnahme der Pille um bis zu 40 – 60 % reduziert.

Durch eine Östrogen-Gestagen-Kombinationstherapie in der Menopause und durch orale Kontrazeptiva (Pille) wird das Risiko für Dickdarmkrebs deutlich gesenkt. Das Risiko ist umso geringer, je länger die Einnahme erfolgte.

Die Pille erhöht das Brustkrebsrisiko – wenn überhaupt – nur minimal. Dieses Risiko hängt von der Einnahmedauer ab. Nach Absetzen der Pille oder Unterbrechung der Pilleneinnahme durch Schwangerschaft sinkt das Risiko kontinuierlich auf den Ausgangswert.

Anders als bei der Pille erhöht die Menopausen-Hormonsubstitutionstherapie das Krebsrisiko: Hier handelt es sich um eine Altersgruppe, bei der das Brustkarzinom sehr häufig ist (100 – 150 Frauen pro 100.000 jährlich). Die

→ **Durch Hormongaben sinkt das Risiko für manche Krebse, für einige Krebse steigt das Risiko**

Anzahl der Neuerkrankungsfälle nimmt um 2,3 % für jedes Jahr der Hormoneinnahme zu. Die Sterblichkeit ist anfangs nicht erhöht, sie steigt aber nach 5 Jahren Hormonersatztherapie deutlich an. Unter Östrogenmonotherapie ist das Risiko – wenn überhaupt – nur gering erhöht! Neueste Auswertungen zeigen sogar eine Reduktion des Brustkrebsrisikos um 23 %. Alle Östrogen-Gestagen-Kombinationstherapien zeigen ein von der Einnahmedauer abhängig erhöhtes Krebsrisiko von ca. 30 %.

Bei einer Östrogenmonotherapie ist die Erkrankungshäufigkeit für den Gebärmutterkrebs erhöht.
Wichtig ist in jedem Fall eine Risikoprofilerstellung vor Beginn einer Hormonersatztherapie. Die Dauer und Dosierung der Therapie hat einen Einfluss auf die Entstehung einer möglichen Krebserkrankung. Die Devise jeglicher Therapieempfehlung muss daher lauten »so kurz wie notwendig und so niedrig wie möglich dosiert«.

→ Hormone können bei Hautproblemen eingesetzt werden

Genaue Indikationsstellung, Dosierung der Hormonersatztherapie sowie regelmäßige gynäkologische Kontrollen, Ultraschall, Brustuntersuchung und Mammografie-Kontrollen machen die Hormontherapie sicher und zu einem berechenbaren Risiko für jede Frau mit Beschwerden.

Frauen mit Brustkrebs und klimakterischen Beschwerden dürfen nach der derzeitigen Datenlage keine Hormone erhalten. Bei Frauen mit Gebärmutterhals- oder Eierstockkarzinom können Hormone, sofern sie sie benötigen, gegeben werden.

Frauen unter Nolvadex sollten eigentlich auch keine Pflanzenhormone erhalten, da die Auswirkungen derzeit noch nicht genau bekannt sind.

Pille **verringert Risiko** für:	Gebärmutterkörperkrebs Eierstockkrebs Kolorektales Ca. + Menopausentherapie
Östrogen-monotherapie	**erhöht Risiko** für Endometrium Ca. **verbessert** Brustkrebs
Kein hormoneller Einfluss auf	Scheidenkrebs Gebärmutterhalskrebs

Hautveränderungen

Ästhetische Hormonbehandlung macht sich den positiven Effekt von lokal angewandten Sexualsteroiden auf Haut, Haare und Subcutis (Unterhaut) zu Nutze und somit kann ein lokal kosmetisches Problem direkt ohne Belastung des Organismus behandelt werden. Die Wirkweise beruht auf der Tatsache, dass die Haut als größtes hormonabsonderndes Organ ein sensibles Gewebe ist und Hormonrezeptoren für Östrogene, Androgene, Schilddrüsenhormone etc. beinhaltet.

Zu den dermatologischen Erscheinungen hormoneller Ursache zählen: Akne, Hirsutismus (verstärkte, dem männlichen Behaarungstyp entsprechende Körper- und Gesichtsbehaarung bei Frauen), Effluvium (Haarausfall), Hautalterung, Veränderung der Body Composition und Zellulite.

In der Haut sind die Kollagenbündel (Hauptbestandteile des Bindegewebes) charakteristisch angeordnet. Im Alter sinkt der Östrogenspiegel ab, die Kollagenbündel werden zunehmend entwirrt, bis sie nahezu parallel angeordnet sind – dies bedingt ein Schlafferwerden der Haut, Falten entstehen. Über die Haut verabreichte Hormonrezepturen können die Hautalterung verlangsamen.

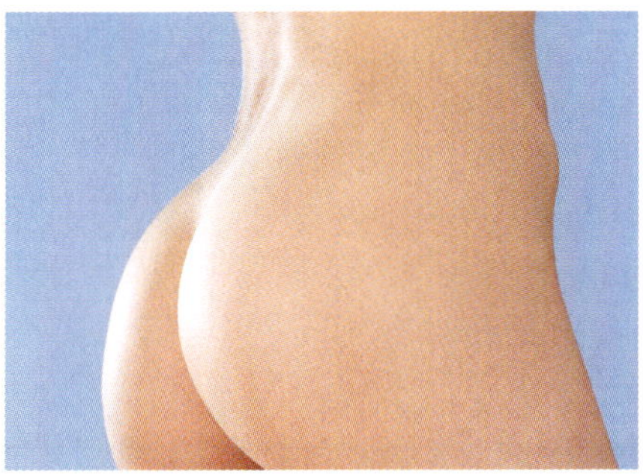

Das bevorzugt verwendete Östrogen ist das Östriol, das in niedriger Dosierung keine Wirkung auf den Organismus zeigt. Bei Östradiol kommt es bei höherer Dosierung immer wieder zu systemischen Nebenwirkungen wie Brustspannen oder Gebärmutterblutungen. Unter der Anwendung von Östrogen kommt es zur Wassereinlagerung in das Kollagen, zum Gewebeödem und als Folgeeffekt zur Faltenglättung. Hautalterungsvorsorge bedeutet, dass durch die Verabreichung von Östrogen die Entwirrung der Kollagenbündel verhindert wird.

Sexuelle Dysfunktion

Mangelnde genitale Erregung, Orgasmusstörungen, Schmerzen beim Geschlechtsverkehr, Libidomangel

Das geringe sexuelle Verlangen alternder Frauen ist auf fallende Testosteronspiegel zurückzuführen. Testosteron hat einen direkten Einfluss auf die wichtigsten Faktoren der körperlichen Liebe: Sexuelles Verlangen, Erregung, Orgasmusfähigkeit und Befriedigung sind von psychologischen, biologischen und soziokulturellen Faktoren abhängig, die sich gegenseitig beeinflussen.

→ Sexuelle Unlust hat körperliche und/oder psychische Ursachen

Bei stabilen Beziehungen gilt es, nach der Qualität der Beziehung sowie nach etwaigen sexuellen Problemen des Partners zu fragen. Darüber hinaus kann eine gründliche allgemeinmedizinische und internistische Untersuchung wertvolle Informationen liefern, um Erkrankungen auszuschließen, die eine Störung verursachen können. Hier sind hauptsächlich alle schmerzhaften und entzündlichen Prozesse zu nennen.

Nach erfolgreicher Diagnose kann eine individuelle, ursächliche Therapie versucht werden, die ganz von der zugrunde liegenden Störung abhängt und von gynäkologischer, urologischer oder psychotherapeutischer Art sein kann. Ein einheitliches Schema hierfür gibt es nicht.

Schmerzen beim Geschlechtsverkehr treten häufig aufgrund einer Senkung der Gebärmutter auf, wenn beim Verkehr der Penis hinten schmerzhaft anstößt. Hier kann oft ein simpler Wechsel der Stellung helfen, beispielsweise wenn das Gesäß der Frau angehoben wird (entweder vom Partner oder mit einem untergelegten Kissen) – dann rutscht die Gebärmutter nach oben und die Schmerzen sind weg. Ungünstig ist es dagegen, wenn die Frau beim Geschlechtsverkehr auf dem Mann sitzt. Ein Besuch beim Frauenarzt oder bei der Frauenärztin kann klären, ob die Senkung behandelt werden muss, z. B. mit gezielter Beckenbodengymnastik.

Viagra für Frauen?

→ Studienergebnisse für Frauen-Viagra überzeugen noch nicht

Ebenso komplex wie die Ursachen von sexuellen Funktionsstörungen bei Frauen sind offenbar die Anforderungen an eine eventuelle medikamentöse Therapie.

Sexuelles Interesse und zärtlich-erotisches Verlangen einer Frau werden nicht von der körperlichen Verfassung alleine bestimmt. Viele Frauen sind der Meinung, dass eine unbefriedigende Partnerschaft und Abneigung gegen die körperliche Liebe als eheliche Pflicht die häufigsten Ursachen für ihr vermindertes Interesse an Sexualität sind. Was ihnen zu fehlen scheint, ist nicht die Lust, sondern der richtige Partner.

Der Einsatz von Viagra beruht auf dem Konzept der Verbesserung der Durchblutung im Genitalbereich. Wenn auf geistige Erregung keine körperliche folgt, liegt das möglicherweise an einer mangelnden Durchblutung von Klitoris und Scheide – so jedenfalls die Überlegung, die hinter einem möglichen Einsatz von Viagra und seinen neu zugelassenen Nachfolgepräparaten bei Frauen steckt. Denn auch im weiblichen Körper erweitern solche Mittel die Blutgefäße des Unterleibs und lassen die Klitoris anschwellen. Allerdings: In fast allen bisher durchgeführten Studien fanden besonders jüngere Frauen den Sex mit Viagra nicht wirklich prickelnder.

Blasen- und Vaginalinfektionen

Brennen, Jucken während und nach dem Geschlechtsverkehr – diese Beschwerden sind wahrscheinlich durch eine Infektion der Scheide und/oder der äußeren Geschlechtsorgane verursacht. Besonders Pilzinfektionen sind häufig, aber auch Herpes, Trichomonaden (Geißeltierchen) oder Chlamydien (siehe Seite 277) kommen in Frage.

Manchmal geht die Infektion auch gar nicht von der Scheide aus, sondern von der Harnröhre oder Blase. Auf jeden Fall sollte man zum Frauenarzt oder zur Frauenärztin gehen, wenn es in der Scheide brennt, der Scheideninhalt eigenartig riecht oder es vermehrt zu einem Ausfluss kommt. Sobald klar ist, welcher Erreger der Auslöser ist, können Tabletten, Scheidenzäpfchen oder Cremes gezielt helfen. Oft muss der Partner mitbehandelt werden, damit sich Frau und Mann nicht immer wieder aneinander anstecken. Zur Vorbeugung sollte man Kondome benutzen, insbesondere bei wechselnden Partnern.

Wichtig ist auch ein intaktes Scheidenmilieu mit ausreichenden Mengen an Milchsäurebakterien, damit Krankheitserreger nicht so leicht Fuß fassen können. Wer zu Infekten neigt, kann deshalb die Scheidenflora zwischendurch gezielt mit Vaginaltabletten aufbauen, die so genannte Döderlein-Bakterien enthalten.

Manchmal steckt hinter Scheidenreizungen keine Infektion, sondern eine Allergie, z. B. auf Inhaltsstoffe von Kondomen, Verhütungszäpfchen, Intimsprays oder auf Slipeinlagen. Bei Verdacht am besten erst einmal auf eine andere Marke umsteigen oder auf das entsprechende Produkt ganz verzichten.

Zu geringe Östrogenwerte dürften ebenfalls eine entscheidende Rolle spielen. Dabei scheint es zu Veränderungen im Bereich der Harnröhre und des Genitaltraktes zu kommen, die mit zunehmendem Alter häufiger werden. Bei Patientinnen mit solchen Symptomen haben sich daher lokale Östrogengaben sowohl in Hinblick auf die Besserung der urologischen (die Nieren und ableitenden Harnwege betreffend) als auch der sexuellen Funktionen als wirksam erwiesen.

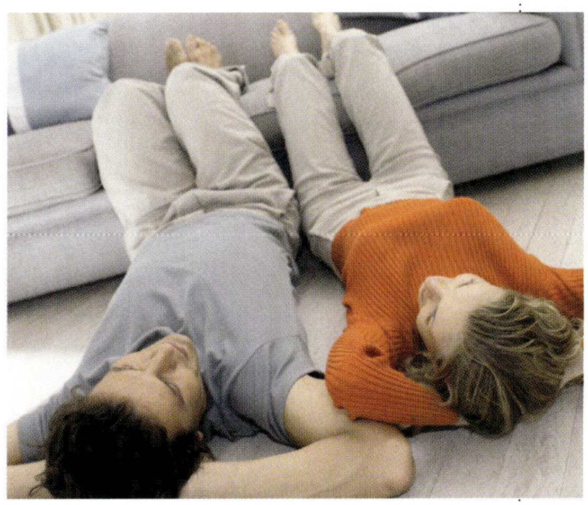

→ **Bei Scheideninfektionen muss der Partner oft mitbehandelt werden**

Die Wechseljahre

→ Etwa ein Drittel des Lebens wird nach den Wechseljahren verbracht

Die Wechseljahre (Klimakterium) bezeichnen die Umstellung des weiblichen Körpers von der fruchtbaren Phase hin zur Zeit der hormonellen Ruhephase. Die körperlichen und emotionellen Veränderungen, die vorwiegend im Zusammenhang mit hormonellen Geschehnissen stehen, fallen zeitlich oft mit entscheidenden Änderungen im persönlichen Lebensplan zusammen: Das sind entweder Umstellungen im familiären Zusammenleben (z. B. wenn die Kinder ausziehen – »empty-nest-syndrom«) oder Neuerungen der persönlichen/beruflichen Orientierung. Diese Zeit löst viele Fragen aus, gibt Anlass zum Nachdenken und kann neue körperliche und geistige Energien freisetzen.

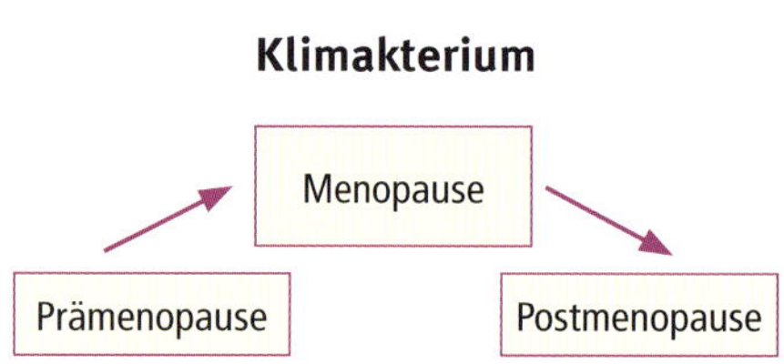

Dank der enormen Fortschritte der Medizin, Technik und Wirtschaft sowie der ausreichend vorhandenen qualitativ hochwertigen Nahrung leben wir heute sehr viel länger als unsere Vorfahren. Die immer höher werdende Lebenserwartung in den westlichen Industrieländern hat zur Folge, dass ein Großteil der Frauen etwa ein Drittel ihres Lebens nach der Geschlechtsreife und Fortpflanzungsfähigkeit verbringen kann.

Die Menopause ist ein natürliches Ereignis, aber sie trifft viele Frauen wie aus heiterem Himmel.

Als »Menopause« selbst definiert man die letzte Entzugsblutung.

Das Klimakterium beginnt einige Jahre vor der Menopause als Prämenopause. Während der Prämenopause lässt die Eierstockfunktion allmählich nach, es kommt zur verminderten Produktion von Östrogen und Progesteron.

Der chronologische Ablauf der Symptomatik beginnt mit Zyklusstörungen vor der Menopause, es folgen vegetative Veränderungen als klimakterisches Syndrom nach der Menopause und Zeichen der Atrophie (Zurückbildung der Organe) im höheren Alter.

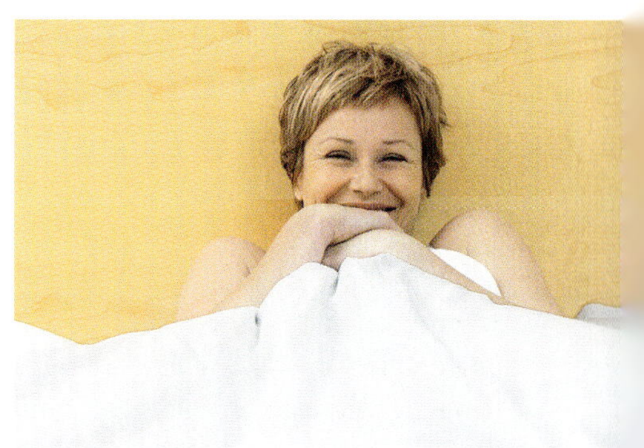

Allmählich entwickeln sich vegetative Symptome, die die Lebensqualität der Betroffenen enorm reduzieren können:

- **Wallungen:** aufsteigende Hitze, Schweißausbrüche, Schwitzen
- **Herzbeschwerden:** Herzklopfen, Herzrasen, Herzstolpern, Herzbeklemmung
- **Schlafstörungen:** Einschlafstörung, Durchschlafstörung, zu frühes Erwachen
- **Depressive Verstimmung:** Mutlosigkeit, Traurigkeit, Antriebslosigkeit, Stimmungsschwankung, Weinerlichkeit
- **Nervosität und Reizbarkeit:** innere Anspannung, Aggressivität, allgemeine Leistungsminderung, Gedächtnisprobleme, körperliche und geistige Erschöpfung, Konzentrationsschwäche, Vergesslichkeit
- **Sexualität:** Libidoverlust
- **Blasenbeschwerden:** häufiger Harndrang, Harnverlust, Beschwerden beim Wasserlassen
- **Trockenheit der Scheide:** Schmerzen und Beschwerden beim Geschlechtsverkehr
- **Gelenk- und Muskelbeschwerden:** Schmerzen im Bereich der kleinen Fingergelenke, Handknöchelchen, rheumaähnliche Beschwerden, Kribbeln in Händen und Beinen

Hitzewallungen werden von vielen Frauen wie ein Vulkanausbruch beschrieben: Zuerst brodelt es im Inneren, dann steigt die Hitze auf und man spürt die Explosion im Scheitelbereich.

→ Den »Vulkanausbruch« fürchten viele Frauen am meisten

Im biologischen Sinn erstreckt sich das Klimakterium auf mehr als ein Jahrzehnt. In seinen physisch spürbaren Auswirkungen ist dieser natürliche Vorgang mit seinen verschiedenartigen Störungen und Beschwerden meist schon nach ca. 2 Jahren abgeschlossen und überwunden.

Diese von den meisten Frauen als sehr belastend empfundenen Beschwerden lassen sich deutlich dem Absinken des Östrogen- und Progesteronspiegels zuordnen.

Veränderungen des Hormonhaushalts sind mit einer kurzzeitigen Erhöhung der Hauttemperatur und einer Erweiterung der Gefäße, also mit Hitzewallungen und Schweißausbrüchen verbunden. Sie treten auch nachts auf und stören den Schlaf. Symptome, die deutlich auf die veränderte Hormonsituation zurückzuführen sind, können Jahre vor der letzten Regelblutung auftreten. Sie sind aber ebenso typisch für die ersten Monate und Jahre nach dem Aufhören der Regelblutung. Etwa 80 % aller Frauen berichten über Hitzewallungen während der Wechseljahre, aber nur bei einem Viertel bis der Hälfte aller Frauen dauern diese Symptome länger als fünf Jahre an.

Warum nicht alle Frauen die Beschwerden gleich stark und gleich lange empfinden, liegt auch an der Einstellung zum Älterwerden und an Unterschieden in Bezug auf Empfindsamkeit, Lebensumstände und Östrogenbildung. So produzieren die Eierstöcke auch dann noch Östrogene, wenn keine Regelblutung mehr auftritt. Die Eierstöcke und die Nebennierenrinde liefern außerdem Vorstufen, aus denen in anderen Geweben Östrogene entstehen. Ein in dieser Hinsicht besonders aktives Gewebe ist das Fettgewebe.

→ Nicht alle Frauen leiden stark im Wechsel

Obwohl etwa die Hälfte aller Frauen in den Wechseljahren deutlich an Gewicht zunimmt, gibt es keine sicheren Anhaltspunkte dafür, dass das Nachlassen der Eierstockfunktion hierbei eine Rolle spielt. Bis heute gibt es keine eindeutigen Hinweise darauf, dass bei langfristiger Hormoneinnahme das Körpergewicht steigt. Es ist eher damit zu rechnen, dass das Gewicht unverändert bleibt.

Die bald nach Hormonverabreichung beobachteten Wassereinlagerungen in das Gewebe können zu einer Gewichtszunahme von etwa einem Kilogramm führen, die jedoch meist nur vorübergehend ist.

Bei stark übergewichtigen Frauen werden häufiger höhere Östrogenspiegel beobachtet, weil im Fettgewebe Hormonvorstufen in aktive Östrogene umgewandelt werden können, auch wenn die Funktion der Eierstöcke weitgehend erloschen ist. Auf der anderen Seite aber können ständig erhöhte Östrogenspiegel ohne den bremsenden Einfluss des Gelbkörperhormons, das nur in den Eierstöcken produziert wird, die Entwicklung von Gebärmutterkrebs begünstigen.

Der Östrogenmangel führt in vielen Geweben zu Veränderungen: Die Elastizität der Haut lässt nach. Die Schleimhäute werden trockener, insbesondere die Scheidenhaut. Dadurch kann es zu Beschwerden beim Geschlechtsverkehr kommen.

Auch das so genannte »trockene Auge« kann Folge des Östrogenmangels sein. Betrifft die nachlassende Elastizität auch das Binde- und Knorpelgewebe, kommt es manchmal zu Gelenkbeschwerden.

Östrogene sind in der Jugend maßgeblich am Knochenaufbau und im Erwachsenenalter am Erhalt des Knochens beteiligt. Der die Wechseljahre auslösende Hormonmangel kann deshalb die Entstehung von Knochenschwund (Osteoporose) fördern.

Sinn und Ziel einer Hormonbehandlung ist die Beseitigung der typischen Wechselbeschwerden, die durch den Östrogenmangel hervorgerufen werden.

Ein erhöhtes Risiko für Osteoporose besteht, wenn die Menopause vor dem 40. Lebensjahr eingetreten ist oder wenn direkte Verwandte an Osteoporose litten.

Moderne Geräte erlauben die Bestimmung der Knochendichte, genauer gesagt des Knochenmineralgehalts, in den von Osteoporose bedrohten Skelettbereichen. Der Einsatz dieser Geräte ermöglicht Hinweise auf ein Osteoporoserisiko schon lange bevor sich erste Knochenbrüche einstellen. Niedrige Knochenmesswerte zur Zeit der Menopause signalisieren, dass im Alter mit einem erhöhten Osteoporoserisiko zu rechnen ist. Sie sollten also als Warnsignal verstanden werden.

Östrogene und wahrscheinlich auch Gestagene gehören zu den wirksamsten Faktoren, die einem beschleunigten Knochendichteverlust vorbeugen können und damit die Entwicklung von Osteoporose verhindern.

Einige Beschwerden treten häufig erst nach einem länger bestehenden Östrogenmangel auf, also oft erst Jahre nach der Menopause. Frauen sind beispielsweise vor der Menopause wesentlich weniger anfällig für Herz-Kreislauf-Erkrankungen als Männer.

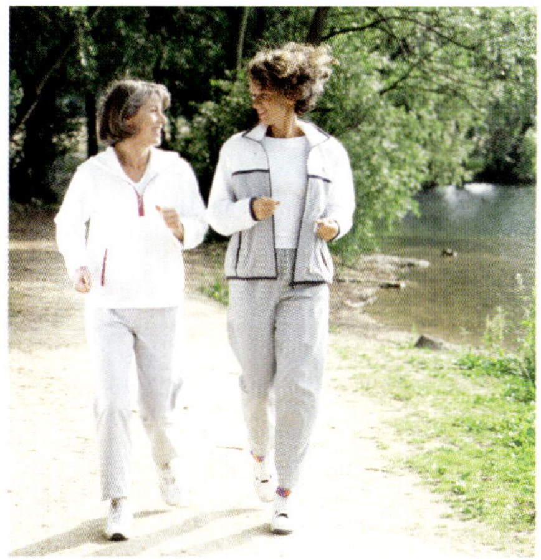

Erst nach der Menopause steigt das Risiko für Herzinfarkt und Schlaganfall. Änderungen des Blutdrucks, der Blutfettwerte und der Gefäßwand-Elastizität spielen hierbei eine Rolle. Dafür kann zwar nicht der Östrogenmangel allein verantwortlich gemacht werden, er stellt aber wahrscheinlich einen der Hauptfaktoren dar.

→ Die Knochendichtemessung kann ein Risiko rechtzeitig anzeigen

Hormonersatztherapie: Hormone – der ewige Jungbrunnen?

Soll man Hormone ersetzen, wenn sie fehlen?

→ Hormonersatz ist auf den persönlichen Bedarf abgestimmt

Obwohl nicht durchwegs alle Beschwerden, die im Laufe des Alters auftreten, auf einen Hormonmangel zurückzuführen sind, kann doch ein Großteil der Symptome durch eine entsprechende Hormonersatztherapie beseitigt werden. Die Hormontherapie schafft damit wieder jene natürlichen Verhältnisse im Körper, die normalerweise mit dem Klimakterium erloschen sind.

Die Tatsache, dass die Östrogenbehandlung heute als sicher einzuschätzen ist, bedeutet nicht, dass jede Frau Östrogene nehmen muss.

Bei manchen Frauen ist eine Hormongabe nicht notwendig. Teilweise lehnen Frauen eine Hormontherapie ab, obwohl sie diese benötigen würden. Wieder andere kommen ohne sie aus, weil sie Alternativen bevorzugen. Viele Frauen benötigen nur eine vorübergehende Unterstützung, manche Frauen eine lebenslange Substitution (Ersatz).

Es ist in jedem einzelnen Fall für jede Patientin individuell nach der Beratung zu entscheiden, welche Therapieform die am besten geeignete ist.

Die individuelle Therapie des Klimakteriums orientiert sich einerseits an den Symptomen der Patientin, andererseits an ihrer hormonellen Situation, an den zur Verfügung stehenden Hormonen, der benötigten Dosierung und der verwendeten Applikationsform.

Die Menopause ist keine Krankheit, sondern eine physiologische Änderung vieler Körperfunktionen und braucht daher nicht »geheilt«, sondern kann bedarfsgerecht ausgeglichen werden.

Das Therapieziel ist eine Verbesserung der Lebensqualität, da durch den Verlust der körpereigenen Hormonproduktion eine Gleichgewichtsstörung und massive körperliche Symptome verursacht werden.

Heute ist es selbstverständlich, dass eine Frau in den Wechseljahren, wenn sie unter Beschwerden leidet, eine Hormonersatztherapie durchführt. Empfohlen wird eine individuell abgestimmte Therapie der klimakterischen Beschwerden.

Zur Verfügung stehen folgende Verabreichungsformen:

Die Hormonersatztherapie kann entweder in Tablettenform (oral), über die Haut (transdermal), als Injektion in den Muskel (Kristall-, Depotinjektionen) oder lokal in die Scheide (intravaginal) angewandt werden. Alle Verabreichungsformen haben Vor- und Nachteile für die Anwenderin.

Tabletten: große Auswahl an Präparaten unterschiedlicher Dosierung, bekannte Einnahmeform, gut steuerbar und verträglich, Wirkstoffe werden im Dünndarm und in der Leber verstoffwechselt, die Wirkstoffkonzentrationen schwanken etwas.

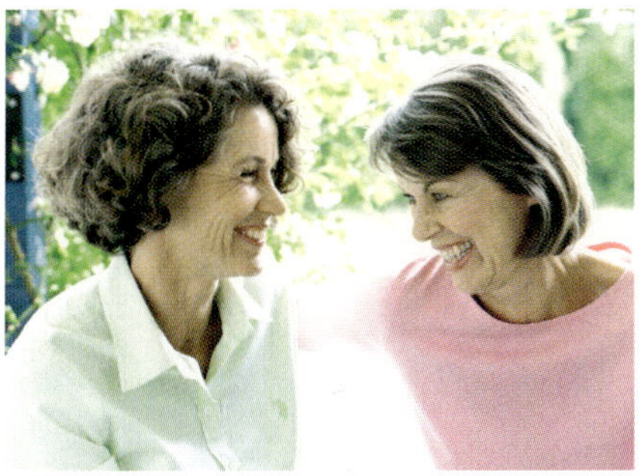

Transdermal: Anwendung als Gel (2-mal täglich) oder als Pflaster (1- bis 2-mal wöchentlich) am Unterbauch oder Oberschenkel empfohlen, konstanter Wirkstoffspiegel, Leberstoffwechsel wird umgangen, bessere Verträglichkeit. Bevorzugt bei Frauen mit erhöhten Triglyzeridwerten, Lebererkrankungen und Magen-Darm-Beschwerden. Selten entwickelt sich eine Pflasterallergie.

Depotpräparate: tägliche Einnahme fällt weg, jedoch vor allem zu Beginn sehr hohe Östrogenkonzentration, die als Nebenwirkung Gewichtszunahme und Wasserstau bewirkt.

Vaginal: als Zäpfchen oder Creme, die gute Aufnahmefähigkeit der Scheide ergibt hohe Wirkstoffkonzentrationen. Vor allem bei Frauen mit trockener Scheide und/oder Beschwerden der Geschlechts- und Harnorgane sowie Dranginkontinenz.

Östrogene: Östradiolvalerat, mikronisiertes Östradiol, konjugierte Östrogene (aus dem Harn trächtiger Stuten gewonnen)

Gestagene: natürliches Progesteron, Abkömmlinge von Norethisteron, Medroxyprogesteronacetat, Medrogeston, Dydrogesteron. Wegen ihrer antiproliferativen (die übersteigerte Neubildung von Gewebe verhindernden) Wirkung kommt den Gestagenen in der Substitutionstherapie eine große Bedeutung zu.
Durch die zyklische Gabe von Gestagenen wird der östrogenbedingte Gewebeaufbau in den hormonabhängigen Geweben (vor allem Brustdrüse und Gebärmutterschleimhaut) neutralisiert.

Die Therapie der 1. Wahl ist die **Östrogen-Gestagen-Sequenztherapie:** Ähnlich wie in der ersten Zyklusphase wird zuerst mit einer reinen Östrogentherapie begonnen und im Anschluss 10 – 14 Tage lang mit einer Östrogen-Gestagen-Kombination fortgesetzt. Der nachfolgende Gestagenentzug löst eine

→ Alle Verabreichungsformen haben Vor- und Nachteile

menstruationsähnliche Abbruchblutung aus. Durch den Gestagenzusatz wird der stimulierenden Wirkung des Östrogens entgegengesteuert, die Gebärmutterschleimhaut verändert und zur Abstoßung vorbereitet. Nach einer 21-tägigen Hormongabe erfolgt eine 7-tägige hormonfreie Pause. Durch diese Darreichungsform blutet die Patientin regelmäßig weiter, es wird ein Zyklus von 28 Tagen imitiert.

Bei der kontinuierlich kombinierten **Simultantherapie** wird täglich, ohne Pause, die gleiche Menge an Östrogen und Gestagen verabreicht. Diese Therapie empfiehlt sich für Frauen, die bereits mindestens ein Jahr in der Menopause sind und keine Entzugsblutungen mehr wünschen.

→ In manchen Fällen ist von einer Hormonersatztherapie abzuraten

Eine **Östrogen-Monotherapi**e soll nur Frauen nach einer Gebärmutterentfernung angeboten werden. Frauen nach Herzinfarkt und Meningeomoperationen (langsam wachsender, gutartiger Tumor) profitieren von der alleinigen Östrogentherapie.

Libidoverlust und Androgenersatz

Prinzipiell ist die Dosis individuell so niedrig wie möglich und die Dauer der Anwendung so kurz wie notwendig zu wählen.

Voraussetzungen für eine Hormonersatztherapie

Genaue Anamnese zur Feststellung einer möglichen Risikokonstellation:

- ausführliche Familienanamnese betreffend Krebserkrankungen, Stoffwechselveränderungen wie Diabetes, Gerinnungsstörungen, Schilddrüsenerkrankungen
- Eigenanamnese – Alter, Gewicht/Body-Mass-Index, Herz-Kreislauf-Erkrankungen, Thrombose, Leberveränderungen
- Verträglichkeit von Pille
- Alkohol, Nikotin, Ernährung, Sport
- gynäkologische Vorgeschichte
- geburtshilfliche Anamnese
- gynäkologische Untersuchung
- Mammografie
- Labor

Relative Risikofaktoren: erhöhter Alkoholkonsum, ausgeprägte Adipositas (Fettsucht) – BMI > 30, Bluthochdruck, Diabetes mellitus (Zuckerkrankheit), Gallenwegserkrankungen.

Absolute Gegenanzeigen: frühes oder bestehendes hormonabhängiges Malignom (bösartiger Tumor): Brust, Gebärmutterschleimhaut, Melanom (Hauttumor). Thromboembolische Prozesse (akute Gefäßverschlüsse), schwere Herz-, Nieren- und Lebererkrankungen, nicht abgeklärte genitale Blutungen.

Pro und Contra Hormonersatztherapie

Bewertung von Langzeitrisiken und Nutzen einer Hormonersatztherapie:

Generell sollte die Hormonersatztherapie nur bei starken Wechselbeschwerden begonnen werden – so niedrig dosiert wie möglich, so kurz wie notwenig!

Während der Behandlung sind regelmäßige frauenärztliche Kontrollen und röntgenologische Untersuchungen der Brust durchzuführen.

Anwendung einer Hormonersatztherapie:

- Wechsel
- familiäres Dickdarmrisiko
- familiäre Osteoporoseneigung
- Schleimhautrückbildung

Nachteil: Brustkrebsrisiko

Bei einer wissenschaftlichen Analyse konnten keine Unterschiede zwischen einzelnen Östrogenpräparaten hinsichtlich der Reduktion von Hitzewallungen gefunden werden.

Sind Phytoöstrogene die Alternative?

Nach den Diskussionen um die Risiken der Hormonersatztherapie sind nun die Phytoöstrogene (siehe Seite 255ff.) im Gespräch.

Frauen, die durch die Debatten um die Sicherheit der Hormonersatztherapie nach pflanzlichen Alternativen gesucht und diese in Phytoöstrogenen gefunden haben, werden nun wegen der Sicherheit von Phytoöstrogenen in Bezug auf das Brustkarzinom verunsichert.

Zum Thema Brustkrebs zeigen Phytoöstrogene zwar keinen schützenden Effekt, erhöhen aber das Brustkrebsrisiko selbst nicht und können zumindest als sehr sicher eingeschätzt werden.

→ Nutzen und Risiko müssen jedenfalls abgewogen werden

Rauchen und Hormonersatztherapie

Nahezu 30 % der Bevölkerung sind noch immer Raucher. 30 % davon sind Frauen jenseits des 40. Lebensjahres, 40 % sind Männer, davon jeweils die Hälfte sogar starke Raucher mit mehr als 20 Zigaretten pro Tag. Rauchen verstärkt die Verstoffwechselung von Östrogenen in der Leber, wodurch die Wirksamkeit bei oraler Gabe vermindert bis ganz aufgehoben werden kann. Dies sollte nicht durch eine Dosiserhöhung ausgeglichen werden, da potentiell giftige Stoffwechselprodukte entstehen und das Thromboserisiko steigt.

Eindeutige Hinweise auf eine verringerte Östrogen-Aktivität bei Raucherinnen finden sich für Wechselsyndrome und für Symptome, die aufgrund eines Östrogenmangels Beschwerden machen. Raucherinnen vor und während der Menopause leiden im Vergleich zu Nichtraucherinnen gleichen Alters häufiger unter Hitzewallungen sowie an irregulären Blutungen. Durch den verringerten Östradioleffekt unter einer Hormonersatztherapie kommt es zu Durchbruchsblutungen an der Gebärmutter. Raucherinnen nach der Menopause klagen vermehrt über urogenitale Symptome.

→ Raucherinnen sollten Hormone nur über die Haut erhalten

Rauchen erhöht das Brustkrebsrisiko, verursacht Lungenkrebs, zählt zu den wichtigsten Risikofaktoren für Herz-Kreislauf-Erkrankungen, ist ein Risikofaktor für Diabetes mellitus und für arterielle Thromboembolien. Wenn Frauen trotz aller Aufklärung weiter rauchen, sollte eine Hormonersatztherapie möglichst komplett über die Haut verabreicht werden.

Labor-Status – Welche Laborwerte sind notwendig?

Risikofaktoren für die Entwicklung eines Gefäßrisikos: erhöhtes Schlaganfallrisiko und Risiko für die Entwicklung koronarer Ereignisse.

Als risikoreich gelten folgende Werte:	
Lipoprotein A	> 30 mg/dl
Apo B	> 140 mg/dl
Fibrinogen	> 350 mg/dl
Plasminogen-Aktivator-Inhibitor	1> 7 IU7ml
CRP	> 3mg/dl
Homozystein	> 12 µmol/l
Ausschluss eines Diabetes mellitus:	
Nüchternblutzucker	< 100 mg/Dl
Unauff. OGGT:	oraler Glukosetoleranztest
	HBA1C
Hormonbestimmung, »Hormonstatus«:	
LH: Luteinisierendes Hormon	1 – 25 mU/ml
FSH: Follikel stimulierendes Hormon	< 25µU/ml
E2: Östradiol	50 – 500 pg/ml
HPRL: Prolaktin	5 – 25 ng/ml
Schilddrüsenstatus:	
T4	50 – 140 ng/ml
T3	0,8 – 2,0 ng/ml
TSH	0,1 – 4,0 µU/ml
Risikoerfassung und Diagnostik der Osteoporose:	
Basislabor:	Blutsenkung, Blutbild, Kalzium, Phosphat, Kreatinin, Leberfunktionsparameter, alkalische Phosphatase
	TSH-Tyroxin-stimulierendes Hormon
	PTH-Parathormon
	Osteocalcin
E-Phorese	
Cross-Links	in Harn oder Serum

Gibt es Alternativen zur Hormontherapie?

Jede ganzheitliche Therapieform sollte auch mit einer Änderung des Lebensstils einhergehen.

Empfohlen werden neben ausreichender Bewegung Homöopathie, Akupunktur, Bioresonanztherapie, Fußzonenreflexmassage, Entspannungstechniken, Kneipptherapien, Kräutermedizin sowie die Einschränkung von Kaffee, Tee, Alkohol und Nikotin.

Pflanzenhormone – natürlich vorbeugen

Pflanzenhormone (Phytoöstrogene) sind natürlich vorkommende pflanzliche Substanzen, die eine strukturelle und funktionelle Ähnlichkeit mit dem menschlichen Östrogen 17-β-Östradiol aufweisen und vorwiegend durch die Nahrung aufgenommen werden. Die Phytoöstrogene verfügen über eine schwache östrogene – zum Teil auch eine antiöstrogene – Wirkung. Die einzelnen Substanzen von Phytoöstrogenen werden unterschiedlichen biochemischen Klassen zugeordnet: Isoflavone, Lignane, Coumestane, Laktone und Sterole. Die Isoflavone finden sich vor allem in Sojabohnen, Kichererbsen und anderen Hülsenfrüchten, in Getreide, Gemüse (Brokkoli), Leinsamen, Hopfen, Obst und Rotklee (lesen Sie mehr dazu im Kapitel »Gesunde Ernährung für Frauen« auf Seite 83ff.).

In Studien konnte nachgewiesen werden, dass eine Kost reich an Pflanzenhormonen bei Frauen nach der Menopause nicht nur die Wallungen, Schweißausbrüche und Schlafstörungen verbessert, sondern auch den Fettstoffwechsel positiv beeinflusst, vor der Entwicklung einer Arteriosklerose (Gefäßverkalkung) schützt und als Radikalfänger (Substanz, die krebserregende

→ Die positive Wirkung von Pflanzenhormonen ist wissenschaftlich erwiesen

> Werden Phytohormone bereits ab der Kindheit regelmäßig zugeführt, bietet dies einen optimalen Schutz im Brust- und Prostatagewebe. Das erklärt auch, warum Japaner/-innen durch ihren Lebensstil ernährungsbedingt deutlich weniger an Brust- und Prostatakrebs erkranken. Außerdem weisen asiatische Frauen ein geringeres Risiko für Osteoporose und Schenkelhalsfrakturen auf als Frauen in westlichen Industrienationen.

Stoffe neutralisiert) wirkt. Isoflavonreiche Ernährung verbessert die Knochendichte im Bereich der Lendenwirbelsäule (LWS), da sie den Knochenabbau hemmt und den Knochenaufbau stimuliert. Diese Wirkung beruht höchstwahrscheinlich auf einer Wechselbeziehung zwischen den Phytoöstrogenen und dem Vitamin D.

Isoflavone zeigen sowohl einen wucherungsfördernden als auch wucherungshemmenden Effekt im Labortest.

Zahlreiche Studien belegen, dass die Sorge vor erhöhtem Brustkrebsrisiko durch Isoflavone unbegründet ist – es konnte im Gegenteil eine gewebeschützende Wirkung nachgewiesen werden. Auch die Gebärmutterschleimhaut wird selbst bei hohen Dosen von Phytohormonen nicht zum Wachstum stimuliert. Die empfohlene Tagesdosis von Isoflavonen liegt bei 40 – 80 mg und kann anstatt oder zusätzlich zur Hormonersatztherapie verabreicht werden.

Isoflavone: Soja und Rotklee

→ Veränderungen in der Ernährung sind sinnvolle Begleittherapien

Asiatinnen leiden nahezu überhaupt nicht an Wechselbeschwerden. Die Erklärung liegt zu einem großen Teil in ihrer sojareichen Ernährung. Verantwortlich dafür ist der Anteil an Isoflavonen in den Sojaprodukten: Durch Soja liegt die durchschnittliche Isoflavon-Aufnahme bei 40 – 50 mg pro Tag, die typischen europäischen Lebensmittel bieten weniger als 5 mg dieser wertvollen Pflanzenhormone.

Isoflavone sind Pflanzenhormone (Phytoöstrogene), die teils östrogenartig, teils antiöstrogenartig wirken, da sie mit dem körpereigenen Östrogen (17ß-Östradiol) eine große Strukturähnlichkeit aufweisen. Eine andere Pflanze, der bei uns heimische Rotklee, enthält noch mehr und noch stärker wirksame Isoflavone. Daher werden die beiden Pflanzenextrakte heute meist kombiniert verwendet.

Soja und Rotklee lindern bei regelmäßiger Einnahme Wechselbeschwerden und helfen, besser durch diese schwierige Lebensphase zu kommen. Darüber hinaus wirken Isoflavone als Zellschutz, Antioxidantien und Radikalfänger. Daraus lässt sich auch eine gewisse krebsvorbeugende Wirkung ableiten.

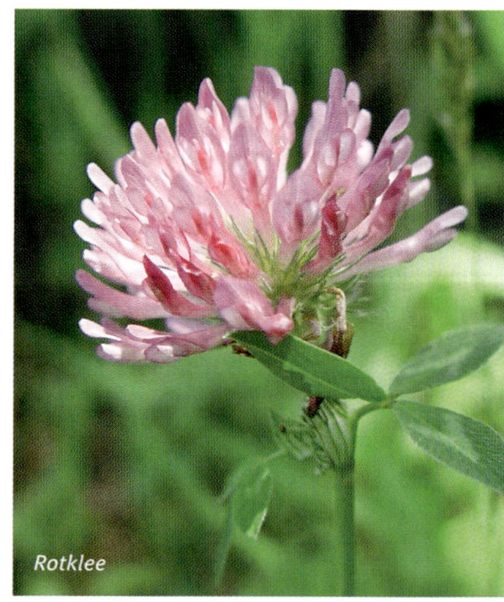

Rotklee

Eine ideale Ergänzung der Kombination von Soja mit Rotklee ist Nachtkerzenöl, da dieses die Aufnahme spezieller Isoflavoninhaltsstoffe fördert und zudem günstig auf den Feuchtigkeitshaushalt der Haut wirkt.

In den letzten zehn Jahren hat es über 10.000 Studien zur Erforschung von Soja gegeben. Zudem werden Soja-Isoflavone von der North American Menopause Society bei Wechselbeschwerden und von der amerikanischen Gesundheitsbehörde (FDA) wegen der günstigen Wirkung auf Herz und Kreislauf empfohlen.

Aufgrund all dieser Eigenschaften stellen Phytoöstrogene eine Alternative zur konventionellen Hormonersatztherapie dar, auch wenn sie naturgemäß keine volle östrogene Wirkung mit allen ihren Nutzen, aber auch Risken entfalten. Es gilt also, im Einzelfall die Entscheidung über die zu treffenden Maßnahmen unter Abwiegen des Nutzen-Risiko-Verhältnisses zu treffen.

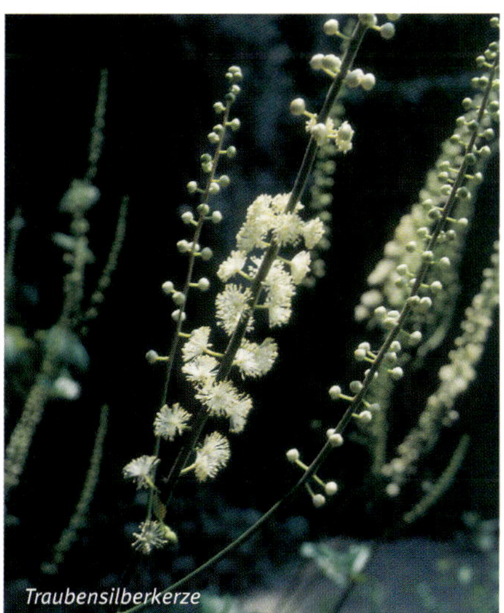
Traubensilberkerze

Traubensilberkerze: Cimicifuga racemosa oder Wanzenkraut

Die Wurzel wird zur Therapie verwendet. Sie hat östrogenartige Wirkung, aber keinen stimulierenden Einfluss auf das Brustdrüsengewebe aufweisen.

Anwendung:

- Regulierung von Zyklusunregelmäßigkeiten
- Bei schmerzhafter Regel (Dysmenorrhö)
- Bei leichten bis mittelschweren Wechselbeschwerden, vor allem Wallungen => Wirkungseintritt erst nach 4 – 6 Wochen Therapie!
- Mäßig unterstützender Effekt beim Knochenaufbau

Maca

Maca ist eine Pflanze aus den peruanischen Anden. Die Maca-Wurzel enthält viele wertvolle Eiweißstoffe, viel Eisen, Zink, Magnesium, Kalzium, Kohlenhydrate, Phosphor, Zucker, Stärke, wichtige Mineralstoffe, nahezu alle Vitamine und schließlich hormonähnliche Substanzen.

Außerdem enthält die Maca-Pflanze etwa 300 weitere Substanzen wie Farbstoffe und ätherische Öle, die teilweise noch gar nicht genau untersucht wurden.

Die Bevölkerung verwendet diese Pflanze seit Jahrtausenden als Volksheil- und Kräftigungsmittel.

→ Die Pflanzentherapie kann eine Alternative sein

→ Die Ernährung beeinflusst eine Reihe von gynäkologischen Erkrankungen

Weitere Ernährungstipps

Im gesamten Bereich der Medizin finden sich diverse Krankheitsbilder, bei denen diätetische Maßnahmen zur Heilung beitragen können. Veränderungen in der Ernährung sind häufig sinnvolle und Erfolg versprechende Begleittherapien bei gynäkologischen Erkrankungen.

Prämenstruelles Syndrom

(siehe PMS, Seite 316f.):

Reduktion von Fett, Zucker, Salz, Alkohol, Kaffee.

Bei Patientinnen, die unter Gewichtszunahme direkt vor der Regel klagen, wird zur Vermeidung von Wasserspeicherung der Verzicht auf Salz, Tee und Kaffee in größeren Mengen empfohlen.

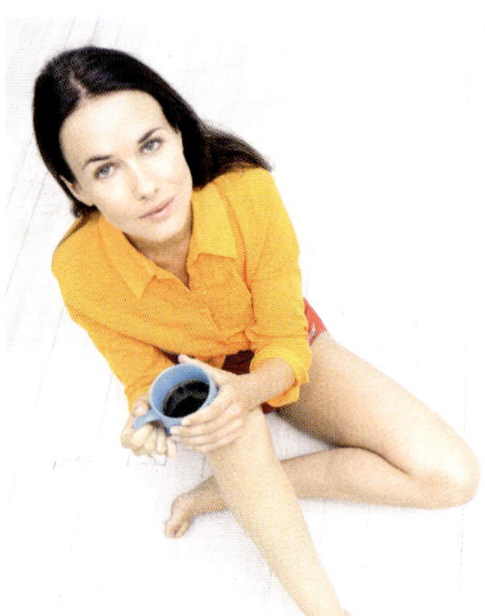

Als zusätzliche Verbesserung der Symptome ist die Gabe von Vitamin A, B_6, E, Zinkersatz, 1.000 mg Kalzium, Steigerung der Zufuhr von Milchprodukten und Nachtkerzenöl – dieses ist reich an Gamma-Linolensäure – in Kapselform möglich.

Brustspannen:

Patientinnen, die zyklusabhängig unter Schmerzen oder Anschwellen der Brüste leiden, konsumieren deutlich mehr Fett und weisen in der 2. Zyklusphase erhöhte HDL-Cholesterinspiegel (»gutes Cholesterin«) auf als ein Vergleichskollektiv.
Eine fettreduzierte, kohlenhydratreiche Ernährung reduziert die Beschwerden.

Endometriose:

Omega-3-Fettsäuren aus fetten Seefischen (Lachs, Tunfisch, Hering und Makrele), Fischölkapseln, Oliven, Mais, Erdnüssen, Sonnenblumenkernen beeinflussen die Prostaglandinsynthese und somit den Schmerz positiv.

Zyklusstörungen / unerfüllter Kinderwunsch / PCO-Syndrom:

Über- und Untergewicht haben direkten Einfluss auf den weiblichen Zyklus. Frauen mit Zyklusstörungen sollten daher auch hinsichtlich ihres Essverhaltens untersucht werden.

Bekanntestes Beispiel ist die Amenorrhö bei Anorexia-nervosa-Patientinnen. Hochleistungssportlerinnen wie Läuferinnen oder Ballett-Tänzerinnen sind durch ihre intensive körperliche Aktivität und zu niedriges Körpergewicht ebenfalls häufig ohne Monatszyklus.

Wird dem Körper nicht zugeführt, was er an Energie und Nährstoffen benötigt, bekommt er den Eindruck, dass unter dieser Mangelsituation die Menstruation ein zusätzlicher Verlust von Körperenergie ist und stellt daher den »Energieverlust Menstruation« ein.

Übergewichtige Frauen leiden häufiger unter Zyklusstörungen und Infertilität als normalgewichtige Frauen. Dabei ist die Lokalisation des Körperfettes von Bedeutung.

Nehmen diese Mädchen, Frauen einige Kilogramm Körpergewicht zu, zyklieren sie wieder. Anscheinend ist ein Körperfettanteil von mindestens 20 % notwendig, um den Monatszyklus aufrechtzuerhalten.

→ **Über- und Untergewicht stören den Zyklus und die Fruchtbarkeit**

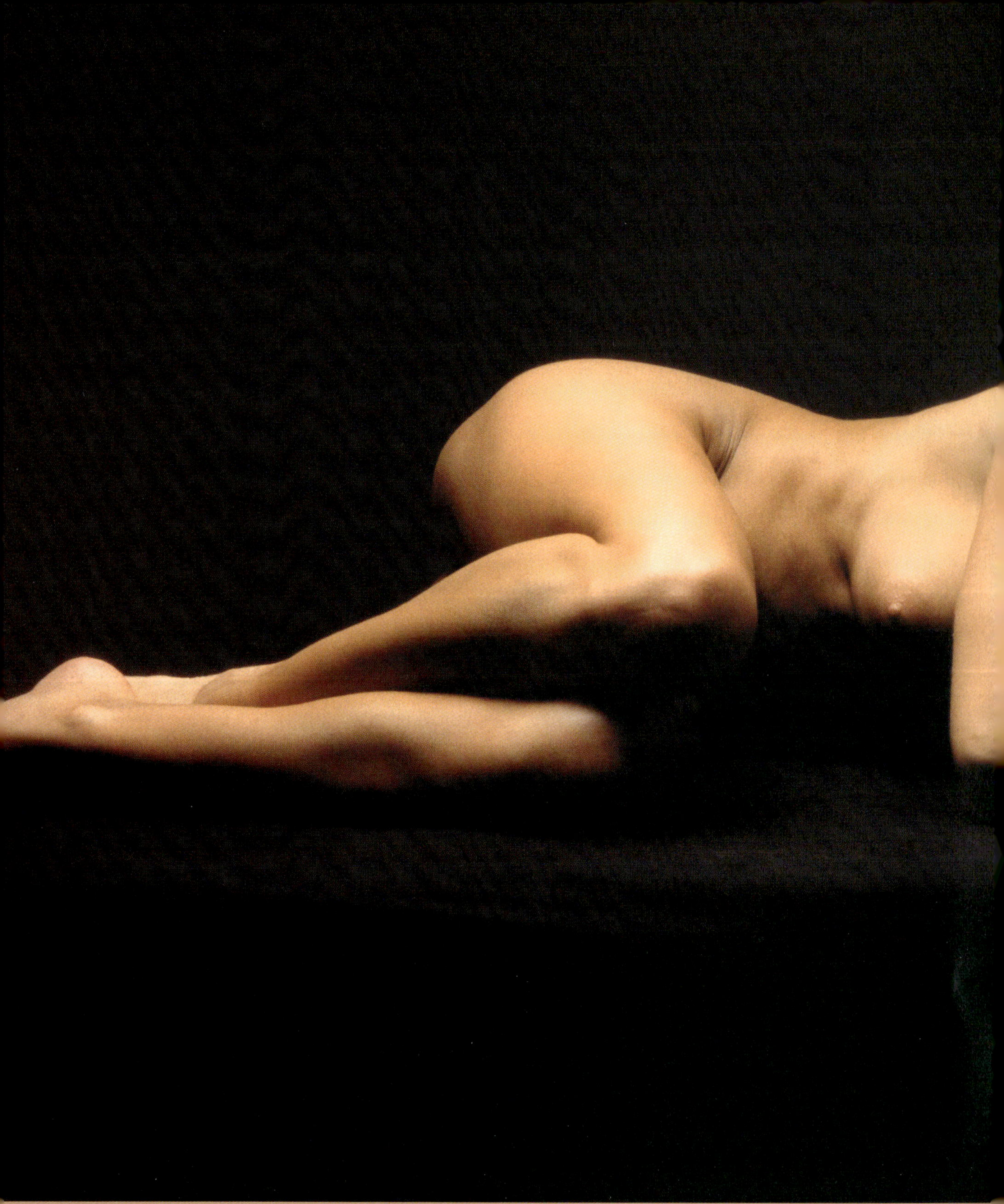

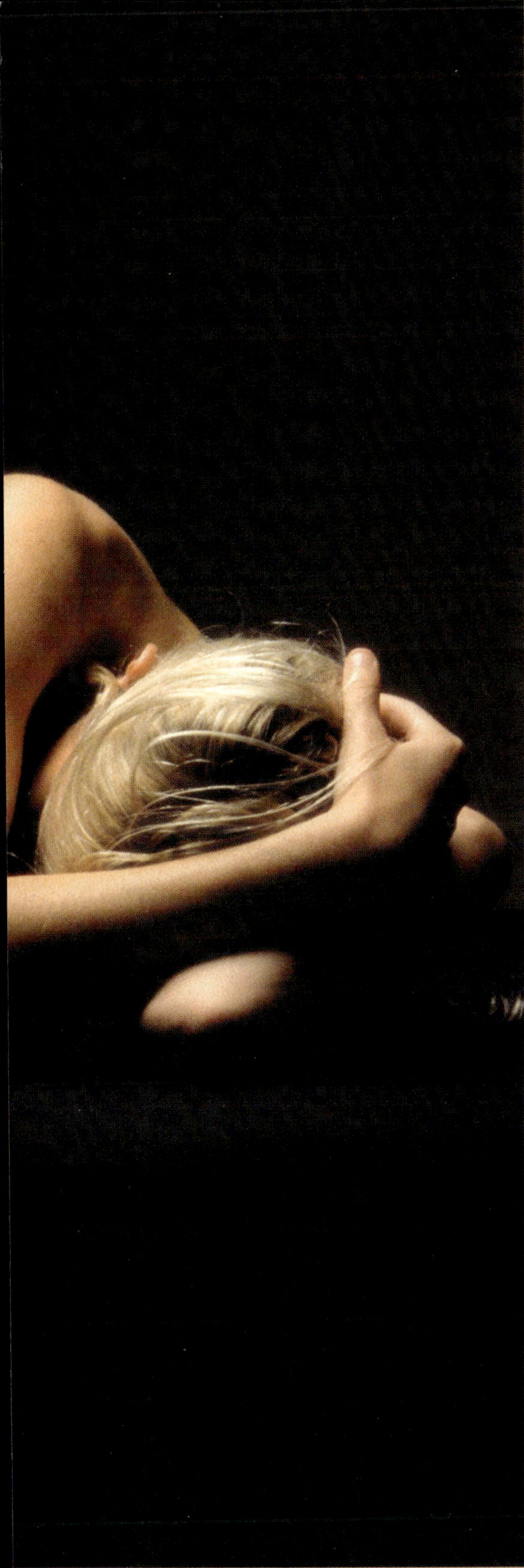

Krankheiten von A – Z und ihre Behandlung

In diesem Kapitel finden Sie die wichtigsten Informationen zu Frauenkrankheiten und deren Behandlungsmöglichkeiten sowie Erkrankungen, die Frauen wesentlich öfter als Männer betreffen, z. B. Migräne oder chronische Polyarthritis.

Ausfluss – Fluor vaginalis

→ Ein farbloser bis heller Ausfluss ist völlig normal

Viele Mädchen berichten über das plötzliche Auftreten von starkem weißlichem Ausfluss. Dieser wird als sehr störend und unangenehm empfunden.

Auf die Frage: »Seit wann haben Sie es bemerkt?« kann meistens keine genaue Antwort gegeben werden. Mit weiteren Fragen wie »Haben Sie einen Freund, einen neuen Freund, regelmäßig Verkehr« und vor allem »Wie verhüten Sie«? kann man sich an die möglichen Ursachen – warum der Körper plötzlich anders reagiert – herantasten.

Bei starkem sexuellem Reiz (neuer Freund) kommt es nicht nur zu einer vermehrten Hormonproduktion, sondern auch zur Steigerung der Durchblutung der Scheide. Beides bewirkt eine erhöhte Zellerneuerung und somit einen verstärkten Ausfluss.

Wird mit spermaabtötenden Vaginalzäpfchen, Scheidendiaphragma und entsprechender Creme verhütet, können diese Chemikalien bei häufiger Verwendung milde Entzündungen hervorrufen. Dies erklärt den vermehrten Ausfluss zur Wundheilung (macht sonst keine Beschwerden).

Entwickelt sich das Mädchen zur sexuell aktiven Frau, ändert sich ihr Hormonhaushalt und damit ihr Körper.

Der Eisprung kann plötzlich als Mittelschmerz (Unterleibsschmerz) wahrgenommen werden, zusätzlich ändert sich der Muttermundschleim merklich – die Konsistenz, die Farbe und vor allem die Menge!

Das ist eine weitere Möglichkeit für einen physiologisch normalen Ausfluss.

Durch diese Erklärungen der körperlichen Veränderungen wird das »Problem« von den Betroffenen angenommen und man lernt damit umzugehen. Leiden die Mädchen jedoch unter diesen Beschwerden, kann mit regelmäßig durchgeführten Scheidenspülungen Abhilfe geschaffen werden.

Auch eine gezielte homöopathische Therapie kann helfen.

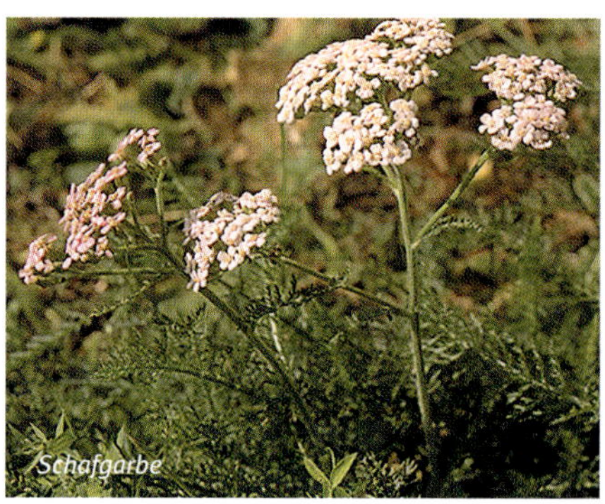
Schafgarbe

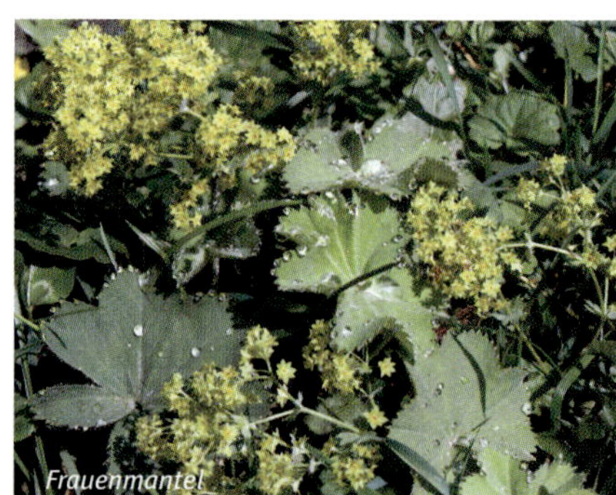
Frauenmantel

Ein leichter farbloser, durchsichtiger bis milchig-weißer, kaum riechender Ausfluss ist völlig normal und Zeichen eines gesunden Scheidenmilieus. Normales Sekret hält die Scheide feucht und geschmeidig, verursacht keine Beschwerden und schützt die Scheide vor dem Eindringen von Bakterien und Pilzen. Die Menge und die Konsistenz verändern sich während des Monatszyklus aufgrund von hormonellen Einflüssen: Zur Zeit des Eisprungs und bei sexueller Erregung wird bei den meisten Frauen relativ viel glasklarer und fadenziehender Schleim produziert. Wenn jedoch die Sekretion eine gewisse Menge übersteigt und das Sekret dick-gelblich oder schaumig wird und unangenehm riecht, so spricht man von Ausfluss oder Fluor vaginalis.

Man kann Bäder mit Schafgarbe, Frauenmantel und Kamille oder Waschungen mit verdünntem Teebaumöl versuchen. Tritt keine Besserung ein, dann bitte zum Facharzt!

Fluor vaginalis bei Kindern

Erkrankungen im Genitalbereich sind für Kinder und Eltern ein Tabuthema. Mütter sind oft peinlich berührt, wenn sie bei ihren Töchtern, die noch im Schulalter sind, einen Ausfluss entdecken.

Verursacht wird der Ausfluss entweder durch hormonelle Einflüsse oder im Zusammenhang mit Allgemeinerkrankungen, aber auch durch bakterielle Erreger, Fremdkörper oder mechanische und allergische Faktoren.

Da es aufgrund des Hormonmangels noch keine physiologische Schutzflora gibt, ist die Scheide geradezu ein Sammelbecken verschiedener Bakterien, die aber ohne Krankheitswert sind.

Das fehlende saure Scheidenmilieu und die noch dünne Schleimhaut bedingen zusätzlich eine gesteigerte Verletzlichkeit und geringe Widerstandsfähigkeit gegen mechanische Reizung und Bakterien.

Wichtig ist es, eine Unterteilung in unspezifische Infektionen durch falsche Hygiene (wenn etwa von hinten nach vorne gewischt wird), Fremdkörper oder allergische Reaktionen z. B. auf Slipeinlagen und spezifische Infektionen (Candida, Chlamydien, Gonokokken etc.) zu treffen.

Kinder, die immer wieder unter Infektionen im Hals-Nasen-Ohren-Bereich laborieren, leiden auch oft unter einer begleitenden Scheideninfektion nach dem Motto »wie oben so unten«.

Therapie: Sitzbäder mit Eichenrinde, Milchsäurepräparate, Vitamin C, lokale Östrogencremen

→ Schafgarbe und Frauenmantel können Linderung bringen

Blasen- und Vaginalinfekte

Blasenentzündung

→ Negativ für die Scheidenflora: übertriebene Hygiene!

Frauen leiden auf Grund ihrer Anatomie (kurze Harnröhre) häufiger an Blasenentzündungen als Männer. Die Harnröhre befindet sich in unmittelbarer Umgebung zu Darmausgang und Scheide. Bakterien aus diesen Regionen gelangen als aufsteigende Infektion in die Harnröhre bzw. Harnblase. Der Harnwegsinfekt verursacht Symptome wie Brennen beim Wasserlassen, häufigen Harndrang, Schmerzen im Unterbauch, Harnträufeln, Harnverlust und vaginalen Ausfluss. Selten tritt Fieber auf, Flanken- oder Rückenschmerz sind atypisch. Wenn durch eine Urinprobe ein starkes Bakterienwachstum nachgewiesen wird, wird eine Therapie mit einem Antibiotikum begonnen. Unterstützt wird die Antibiotikatherapie durch eine ausreichende Trinkmenge und eine regelmäßige und vollständige Blasenentleerung. Die Trinkmenge sollte etwa 2 Liter (oder mehr) pro Tag betragen. Es eignen sich Tees und Wasser.

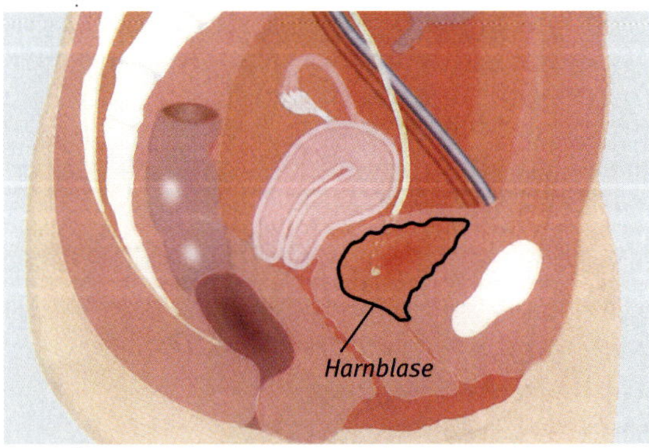

Eine alternative Therapie steht mit pflanzlichen Medikamenten sowie mit Nieren- und Blasentees, z. B. Bärentraubenblätter-, Birkenblätter-, Brennnesselblätter-, Moosbeeren- (= Cranberry) und Schachtelhalmtee zur Verfügung.

Kommt es zu keiner Besserung der Symptome oder tritt Fieber auf, muss mit einer Antibiotikatherapie begonnen werden.

Um einem neuerlichen Infekt vorzubeugen sollte Kälte vermieden werden. Wichtig ist es weiters, genug zu trinken und die Blase regelmäßig und vollständig zu entleeren. Besonders wichtig ist die Blasenentleerung nach dem Geschlechtsverkehr zu entleeren, da sonst das Auftreten eines Harnwegsinfektes ebenfalls begünstigt wird (Honeymoon-Cystitis). Auch Frauen, die antispermizide Cremes und Ovula (Zäpfchen) zur Kontrazeption verwenden, können dadurch ein gestörtes Scheidenmilieu bekommen und erleiden häufiger einen Harnwegsinfekt (ggf. Wechsel der kontrazeptiven Methode). Eine übertriebene Genital-«Hygiene«, welche die körpereigene Vaginalflora zerstört, sollte ebenfalls unterlassen werden.

Bei Frauen in den Wechseljahren ändert sich durch die Hormonumstellung die Beschaffenheit der Scheidenschleimhaut. Die Durchblutung nimmt ab, die Schleimhaut wird dünner und anfälliger für Infekte. Auch dies kann zum häufigeren Auftreten von Harnwegsinfekten beitragen.

Bei Frauen nach der Menopause sollte eine gynäkologische Untersuchung erfolgen, da eine Uterussenkung mit Zystozele (Senkung des Blasenbodens) und Restharn Infektionen begünstigt. Bei postmenopausalen Frauen mit rezidivierenden (wiederkehrenden) Harnwegsinfekten sollte zusätzlich eine Östrogensubstitution mit östrogenhaltigen Vaginalcremes eingeleitet werden. Unkomplizierte Blasenentzündungen bei jungen Frauen werden mit einer Kurzzeit-Antibiotikatherapie 3 Tage lang behandelt. Bei wiederholten Infekten oder bei älteren Frauen mit Blasenproblemen und -enzündungen ist eine 10-tägige Therapie notwendig.

Scheideninfektionen

Verschiedenste Faktoren beeinflussen das Scheidenmilieu

Während der Einnahme der Pille, während einer Schwangerschaft und nach den Wechseljahren kommt es durch hormonelle Umstellungen zu Veränderungen der Scheidenflora, wodurch das Risiko von vaginalen Infektionen steigt. Neben den Hormonen können auch psychische Faktoren eine Rolle bei Störungen im Scheidenmilieu spielen – so kann z. B. Stress zu vermehrtem Ausfluss führen.

Stoffwechselkrankheiten wie Zuckerkrankheit oder chronische Erkrankungen können ebenfalls das sensible biologische Gleichgewicht stören.

Juckt, schmerzt oder brennt es, riecht ein Ausfluss leicht fischartig und ändert sich die Farbe von weiß auf gelb, muss man an eine Scheideninfektion denken. Bakterielle Infektionen

Hilfe bei Juckreiz, Brennen, Ausfluss und Schmerzen

Viele Frauen leiden unter ständig wiederkehrenden Entzündungen der Scheide.
Die unangenehmen Beschwerden können trotz peinlicher Sauberkeit und vorbildlicher Hygiene auftreten, die Ursachen dafür sind oft vielschichtig.

Ähnlich wie im Verdauungstrakt gibt es auch in der Scheide eine natürliche Bakterienflora, die sich aus verschiedenen Mikroorganismen zusammensetzt. In der Vagina sind es die wichtigsten Keime, die so genannten Döderlein-Bakterien (Lactobacillus acidophilus), die Milchsäure produzieren und so ein leicht saures Scheidenmilieu erzeugen: Durch den niedrigen pH-Wert von 4,0 – 4,5 wird ein gewisser Schutz gegenüber Krankheitserregern erreicht.

→ Hormone und psychische Faktoren beeinflussen das Infektionsrisiko

→ Bei Scheideninfektionen muss nach dem Erreger gefahndet werden

machen Beschwerden und müssen mit lokalen Antibiotika (durch die Scheide verabreicht) oder mit Antibiotika zum Schlucken behandelt werden. Durch Einnahme oder lokale Anwendung von bestimmten Medikamenten, vor allem Antibiotika oder empfängnisverhütenden Mitteln können die Vaginalflora verändert und die wichtigen Döderlein-Bakterien zurückgedrängt werden.

Wenn diese milchsäureproduzierenden Bakterien fehlen, steigt der pH-Wert in der Scheide und somit können sich von außen eindringende Krankheitserreger leichter ansiedeln und vermehren.

Besonders wichtig ist es, nach Abschluss der Antibiotikatherapie das saure Scheidenmilieu mittels niedrig dosierten östrogenhaltigen Zäpfchen oder durch Milchsäurebakterien wiederherzustellen. Nur so kann die natürliche Abwehrfunktion der Scheide gewährleistet werden.

Achtung:

Die Einnahme von Antibiotika (bei Infektionen) und von Medikamenten, die das Immunsystem unterdrücken (z. B. bei Rheuma, Krebs oder nach Organtransplantationen), begünstigt Pilzinfektionen.

Kommt es innerhalb von kurzer Zeit zu einem Wiederauftreten der Infektion, muss auch gleichzeitig eine Partnertherapie erfolgen. Nach vaginalem Abstrich und Anlegen einer vaginalen Kultur kann spezifisch nach Erreger behandelt werden.

Eine Infektion mit Bakterien, Pilzen oder Trichomonaden verursacht sehr unangenehme Beschwerden: Juckreiz, Rötung und Brennen, Schmerzen beim Urinieren und beim Geschlechtsverkehr sowie verstärkten dickflüssigen, klumpigen oder schaumigen, eitrigen und übel riechenden Ausfluss.

Scheideninfektionen können nicht nur durch Geschlechtsverkehr übertragen werden, sondern auch beim Besuch von Schwimmbädern, Saunen und öffentlichen Toiletten oder beim gemeinsamen Benutzen von Handtüchern. Mangelnde, aber auch übertriebene Intimhygiene sowie das Tragen von zu enger, scheuernder Kleidung bereiten den Boden für Infektionen.

Diagnose und Therapie

Im Zuge der gynäkologischen Untersuchung wird aus der Scheide ein Abstrich genommen.

Unter dem Mikroskop, wenn nötig auch durch Anlegen von Bakterienkulturen, kann festgestellt werden, ob eine Veränderung der Scheidenflora die Ursache für die Beschwerden ist.

Je nach auslösendem Erreger wird die am besten geeignete Therapie verschrieben: Zäpfchen, Cremes oder Tabletten mit antimikrobiellen Wirkstoffen.

Wichtig bei einer wiederkehrenden Scheideninfektion ist, dass der Partner mitbehandelt wird, auch wenn dieser keine Symptome aufweist. Sonst könnte es nämlich zu einer so genannten »Ping-Pong-Infektion« kommen, bei der Sie sich immer wieder gegenseitig anstecken.

Zur Wiederherstellung und Erhaltung einer gesunden Scheidenflora werden Kapseln mit gefriergetrockneten vermehrungsfähigen Döderlein-Bakterien in die Scheide eingeführt.

Vorbeugende Maßnahmen sind Handtücher und Waschlappen häufig zu wechseln und bei 95 °C als Kochwäsche zu waschen. Verwenden Sie Unterwäsche aus Naturfasern, am besten Baumwolle, die Sie täglich wechseln und auch auskochen können. Verwenden Sie keine Slipeinlagen, tragen Sie keine zu engen, scheuernden Hosen. Waschen Sie Ihre Genitalregion täglich mit viel warmem Wasser und einem alkalifreien Duschgel oder Seife und trocknen Sie sich immer sorgfältig ab. Verwenden Sie keine Intimlotionen oder Intimsprays – diese können die natürliche Scheidenflora zerstören. Setzen Sie sich in öffentlichen Toiletten nicht auf die Klobrille.

Achten Sie auf die Stuhlhygiene und darauf, dass keine Bakterien vom After in Richtung Scheide gewischt werden, sondern immer zum Steißbein hin.

Schlafen Sie viel und stärken Sie Ihre körpereigenen Abwehrkräfte durch gesunde Ernährung und Bewegung und versuchen Sie, Stress zu reduzieren.

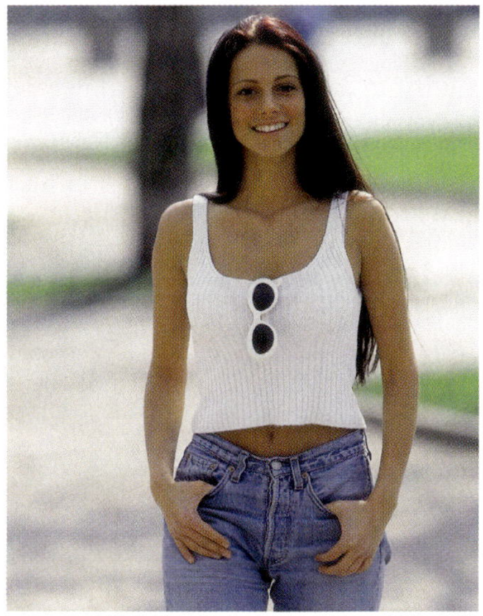

Nach der erfolgreichen Behandlung kann das gesunde Scheidenmilieu rasch wieder stabilisiert werden, wenn Sie Vaginalkapseln mit Milchsäurebakterien oder »Jogurt-Tampons« mit lebenden Milchsäurebakterien in die Scheide einführen – diese Tampons können leicht selbst hergestellt werden: Sie tauchen einen Tampon in ein Naturjogurt, und fertig ist er zum Gebrauch. Allerdings sollte dieser Tampon nicht länger als 2 – 3 Stunden in der Scheide belassen werden.

→ Zur Vorbeugung: Wäsche aus Naturfasern und neutrale Intimhygiene

Blutungen, vaginale

Welche Ursachen haben vaginale Blutungen nach oder während des Geschlechtsverkehrs?

Wichtig ist natürlich die Vorgeschichte der Patientin: Treten diese Blutungen zyklusabhängig auf, werden Hormonpräparate eingenommen, verhütet die Patientin mit Hilfe einer Spirale?

➔ Bei Unklarheit besser zum Frauenarzt!

Bei manchen Patientinnen kommt es um den Eisprung zu Blutungen – diese sind durch den kurzfristigen Hormonabfall bedingt und unauffällig. Bei niedrig dosierten Pillenpräparaten kann es aufgrund des für die Patientin individuell zu niedrigen Östrogengehalts ebenfalls zu Blutungen kommen. Gleiches passiert auch bei unregelmäßiger Pilleneinnahme oder bei einer Resorptionsstörung bedingt durch Erbrechen, Durchfall oder die Einnahme von anderen Medikamenten.

Eine Schwangerschaft und Störungen der Blutgerinnung sollten in jedem Fall durch einen Test ausgeschlossen werden.

Der chronische Reiz einer Spirale auf die Gebärmutterschleimhaut kann auch immer wieder zu leichten Blutungen führen. Es wird vorerst versucht, das normale Schleimhautwachstum mit Hilfe von Hormonpräparaten zu unterstützen. Gelingt dieses für die Patientin nicht zufrieden stellend, muss eventuell sogar die Spirale entfernt werden.

Nach Erhebung der Vorgeschichte der Patientin erfolgt eine gynäkologische Untersuchung, bei der vorerst die Scheide und die Entfaltung der Scheidenwände – insbesondere zum Ausschluss einer möglichen Scheidenverletzung und des Vorhandenseins eines Fremdkörpers – inspiziert werden.

Der Muttermund selbst kann eine raue, träubchenartig veränderte Oberfläche aufweisen. Normalerweise ist die Schleimhaut des Muttermundes ist völlig glatt.

Diese Oberfläche kann sich aber aufgrund der hormonellen Einwirkung der Pille verändern, reagiert dann auf Berührung sehr empfindlich und blutet leicht (Ektopie).

Abhängig von Alter und Muttermundoberfläche ist bei Blutungen während oder nach dem Geschlechtsverkehr an eine Krebserkrankung zu denken.

Gutartige Schleimhautpolypen können im Bereich der Schleimhaut des Muttermundkanals und der Gebärmutterhöhle nach außen wachsen und bei Berührung oder Reibung ebenfalls zu bluten beginnen.

Bleiben alle Überlegungen und Befunde ohne jedes Ergebnis, ist eine Operation mit gleichzeitiger histologischer Abklärung empfehlenswert. Dabei wird ein flacher Kegel aus der Muttermundmuskulatur herausgeschnitten, es kann sich neues Gewebe bilden und normalerweise sind die Beschwerden vorbei.

Sollte der histologische Befund auffällig sein, müssen dementsprechend weitere Operationen angeboten werden.

Blutungsanomalien

→ **siehe Zyklusstörungen**

Diabetes Mellitus

→ **siehe Kapitel Risikofaktoren**

Dysfunktion, sexuelle

Sie wird nach wie vor zu selten adäquat abgeklärt und richtig therapiert. Dies liegt vor allem daran, dass in der Vergangenheit ausschließlich psychosoziale Gründe für diesen Komplex von Störungen gesehen und die zahlreichen möglichen körperlichen Ursachen oft ignoriert wurden.

Es gibt kaum ein Gebiet, auf dem sich organische Probleme so deutlich in der Psyche niederschlagen und umgekehrt wie bei der sexuellen Dysfunktion der Frau. Sie müssen daher multidisziplinär diagnostiziert und therapiert werden.

Die Sexualität der Frau umfasst biologische, psychosexuelle und soziale Dimensionen, die alle zu einer entsprechenden psychischen und emotionalen Reaktion beitragen. Mehr als die Sexualität des Mannes ist die der Frau von der Lebensphase und den Gefühlen für den Partner abhängig. Ein Schlüssel zur Diagnose ist das gezielte Gespräch, genaues Zuhören, das Beachten verbaler und nonverbaler Zeichen und die Definition des Problems durch die Patientin.

→ **Psychische und körperliche Probleme bedingen sich oft gegenseitig**

Wichtig ist die Frage, ob das Problem schon immer bestanden hat oder erst kürzlich aufgetreten ist, ob es generell oder nur in bestimmten Situationen besteht.

Die weibliche Sexualität wird von emotionalen und körperlichen Attributen gleichermaßen bestimmt.

Als nächster Schritt sollte eine gynäkologische Untersuchung folgen, bei der den äußeren Genitalien, der Scheide und dem Beckenboden besondere Aufmerksamkeit geschenkt werden muss.

Bei Schmerzen während des Geschlechtsverkehrs ist immer auch an eine urologische Erkrankung zu denken, und diese sollte ausgeschlossen werden. Endometrioseherde (siehe Seite 273ff.) im hinteren Scheidenbereich können beispielsweise starke Schmerzen beim Geschlechtsverkehr verursachen.

Sexualität im Alter

→ Die Sexualität älterer Menschen wird oft als peinlich empfunden

Noch immer wird die Sexualität älterer Menschen tabuisiert und totgeschwiegen. Viele, gerade junge Menschen glauben, dass die Libido in einem gewissen Alter einfach aufhört. Sexualität und Liebe werden vorwiegend mit Jugend assoziiert. Sexuelle Aktivität älterer Menschen wird als peinlich erlebt oder der Lächerlichkeit preisgegeben.

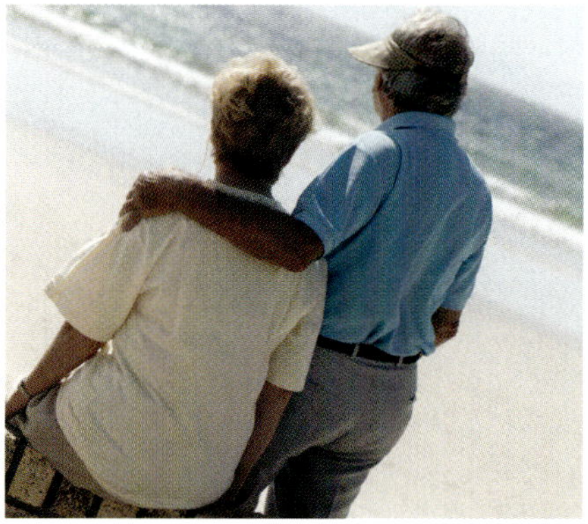

Das Vorurteil vom asexuellen Alter scheint vor allem an drei Punkten anzuknüpfen:

1. Die sexuelle Funktion ist an die Reproduktion gebunden.
2. Sexuelle Spannung verliert mit dem Alter an Bedeutung.
3. Jugend wird mit körperlicher Gesundheit und Aktivität gleichgesetzt, Alter wird, bedingt durch physiologische Veränderungen, mit Gebrechlichkeit, Krankheit etc. assoziiert.

Durch den Mangel an Sexualhormonen in der Menopause verändert sich das Genitale. Hormonmangel bedingt primär eine Reduktion der Geschwindigkeit und Intensität der physiologischen Reaktionen.

Die Scheide verliert ihre Ausdehnungsfähigkeit und die unwillkürliche neuromuskuläre Reaktion auf sexuelle Erregung ist durch hormonelle Veränderungen beeinträchtigt. Eine adäquate Hormonsubstitutionstherapie kann die Aufhebung der Scheidenatrophie (Zurückbildung der Scheide) und Scheidentrockenheit bewirken, somit kann eine bessere Durchblutung und Feuchtigkeit in der Scheide erreicht und die sexuelle Leistungsfähigkeit wiederhergestellt werden.

Die alternde Frau ist, unabhängig von der Zurückbildung (Involution) der Geschlechtsorgane, jedoch sehr wohl körperlich in der Lage einen Orgasmus zu erreichen, besonders nach effektiver sexueller Stimulation.

Alter wird nicht anhand des Geburtsdatums gemessen, sondern anhand der Persönlichkeit und Präsenz einer Person ohne Rücksicht auf deren chronologisches Alter.

Das Zusammenspiel von physiologischen Kriterien (wie der Menopause), psychologischen Merkmalen (wie dem Nachlassen des Engagements an beruflichen Aktivitäten oder des Ehrgeizes zugunsten eines Gefühls der persönlichen Zufriedenheit) und soziologischen Kriterien (wie der Anpassung an die geänderten Bedingungen des Ruhestandes) sind bei der Definition »Alter« zu berücksichtigen.

Die Menopause beendet zwar die Empfängnisfähigkeit, nicht aber die Liebesfähigkeit der Frau.

Das Schamgefühl bei der Sexualität alter Menschen deckt mögliche Schwächen zu. Die altersbedingten körperlichen Veränderungen werden als Schwäche gesehen. Man schämt sich vor jemandem und man schämt sich für etwas. Man schämt sich vor Alter, Vorstellung von Hässlichkeit, vor altersbedingten Veränderungen des Körpers und vor Inkontinenzproblemen.

Mehr über Hormone und Sexualität lesen Sie auf Seite 211ff.

Dysmenorrhö

→ **siehe Zyklusstörungen**

Eierstockzysten

Nicht jede Eierstockzyste ist auffällig und muss operiert werden. Die Diagnose erfolgt fast ausschließlich durch den Ultraschall. Bei der einfachen Tastuntersuchung entdeckt man einen auffälligen Befund erst ab ca. Marillen- oder Apfelgröße.

→ **Eierstockzysten müssen nicht in jedem Fall operiert werden**

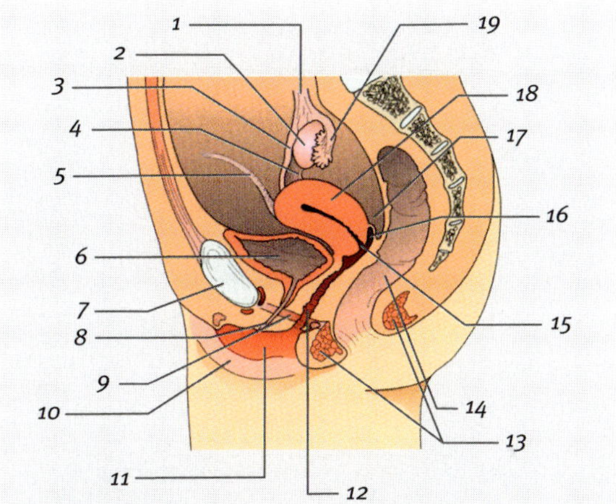

1 Lig. suspensorium ovarii
2 Eierstock (Ovar)
3 Eileiter (Tuba uterina)
4 Lig. ovarii proprium
5 rundes Gebärmutterband
6 Harnblase
7 Symphyse
8 Harnröhre (Urethra)
9 Beckenboden
10 große Schamlippe
11 Scheidenvorhof
12 Scheide
13 äußerer After-Schließmuskel
14 Mastdarm
15 äußerer Muttermund
16 hinteres Scheidengewölbe
17 Douglas`scher Raum
18 Gebärmutter
19 Fransentrichter des Eileiters

Erfolgt die gynäkologische Untersuchung mittelzyklisch, also um den Eisprung, dann kann es sein, dass entweder ein auffälliger Befund durch den noch nicht oder schon stattgefundenen Eisprung verursacht wird.

Vor dem Eisprung ist nahezu jeder Eierstock vergrößert und trägt Eibläschen unterschiedlicher Größe, das ist physiologisch normal und zeigt eine normale Aktivität des Eierstocks an.

Nach dem Eisprung kommt es zum Einbluten in den Eierstock (Corpus rubrum) – und langsam schließt sich diese Wunde. Wird zu diesem Zeitpunkt eine Ultraschalluntersuchung durchgeführt, sieht man ein unruhiges Bild, das schwer zu interpretieren ist.

→ **Unauffällige Zysten sind mit Hormonen behandelbar**

Am besten fragt man nach dem derzeitigen Zyklustag: Ist die Patientin mittelzyklisch, wird sie neuerlich nach der Menstruationsblutung bestellt. In der verbleibenden Zeit von ca. 14 Tagen heilt die Wunde am Eierstock und dieser präsentiert sich bei der Kontrolle völlig unauffällig. Ist das nicht der Fall und/oder es besteht eine Zyste, wird eine Gelbkörperhormontherapie für 1 – 3 Monate empfohlen; danach neuerliche Ultraschallkontrolle. Besteht die Zyste nach wie vor, ist eine Operation notwendig. Frauen mit unregelmäßigen Zyklen oder Blutungsstörungen weisen im Ultraschall oft Zysten auf, meistens sind sie glatt mit klarer Schallstruktur.

Diese sind unauffällig, so genannte persistierende Zysten, d. h. sie sind nicht geplatzt und können ebenfalls mittels Hormontherapie behandelt werden.

Endometriosezysten liefern in der Regel keinen auffälligen Befund, können wachsen und müssen spätestens dann operiert werden.

Bei Kinderwunschpatientinnen mit Endometriosezysten wartet man nicht zu, da die Zyste das Rest-Eierstockgewebe abdrückt und schädigt. Die Operation besteht in der Ausschälung der Zysten. Auch so genannte Dermoide oder Zwillingsanlagen stören die Eierstockfunktion und müssen entfernt werden.

Mehrkämmrige Zysten mit flüssigen und soliden Anteilen sind weiter abzuklären, dazu gehören auch eine Tumormarkerbestimmung und ein Doppler-Ultraschall.

Tumormarker sind Substanzen, die ein Tumor an seiner Oberfläche ausschwitzt und die im Blut nachgewiesen werden können. Für den Eierstock gibt es einen spezifischen Marker (CA 125), dieser ist allerdings auch bei Endometriosezysten erhöht.

Der Doppler-Ultraschall misst die Durchblutungsintensität des Eierstocks. Normale, glatte Zysten weisen eine unauffällige, bösartige Tumore und entzündliche Areale eine deutlich erhöhte Durchblutung auf.

Erscheint eine Operation aufgrund der vorliegenden Befunde notwendig, muss die Patientin in einem präoperativen Aufklärungsgespräch darauf hingewiesen werden, dass möglicherweise eine bösartige Erkrankung vorliegt und eine komplette Entfernung des Eierstocks die medizinisch sinnvollste Methode ist. Das kann mittels Bauchspiegelung erfolgen: Dabei wird der Eierstock entfernt und im Bauch in ein spezielles Plastiksäckchen gepackt, um so eine

Verschleppung von bösartigen Zellen zu vermeiden. Dann wird das Präparat als Gefrierschnitt zum Pathologen gesandt. Dieser führt eine aussagekräftige Schnelluntersuchung durch, bei der das gesamte Gewebe schockgefroren an 20 Stellen geschnitten und unter dem Mikroskop beurteilt wird. Ist der Befund negativ, wird die Operation beendet. Ist er positiv, muss eine Radikaloperation bei vorliegendem Eierstockkrebs erfolgen, d. h. es wird eine Entfernung der Gebärmutter, des anderen Eierstocks und der Eileiter sowie des großen Bauchnetzes durchgeführt. Zusätzlich werden die ersten Filterstationen, die Lymphknoten im kleinen Becken und entlang der großen Gefäße entfernt. Diese Operation wird in den meisten Fällen durch einen mittleren Unterbauchschnitt durchgeführt. Die Patientinnen erholen sich rasch und können nach einer Woche in häusliche Pflege entlassen werden. In den meisten Fällen muss eine onkologische Nach-therapie in Form einer Chemotherapie erfolgen.

Endometriose

Endometriose ist eine Erkrankung, die vor allem Frauen im hormonell aktiven Alter betrifft und starke Beschwerden verursachen kann. Eine Endometriose im Kindesalter und nach der Menopause gibt es nicht. Unter Endometriose versteht man eine Erkrankung, bei der das Endometrium, das ist die lateinische Bezeichnung für die Gebärmutterschleimhaut, außerhalb der

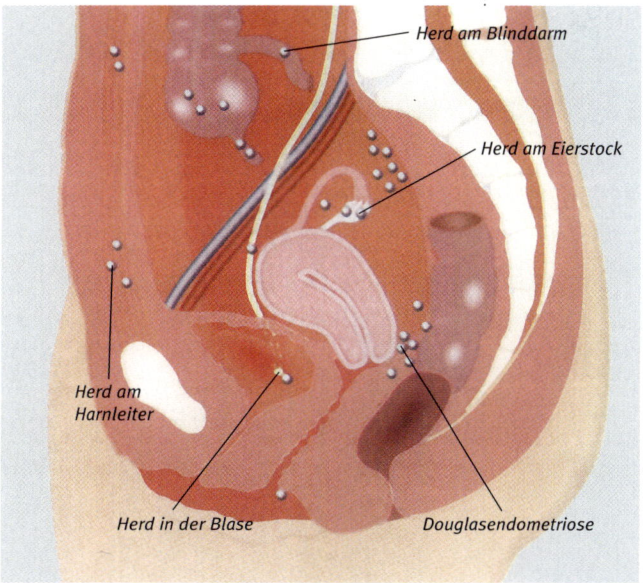

Gebärmutter nahezu überall im Körper vorkommen kann: in der Muskelschicht der Gebärmutter als so genannte Adenomyose uteri, am Eierstock als Schokoladenzyste (Teerzyste), in der Blase, am und im Darm, in der Lunge und in der Bauchdecke.

→ **Endometriose: verschleppte Inseln der Gebärmutterschleimhaut**

Am häufigsten treten die Endometrioseherde im kleinen Becken in unmittelbarer Nachbarschaft zur Gebärmutter auf.

Die Symptome können daher sehr vielfältig sein: Unfruchtbarkeit, Schmerzen bei der Regel, beim Verkehr, Blut im Stuhl, blutiger Harn ohne Nachweis einer Blasenentzündung, zu starke und zu lange Regelblutungen.

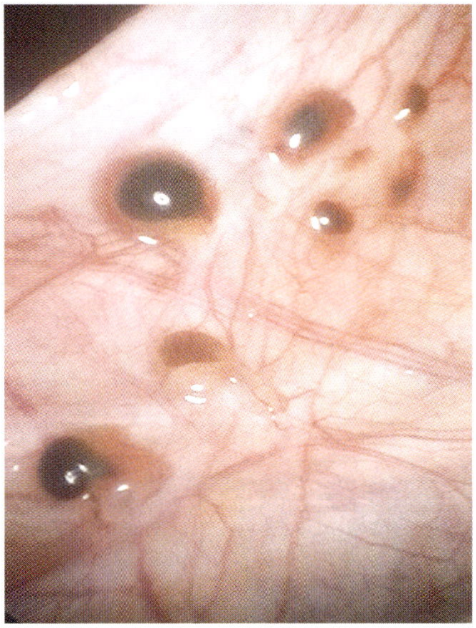

Stippchenförmige Endometrioseherde am Bauchfell.

→ **Endometriose-Beschwerden sind immer zyklusabhängig**

Neben den immer gegebenen Schmerzen ist allen diesen Problemen das zyklusabhängige Auftreten gemeinsam. Die meisten Symptome verschlimmern sich vor und mit der Regel und verschwinden danach wieder.

Somit ist jeder zyklusabhängige Schmerzzustand verdächtig auf das Vorliegen einer Endometriose. Bei der gynäkologischen Untersuchung können bereits Hinweiszeichen darauf diagnostiziert werden: Druckschmerzen, Schmerzen beim Anheben des Gebärmutterkörpers und am tiefsten Punkt des kleinen Beckens Richtung Enddarm.

Morphologisch handelt es sich entweder um stecknadelkopfgroße, helle oder dunkelrote bis blauschwarze Herde, die beetartig angesammelt sind, aber auch Zysten und Konglomerattumore bilden können. Die Schmerzen sind abhängig von der Größe der Gewebeinseln und vor allem davon, welche Organe betroffen sind.

Abhängig vom hormonellen Zyklus baut sich auch die verschleppte Schleimhaut der Herde auf und blutet am Zyklusende ab. Während die normale Menstruationsblutung nach außen durch die Scheide erfolgt, kann die fehlplatzierte Schleimhaut (am Eierstock, im Bindegewebe zwischen Organen wie Blase/Gebärmutter, Gebärmutter/Enddarm) oft nicht abfließen. Die Herde nehmen an Größe zu, es kommt zu Zystenbildungen, Verwachsungen und Vernarbungen. Jeden Monat wird die Schleimhaut neu aufgebaut, die Herde werden größer und können weitere Ansiedelungen bilden, die Krankheit schreitet fort und breitet sich aus.

Neben anderen Faktoren ist eine genetische Ursache möglich. Hat die Mutter und/oder Schwester unter Endometriose gelitten, liegt die Wahrscheinlichkeit, auch zu erkranken bei ca. 30 %.

Endometrioseherde machen die gleichen zyklischen Veränderungen wie die normale Gebärmutterschleimhaut durch. Es treten daher bei den betroffenen Frauen zyklusabhängige Beschwerden, meist Schmerzen, auf.

Herde in der Gebärmutter verstärken die Blutungsmenge, Herde in der Blase verursachen nicht nur einen blutigen Harn, sondern auch Beschwerden beim Urinieren – Dysurie. Herde im Darm führen zu Stuhlbeschwerden und Blutungen, Herde an den Eileitern bewirken eine Verklebung oder Verwachsung der Eileiterwand.

An den Eierstöcken können sich Zysten, so genannte »Schokoladezysten« bilden, die die Funktion des Eierstockes blockieren und zur Unfruchtbarkeit führen. Bei jeder zweiten Frau mit unerfülltem Kinderwunsch kann man eine Endometriose nachweisen.

Endometrioseherde im hinteren Scheidenbereich, »rektovaginale Herde« verursachen starke Schmerzen beim Geschlechtsverkehr und machen diesen deswegen unmöglich. Durch Vernarbungs- und Verwachsungsprozesse kann ein lebenslanges Leiden entstehen. Oft sind chirurgische Eingriffe unumgänglich.

Der Verdacht auf eine Endometriose-Erkrankung wird durch die Angaben der Patientin – Anamnese – und mit Hilfe der gynäkologischen Tast-Untersuchung überprüft. Die Diagnose wird durch eine Bauchspiegelung bestätigt oder ausgeschlossen.

Beim Spiegeln der Scheide – das ist das Einstellen des Muttermundes mit den Untersuchungsblättern – kann man kleine blau schimmernde Herde sehen. Im Ultraschall erkennt man an den Eierstöcken große Zysten mit schalldichtem Inhalt.

Die Diagnose »Endometriose« kann man nur durch eine Operation stellen, bei der man die Herde biopsiert (durch histologische Untersuchung einer Gewebeprobe).

Während der Bauchspieglung werden das gesamte kleine Becken und der Bauchraum bis zum Zwerchfell inspiziert. Besonderes Augenmerk richtet man auf den Douglas´schen Raum (tiefster Punkt im kleinen Becken), die Ovarlogen, so bezeichnet man die Beckenwand direkt hinter den Eierstöcken, und auf das Blasendach. An verdächtigen Stellen werden Gewebeproben genommen und zur weiteren histologischen Untersuchung gesandt.

→ Kinderlosigkeit kann mit Endometriose zusammenhängen

Sind Verwachsungen sichtbar, wird man sie so gut wie möglich schon während dieses Eingriffes lösen. Kleine Herde werden mittels Strom verschorft, inaktiv gemacht. Ein frühes Stadium der Erkrankung – nur stippchenförmiger Herdbefall – kann mittels Strom oder Laser gut und ohne weitere Nachtherapie behandelt werden.

→ Nach einer Operation erholt sich der Eierstock sehr schnell

Schokoladezysten am Eierstock werden ausgeschält, das verbliebene Resteierstockgewebe erholt sich rasch, der operierte Eierstock formiert sich nach und ist wieder funktionstüchtig.

Eine Rückbildung der Endometrioseherde kann auch mit verschiedenen hormonell wirksamen Substanzen erzielt werden. Mehr darüber lesen Sie auf Seite 231.

Die Endometriose ist eine Erkrankung, die nicht lebensbedrohlich ist, jedoch die Lebensqualität extrem einschränken und immer wieder auftreten kann. Jahrelange Schmerzen und ein unerfüllter Kinderwunsch stellen neben der körperlichen auch eine starke seelische Belastung dar.

In Studien konnte ein Zusammenhang zwischen Endometriose und Ernährung nachgewiesen werden. Folgendes ist zu beachten:

- Ausreichende Zufuhr von Omega-3-Fettsäuren in Form von Nachtkerzenöl, Borretschöl, Leinöl oder Fischöl (diese Öle sind reich an ungesättigten Fettsäuren).
- Keine frittierten Speisen, keine gehärteten Fette mehr verwenden.
- Die Antioxidantien Vitamin C, E, A und Selen wirken entzündungshemmend – viel frisches, rohes Obst und Gemüse essen.
- Zink wehrt Entzündungen ebenfalls ab – dieser ist in Weizenkleie, Roggenkeimen, Bierhefe, Kürbiskernen, Sonnenblumenkernen, Käse und Eiern enthalten.
- Verzicht auf rotes Fleisch.
- Bei Endometriose-Patientinnen tritt oft eine Kuhmilch- und Glutenunverträglichkeit auf. Diese äußert sich in Blähungen, ständiger Müdigkeit und massigem Stuhl.

  Gluten befinden sich in fast allen herkömmlichen Getreidesorten. Somit ist ein Verzicht auf Weizen, Dinkel, Roggen, Hafer sinnvoll. Lediglich Reis, Mais, Hirse, Buchweizen, Amaranth und Quinoa sind erlaubt.
- Koffein, Alkohol und Nikotin verschlechtern oder beeinflussen den Krankheitsverlauf negativ und sollten ganz gemieden werden.

Geschlechtskrankheiten

Geschlechtskrankheiten (STD, sexually transmitted diseases) sind sexuell übertragbare Erkrankungen, deren Erreger vor allem durch ungeschützten Geschlechtsverkehr (Scheiden-, Darm- oder Mundverkehr) übertragen werden. Die Erreger können Bakterien oder Viren sein. STDs werden ausschließlich durch sexuellen Kontakt übertragen.

In der Regel gilt: Häufiger Partnerwechsel erhöht die Gefahr, sich mit einer sexuell übertragbaren Krankheit anzustecken. Die Verwendung von Kondomen (Safer Sex) ist die einzige wirksame Möglichkeit, sich zu schützen. Kondome verhindern sicher die Erreger-Übertragung.

Die Ansteckungsgefahr sollten »Sextouristen« nicht unterschätzen und man sollte auch Qualitätsprodukte aus der Heimat mit garantiertem Sicherheitsstandard benützen. Für Frauen empfiehlt sich, Kondome in Kombination mit einer spermienabtötenden Creme zu verwenden. Enthaltsamkeit und Treue in einer fixen Beziehung sind ebenfalls eine mögliche Form des Selbstschutzes.

Selten sind kontaminierte öffentliche Toiletten, Badewasser oder gemeinsam genutzte Handtücher eine zusätzliche Übertragungsquelle. Geschlechtskrankheiten können Frauen und Männer aus allen sozialen Schichten, bevorzugt die 20 bis 30-Jährigen, betreffen.

Viele Geschlechtskrankheiten verursachen vor allem bei Frauen lange keine Beschwerden. Treten Symptome auf, werden sie oft mit Krankheiten verwechselt, die nicht sexuell übertragen werden (z. B. Scheidenpilz).

→ Nur das Kondom bietet wirksamen Schutz gegen eine Ansteckung

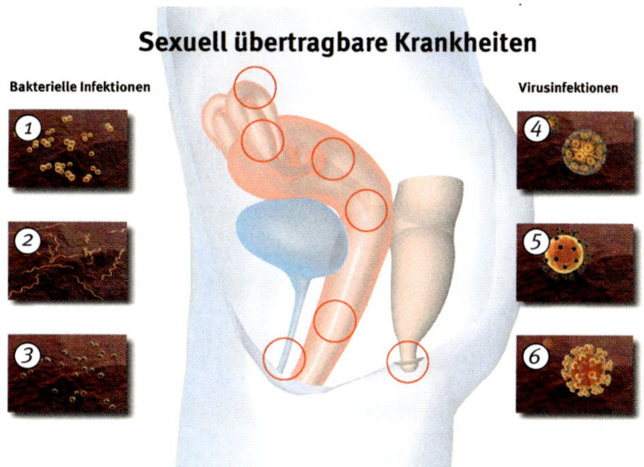

1 Gonorrhö
2 Syphilis
3 Chlamydien
4 HPV-Virus
5 HIV-Virus (Aids)
6 Herpes genitalis

Chlamydien

sind Bakterien, die nur in Wirtszellen überleben können. Die Infektion macht kaum Beschwerden, verläuft oft unbemerkt und wird daher nicht behandelt. Man kann aber durch die chronische Erkrankung Sexualpartner anstecken und so unbemerkt die Infektion verbreiten. Sehr wirkungsvoll lässt sich eine Chlamydieninfektion mit Antibiotika behandeln. Der Partner muss ebenfalls therapiert werden und nach erfolgter Behandlung sollte ein Kontrollabstrich abgenommen werden, um das Vorhandensein der Erreger auszuschließen.

Gonorrhö-Tripper

ist eine durch Bakterien verursachte Infektionskrankheit. Es können nicht nur die Geschlechtswege und -organe, sondern abhängig von den Sexualpraktiken auch die Schleimhaut im Rachen oder im Enddarm befallen sein. Dieser Keim führt bei Frauen zu aufsteigenden Infektionen, von der Scheidenentzündung zur Gebärmutter-, Eileiter- oder Eierstockentzündung, die im schlimmsten Fall mit einer Unfruchtbarkeit einhergehen kann. Typisch ist ein gelblich-weißer Ausfluss aus dem Gebärmutterhals. In manchen Fällen verläuft die Gonorrhö vollkommen symptomlos.

Therapie: Antibiotika mit zusätzlicher Partnertherapie. Nach Abschluss der Therapie muss eine Kontrolle durchgeführt werden.

Herpes genitalis – »Fieberblase«

Herpes genitalis wird durch Herpes-Simplex-Viren ausgelöst. Herpesbläschen finden sich am Scheideneingang, in der Scheide oder im Bereich des Afters. Es kommt zu Jucken und Brennen. Die Symptome können sehr unangenehm sein und die Lebensqualität extrem einschränken, sie dauern unbehandelt 1 – 2 Wochen. Mit dem Medikament Aciclovir können die Beschwerden und die Ausbreitung gelindert werden.

Bei schlechter Körperabwehr kann es immer wieder zu Infektionen kommen, da sich die Viren in den Nervenenden festsetzen und die Krankheit dann wiederum an der gleichen Stelle auftritt. Auch vor der Menstruation kann es zum Wiederaufflackern der Symptome kommen. Als Therapie hilft die regelmäßige vorbeugende Einnahme von antiviral wirksamen Medikamenten, ausreichend Schlaf und Stressreduktion.

➜ Aids ist nach wie vor nicht heilbar

AIDS / HIV-Infektion

AIDS zählt zu den gefährlichsten sexuell übertragbaren Erkrankungen und wird durch das HI-Virus (Humanes Immunschwäche-Virus) ausgelöst. Das Virus befindet sich in allen Körperflüssigkeiten, vor allem in Sperma, Vaginalsekret und Blut, und reagiert auf Temperatur empfindlich. Bereits Händewaschen reicht aus, um es unschädlich zu machen. Durch kleinste, nicht sichtbare Verletzungen an der Haut und Schleimhaut gelingt es den Erregern, in den Organismus einzudringen und so eine Infektion hervorzurufen. Die Diagnose wird anhand der HIV-Antikörper im Blut gestellt. Der Nachweis gelingt sechs bis zwölf Wochen nach

Erstkontakt und wird nach drei Monaten wiederholt (Bestätigungstest). Bei fraglicher Infektion und potenzieller Gefahr einer Übertragung des HI-Virus gibt es die Möglichkeit einer Postexpositionsprophylaxe (nachträgliche Behandlung, um den Krankheitsausbruch nach vermuteter Ansteckung zu verhindern). Sie ist in den ersten 72 Stunden sinnvoll und besteht in einer mehrwöchigen Anti-Virus-Therapie.

HIV/AIDS ist nicht heilbar. Je früher jedoch die Diagnose gestellt wird, umso besser sind die Behandlungsmöglichkeiten. Es gibt heutzutage effektive Medikamente, die die Lebensqualität verbessern und die Lebenserwartung verlängern, die aber kontinuierlich eingenommen werden müssen.

Feigwarzen / Condylome

Feigwarzen werden durch Humane Papilloma-Viren (HPV) verursacht. Die Warzen können rasenartig eine breite Fläche bedecken oder blumenkohlartig am Vaginaleingang, an den Schamlippen und am After auftreten.

Therapie: lokale Behandlungen mit speziellen Cremes und Tinkturen oder chirugische Abtragung mit Laser oder Strom. Dieser Eingriff wird in Kurznarkose durchgeführt. Die Behandlung ist relativ langwierig. Ein Wiederauftreten von Condylomen ist möglich.

Achtung: Das Virus spielt eine Rolle bei der Entstehung von Krebs an den Geschlechtsorganen (Gebärmutterhals-, Penis-, Analkarzinom).

Syphilis

Syphilis ist eine bakterielle Infektion, die in den letzten Jahren wieder vermehrt beobachtet wird. Syphilis wird mit Penicillin behandelt.

→ Syphilis tritt seit einigen Jahren wieder vermehrt auf

Tipps, um sexuell übertragbare Krankheiten zu vermeiden:

- Der beste Schutz ist der praktizierte Safer Sex mit Kondom.
- Treten Beschwerden im Genitalbereich, z. B. unklarer Ausfluss oder Beschwerden beim Wasserlassen auf oder ist es zum ungeschützten Sex gekommen und man ist sich nicht sicher, ob eventuell eine Infektion eingetreten ist, sollte umgehend ein Arzt konsultiert werden.

Einige Geschlechtskrankheiten (Syphilis, Gonorrhö und HIV) sind wegen ihrer möglichen schweren Folgen meldepflichtig.

→ Beckenbodentraining ist die erste therapeutische Maßnahme bei Belastungsinkontinenz

Harnverlust

Blasenschwäche (Harninkontinenz) ist ein häufiges Problem. Harnverlust ist keine Krankheit, aber gleichwohl für viele Menschen weltweit ein mitunter schwerwiegendes Problem, das die Lebensqualität enorm beeinflusst.

Allzu oft werden diese Beschwerden als Alterserscheinungen oder Folgen einer Schwangerschaft einfach hingenommen und Möglichkeiten zur Behandlung nicht genutzt. Internationale Zahlen belegen, dass jede 4. Frau bereits ab einem Alter von 18 Jahren an Symptomen der Belastungsinkontinenz leidet.

Belastungsinkontinenz tritt in Zusammenhang mit Schwangerschaft, Geburten, Klimakterium, Operationen, Übergewicht und Rauchen auf. Harninkontinenz ist ein typisches Frauenleiden, diese sind 2- bis 3-mal häufiger als Männer betroffen. Die Beschwerden können so massiv sein, dass sich viele Frauen aus dem Berufsleben und von sozialen Aktivitäten zurückziehen.

Bei Belastungsinkontinenz oder Stressinkontinenz kommt es durch mangelnde Funktion des Blasenverschlussmuskels bei körperlicher Belastung wie Lachen, Husten, Niesen, Springen oder sportlicher Betätigung zu unfreiwilligem Harnverlust.

Bei der Drang- oder Urgeinkontinenz muss man mehrmals nächtlich die Blase entleeren.
Die Ursache dafür ist ein zu geringes Blasenvolumen, eine zu kleine Blasenkapazität.

Abhilfe bzw. Linderung

Die ersten therapeutischen Maßnahmen sind Beckenbodentraining, Biofeedback, Lifestyleanpassung, lokale Hormontherapie, Kürbiskernextrakte und Medikamente, welche die Blasenverschlussmuskulatur stärken.

Zukunftsaussichten: Die Injektion körpereigener Stammzellen für Muskel- und Bindegewebezellen in den Harntrakt (Schließmuskel) kann eine Inkontinenz beseitigen oder bessern.

Die häufigsten Ursachen der weiblichen Harninkontinenz sind:

- Erschlaffung der Beckenbodenmuskulatur (v. a. nach Geburten)
- altersbedingte allgemeine Bindegewebeschwäche
- Hormonmangel in der Menopause

Hautveränderungen

Die Haut ist unser größtes endokrin aktives (Hormone in den Blutkreislauf absonderndes) Organ. Auf einer Fläche von etwa 1,7 m^2 reguliert sie den Wärmehaushalt und schützt den Körper vor äußeren Einflüssen. Ihre Funktionsfähigkeit, ihr Aussehen und ihre Gesundheit unterliegen komplexen hormongesteuerten Vorgängen.

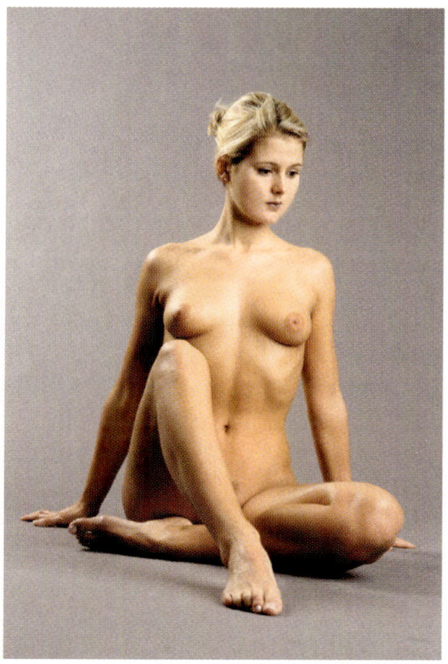

Daher treten Störungen im Hormonstoffwechsel gleichzeitig mit Hautveränderungen auf. In den Zellen der Ober- und Lederhaut findet ein besonders intensiver Stoffwechsel von männlichen und weiblichen Sexualhormonen, den Androgenen und Östrogenen, statt.

Androgene besitzen dabei eine versorgende Wirkung auf die Zellen der Haut, insbesondere auf Haarwurzeln und Talgdrüsen. Die Haut eines Mannes ist deutlich dicker, stärker behaart und reicher an Talgdrüsen als die der Frau.

Die Androgene sind auch die Verursacher von Pickeln, Hautproblemen und unreiner Haut, von denen fast jeder Jugendliche betroffen ist. Die Schwere der Ausprägung ist von Fall zu Fall sehr unterschiedlich. Der psychische Leidensdruck ist es, der den Heranwachsenden das Leben oftmals zur Qual werden lässt.

→ Hormone beeinflussen die Haut ganz erheblich!

Innerliche wie äußerliche Therapien sind möglich

Östrogene beeinflussen den Kollagenstoffwechsel, die Bildung elastischer Fasern und die Ausdifferenzierung der Zellen der Oberhaut (Keratinozyten) und haben direkt eine »verjüngende« Wirkung auf die Haut. Im Zuge des Älterwerdens lässt die Tätigkeit der östrogenbildenden Drüsen nach und damit wird das Gleichgewicht der auf- und abbauenden Prozesse in der Haut gestört.

Der Gewebeschwund (die Atrophie) der Haut beginnt. Sie wird dünner, schlaffer, trockener und blasser. Innerhalb der ersten fünf Jahre nach Einsetzen der Menopause hat der Kollagengehalt der Haut bereits um etwa 30 % abgenommen. Die Anzahl der Hautzellen verringert sich.

→ Dünne und trockene Haut in der Menopause: Hormone können helfen

Das erste Anzeichen eines absinkenden Hormonspiegels in der Menopause ist die Trockenheit von Haut und Schleimhäuten. Es kommt zu starkem Juckreiz, der bis zur Schmerzhaftigkeit gehen kann. Sinkt der Östrogenspiegel unter einen Wert von 75 pg/ml, so kommt es zu Bindegewebeveränderungen der Haut und zur Faltenbildung, ebenso zu einer leichten Verletzbarkeit. Danach finden spürbare organische Veränderungen statt.

Der dauerhafte Östrogenmangel hat auch auf längere Zeit gesehen Folgen: Die Haut wird dünner und trockener, es bilden sich Falten und das Haar fällt stärker aus. Auch die Schleimhäute, z. B. im Bereich der Scheide, der Blase und der Harnröhre oder am Auge sind betroffen. Dadurch häufen sich Infektionen in diesen Bereichen wie Scheidenausfluss, ebenso treten Beschwerden beim Geschlechtsverkehr und beim Wasserlassen treten auf. Das Gewebe der Harnröhre und des Beckenbodens bildet sich zurück und kann an Spannkraft verlieren. Unwillkürlicher Harnabgang ist die Folge.

Die Symptome des »trockenen Auges« – Patientinnen berichten von Beschwerden, die sich wie »Sand im Auge« anfühlen und einen häufigen Lidschlag provozieren – sind in erster Linie auf den Hormonmangel zurückzuführen. Lokale Östrogen-Augentropfen mildern die Beschwerden. Zusätzlich benötigen fast alle Frauen mit dem Beginn der Menopause unterstützend eine Sehhilfe.

Eine begleitende, unterstützende Hormontherapie kann die Probleme hinauszögern, vereinfachen oder sogar verhindern.

Wie Hormone bei Hautveränderungen helfen, lesen Sie auf Seite 242f.

Auswirkungen der Wechseljahre

Auch die Schleimhäute verändern sich. Besonders deutlich wird dies an den Schleimhäuten der Scheide, in denen besonders viele Rezeptoren für Östrogene enthalten sind. Durch die abnehmende Produktion von Östrogen werden die Durchfeuchtung und die Durchblutung der Scheidenschleimhaut vermindert. Die Schleimhaut ist empfindlicher und zarter.

Trockene Schleimhäute
wirken sich auch auf die Augen aus. Das »trockene Auge« ist eine Erscheinung, die nach den Wechseljahren häufiger auftritt, auch wenn sie nicht auf diese Altergruppe und natürlich nicht nur auf Frauen beschränkt ist.

Herz-Kreislauf-Erkrankungen

Herzinfarkt und Schlaganfall

Unter Arteriosklerose versteht man die Verengung und Verhärtung der Blutgefäße (Arterien). Aneinander gereiht würde das dichte Netz von Arterien und Venen eines Menschen 100.000 Kilometer messen. Damit könnte man theoretisch zweieinhalb Mal die Erdkugel umspannen.

Zu einem Herzinfarkt kommt es, wenn sich in einem bereits verengten Herzkranzgefäß ein Blutgerinnsel (Thrombus) festsetzt, das die Arterie für den Blutdurchfluss komplett verschließt.

Zur Verengung kommt es durch Plaque-Ablagerungen, die durch Fett entstehen. Reißt eine Plaque ein, ballen sich an dieser Stelle Blutplättchen (Thrombozyten) zu einem Pfropf zusammen – die Gerinnung wird in Gang gesetzt (siehe Grafik). Das hinter der Verschlussstelle liegende Areal des Herzmuskels kann nicht mehr mit Blut und Sauerstoff versorgt werden. Es stirbt innerhalb weniger Stunden ab, wenn der Verschluss nicht geöffnet wird.

Ähnlich verläuft der Schlaganfall, bei dem sich ein Blutgerinnsel in der arteriosklerotisch veränderten Halsschlagader bildet und mit dem Blutstrom in die Hirngefäße gelangt. Auch Blutgerinnsel aus anderen Körperregionen können bis ins Gehirn vordringen.

Männer schreien im Falle eines Herzinfarktes Alarm, aber Frauen bleiben oft stumm – und sterben daran. Der Herzinfarkt bei Frauen wird schlechter erkannt als bei Männern, weil bei ihnen die Symptome oft anders sind. Frauen verspüren weniger den klassischen Schmerz hinter dem Brustbein und im linken Arm, Beklemmung oder

Verschluss einer Arterie

Gesundes Blutgefäß

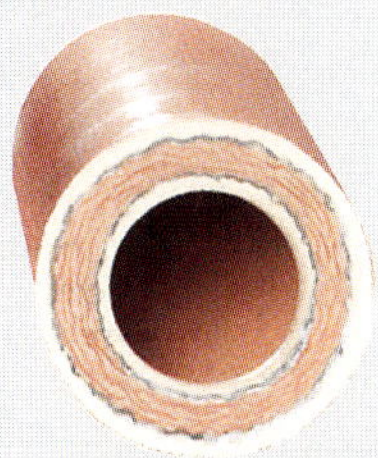

Gesundes Blutgefäß mit drei Schichten (Innenschicht, Mittelschicht und Außenschicht).

Verengtes Blutgefäß

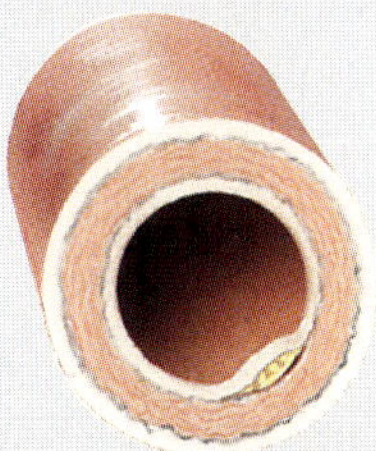

Beginnende Arteriosklerose mit Ausbildung einer Plaque (Einlagerung von Cholesterin in der Mittelschicht).

Durch einen Thrombus (Blutgerinnsel) verschlossenes Blutgefäß

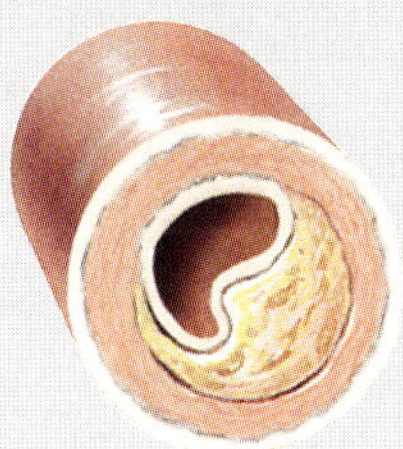

Fortschreitende Einlagerungen in der Mittelschicht und akuter Verschluss der Arterie durch einen Thrombus.

→ **Ein Herzinfarkt wird bei Frauen schwerer erkannt**

Todesangst, sondern leiden zunächst oft »nur« an unangenehmen Nebenerscheinungen.

Dazu gehören:

- Wirbelsäulen-Schmerzen
- Atemnot bei Belastungen
- Übelkeit
- Allgemeine Schwäche
- Vorboten eines Herzinfarktes können auch Sodbrennen, drückende Schmerzen im Bauchbereich, ziehende Schmerzen im Kiefer, Schmerzen in der Ellenbeuge sowie Verspannungen zwischen den Schulterblättern und im Nacken sein. Solche Beschwerden deuten vor allem dann auf einen Infarkt hin, wenn sie bei körperlicher oder seelischer Belastung auftreten. Seelische Probleme sollten nicht unterschätzt werden. Sie setzen dem Frauenherz oft mehr zu als jenem des Mannes.

→ Das Wissen um Symptome kann Leben retten

Frauen haben ein höheres Herz-Kreislauf-Risiko – siehe Seite 22ff.

Im akuten Fall kann das Wissen um Symptome Leben retten und bleibende Schäden verhindern. Beim Auftreten eines der Symptome sofort die Rettung verständigen!

Symptome eines Herzinfarktes

- schwere, länger als fünf Minuten anhaltende Schmerzen im Brustkorb, die in Arme, Schulterblätter, Hals, Kiefer oder Oberbauch ausstrahlen können
- starkes Engegefühl, heftiger Druck im Brustkorb in Verbindung mit Angst
- zusätzlich zum Brustschmerz: Atemnot, Übelkeit, Erbrechen
- plötzliche Schwäche (auch ohne Schmerz), Blässe, kalter Schweiß

Symptome eines Schlaganfalls

- plötzliche Lähmung einer Körperhälfte (Arm, Bein, Gesicht)
- einseitig hängender Mundwinkel, Schielen, Blickwendung zur Seite
- halbseitige Gefühlsstörung (Taubheit, Kribbeln, Schwellungsgefühl)
- Sprachstörungen (Wortsalat, Lallen, Unfähigkeit zu sprechen)
- Verständnisstörung
- Sehstörungen (Doppelbilder, Sehverlust auf einem Auge, halbseitiger Ausfall des Gesichtsfeldes)
- Schwindel, Fallneigung
- Übelkeit, Erbrechen

Frauen leiden anders als Männer

Die Medizin nahm es lange nicht zur Kenntnis: Frauen leiden seelisch anders, nehmen sich Turbulenzen im (Seelen-) Leben intensiver zu Herzen, schlittern durch emotionale Belastungen rascher in eine Herzattacke als Männer. »Frauen regen sich leicht auf, wenn sie sich macht- oder hilflos fühlen und wenn sie ihre Lebensumstände nicht ändern können«, so der renommierte amerikanische Kardiologe Richard Helfant. Groß angelegte Untersuchungen haben ergeben: Das Infarktrisiko steigt nicht nur bei Frauen, die viele negative Gefühle haben, sondern auch bei jenen, die mit stark dominanten, fordernden Männern verheiratet sind. Helfant: »In solchen Beziehungen unterdrücken Frauen oft ihre Gefühle, was die Stressbelastung erhöht.«

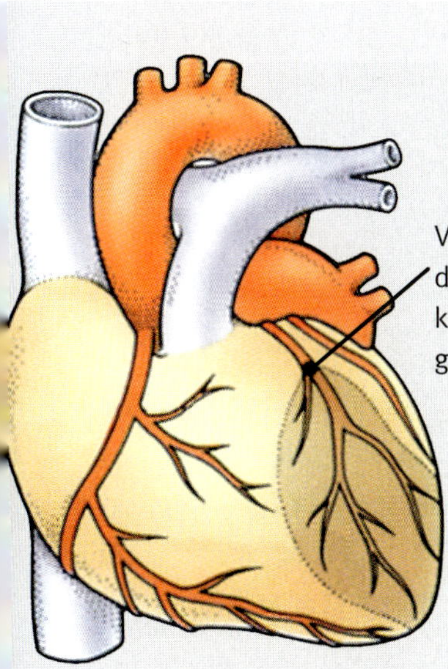

Heftige Emotionen, die sich nach innen richten, haben beträchtliche Auswirkungen auf den Organismus:

- Die Arterien der Herzkranzgefäße verengen sich, der Blutstrom zum Herzen wird verringert – das Herz »verkrampft sich«. Durch Verengung weiterer Blutgefäße erhöht sich der Blutdruck.
- Die Koronararterien verengen sich weiter, Krämpfe an den Blutgefäßen sind möglich.
- Durch die Verengung können mit diversen Stoffen beladene Blutplättchen, die sonst mit dem Blutstrom fortgefegt werden, nicht mehr so flott arbeiten. Staus entstehen, die Plättchen verkleben miteinander, Fettstoffe und anderes Material werden daher an der Gefäßwand abgelagert. Die Engstelle wird noch enger. Blutgerinnsel können sich bilden, die Durchflussgeschwindigkeit ist verändert, ebenso die Fließ- und Druckverhältnisse.
- Das Herz gelangt aus dem Tritt, es kommt zu Rhythmusstörungen.

→ Frauen macht das Gefühlsleben oft zu schaffen

Hyperandrogenämie

Darunter versteht man eine erhöhte Produktion bzw. Serumkonzentration männlicher Geschlechtshormone.

→ Merkmale der Vermännlichung bedeuten hohen Leidensdruck

Akne, Seborrhö (erhöhte Talgproduktion an Kopfhaut und Gesicht), Hirsutismus und androgenetische Alopezie (hormonell-erblicher Haarausfall) sind mögliche Erscheinungsformen eines gestörten Androgenhaushaltes. Unter Hirsutismus versteht man eine verstärkte, dem männlichen Behaarungstyp entsprechende Geschlechts-, Körper- u. Gesichtsbehaarung bei Frauen.

Ursache des Hirsutismus – nach Ausschluss eines Androgen produzierenden Tumors – ist bei den meisten Patientinnen eine Hyperandrogenämie bzw. eine verstärkte Sensitivität des Haarfollikels gegenüber Androgenen.

Diagnostik und Therapie

Serumdiagnostik, Inspektion

Eine ausgeprägte familiäre Komponente muss durch gezielte Anamnese ausgeschlossen oder bestätigt werden. Es werden Aussehen und Behaarungstyp von Vater, Mutter und Geschwistern erfragt.

Liegt eine genetische Ursache vor, ist eine medikamentöse Therapie wenig Erfolg versprechend. Den Betroffenen kann gut mittels mehrfacher kosmetischer Sitzungen durch Epilationen oder Laseranwendungen geholfen werden.

Liegt eine Hyperandrogenämie ursächlich vor, ist eine hormonelle Therapie notwendig. Erst nach einer Mindestanwendungsdauer von 6 – 12 Monaten ist ein Erfolg sichtbar. Leider ist diese Therapieform eine Dauertherapie.

Zu den beteiligten hormonellen Störungen zählen das PCO (Polyzystisches Ovarsyndrom, siehe Seite 314ff.) und das nicht-klassische Androgenitale Syndrom (eine Erkrankung der Nebenniere mit verstärkter Produktion von männlichen Geschlechtshormonen).

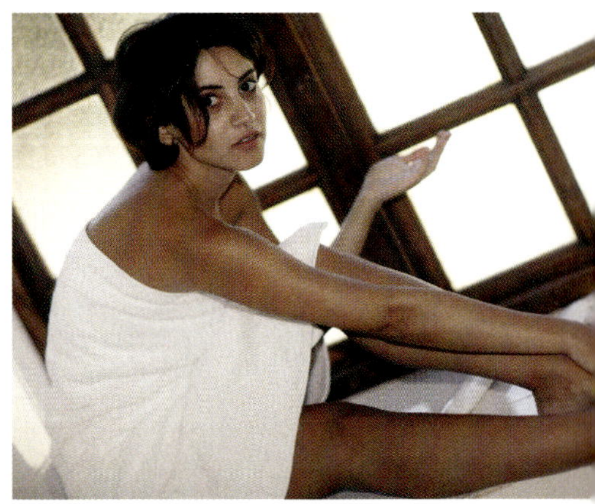

Durch Vermännlichungserscheinungen betroffene Frauen sind einem erheblichen Leidensdruck ausgesetzt.

Bevorzugte Stellen: Gesicht – »Damenbart«, Schultern, perimamillärer Bereich (rund um die Brustwarze), linea alba (Unterbauch – Mitte).

Haarausfall-Alopezie

Der erste Schritt in der Behandlung des Haarausfalles ist die Erhebung einer ausführlichen Anamnese – Familienanamnese, Krankheiten, Lebens- und Ernährungsgewohnheiten, Einnahme von Medikamenten, psychische Belastung sowie eine ausgedehnte Labordiagnostik.

Androgenetische Alopezie

Haarausfall ist für viele Frauen ein sensibles und ernst zu nehmendes Problem. Der Leidensdruck ist meist enorm, ebenso die Erwartungshaltung hinsichtlich der Therapiemöglichkeiten.

Der Informationsbedarf der betroffenen Patienten ist hoch, jedoch kann der Patient zwischen den gebotenen Informationen und dem Produktversprechen oft nicht differenzieren. Können Mangelerscheinungen, psychische und physische Erkrankungen sowie eine medikamentös ausgelöste Alopezie ausgeschlossen werden, liegt höchstwahrscheinlich eine androgenetische Alopezie vor.

Die weibliche Alopezie ist auf einen Hormonrückgang im Klimakterium bzw. eine hormonelle Umstellung, etwa nach einer Schwangerschaft, zurückzuführen.

Damenbart

Durch den Wegfall der typischen weiblichen Hormone im Klimakterium kann es zu einem verstärkten Einfluss männlicher Hormone wie Testosteron kommen, die jede Frau in geringen Mengen herstellt. Das zeigt sich in der Zunahme von männlicher Behaarung, z. B. bekommen viele Frauen einen leichten Oberlippenbart. Auch Akne kann in dieser Zeit wieder auftreten.

Androgenetische Akne der Frau nach der Geburt?

Unter den seltenen Akneformen ist die androgenetische Akne der Frau relativ häufig. Sie tritt bei den betroffenen Frauen einige Wochen nach einer Geburt oder nach Absetzen der Pille auf.

Pickel, Bartwuchs und Haarausfall wie beim Mann

Die Hauterscheinungen beginnen mit einer verstärkt fettenden Haut und Kopfhaut. Dann bilden sich die typischen Erscheinungen der Akne. In schweren Fällen kann es sogar zu einem Haarausfall kommen, wie er bei Männern üblich ist. Vermehrter Bartwuchs, männliche Schambehaarung und eine Behaarung der Brust sind Begleiterscheinungen in einigen besonders schwerwiegenden Fällen.

→ Männliche Behaarung kann im Klimakterium zunehmen

Ursachen der Vermännlichung?

Geschwulste in der Nebennierenrinde oder Zysten in den Eierstöcken können Ursache dieser Vermännlichung der Frau sein. Deshalb sollten bei entsprechenden Anzeichen einer androgenetischen Akne diese Möglichkeiten mit berücksichtigt werden.

Andere Nebenwirkungen der Vermännlichung

Bei vielen Frauen mit Hirsutismus bestehen zusätzlich noch Zyklusstörungen wie Amenorrhö (Ausbleiben der Menstruation) oder Oligomenorrhö (zu seltenes Auftreten der Menstruation).

→ Rechtzeitig entdeckt, sind heute viele Krebsarten heilbar

Kaiserschnitt

→ siehe Geburt, Kapitel »Rund um Schwangerschaft und Geburt«

Krampfadern

→ siehe Venenleiden

Krebs (Karzinom)

Unter Krebs versteht man eine schrankenlose Gewebewucherung, der eine unkontrollierte Zellvermehrung zugrunde liegt. Dadurch wird gesundes Gewebe verdrängt und zerstört. Dem Körper werden Nährstoffe vorenthalten, da der bösartige Tumor die Nährstoffe für sich beansprucht. Bösartige Tumore haben auch die Eigenschaft, Zellen abwandern zu lassen, die sich in dem vom ursprünglichen Tumor entfernten Geweben ansiedeln und dort zu neuerlichen Wucherungen (Metastasen) führen. Der Erforschung von Arzneimitteln zur Krebsbehandlung wird heute an allen einschlägigen Instituten sehr viel Zeit und Geld gewidmet und die Forschung macht auch immer wieder große Fortschritte. Zugegebenermaßen allerdings bisher ohne generellen durchschlagenden Erfolg, aber immerhin mit »Etappensiegen«.

Eine ganze Reihe von Krebsarten ist heute, vor allem bei rechtzeitiger Erfassung heilbar. Das ist möglich, da die modernen diagnostischen Verfahren das Erkennen von Tumoren bereits in sehr frühen Stadien ermöglichen. Leider fehlen zu diesem Zeitpunkt vielfach noch Symptome und so versucht man, dieses Manko durch regelmäßige Vorsorgeuntersuchungen auszugleichen.

Man unterscheidet Karzinome und Sarkome, je nach Gewebeart, von der sie ihren Ausgang nahmen. Die Einteilung von Krebserkrankungen folgt nach ihrem Ursprung, nach ihrem histologischen Bau und nach mikrobiologischen Charakteristiken, nach denen auch die Aggressivität des Tumors und die Ansprechbarkeit auf Chemotherapie abgeleitet werden können. Als Ursachen von Krebs gelten Einflüsse, die die genetische Kontrolle der Zellvermehrung zerstören und deren Reparatur verhindern. Dazu zählen chemische und physikalische Einwirkungen (z. B. Auslösung von Hautkrebs durch übermäßige Sonnenbestrahlung – UV-Licht), gewisse Hormone, Immunstörungen, chronische Organveränderungen, aus denen sich ein Krebs entwickeln kann (so genannte Präkanzerosen, z. B. Leberschrumpfung) und Viren werden als Auslöser diskutiert.

Eine gewisse Bedeutung kommt bei bestimmten Krebsarten, z. B. dem Brustkrebs, der Vererbung zu. Fehlverhalten, wie sie in der Lebensstilmedizin diskutiert werden, haben eine sehr wesentliche Bedeutung. Der unheilvolle Einfluss des Rauchens ist bekannt, aber auch Alkohol ist ein Zellgift und hat – insbesondere bei Leberschädigung durch chronischen Missbrauch – die Rolle des Wegbereiters für ein Krebsgeschehen.

Übergewicht wird mit bestimmten Krebsen in Verbindung gebracht und auch der Einfluss von bestimmten Nahrungsmitteln und deren Zusatzstoffen wird sehr intensiv diskutiert, z. B. der Zusammenhang zwischen sehr häufigem Konsum von »roten« Fleischsorten und Darmkrebserkrankungen. Die krebsfördernde Wirkung von Schimmelpilzgiften aus verdorbenen Nahrungsmitteln ist nachgewiesen. Desgleichen gibt es Zusammenhänge zwischen dem ständigen Genuss von stark gebräunten bzw. angekohlten Speisen und über offenem Feuer gegrillten Fleisch und der Häufigkeit des Auftretens von Krebserkrankungen.

Genauso intensiv wie auf dem Gebiet möglicher Therapieoptionen sucht man auch in Richtung Vorbeugung. Fest steht, dass vor allem Obst, Gemüse und Getreide eine Reihe von Schutzstoffen gegen eine mögliche Krebsentwicklung enthalten. Dazu zählen Vitamine, Mineralstoffe und sekundäre Pflanzenstoffe (siehe Seite 93ff.). Diese Schutzstoffträger sollten wir täglich reichlich aufnehmen, um diese Sparte im Kampf gegen den Krebs voll zu nützen.

→ Vorbeugend schützen vor allem Obst, Gemüse und Getreide

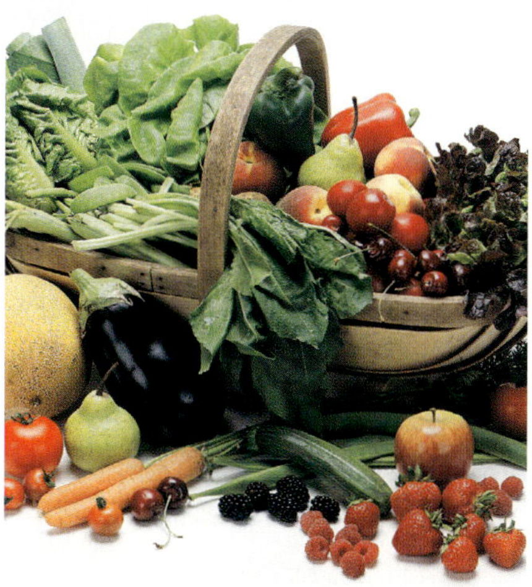

Das Wichtigste aber ist die regelmäßige ärztliche Vorsorgeuntersuchung. Sie gewährleistet, dass eine beginnende Krebserkrankung schon im frühestmöglichen Stadium aufgedeckt wird und eine Behandlung optimale Chancen auf Erfolg hat. Die Möglichkeit, eine jährliche Vorsorgeuntersuchung in Anspruch nehmen zu können, ist eine der größten Errungenschaften unseres Gesundheitssystems!

Die moderne Krebstherapie stützt sich auf operative, medikamentöse (chemotherapeutische und hormonelle) und strahlentherapeutische Behandlungen und ist eine interdisziplinäre Aufgabe für Fachärzte, die je nach Art des Tumors und dessen Stadium maßgeschneiderte Konzepte erstellen. Neben den immer wieder neu entdeckten tumorhemmenden Medikamenten wurden auch eine Reihe von Medikamenten entwickelt, die die Verträglichkeit der medikamentösen und der Strahlentherapie erheblich verbessert bzw. deren Nebenwirkungen reduziert.

→ Regelmäßige Vorsorgeuntersuchung in Anspruch nehmen!

Für die den Patienten nicht unerheblich belastende Chemotherapie ist der enge, vertrauensvolle Kontakt mit dem behandelnden Arzt, der die Therapie den persönlichen Erfordernissen und Bedürfnissen des Patienten anpasst, außerordentlich wichtig. Der Patient kann durch eine innere positive Einstellung wesentlich zum Erfolg der Behandlung beitragen. Naturheilkundliche Maßnahmen bringen vielfach ergänzende Hilfe oder tragen zur besseren Verträglichkeit der Therapie bei.

Welche besonderen Risiken haben Frauen, an Krebs zu erkranken, und wie können wir diesen begegnen?

Das Krebsrisiko steigt mit dem Alter. Beinahe 60 % der Krebserkrankungen betreffen Menschen nach dem 65. Lebensjahr. Insgesamt kommt Krebs bei Männern häufiger vor als bei Frauen. Eine von vier Frauen erkrankt irgendwann in ihrem Leben an Krebs.

Brustkrebs kommt bei Frauen am häufigsten vor, gefolgt von Lungenkrebs und Darmkrebs (siehe Seite 198). Die Sterberaten an Lungenkrebs übersteigen jedoch die des Brustkrebses. Krebs ist die zweithäufigste Todesursache nach den Herz-Kreislauf-Erkrankungen, sowohl bei Frauen als auch bei Männern.

Die wichtigsten Dinge um die Krebsentstehung in der Bevölkerung zu bekämpfen sind:

- Vorbeugung
- Früherkennung
- Vermeidung von jenen Faktoren, von denen wir wissen, dass sie die Krebsentstehung fördern

Im Folgenden wird auf die frauenspezifischen bösartigen Tumore und deren Behandlung eingegangen.

Brustkrebs (Mammakarzinom)

Die meisten Frauen fürchten sich vor Brustkrebs. Brustkrebs ist auch die häufigste Tumorerkrankung bei Frauen. Der weltweite Anstieg der Brustkrebsneuerkrankungsraten in den letzten Jahrzehnten ist, basierend auf epidemiologischen Studien, etwa zur Hälfte auf die verbesserten und intensivierten Früherkennungsmaßnahmen (vor allem Mammografie) und die gesteigerte Aufmerksamkeit von Frauen bei Brustveränderungen zurückzuführen (siehe Seite 199ff.). Andere Ursachen für diesen Anstieg werden in der Tatsache gesehen, dass Frauen immer später ihr erstes Kind bekommen, die Lebenserwartung der Frauen immer weiter ansteigt und das Brustkrebsrisiko bekanntlich mit dem Alter wächst. Die meisten Brustkrebsfälle werden nach dem 60. Lebensjahr diagnostiziert. Die Brustkrebshäufigkeit ist bei Frauen zwischen dem 60. und 65. Lebensjahr doppelt so hoch wie zwischen dem 40. und 45. Lebensjahr.

Bevölkerungsstudien haben ergeben, dass Lebensstilfaktoren und genetische Belastung (familiäre Belastung) den Hauptanteil zum Brustkrebsrisiko beitragen. In Australien zum Beispiel erkrankt im Schnitt eine Frau von 14 Frauen im Laufe ihres Lebens an Brustkrebs, in Japan eine von 40, in Indien eine von 50 Frauen. Dieser große internationale Unterschied erklärt sich nicht nur aufgrund genetischer Unterschiede zwischen den einzelnen Bevölkerungsgruppen. Vielmehr weiß man, dass Japanerinnen sehr wohl auch ein höheres Risiko bekommen, wenn sie nach Nordamerika auswandern und die dortigen Lebensgewohnheiten annehmen.

→ Ab dem 40. Lebensjahr alle 2 Jahre zur Mammografie

Gutartige Brusterkrankungen

Es gibt gutartige Brusterkrankungen bei Frauen im mittleren und jüngeren Alter (zum Beispiel die so genannte fibrozystische Mastopathie oder das Fibroadenom), bei welchen zur Diskussion steht, dass sie bei manchen Frauen das Brustkrebsrisiko erhöhen.

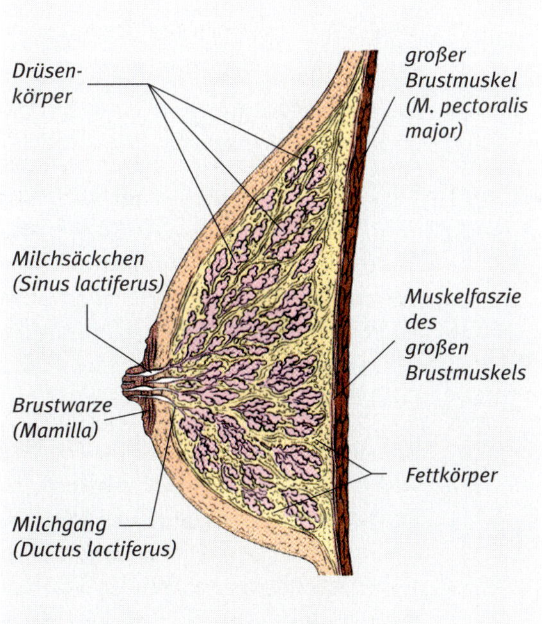

Näheres über die Früherkennung und die Behandlung von Brustkrebs lesen Sie auf den Seiten 197, 199ff, 308.

→ Gebärmutterhalskrebs kann zu 100 % verhindert werden!

Gebärmutterhalskrebs (Zervixkarzinom)

Gebärmutterhalskrebs ist ein sehr häufiger Krebs. Wenn erste krebsartig veränderte Zellen am Gebärmutterhals vorhanden sind, nennt man das in der medizinischen Fachsprache Präkanzerose (Vorkrebs), das heißt der Krebs hat sich noch nicht richtig etabliert.

Wenn die Veränderung in diesem Stadium nicht entdeckt wird, so kommt es in den meisten Fällen zum Übergang in einen bösartigen Tumor.

Durch die weit verbreiteten Vorsorgeuntersuchungen hat diese Form des Krebses in den letzten Jahrzehnten bei den Frauen deutlich abgenommen. Gebärmutterhalskrebs ist in eindrucksvoller Weise vermeidbar, wenn man regelmäßig einen »Krebsabstrich« (PAP) machen lässt (siehe Seite 178ff.).

Gebärmutterhalskrebs kommt am häufigsten im Alter zwischen 55 und 60 Jahren vor. Gerade oft in diesem Alter gehen Frauen nicht mehr so häufig zum Frauenarzt wie in jüngeren Jahren.

Aus Untersuchungen weiß man, dass nur etwa 13 % der Frauen über dem 55. Lebensjahr regelmäßig einen PAP-Abstrich machen lassen. Wenn man jedoch die ersten Veränderungen am Gebärmutterhals sieht, kann man zu 100 % einen Übergang zur Krebserkrankung verhindern! Jeder Todesfall an Gebärmutterhalskrebs ist durch diese Vorsorgeuntersuchung verhinderbar!

Achten Sie auf folgende Symptome: unangenehmes Gefühl oder Schmerzen nach oder beim Geschlechtsverkehr und Blutungen nach dem Verkehr. Das häufigste Zeichen für den Übergang in einen Tumor ist, dass irreguläre Blutungen auftreten.

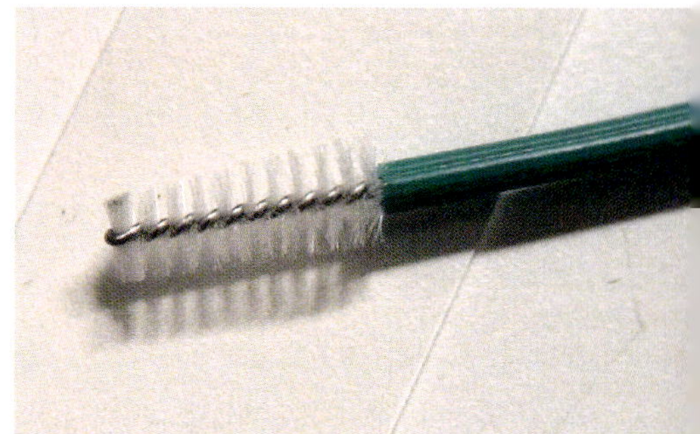

Das Stadium der ersten Zellveränderungen ist symptomlos.

Beim Vorkrebs beschränkt man sich auf örtliche Maßnahmen. Üblich ist die Konisation, bei der ein kegelförmiger Trichter aus dem Gewebe herausgeschnitten wird (siehe Operationen, Seite 304f.). Ist dies im Gesunden erfolgt, entspricht es einer völligen Heilung. Andere Methoden bestehen in der Anwendung von Kälte-, Wärme-, Elektro-, Kohlendioxid- und Laserbehandlungen.

Wenn der Zervixkrebs mehr als 5 Millimeter in die Tiefe gewachsen ist, wird die ganze Gebärmutter operativ entfernt, bei fortgeschrittenen Fällen kommen erweiterte Operationen in Kombination mit Strahlenbehandlungen in Frage.

Eierstockkrebs (Ovarialkarzinom)

Die Eierstöcke sind die »Hauptproduktionsstätte« der weiblichen Geschlechtshormone. Die unreifen Eier lagern in den Eierstöcken und mit jedem Monatszyklus reift ein Ei in den Eierstöcken bis es zum Eisprung kommt und das Ei gelangt in den Eileiter. Die Eierstöcke haben sehr viele unterschiedliche Zelltypen mit sehr unterschiedlichen Funktionen. Eierstocktumore gehen meistens von den Zellen der Oberfläche der Eierstöcke aus.

Es gibt verschiedene Eierstocktumore, die sich stark im Wachstum und im Grad der bösartigen Entartung unterscheiden. Viele Eierstocktumore sind jedoch nicht bösartig, sondern gutartig, die meist einfach entfernt werden müssen. Diese gutartigen Tumore kommen häufiger bei jüngeren Frauen vor als bei älteren Frauen. Ovarialkarzinome kommen vor allem bei Frauen nach dem 50. Lebensjahr vor, mit einem Häufigkeitsgipfel zwischen dem 60. und 70. Lebensjahr. Eierstockkrebs zählt zu den häufigen Tumoren bei Frauen.

Wie diagnostiziert man Eierstockkrebs?

Leider gibt es für Eierstockkrebs keinen Test, wie es der PAP-Test für das Zervixkarzinom darstellt. Die einzige Möglichkeit Eierstockkrebs rechtzeitig zu erkennen, ist die regelmäßige Untersuchung durch Ihren Frauenarzt. Die Empfehlung lautet, mindestens alle zwei Jahre zum Frauenarzt, besonders nach dem 50. Lebensjahr. Manche Frauen denken, wenn Sie keine Gebärmutter mehr haben, brauchen sie nicht weiter zu regelmäßigen Vorsorgeuntersuchungen gehen. Es gibt leider eine Reihe anderer Erkrankungen und Tumore, die eine regelmäßige Untersuchung unbedingt bis ins Alter hinein notwendig machen.

Eingesetzt werden der Tastbefund, regelmäßige Ultraschalluntersuchungen (wie sie meist schon routinemäßig bei der gynäkologischen Vorsorgeuntersuchung durchgeführt werden). Es gibt auch einen Blutwert, der bei Eierstockkrebs erhöht sein kann, dass so genannte Inhibin, welches von manchen Eierstocktumoren produziert wird. Dieser Wert wird aber nicht routinemäßig bestimmt.

Die Behandlung umfasst eine operative Entfernung der Eierstöcke und der Gebärmutter. Nachbestrahlungen sind von beschränktem Wert.

Eine Chemotherapie wird als Zusatztherapie nach der Operation oder auch als alleinige Therapie angewandt. Auch eine Hormonbehandlung ist aussichtsreich.

Wesentliche Fortschritte in der Behandlung können derzeit nur über eine Früherfassung erreicht werden, deshalb ist es notwendig, dass Vorsorgeuntersuchungen auch im höheren Alter in Anspruch genommen werden.

→ Viele Eierstocktumore sind nicht bösartig

→ Offene Kommunikation bei Krebs stärkt das Selbstwertgefühl

Krebs der Gebärmutterschleimhaut und des Gebärmutterkörpers (Endometrium- und Uteruskarzinom)

Dieser bösartige Tumor der Gebärmutterschleimhaut zählt auch zu den häufigsten Tumoren der Frauen. In letzter Zeit gibt es Berichte, dass dieser Tumor in der Häufigkeit zurückgeht, was wahrscheinlich daran liegt, dass bei vielen Frauen die Gebärmutter aus anderen Gründen bereits entfernt wurde. Laut einer Studie hatten ein Drittel der Frauen in Amerika (Mitte der 70er Jahre) eine Gebärmutterentfernung (Hysterektomie).

Dieser Tumor kommt am häufigsten bei Frauen nach der Menopause vor. Der Gipfel der Neuerkrankungsraten liegt zwischen dem 65. und 70. Lebensjahr. Erste sichtbare Anzeichen sind abnorme Blutungen aus der Scheide, blutiger oder eitriger Ausfluss.

Screening

Bislang gibt es keinen Test, der als Screeningmaßnahme (bevölkerungsweite regelmäßige Untersuchung für alle gesunden Frauen), angewandt wird.

Bei Frauen mit erhöhtem Risiko werden Frauenärzte sicherlich im Rahmen der regelmäßigen Untersuchungen eine Zellprobe entnehmen. Der beim Zervixkarzinom besprochene PAP-Test ist in Bezug auf das Endometriumkarzinom nicht besonders aussagekräftig.

Die Behandlung umfasst eine operative Gebärmutterentfernung unter Mitnahme der Eierstöcke. Je nach Tumorbefall wird auch eine Bestrahlung angeschlossen. Eine Hormontherapie ist ebenso Erfolg versprechend.

In der Nachsorge sollten innerhalb von 2 Jahren in dreimonatigen Abständen, danach bis zum Ende des 5. Jahres halbjährlich Labor- und Ultraschalluntersuchungen des Unterleibs und der Brust durchgeführt werden.

Krebs und Sexualität

Auch die Umwelt bleibt von den Auswirkungen einer Krebserkrankung nicht verschont. Die Behandlung einiger Krebsarten hat oft eine direkte und auch indirekte Wirkung auf das Sexualleben.

Bei der Mehrheit der Patientinnen steht die Sexualität ab dem Zeitpunkt der Erkrankung stark im Hintergrund. Die Therapie gut zu überstehen, die Krankheit in den Griff zu bekommen oder zu besiegen, hat Vorrang.

Nichts ist, wie es einmal war – der Krebs hinterlässt Narben, sowohl bleibende körperliche Veränderungen (z. B. nach Brustoperationen) als auch seelische Wunden.

Ursachen für sexuelle Störungen sind oft psychische Probleme, die direkt mit der Krebserkrankung oder der notwendigen medizinischen Behandlung zusammenhängen. Wundschmerzen nach vorangegangenen Operationen, künstlicher Darmausgang, große Narben am ganzen Körper, ein allgemein schlechter körperlicher Zustand nach Chemotherapie oder eine Veränderung sexueller Funktionen können die zwischenmenschliche Ebene empfindlich stören.

Offene Kommunikation zwischen den Partnern klärt Bedürfnisse, Berührungsängste, sexuelle Sehnsüchte, Begehren und geheime Wünsche.

Wie reagiert mein Partner auf mein verändertes Aussehen? Bin ich noch begehrenswert?

Eine Brustoperation bedeutet für jede Frau einen massiven Eingriff, der das weibliche Selbstbild und damit auch den natürlichen Umgang mit körperlicher Nähe gefährden kann – gilt doch die Brust als Inbegriff der Weiblichkeit, der Attraktivität, als sichtbar frauliches Sexualorgan.

Wichtig ist die Auseinandersetzung mit einer völlig neuen Situation: Durch Offenheit, Zärtlichkeit und Rücksicht auf die psychischen und emotionalen Auswirkungen der Krankheit auf die Partnerin können das Selbstwertgefühl wiederhergestellt und viele Konflikte und Missverständnisse vermieden werden.

Kürettage

→ **siehe Operationen**

Migräne und Kopfschmerz

Kopfschmerz

Kopfschmerz zählt zu den häufigsten Beschwerden des modernen Menschen. Jeder zweite leidet zumindest einige Male im Jahr darunter. Vom Kopfschmerz gibt es 180 verschiedene Arten. Es ist ein Zustand, der für Betroffene oft unerträglich ist und den Nichtbetroffene gerne als Lappalie abtun. Kopfschmerzen können einem das Leben gehörig vermiesen. Mehr als 10 Prozent der Menschen haben Migräne, Frauen sind davon doppelt so oft betroffen wie Männer.

→ Frauen leiden doppelt so oft an Migräne wie Männer

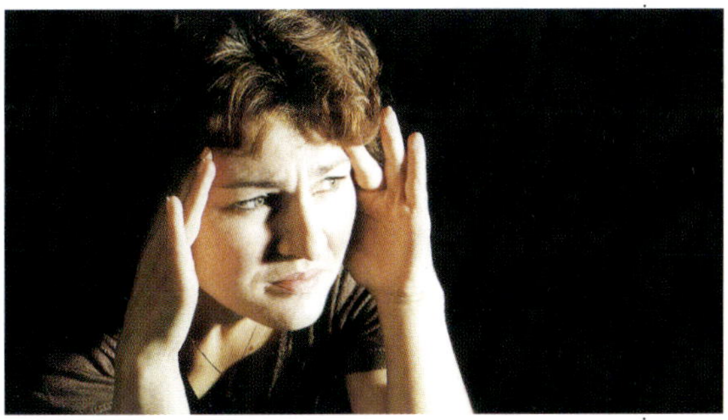

In den Übergangszeiten steigt allerorts wegen grassierendem Kopfweh der Schmerzmittel-Verzehr rapide an. Schuld daran sind meist grippale Infekte. Schnupfen, Husten oder Muskelverspannungen sorgen für ein unangenehmes Dröhnen im Kopf. Das ist der so genannte sekundäre Kopfschmerz, der sich mit entsprechenden Medikamenten gut behandeln lässt. Arm dran sind jene, die regelmäßig unter primären Kopfschmerzen oder Migräne leiden. Auch diese Formen werden gerne mit dem Wetter in Verbindung gebracht, wissenschaftlich erwiesen ist das aber nicht.

Wetterfühligkeit

→ Das Wetter kann Kopfschmerzen verstärken

»Das Wetter ist vielleicht schuld, dass der Kopfschmerz stärker wird oder anders ist. Allein das Wetter macht kein Kopfweh, auch wenn es so empfunden wird«, sagt dazu Dr. Christian Lampl, Oberarzt an der neurologisch-psychiatrischen Abteilung des AKH Linz, der führenden Schmerzklinik Österreichs.

Lampl meint, dass man das Wetter nicht ändern, sich aber mit entsprechenden Medikamenten wappnen kann.

Wenn man weiß, dass Wetterumschwünge anfallsauslösend wirken, sollten vorbeugend Tabletten eingenommen werden. Allerdings sollte davor die Ursache des Kopfschmerzes abgeklärt werden.

Und das passiert bei den wenigsten, die darunter leiden. »Sie kommen trotz hohen Leidensdrucks oft erst viel zu spät zum Arzt, weil sie sich für ihre Erkrankung schämen«, so Kopfschmerzspezialist Lampl. Im Durchschnitt dauert es vom ersten Auftreten der Migräne bis zur richtigen Diagnose 12 Jahre.

Schmerzmittel: Präparate, die nur einen Wirkstoff enthalten, bevorzugen

Eine der häufigsten Formen ist der Spannungskopfschmerz. Für seine Ursachen gibt es viele Hypothesen. Eine davon ist Serotoninmangel (auch oft für Depressionen verantwortlich): Wird zu wenig von dem körpereigenen Botenstoff produziert, könnte dies den Schmerz auslösen. Genau weiß man es nicht, es wird aber international daran geforscht.

Der Spannungskopfschmerz wird als dumpf, drückend oder ziehend beschrieben. Dagegen nehmen die meisten Betroffenen irgendwelche Mittel ein. Darin liegt aber laut Lampl eine große Gefahr, denn das unkontrollierte Einnehmen von gängigen Schmerzmitteln, vor allem wenn es sich um Mischpräparate mit Ergotamin handelt, kann sich ruinös auswirken. »Alle Präparate, die mehr als zwei Wirkstoffe enthalten, sollten nicht regelmäßig eingenommen werden.« Nicht nur, dass sie die Nieren schädigen, sie lösen bei häufiger Einnahme ständig erneut Kopfschmerzen aus. Lampl empfiehlt bei herkömmlichem Kopfweh Präparate, die nur einen Wirkstoff enthalten (etwa Aspirin, Parkemed etc.).

Ganz wichtig: Hinter regelmäßig oder akut auftretenden heftigen Kopfschmerzen können auch andere

Krankheiten stecken: Tumore, eitrige Stirnhöhlen, Bluthochdruck, Hormonstörungen oder Augenfehler. Deshalb sollte keine Selbstbehandlung durchgeführt, sondern umgehend ein Arzt aufgesucht werden.

Weil sich Kopfweh nicht mit einem Gerät messen lässt, ist der Arzt auf die minutiöse Schilderung des Patienten angewiesen: Um herauszufinden, wodurch Attacken ausgelöst werden, muss der Spezialist über jedes Detail informiert sein – wann, wie, wie oft und wo.

Reden Sie zuerst mit Ihrem Hausarzt oder suchen Sie einen Neurologen auf. Es gibt Kriterien für Spannungskopfschmerz oder Migräne, und bei exakter Diagnose kann jeweils eine wirksame Therapie erfolgen – etwa mit Medikamenten, Akupunktur, Entspannungstechniken oder ganz simpel mit Ausdauertraining (z. B. Joggen oder Radfahren). Letzteres wirkt auch oft prophylaktisch.

Migräne

Die Migräne ist ein primärer heftiger Kopfschmerz, betrifft etwa 12 % der Bevölkerung, Frauen dreimal häufiger als Männer, und wird durch eine funktionelle Regulationsstörung der Blutgefäße in Gehirn und Hirnhaut ausgelöst. Heftige Begleiterscheinungen sind Übelkeit, Erbrechen, Sehstörungen, Hörstörungen und Geruchsüberempfindlichkeit. Auch Durchfall ist möglich. Migräne kann bereits im Kindesalter (3 bis 4 Jahre) erstmalig auftreten, wobei z. B. Wachstumsschübe oder hormonelle Umstellungen in der Pubertät, aber auch Schulstress und belastende familiäre Situationen auslösend sein können. Ein Erstanfall nach dem 50. Lebensjahr kommt kaum vor.

Ein Migräneanfall kann wenige Stunden bis 3 Tage lang dauern und in der Schwere von eher leicht bis stark behindernd variieren. Die Anlage dazu wird vererbt. Für einzelne Sonderformen hat man einen Gendefekt am Chromosom 19 als Ursache der Erkrankung feststellen können. Für andere Migräneformen stehen die Beweise für die genetische Determination noch aus. Die Ursachen für den Beginn einer Migräneattacke konnten noch nicht gefunden werden. Wahrscheinlich ist es eine Kombination aus Reizüberflutungen, die zu einer Fehlsteuerung im Hirnstamm und zu einer verstärkten Ausschüttung von Neurotransmittern (Serotonin) führt, was wiederum eine entzündliche Reaktion der Gefäße auslöst.

Die Durchblutung der Gefäße ist gestört, dadurch sind auch die mit der Migräne verbundenen Ausfallssymptome (»Aura«, z. B. Sehen von Blitzen, halbseitige Gesichtsfeldeinengung, Sprach- und Hörstörungen) erklärbar. Die entzündliche Reaktion löst eine plötzliche Gefäßerweiterung aus, die zu den heftigen Kopfschmerzen führt. Gleichzeitig wird das Brechzentrum erregt, Übelkeit bis zum Erbrechen setzt ein.

→ **Migränepatienten mit Aura haben ein erhöhtes Schlaganfallrisiko**

→ Vorsicht bei der Einnahme »normaler« Kopfschmerzmittel!

Man unterscheidet zwischen einer einfachen Migräne (vorwiegend durch Kopfschmerzen charakterisiert) und einer Migräne mit »Aura«-Vorboten vor den Kopfschmerzen in Form von neurologischen Ausfallserscheinungen verschiedener Ausprägung.

Migränepatientinnen mit ausgeprägter Aura haben ein erhöhtes Risiko für Schlaganfall und müssen daher besonders bedacht sein, alle anderen Risikofaktoren (Bluthochdruck, Fettstoffwechselstörungen, Diabetes, Nikotin, Stress) auszuschalten.

Bei Migräne-Patientinnen, die die Pille nehmen, einen hohen Blutdruck haben und noch dazu rauchen, erhöht sich das Risiko, einen Schlaganfall zu erleiden um ein Vielfaches.

Die unmittelbare Attacke kann durch Stress, durch Hormonschwankungen, durch bestimmte Wettersituationen, aber auch durch gewisse Nahrungsmittel ausgelöst werden. Emotionale Belastungen – nicht nur Kummer und Frustration, sondern auch Heiterkeit und Vorfreude, etwa zu Beginn einer lang ersehnten Reise oder beim Besuch lang und freudig erwarteter Freunde – können Migräne auslösen. Unregelmäßige Mahlzeiten, Licht und Lärm, Änderungen der Schlafgewohnheiten sowie körperliche Anstrengungen sind ebenfalls als Migräneauslöser bekannt.

Gegen Migräne gibt es sehr wirksame Medikamente, die Triptane, die der Neurologe verschreibt. Bei verschiedenen bestehenden Krankheiten dürfen sie nicht oder nur mit größter Vorsicht genommen werden. Auf eventuell notwendige Begleitmedikation macht der Arzt aufmerksam. Normale Schmerzmittel sind bei Migräne nur in geringem Maße wirksam und können, wenn man sie zu lange regelmäßig einnimmt, zu einem medikamenteninduzierten Dauerkopfschmerz führen.

Wenn der Patient unter starken Magen-Darm-Beschwerden leidet, soll vor dem Migränemedikament ein Mittel zur Verbesserung der Darmperistaltik genommen werden.

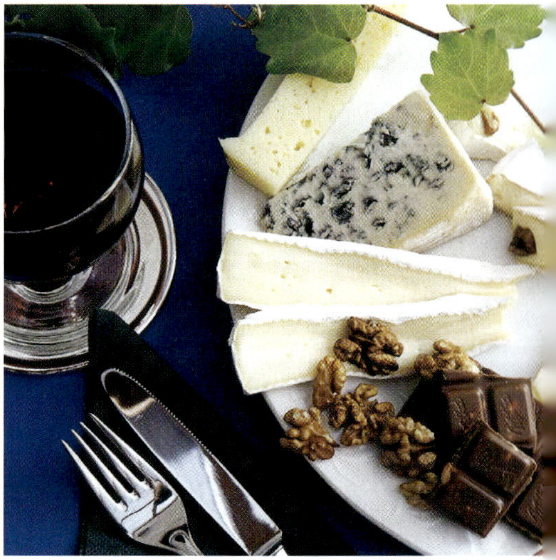

Bei sehr häufigen Anfällen, bei ausgeprägten neurologischen Ausfallserscheinungen, die lang andauern, und bei Unverträglichkeit dieser Medikamente kann der Arzt eine medikamentöse Prophylaxe verschreiben. Die Durchführung einer Dauerprophylaxe muss fachärztlich überwacht werden.

Von einigen Nahrungsbestandteilen ist nachgewiesen, dass sie Migräneanfälle begünstigen: das sind bestimmte biogene Amine, Tyramin und Histamin.

Jeder Migränepatient muss herausfinden, welche Nahrungsmittel er in welchen Mengen verträgt – hier gibt es keine allgemeinen Richtlinien. Besondere Vorsicht ist bei folgenden Nahrungsmitteln angebracht:

Mögliche migräneauslösende Nahrungsmittel:

- Schokolade
- Nüsse, vor allem Walnüsse
- Käse, Sorten individuell austesten
- Alkohol, vor allem Rotwein und Bier
- Fischkonserven, Fischpasten
- Rohwurst, Innereien
- Zitrusfrüchte
- Fertigprodukte, z. B. Brotaufstriche, Suppenwürze, Dosenfisch

Ungünstig für Migränepatientinnen sind große Blutzuckerschwankungen, daher ist großer Wert auf eine vollwertige Mischkost mit reichlich Obst, Gemüse und Vollkornbrot, jedoch mit wenig niedermolekularen Kohlenhydraten (so genannte süße Zucker) zu legen.

Eine besondere Bedeutung im Rahmen der Migränekost hat das Magnesium, da es an der Übertragung von Nervensignalen beteiligt ist. Auch die Gruppe der B-Vitamine, die als »Nervenvitamine« bekannt sind, sollen reichlich zugeführt werden.

Magnesiumreich sind Getreideprodukte, Nüsse, Naturreis, Müsli, Spinat, Brokkoli etc.

→ Günstig bei Migräne: vollwertige Mischkost

Chirurgischer Eingriff gegen Migräne

Gegen die Folter Migräne bietet die plastische Chirurgie eine Operationstechnik, die aus der Schönheitschirurgie stammt: Um die Zornesfalten auf der Stirn zum Verschwinden zu bringen, wird der winzige Stirnmuskel Corrugator Supercilii, der sich beidseitig von der Nasenwurzel zur Augenbraue zieht, entfernt. Amerikanische Ärzte entdeckten rein zufällig die zusätzliche Wirkung der Schönheitsoperation: Patienten berichteten immer wieder, dass in der Folge der Corrugator-Operation ihr Migräne-Leiden entweder deutlich gelindert oder komplett verschwunden war. Die medizinische Erklärung für den Erfolg des Eingriffs dürfte darin liegen, dass einer der kleinen Stirnmuskeln auf einen Ast des Trigeminus-Nervs drückt und durch eine so genannte Triggerwirkung die Migräneanfälle auslöst.

Der Operationsvorgang läuft folgendermaßen ab: Der Schnitt im Oberlid ist ähnlich wie bei der Korrektur von

»Schlupflidern«. Die Narbe ist später praktisch nicht sichtbar. Die Operation gilt als risikoarm (eine risikolose gibt es nicht), ist aber technisch sehr anspruchsvoll. Sie wird ambulant unter viereinhalbfacher Vergrößerung mit einer Lupenbrille durchgeführt und dauert an beiden Lidern je eineinhalb Stunden. Der Patient befindet sich dabei im Dämmerschlaf, spürt nichts und kann nach sechs Stunden wieder nach Hause gehen.

Postoperativ muss mit geschwollenen Lidern, blauen Flecken und einer Schwellung der Stirn für die Dauer von etwa einer Woche gerechnet werden. Die Operation wird von den Krankenkassen nicht finanziert und kostet zwischen 3000 und 4000 Euro.

Keine Garantie für den Erfolg

→ Operation als letzter Ausweg

Eine Garantie, dass Migräne tatsächlich geheilt wird, gibt es nicht. Der Wiener Chirurg Franz Dirnberger, der die Operation seit einigen Jahren durchführt, spricht von einer Erfolgsquote von 80 Prozent. Dabei verspürt die Hälfte der Patienten eine erhebliche Verbesserung und die andere Hälfte ist völlig von Migräne befreit. Bei 20 Prozent der Patienten bleibt der Eingriff wirkungslos.

Eine Operation ist nur dann sinnvoll, wenn die Migräne durch einen Neurologen genau abgeklärt ist, der Patient häufig darunter leidet, zunehmend von Medikamenten abhängig ist oder gar nicht mehr auf diese anspricht.

Morbus Alzheimer

Im Jahre 1907 beschrieb Alois Alzheimer erstmals die nach ihm benannte Demenz. Gedächtnisverlust, »Demenz«, ist eine der häufigsten Ursachen für die Pflegebedürftigkeit von alten Menschen und den geistigen Abbau im Alter. Alzheimer ist eine fortschreitende Erkrankung des Gehirns. Die Krankheit führt zur Verminderung der Gehirnleistung und ist unumkehrbar. Als eine der derzeit bekannten Ursachen gilt das Absterben der Gehirnzellen.

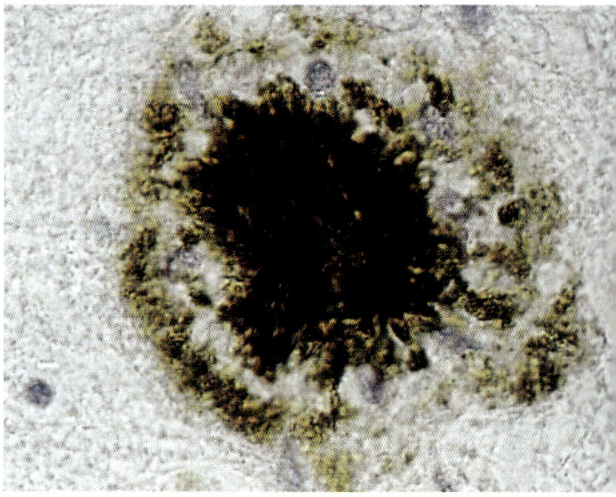

Stark vergrößerter und gefärbter »Plaque«.

Die Krankheit macht keinen Unterschied hinsichtlich der sozialen Herkunft oder des Geschlechts. Nur im hohen Alter sind Frauen häufiger betroffen als Männer. Das hängt einerseits mit ihrer höheren Lebenserwartung zusammen, möglicherweise spielen aber auch die hormonellen Veränderungen in dieser Altersstufe eine Rolle.

Diskutiert werden erbliche Defekte (bei etwa fünf Prozent der Patienten, gekennzeichnet durch frühes Auftreten der Krankheit). Im Gehirn der Alzheimer-Kranken sieht man an den Nervenendigungen krankhafte Beläge, so genannte »Plaques«, einen Verlust an Nervenüberträgerstellen (»Synapsen«) und abnorme Veränderungen in der Nervenzelle. Es kommt zur Ablagerung von krankhaften Eiweißausschwitzungen, dem so genannten »Amyloid«. Dadurch wird der Hirnstoffwechsel beeinträchtigt. Gehemmt werden der Transport der Nährstoffe zur Gehirnzelle und der Abtransport von Stoffwechselendprodukten aus der Nervenzelle zu den Blutgefäßen. Mikroskopisch kleine Hirninfarkte sind auf die Ablagerungen von Amyloid zurückzuführen. Zur Bremsung der geistigen Verfallserscheinungen werden moderne Medikamente eingesetzt.

Risikofaktoren für Alzheimer:

Parkinson´sche Krankheit, Schilddrüsenunterfunktion, körperliche und geistige Inaktivität, evtl. Bluthochdruck und Stress. Depressive Störungen treten sehr oft gemeinsam mit Alzheimer auf. Es gibt Beobachtungen, dass Rheumatiker seltener an Alzheimer erkranken. Das führte zu dem Schluss, dass antirheumatische Medikamente und das verringerte Auftreten von Alzheimer zusammenhängen. Der zu erwartende Verlauf von Alzheimer ist umso langsamer, je früher mit der ärztlichen Behandlung begonnen wird. Die Störung der Gedächtnisfunktion wird oft zuerst von Angehörigen festgestellt und ist ein wichtiger Hinweis auf eine beginnende Alzheimererkrankung.

Eine genaue Testung, eine internistische, nervenärztliche und psychologische Untersuchung sind ein »Muss«, um Alzheimer diagnostizieren zu können. Die Behandlung mit modernen Medikamenten muss selbstverständlich ärztlich erfolgen, aber komplementäre Methoden können zusätzlich helfen.

Alzheimer-Patienten stellen für die Umgebung eine schwere Belastung dar. Betreuende Familienangehörige sollten in die Therapie mit einbezogen werden, bzw. von sich aus alles unternehmen um geistig und körperlich einsatzbereit zu bleiben. Die Kneipptherapie einschließlich Entspannungsmethoden kann hier hilfreich sein.

→ Angehörige sollten in die Therapie miteinbezogen werden

Ernährung

Studien belegen einen Zusammenhang zwischen fettreicher tierischer Ernährung und der Entstehung von Alzheimer, während fetter Fisch eine schützende Wirkung aufweist. Cholesterin ist an der Bildung von Amyloid beteiligt.

Eine Verbindung zwischen Gefäßrisikofaktoren (Bluthochdruck, hohe Blutfettwerte, Zuckerkrankheit) und dem Gehirnstoffwechsel ist offensichtlich. Wichtig ist eine ausreichende Aufnahme von Antioxidantien (Vitamin C, A, E, Selen).

Alzheimerpatienten empfinden den Geschmack salzig nicht mehr als angenehm, lange erhalten hingegen bleibt die Vorliebe für Süßes. Am besten schmecken den Patienten süße Bananenbreie und jene Speisen, die sie in ihrer Kindheit und Jugend gerne gegessen haben. Veränderte Essgewohnheiten sind ein Teil des Krankheitsbildes, auf alle Fälle muss man darauf achten, dass der Kranke genug trinkt.

Sonstige Therapien

➜ Gedächtnisübungen sind bei Alzheimer sinnlos

Musik kann helfen, Getriebenheit und Unruhe zu dämpfen. Einsetzen sollte man jene Musik, die der Patient bisher gerne gehört hat, außerdem muss man den Patienten genau beobachten. Falls der Patient immer zur gleichen Zeit

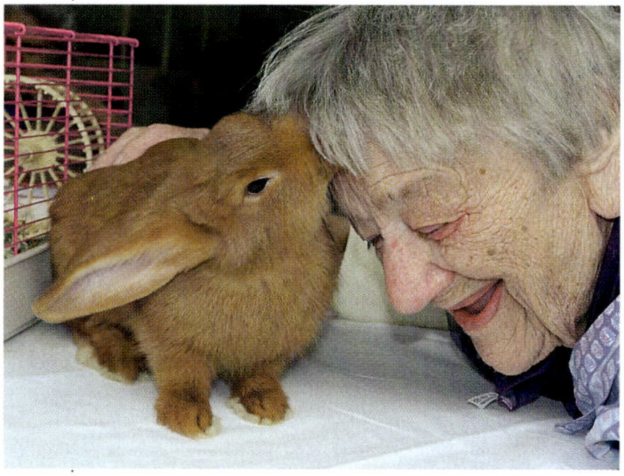

unruhig wird, kann es hilfreich sein, ein Musikstück, das er gerne mag, immer eine Stunde vorher abzuspielen. Musiktherapie ist für alle Krankheitsstadien geeignet, vor allem weit fortgeschrittene Kranke sprechen immer günstig darauf an. Auch Zeichen- und Maltherapie sind einen Versuch wert, vor allem, wenn die Beschäftigung schon früher Freude gemacht hat. Tiertherapie mit Streicheltieren ist überlegenswert, sie hilft gegen Vereinsamung und Isolation. Gedächtnistrainings- und Konzentrationstrainingsübungen sind beim Alzheimerpatienten weitgehend erfolglos, denn der Alzheimerpatient ist unfähig zu lernen. Mutet man dem Alzheimerpatienten solche Übungen zu, führt man ihm immer nur seine Mängel vor Augen und er wird enttäuscht, traurig oder ärgerlich reagieren. In der Vorbeugung haben Gedächtnisübungen hingegen sehr viel Sinn.

Die Behandlung muss immer mit dem Arzt abgesprochen werden. Bekannt ist die Wirkung von Extrakten des Ginkgobaumes, die zur Gefäßerweiterung und Durchblutungsförderung im Gehirn eingesetzt werden. Auch eine Steigerung der Merkfähigkeit und eine Verbesserung des Schlafes durch Ginkgo sind möglich.

Zur Behandlung von Begleitproblemen bei Alzheimerpatienten können nach Rücksprache mit dem Arzt ebenfalls Heilpflanzen eingesetzt werden, zum Beispiel Johanniskraut, Ringelblumensalbe bei wunder Haut, Baldrian und Melisse zur ganz leichten Beruhigung.

Operationen

Hilfe, ich muss operiert werden

Für jeden geplanten operativen Eingriff muss eine Nüchternzeit von mindestens 6 Stunden eingehalten werden. Zur stationären Aufnahme bringt die Patientin im Idealfall alle Blutbefunde – Gerinnung und Blutbild – Leber und Nierenfunktionsproben und ein Lungenröntgen mit. Eine Freigabe vom Internisten ist für jede Operation ebenfalls erforderlich.

Kürettage

Sie haben eine Dauerblutung, die trotz Hormontherapie und trotz Medikamenten, die die Gebärmutter kontrahieren – also sich zusammenziehen lassen – und Medikamenten, die in das Gerinnungssystem eingreifen, nicht aufhört. Das ist immer eine Indikation für das Durchführen einer Kürettage. Darunter versteht man ein Auskratzen, ein komplettes Ausschaben der Gebärmutterschleimhaut.

Die Kürettage ist eine halbblinde Operationsmethode, da man nur unter Sicht das Instrument – die Kürette – über den Muttermund kommend in die Gebärmutterhöhle einführt und die Gebärmutterhöhle Strich neben Strich gesetzt systematisch, aber ohne es direkt sehen zu können, auskratzt.

Ein in der Gebärmutterhöhle gelegener Polyp ist nur schwer mit der Kürette erfassbar. Eine genaue Information über seine Lage bekommt man durch die Gebärmutterspiegelung (Hysteroskopie).

Weitere Indikationen für ein operatives Vorgehen (Kürettage und Hysteroskopie) sind: auffälliger Ultraschall, Verdacht auf ein Myom, einen Polypen, zu starke und zu häufige Regelblutung, die nicht auf eine Hormontherapie anspricht.

Durch das Ausschaben möchte man ein komplettes Abbluten der Schleimhaut erzwingen – einen »Status null« also – um dann dem Körper die Chance zu geben, die Schleimhaut wieder regelrecht aufzubauen. Zusätzlich bekommt man eine histologische Information, kann wenn nötig gegensteuern oder muss eine weitere Operation – die Gebärmutterentfernung – empfehlen.

Frauen, die schon Fehlgeburten erlitten haben, sollten auch mit Hilfe einer Gebärmutterspiegelung abgeklärt werden, da eine Gebärmutterfehlbildung als Abortursache ausgeschlossen werden muss.

Die Operation, sowohl die Kürettage als auch die Kombination mit der Hysteroskopie, wird in der Regel unter Vollnarkose durchführt. Zentrumspitäler bieten auch ein ambulantes Vorgehen an. Nach

→ Mit der Kürettage erzwingt man ein Abbluten der Gebärmutterschleimhaut

dem Lagern der Patientin, dem sterilen Waschen des Operationsbereichs und eventuell notwendigem Entleeren der Harnblase, dauert der Eingriff zwischen 5 und 15 Minuten.

Schmerzhaft ist dabei das Aufdehnen des Muttermundes. Dies ist leider notwendig, um die Kürette – das ist ein löffelförmiges, ca. 25 cm langes, aber zartes Instrument – durch den Muttermund einführen zu können.

→ Durch die modernen operativen Verfahren ist die Konisation ein kleiner Eingriff

Das Hysteroskop ist eine ca. 30 cm lange, 2 – 5 mm dicke Optik, mit der man direkt die Gebärmutterhöhle und die Schleimhaut betrachten kann. Mit Zusatzinstrumenten können auch gezielt Gewebeproben entnommen oder Polypen abgezwickt werden.

Als wichtigste Komplikation für diese Operation ist eine mögliche Perforation – das Durchstoßen der Gebärmutterwand – zu nennen. Geschieht dies mit der Optik des Hysteroskopes, ist kein weiteres Vorgehen notwendig.

Wird mit der Kürette perforiert, schließt sich diese Wunde aufgrund der scherengitterartig angeordneten Gebärmuttermuskulatur ebenfalls sofort. Extrem selten kommt es zu einer Blutung, die ein Übernähen der Wunde mittels Bauchspiegelung notwendig macht.

Ein Krankenstand mit entsprechender körperlicher Schonung wird von den Krankenkassen bis zu einer Woche ohne Rückfrage genehmigt.

Standardoperationen

Konisation

Dieser Eingriff wird dann notwendig, wenn der Krebsvorsorgeabstrich auffällig war und dauert ca. 5 – 10 Minuten. Bei den angewendeten Verfahren wird die Messerkonisation zunehmend durch die CO_2-, Laser- oder Hochfrequenzschlingen-Konisation (Large Loop Excision der Transformationszone = LLETZ, oder Loop Elektrochirurgische Exzision = LEEP) ersetzt.

Mit Hilfe einer dünnen, unter Schneidestrom stehenden Metallschlinge wird aus dem Muttermund ein Kegel in der Größe des veränderten Areals herausgeschnitten und zur histologischen Untersuchung gesandt.

Oft wird die Konisation auch gleichzeitig mit einer Kürettage des Muttermundkanals und davon getrennt des Gebärmutterkörpers durchgeführt. Das Wundbett wird anschließend koaguliert. Der gewonnene Konus wird nach der Operation aufwändig feingeweblich untersucht. So kann festgestellt werden, welche Gewebeveränderung vorlag und ob diese vollständig entfernt wurde.

Es handelt sich um einen kleinen chirurgischen Eingriff, der jedoch eine hohe Nachblutungsrate aufweist, wenn sich die Patientin nicht körperlich schont. 6 – 10 Tage nach der Operation wird der Koagulationsschorf abgestoßen und es kann unter Belastung eine starke Blutung auftreten, die dann neuerlich in Vollnarkose verschorft werden muss. Vor der Operation muss die Patientin über diese mögliche Blutung Bescheid wissen, damit sie entsprechend disponieren kann (Hilfe beim Einkaufen, kein Sport etc.).

Ein Krankenstand mit entsprechender körperlicher Schonung wird von den Krankenkassen bis zu einer Woche ohne Rückfrage genehmigt.

Bauchspiegelung (Laparoskopie) oder Beckenspiegelung (Pelviskopie)

Für diese Operation sollte die Patientin in Bezug auf den Darm vorbereitet sein: Bereits am Vortag wird mit Hilfe eines Abführmittels der Darm so gut wie möglich entleert. Da diese Darmentleerung zu starken Kreislaufproblemen führen kann, wird empfohlen, reichlich Flüssigkeit aufzunehmen und nur mehr leichte Kost zuzuführen.

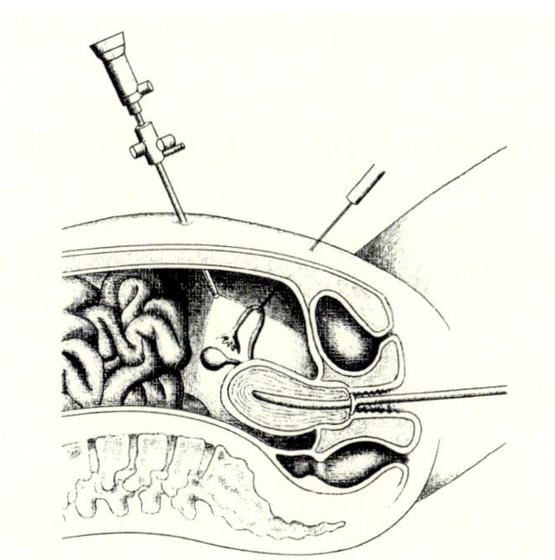

Die Operation wird unter Vollnarkose in einer Kopftieflagerung – nach sterilem Waschen und Legen eines Dauerkatheters – durchgeführt. Das heißt, dass der Operationstisch mit der darauf gelagerten Patientin nach Narkosebeginn, der Intubation, durch den Anästhesisten kopfwärts in eine Kipp-Position von ca. 30° gebracht wird. Durch die Kopf-Tieflagerung rutschen die Darmschlingen aus dem kleinen Becken heraus und ermöglichen so ein freies Arbeiten im Operationsgebiet.

Die so genannte Knopflochchirurgie wird über kleine Einstiche – der erste ca. 1 cm im Umkreis des Nabels, der zweite und die eventuell weiter benötigten Einstiche jeweils im Unterbauch rechts, links und eventuell zusätzlich in der Mitte von je 5 mm Umkreis – durchgeführt.

→ Die »Knopflochchirurgie« erfordert nur sehr kleine Einstiche

> Klassische Indikationen für endoskopische gynäkologische Eingriffe sind: Eileiterschwangerschaft, Eierstockzysten, Wasserzysten an den Eileitern, torquierte Eierstockzysten, Myome, in den Bauchraum perforierte Spiralen, Kinderwunschabklärung und die komplette Gebärmutterentfernung.

Der Nabeleinstich wird für das »Auge« verwendet, das bedeutet, dass dort die Optik mit einer Videokamera eingebracht wird.

Die Operation können alle im Operationssaal anwesenden Personen über Monitore mitverfolgen. Die Operationsschwester weiß daher, welche Instrumente für den nächsten Schritt benötigt werden und hält diese griffbereit. Sie werden über die Zusatzeinstiche im Unterbauch eingeführt und ermöglichen so das endoskopische Operieren. Die Methode benötigt reichlich Geduld, operative Erfahrung und anatomisches Wissen.

Um ausreichend Platz zwischen der vorderen Bauchwand, dem Darmgekröse und dem Operationsgebiet zu bekommen, wird gewärmtes Gas (CO_2) in den Bauchraum eingeblasen.
Dieses Gas wird zwar am Ende der Operation wieder »abgelassen«, jedoch können sich Restgasbläschen zwischen den Darmschlingen ansammeln, die dann zum Zwerchfell hin aufsteigen und einen speziellen Nerv reizen. Da sich dieser Nerv zur Schulter fortzieht, kann es postoperativ zu Schulterschmerzen kommen.

→ Eine Gebärmutteroperation soll nur bei starken Beschwerden erfolgen

Der Blasenkatheter wird meist nur so lange belassen, bis die Patientin ohne Fremdhilfe auf die Toilette gehen kann. In den ersten 2 Tagen nach der Operation wird nur leicht verdaubare Kost verabreicht, da durch die Operation und die verwendeten Narkosegase eine vorübergehende Darmträgheit auftritt. Nach dem ersten Stuhlgang darf wieder alles gegessen werden.

Die Entlassung erfolgt je nach Schwere des Eingriffes zwischen dem 3. und 6. postoperativen Tag. Ein Krankenstand mit entsprechender körperlicher Schonung wird von den Krankenkassen bis zu zwei Wochen ohne Rückfrage genehmigt.

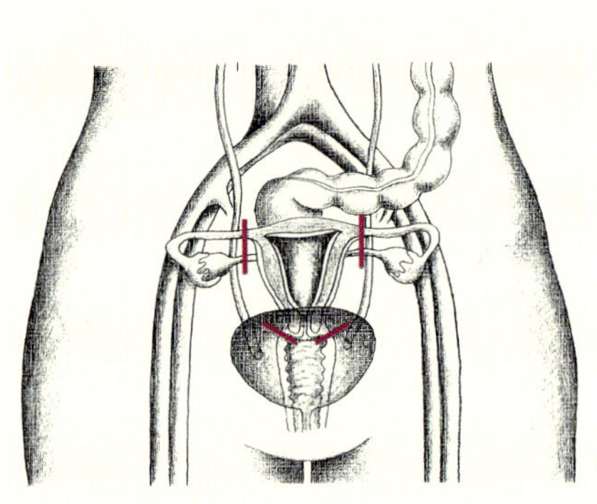

Die Gebärmutter wird endoskopisch von ihren Haltebändern abgetrennt (siehe rote Linie).

Die Gebärmutterentferung

Sie kann je nach Größe der Gebärmutter durch die Scheide, durch einen Bauchschnitt im Bereich der Schamhaargrenze oder mit Hilfe einer Bauchspiegelung erfolgen.

Wie bei jeder Operation muss die Indikation stimmen: nicht therapierbare Blutungsstörungen, eine stark vergrößerte Gebärmutter, die aufgrund ihrer Größe Beschwerden macht oder viele Myomknoten, die ebenfalls Blutungen verursachen.

Für diese Operation muss die Patientin ebenfalls Darm-vorbereitet sein (siehe Bauchspiegelung/Beckenspiegelung Seite 305).

Der operative Zugang durch die Scheide, die so genannte »Vaginale«, wird nur Frauen angeboten, die schon geboren haben, da die Scheide durch die Geburten geweitet und eher dehnbar ist. Bei Frauen, die nicht geboren haben und deren Gebärmütter größer als ein Babykopf ist, wird in den meisten Fällen ein Bauchschnitt angewandt.

Nach dem Bauchschnitt erholen sich die Patientinnen rascher als nach einer vaginalen Operation, da der Zug der Gebärmutter nach unten, den man bei letzterer während der Operation herstellen muss, wegfällt. Dieser Zug am Bauchfell macht den Patientinnen oft starke Beschwerden. Der Vorteil der vaginalen Methode ist, dass kein Schnitt erfolgen muss.

Am raschesten erholen sich die Patientinnen nach einer laparoskopischen Gebärmutterentfernung, diese wird jedoch nur in endoskopisch ausgebildeten Zentren angeboten. Während der Operation wird ein Blasenkatheter gelegt, manchmal auch eine Blutungsdrainage über die Scheide oder durch die Bauchdecke. Letztere werden dann am 1. bis 3. Tag nach der Operation entfernt. Am 2. oder 3. Tag sollte es wieder zu einer selbstständigen Darmtätigkeit kommen. Ist das nicht der Fall, wird sanft mit Abführmitteln nachgeholfen.

Die Entlassung erfolgt zwischen dem 6. und 8. postoperativen Tag. Ein Krankenstand mit entsprechender körperlicher Schonung wird von den Krankenkassen bis zu vier Wochen ohne Rückfrage genehmigt. Eine anschließende mehrwöchige Erholung ist empfehlenswert.

Veränderungen nach Gebärmutterentfernung

Hat die Patientin unter massiven Beschwerden wie Schmerzen, Krämpfen und Blutungen gelitten und wurde die Gebärmutter auf Grund dieser Symptome entfernt – war also eine Indikation für den Eingriff vorhanden –, wird die Patientin unter keinen psychischen oder körperlichen Nebenwirkungen der Gebärmutterentfernung zu leiden haben. Ist die Ursache für die Operation für die Patientin hingegen nicht stimmig gewesen, wird sie höchstwahrscheinlich Schwierigkeiten mit ihrem Selbstwertgefühl als Frau entwickeln. Eine wichtige Voraussetzung für diese Operation in einem so sensiblen Bereich für jede Frau ist ein ausführliches, informatives Vorgespräch mit ihrem Frauenarzt.

→ Nach einem Bauchschnitt erholt man sich rasch

Die Frau definiert sich nicht über ihre Gebärmutter und ihre Möglichkeit zur Reproduktion, sondern durch ihre Persönlichkeit im Frausein. Die Identität als Frau muss somit komplett entkoppelt von der Fortpflanzung gesehen werden. Viele Frauen projizieren das jedoch in das Organ »Gebärmutter« und reagieren auf den Verlust des Organs mit entsprechenden psychischen Problemen. Dies ist durch rechtzeitige Vorinformation über die Operation und durch exakte Indikationsstellung vermeidbar.

Sexuelle Schwierigkeiten, die gerne nach diesem Eingriff auftreten, können manchmal durch eine vorübergehende Scheidentrockenheit oder durch Unwissenheit über die weibliche Anatomie nach der Operation bedingt sein. Auch da hilft ein offenes, klärendes Gespräch.

Brustoperation

→ Das ständige Tragen eines BHs begünstigt die Wundheilung

Für eine Brustoperation muss man nur 6 Stunden nüchtern sein, ansonsten bedarf es keiner speziellen Vorbereitung. In Vollnarkose wird der Hautschnitt direkt über den tastbaren Knoten oder das durch einen Farbstoff oder Draht markierte Areal durchgeführt. Vor der Operation muss die Brust in ausgewählten Fällen unter Röntgenkontrolle speziell mittels einer Tusche oder eines dünnen Drahthäkchens markiert werden, da nicht alles, was im Röntgen sichtbar ist, auch zu ertasten ist und das verdächtige Areal sonst nicht aufgespürt werden kann.

Man entfernt den tastbaren Tumor oder das röntgenologisch gekennzeichnete Areal immer mit einem ausreichend bemessenen Sicherheitsabstand von mindestens 5 mm Gewebesaum. Das entfernte Gewebe wird, während die Patientin schläft, zur histologischen Untersuchung gesandt – das ist der »Gefrierschnitt«. Telefonisch kommt dann die Rückmeldung über die Beschaffenheit (Dignität) des entfernten Bereichs. Wenn diese gutartig ist, dann ist die Operation nach Blutstillung und Hautnaht beendet. Ist das Gewebe bösartig oder wurde im Gesunden nicht ausreichend entfernt, muss weiter operiert werden. Der Wächterlymphknoten, das ist die erste Filterstation in der Achselhöhle, wird entweder farbstoff- oder radioaktiv markiert und kann so sichtbar gemacht werden. Ist er von Tumorzellen befallen, wird eine operative Ausräumung der Achselhöhle angeschlossen; ist dieser Lymphknoten nicht verändert, wird auf die Operation der Achselhöhle verzichtet.

Zur Blutungs- und Sekretionsableitung werden fast immer Drainagen, das sind dünne Plastikschläuche, in das Wundgebiet gelegt.

Diese werden meist 2 – 3 Tage belassen und können dann, wenn kein Sekret mehr nachfließt, entfernt werden. Das tut nicht weh, es ist nur etwas unangenehm. Nach einer Brust erhaltenden Operation wird empfohlen, Tag und Nacht einen BH zu tragen: Dadurch kann kein Narbenzug auf der Wunde entstehen und das Drüsengewebe kann sich gut nachformieren – dies ist wichtig, da durch die Operation ein mehr oder weniger großer Teil desselben herausgeschnitten wurde.

Die Patientin kann je nach Größe des Eingriffes zwischen dem 3. und 6. postoperativen Tag nach Hause entlassen werden. Ein Krankenstand mit entsprechender körperlicher Schonung wird von den Krankenkassen bis zu zwei Wochen ohne Rückfrage genehmigt.

Osteoporose

Osteoporose ist eine chronische Erkrankung, die mit Schmerzen, Missbildungen und Behinderung einhergeht. Sie ist eine Erkrankung des Skelettsystems mit Verringerung der Knochenmasse und Veränderung der Mikroarchitektur des Knochengewebes sowie einer daraus folgenden Erhöhung der Knochenbrüchigkeit und Zunahme des Frakturrisikos.

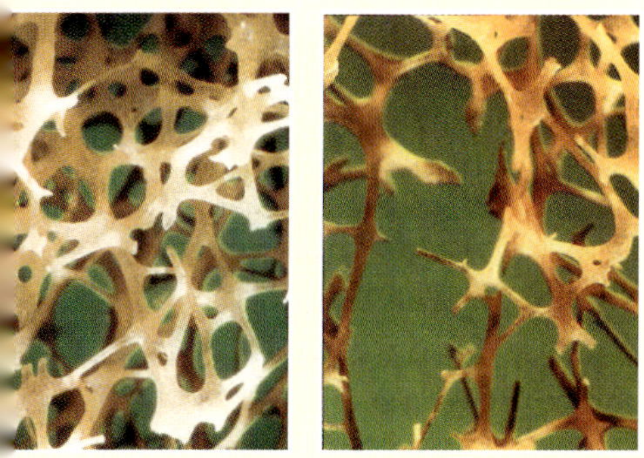

Die Knochenbälkchen eines gesunden (links) und eines osteoporotischen Knochens (rechts) unter einer starken Lupe betrachtet.

Der Osteoporose liegt ein gestörtes Verhältnis zwischen Knochenabbau und Knochenneubildung zugrunde. Der Knochenabbau überwiegt und die Knochendichte verliert an Substanz. Durch den Schwund des festen Knochengewebes kommt es zur Vergrößerung der Markräume. Der größte Knochendichteverlust findet in den ersten 5 bis 10 Jahren nach der Menopause statt.

Die Größe der Knochen nimmt im Alter nicht ab, die Röhrenknochen können sogar dicker werden. Vielmehr nimmt die Porosität der Knochen zu, sodass sich der Anteil des Knochens, der von Knochengewebe eingenommen wird, verringert und der Knochen deshalb leichter bricht.

Bei Osteoporose kann es ohne gröbere Einflüsse zu Knochenbrüchen kommen. Die Knochenstruktur bleibt zwar erhalten, aber die Anfälligkeit für Knochenbrüche steigt enorm.

Es genügen oft geringe Belastungen, um eine Fraktur auszulösen. Zwischen 55 und 75 sind besonders die Wirbelkörper betroffen, in späteren Jahren vor allem der Oberschenkelhals und die langen Knochen.

→ **Nach der Menopause wird Knochendichte abgebaut**

Die schwerwiegendste osteoporotische Fraktur ist die Schenkelhalsfraktur. Meist ist sie Folge eines Sturzes aus dem Stand, kann jedoch auch spontan erfolgen. Es ist noch immer umstritten, ob die Patienten stürzen und sich dabei den Schenkelhals brechen oder ob der Schenkelhals zuerst bricht und die Patienten deshalb stürzen. Dieser Knochenbruch ist schmerzhaft und erfordert immer eine stationäre Behandlung.

Die Immobilität vor und nach der Diagnosestellung kann Komplikationen verursachen. Allein lebende ältere Patienten/-innen sind oft nicht in der Lage, Hilfe zu holen – sie können manchmal Stunden bis Tage liegen, bevor ihnen Hilfe geboten werden kann.

➔ Knochendichtemessung ist wichtig für die Osteoporosefrüherkennung!

Die Dauer des Krankenhausaufenthaltes schwankt je nach therapeutischem Vorgehen und den Möglichkeiten einer postoperativen Rehabilitation. Komplikationen sind Folge der Fraktur selbst, der Operation oder der Begleiterkrankungen.

Frauen sind besonders gefährdet, vor allem nach der Menopause. Der Mangel an weiblichen Geschlechtshormonen trägt wesentlich zur Entstehung von Osteoporose bei (siehe Seite 240). Diese Hormone stimulieren die knochenbildenden und hemmen die knochenabbauenden Zellen.

Die Osteoporose ist deshalb eine Krankheit unserer Zeit geworden, weil wir eine höhere Lebenserwartung haben. Wie viele andere Erkrankungen (Krebs, Herzinfarkt oder Demenz) haben wir sie früher nicht erlebt, weil wir nicht so alt geworden sind.

Beispiel: Um 1930 etwa hatten Frauen eine durchschnittliche Lebenserwartung von 58 Jahren – heute sind es mehr als 80. Das Risiko, irgendwann im Leben eine osteoporotische Fraktur zu erleiden, liegt bei Frauen bei 30 bis 40 % (bei Männern etwa bei 13 %).

Die Ursachen der Osteoporose können genauso genetische Faktoren sein wie Kalzium-, Vitamin-D- und Bewegungsmangel, Untergewicht, Rauchen, oder Leistungssport. Auch hohe Phosphoraufnahme (vor allem in Limonaden) kann schädlich wirken. Ebenso sind zu hohe Eiweißzufuhr, Salz, Koffein und Alkohol schlecht für die Knochen.

Charakterisierung von Risikopatientinnen für Osteoporose

Primär/idiopathisch	sekundär
Unvermeidbar Rasse – kaukasisch Familiäre Disposition Menopause Zierlich, zarter Knochenbau Blond	**Erkrankungen** chronische Niereninsuffizienz Gastrektomie, intestinaler Bypass Malabsorptionssyndrom multiples Myelom
Begünstigend Niedrige Kalziumaufnahme Niedrige Vitamin-D-Versorgung	**Endokrinopathien**[1] Hyperparathyreoidismus[2] Hyperthyreose[3] Diabetes
Nahrung /Kalziumräuber Koffein Protein Ballaststoffe Salz Alkohol	**Medikamente** Antikonvulsiva Antazida Schilddrüsenhormone
Körperliche Inaktivität	
Rauchen	

[1] Krankheiten, bei denen hormonelle Störungen ursächlich im Vordergrund stehen
[2] Überfunktion der Nebenschilddrüse
[3] Überfunktion der Schilddrüse

Töchter von Müttern mit Osteoporose haben oftmals selbst eine geringere Knochendichte. Dieses familiäre Auftreten bedeutet ein signifikant erhöhtes Risiko. Auch die Ernährung spielt eine entscheidende Rolle. Eine kalziumreiche Kost in der Kindheit und Jugend ist die wichtigste Vorbeugung und gewährleistet die Bildung der optimalen Menge an Knochenmasse. Die höchste Knochendichte wird um das 30. Lebensjahr erreicht.

Knochendichte messen lassen

Wichtig ist ein Knochendichte-Screening, um rechtzeitig einen Knochenmasse-Verlust zu diagnostizieren und entsprechende Therapiemöglichkeiten gegen Osteoporose und somit eine Prophylaxe gegen Knochenbrüche anbieten zu können.

Wenn Sie mit 50 Jahren dabei entdecken, dass Ihre Knochendichte besser sein könnte, aber Sie noch nicht in der Gefahrenzone liegen, so löst das für Sie vielleicht die Motivation aus, mit einem entsprechenden Übungsprogramm und einer höheren Kalziumzufuhr zu reagieren.

Wenn jemand zum Zeitpunkt der Menopause eine Knochendichtemessung durchführen lässt, und diese Werte im Normalbereich ergibt, bedeutet das leider nicht, dass das so bleibt – mit zunehmendem Alter kann auch eine Verschlechterung eintreten.

Deshalb:
Ab 65 regelmäßige Knochendichtemessung, bei erhöhtem Risiko bereits ab 60 oder früher!

Diagnostik und Therapie

Anamnese (Erfassen von familiärer Osteoporoseneigung – »Hexenbuckel«), Risikoerfassung, klinische Untersuchung, Röntgen, Densitometrie – »Knochendichtemessung«, Labor, Differentialdiagnostik von möglichen internen Erkrankungen, die sich auf den Knochenstoffwechsel auswirken. Eine Labordiagnostik dient in erster Linie zur Sicherung der Diagnose und zur Abgrenzung und zum Ausschluss von verschiedenen internen Erkrankungen, die den Knochenstoffwechsel beeinflussen. Damit wird auch eine individuelle Therapie möglich.

Wird Osteoporose festgestellt, ist es das Ziel, den weiteren Knochenschwund zu stoppen und die verbleibende Knochenmasse zu stärken. Dazu gehört auch, den Muskelapparat aufzubauen und vorhandene Schmerzen zu behandeln. Auf jeden Fall soll das Risiko für Knochenbrüche herabgesetzt werden.

Bei der Therapie spielt die Ernährung eine wichtige Rolle. Die tägliche Kalziumaufnahme sollte auf bis zu 1.500 Milligramm erhöht werden – um das sicherzustellen, sollten Kalziumpräparate eingenommen werden.

Therapieziel ist die Verbesserung der Knochenstabilität und die Verhinderung von Frakturen. Eine ausreichende Versorgung mit Kalzium und genügend Vitamin D ist die Voraussetzung für eine spezifische medikamentöse Osteoporose-Basistherapie. Die alleinige

→ Rauchen schadet den Knochen!

→ Osteoporose kann nicht geheilt werden – nur Vorbeugung hilft

Behandlung einer bereits vorhandenen Osteoporose mit Kalzium und Vitamin D_3 ist nicht ausreichend.

Vom Arzt ist abzuklären, ob eine erhöhte Vitamin-D-Zufuhr sinnvoll ist. Arzt oder Ärztin werden entscheiden, welches Medikament für wen am besten passt. Es sind verschiedene Präparate auf dem Markt: Solche, die den Knochenabbau hemmen und solche, die die Knochenzellen stimulieren, Knochenmasse aufzubauen.

Grundsätzlich gibt es keine Therapie, die Osteoporose komplett heilen könnte - umso wichtiger ist die Vorbeugung!

Man kann sie aber stoppen und das Risiko senken, dass die Knochen brechen.

Welche Nahrungsmittel können helfen?

Eine Verbesserung der Kalziumaufnahme wird durch den gleichzeitigen Verzehr von Lebensmitteln mit Zitronen und Apfelsäure sowie mit Vitamin C erreicht.
Durch Vitamin-K-reiche Gemüsesorten wird die Kalziumausscheidung über die Nieren gehemmt, was dazu beiträgt, den Kalziumbestand des Körpers zu erhalten. Vitamin D wird durch den Genuss von Fisch, Eiern, Pilzen, Margarine und Käse zugeführt, kann aber auch aus körpereigenen inaktiven Vorstufen gebildet werden. Für die Umwandlung der Vorstufen in aktives Vitamin D ist UV-Strahlung/Sonnenlicht notwendig.

Negativen Einfluss auf den Knochenstoffwechsel haben: Eiweiß und phosphatreiche Kost (Innereien, Wurst, Fleischwaren, Fertigprodukte, Cola), Oxalsäure (Rhabarber, Spinat, Schokolade, schwarzer Tee), Kaffee, übermäßiger Alkoholkonsum und Rauchen, außerdem ein Mangel an den Vitaminen K, C, D, B_6, B_{12}.

Kalziumreich sind vor allem Milch und Milchprodukte, wobei fettarme Varianten mindestens genauso viel Kalzium enthalten wie fettreiche. Kalzium ist auch in Mohn, Sesam, Kresse, Kraut, Haselnüssen, Brokkoli, Tofu, Mineralwasser und getrockneten Feigen enthalten. Die Kalziumaufnahme vom Darm wird durch Milchzucker und Vitamin D gefördert, diese sind wiederum auch nur in Milchprodukten enthalten.

Wie ernährt man sich richtig?

Knochenfreunde sind Milchprodukte, Obst und Gemüse und Fisch. Die Kalziumzufuhr von 1.000 bis 1.500 mg sollte auf mehrere kleinere Mahlzeiten verteilt werden, damit eine bessere Resorption gewährleistet ist. Milch und Milchprodukte, kalziumreiche Gemüsesorten wie Brokkoli, Kohl, Lauch, Obstsorten, Kräuter, kalziumreiche Mineralwässer und angereicherte Obstsäfte können eine gute Ergänzung darstellen.

Osteoporose-Check

Bitte beantworten Sie folgende Fragen:	Ja	Nein
Haben Sie geringes Körpergewicht?	❐	❐
Haben Sie einen sehr zarten Körperbau, sind Sie blond und haben Sie blaue Augen?	❐	❐
Sind Sie 45 Jahre oder älter?	❐	❐
Haben Sie in der Familie Osteoporose-Fälle (Mutter, Schwester)?	❐	❐
Hatten Sie mehrere Geburten und Stillperioden?	❐	❐
Rauchen Sie?	❐	❐
Trinken Sie mehr als zwei Gläser Alkohol täglich?	❐	❐
Essen Sie keine oder wenige Milchprodukte, nehmen Sie auch keine Kalziumpräparate und essen Sie so weniger als 1.000 mg Kalzium täglich?	❐	❐
Haben Sie die Menopause bereits hinter sich?	❐	❐
Erlebten Sie die Menopause sehr früh?	❐	❐
Sind Sie kinderlos?	❐	❐
Nehmen Sie regelmäßig Medikamente, die Kalzium aus Ihren Knochen lösen (z. B. Kortison, Schilddrüsenmedikamente, Magenmittel: Antazida – die Aluminium enthalten, Antikoagulantien)?	❐	❐
Können Sie nur wenig Kalzium zu sich nehmen, zum Beispiel weil Sie Nierensteine haben?	❐	❐
Leiden Sie an folgenden Krankheiten: rheumatoide Arthritis, Thyreotoxikose, Cushing Syndrom, entzündliche Darmerkrankungen (Morbus Crohn, Colitis ulcerosa), chronische Bauchspeicheldrüsenentzündung?	❐	❐
Bewegen Sie sich wenig?	❐	❐
Können Sie sich auf Grund einer Erkrankung nur sehr eingeschränkt bewegen?	❐	❐
Trinken Sie mehr als 3 Tassen Kaffee oder schwarzen Tee pro Tag?	❐	❐
Trinken Sie mehr als zwei Softdrinks (Limonaden) am Tag?	❐	❐
Haben Sie eine chronische Mangelernährung?	❐	❐
Haben Sie eine hohe Natriumaufnahme? Salzen Sie viel, essen Sie häufig Suppenwürfel oder trinken Sie Mineralwässer mit viel Natrium?	❐	❐
Haben Sie eine hohe Eiweißaufnahme? Essen Sie viel Fleisch, Wurst?	❐	❐
Machen Sie oft eine einseitige Diät?	❐	❐

Jedes JA bedeutet einen Risikofaktor für die Osteoporose. Beantworten Sie für sich, ob Sie einen oder mehrere dieser Risikofaktoren haben. Diskutieren Sie diesen Risikocheck und Ihre Antworten mit Ihrem Arzt/Ihrer Ärztin. Je häufiger Sie angekreuzt haben, desto höher ist Ihr Risiko.

→ Testen Sie Ihr Osteoporose-Risiko!

PCO, Polyzystisches Ovarsyndrom

Das Polyzystische Ovarsyndrom (PCO) ist eine Erkrankung, die bei 5 – 10 % der geschlechtsreifen Frauen auftritt. Der Erkrankungsbeginn liegt typischerweise zwischen dem 15. und 25. Lebensjahr. Die Krankheitsentstehung ist unbekannt.

→ Typisch für das PCO sind die vielen kleinen Zystchen

Das PCO ist charakterisiert durch Zyklusstörungen in Kombination mit einem männlichen Behaarungstyp (Hirsutismus), Akne oder Haarausfall (Alopezie) und/oder einer Erhöhung des Anteils der männlichen Geschlechtshormone im Blut (Hyperandrogenämie).
Bei 70 % der Patientinnen findet sich das typische Ultraschallbild von vielen kleinen Zysten in beiden Eierstöcken, die klassischen polyzystischen Ovarien, die ursprünglich namensgebend waren und von Stein und Leventhal 1935 erstmalig beschrieben wurden.

Klinisch imponiert das PCO oft zusätzlich durch Übergewicht und einen unerfüllten Kinderwunsch. Oft zeigt sich eine familiäre Häufung, sodass eine genetische Komponente anzunehmen ist.

In zahlreichen Untersuchungen konnte ein Zusammenhang des PCO mit dem Metabolischen Syndrom festgestellt werden. Das Metabolische Syndrom umfasst Übergewicht (Adipositas), eine Zuckerverwertungsstörung (Diabetes mellitus), Blutfettwerterhöhung (Hyperlipidämie), Bluthochdruck (arterielle Hypertonie) und Gefäßverkalkung.

Zur Diagnostik des PCO sind folgende Untersuchungen notwendig:

Erfassung der Krankengeschichte der Patientin (Beginn der ersten Periode, Menstruationszyklus, Pubertätsentwicklung, Familiengeschichte, Pilleneinnahme etc.), eine körperliche Untersuchung mit Beurteilung der Haut und der Körperbehaarung sowie Bluttests mit Bestimmung verschiedener Hormone. Beim PCO findet sich üblicherweise ein erhöhtes LH bei normalem FSH, dementsprechend ist der LH/FSH-Quotient häufig größer als 2.

Komplettierend sollte eine Ultraschalluntersuchung der Eierstöcke durchgeführt werden. Eine Erkrankung der Hirnanhangdrüse (Hypophyse), der Nebenniere und des Eierstocks (Ovar) muss ausgeschlossen werden.

Zudem ist eine Untersuchung der Schilddrüsenfunktion erforderlich, da ein Teil der PCO-Patientinnen darüber hinaus noch an einer Unterfunktion der Schilddrüse leidet. Bei allen betroffenen Patientinnen sollte nach der Diagnosesicherung und Therapieeinleitung durch den betreuenden Gynäkologen in Kooperation mit einem Internisten frühzeitig mit einer Behandlung des Metabolischen Syndroms begonnen werden, um Herz-Kreislauf-Erkrankungen vorzubeugen.

Therapien des PCO

Hormone

Bei der hormonellen Behandlung kommen unter anderem die Pille mit spezieller Dosierung, Spironolakton und Glukokortikoide zum Einsatz (Details lesen Sie auf Seite 231f.).

Adipositas

Bei ausgeprägter Adipositas ist eine diätetische Kalorieneinschränkung anzustreben, die jedoch nur bei wenigen Patientinnen zu einer dauerhaften stabilen Gewichtsreduktion führt. Langfristige Gewichtsabnahmen können nur durch konsequente Kalorienreduktion und regelmäßige körperliche Bewegung erreicht werden.

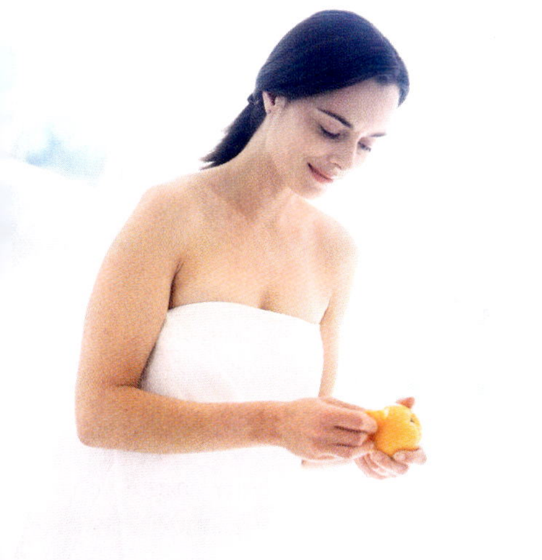

Operative Therapieoptionen

Bei Nichtansprechen auf eine Clomiphentherapie empfiehlt sich eine laparoskopische Keilresektion oder eine Stichelung der Eierstöcke.

> Bei Patientinnen mit PCO kommt es aufgrund einer Verhärtung der Eierstockoberfläche nicht zu einem Eisprung, die nicht geplatzten Eibläschen sammeln sich direkt unter der Eierstockoberfläche wie eine Perlschnur nebeneinander an.

Die PCO ergibt ein typisches Ultraschall-Bild. Die Hyperandrogenämie an sich führt am Ovar zu einer Verdickung (Fibrose) der äußeren Eierstockwand (Kapsel), die zusätzlich die FSH-Wirkung blockiert. Zudem hemmen die hohen Androgenspiegel die Bildung eines Hormonbindungsproteins (SHBG – Sexualhormon bindendes Globulin), das normalerweise einen Teil der aktiven männlichen Hormone bindet und somit seine Wirkung vermindert.

Operativ kann man durch entsprechende Methoden – Keilresektion und Stichelung der Eierstöcke – die Funktion des Eierstocks wiederherstellen. Dabei wird aus dem Eierstock ein Gewebekeil herausgeschnitten oder mit einer Elektronadel mehrere kleine Löcher in die Oberfläche des Eierstocks gebohrt (= Stichelung).

→ PCO-Therapien: Hormone und Gewichtsreduktion oder operativ

→ Zuckerkrankheit und metabolisches Syndrom können die Entstehung des PCO begünstigen

Insulinresistenz – Metabolisches Syndrom

Auch wenn die Insulinresistenz nicht die alleinige Ursache für die Entstehung eines PCO darstellt, so verstärkt die begleitende Hyperinsulinämie (erhöhte Insulinkonzentration im Blut) den Circulus vitiosus (Teufelskreis) des PCO.

Das Verständnis dieser pathophysiologischen Zusammenhänge führte zum Einsatz der Insulinsensitizer in der Behandlung betroffener Frauen. Internationale Studien zeigten unter Therapie mit dem oralen Antidiabetikum Metformin eine signifikante Senkung der Androgene, eine Erhöhung des SHBG und eine Normalisierung des Menstruationszyklus mit Verbesserung der Fertilität (Fruchtbarkeit).

Besonders hervorzuheben ist auch die Gewichtsabnahme bei vielen PCO-Patientinnen, im Mittel etwa 6 – 10 kg in 6 Monaten. Zudem ergeben sich eine Senkung der Triglyzeride, des systolischen Blutdrucks und eine Erhöhung des HDL-Cholesterins.

Internet: www.pco-syndrom.de
www.bkk.de

PMS, Prämenstruelles Syndrom

Die Tage vor den Tagen

Unter dem Begriff PMS werden verschiedene Symptome zusammengefasst, die wenige Tage bis Wochen vor dem Einsetzen der Menstruation regelmäßig auftreten und danach rasch wieder verschwinden.

Die Ursachen der körperlichen und psychischen Beschwerden, die vor oder während der Anfangsphase der Menstruation zyklisch auftreten – sie werden unter dem Begriff »Prämenstruelles Syndrom« zusammengefasst – sind nach wie vor nicht geklärt.

Das Prämenstruelle Syndrom umfasst bis zu 30 verschiedene psychische und physische Symptome, die zwischen 2 und 14 (!) Tagen vor der einsetzenden Menstruationsblutung auftreten können.

Sie umfassen unter anderem Nervosität, Reizbarkeit, Schlafstörungen, Brustschmerzen, Gewichtszunahme, Ödeme, Kopfschmerzen, Konzentrationsbeschwerden, Ängstlichkeit und Stimmungslabilität, somit emotionale und physische Beschwerden unterschiedlichster Ausprägung und Qualität.

Je nach Symptomen und deren Ausprägung wird die Häufigkeit in der weiblichen Bevölkerung mit 25 – 85 % angegeben. 2,5 – 5 % der Frauen fühlen sich durch die auftretenden Symptome massiv in ihrer Lebensqualität beeinträchtigt. Das Bild des Prämenstruellen Syndroms ändert sich im Laufe des Lebens, wobei das wichtigste Symptom jedoch die unterschiedlich ausgeprägte Wasseransammlung im Gewebe darstellt.

Von der Umgebung oftmals als hysterisch, zumindest aber als überdurchschnittlich »empfindlich« abqualifiziert, versuchen viele Betroffene durch Selbstmedikation ihrer Symptome Herr zu werden.

So liegt der Medikamentenbedarf beim Prämenstruellen Syndrom in der Gruppe der 17- bis 20-jährigen Mädchen bei knapp 20 %.

Hormonelles Ungleichgewicht zwischen Mangel und Überschusszuständen, zyklische Veränderungen im Mineralstoffwechsel, zu niedrige Magnesium- und Kalziumwerte, aber auch zu viel Stress und falsche Ernährung werden als Auslöser diskutiert.

Grundlage der Diagnose ist die zeitlich-zyklische Zuordnung der Symptome – Beginn in der Lutealphase, der 2. Zyklushälfte; Abklingen in den ersten Tagen nach Beginn der Menstruation.

Zur Behandlung wird eine Vielzahl von Möglichkeiten empfohlen, leider zeigt nur eine geringe Anzahl an Therapien tatsächlich eine nachweisbare Wirksamkeit. Diätetische Maßnahmen haben in der Behandlung des PMS eine große Bedeutung.

Therapie, vor allem in der 2. Zyklushälfte:

- Verzicht und/oder Reduktion von Kaffee, Alkohol, Nikotin, Zucker, fettreichen Milchprodukten, Fastfood, blähenden Speisen

Die Ursache des PMS ist nach wie vor unklar. Sicher ist, dass PMS nur bei Frauen mit Zyklen auftritt: Unterdrückt man medikamentös oder chirurgisch die eigene Hormonproduktion, verschwinden die Symptome. Neben zyklisch schwankenden Gelbkörperhormonwerten dürften auch zu niedrige Serotoninspiegel für die Entstehung maßgeblich sein.

- die Supplementierung von Vitaminen, Spurenelementen (v. a. Zink) und essentiellen Fettsäuren wird in Kombination mit Bewegung und Sport empfohlen
- Ernährung – 1.000 mg Kalzium
- aktive Lebensweise, ausreichend Bewegung in frischer Luft

→ Die Ernährung spielt beim PMS eine sehr große Rolle

Polyarthritis, progressiv chronische

→ Schwere Polyarthritis-Formen können heute vermieden werden

Die chronische Polyarthiritis wird im anglikanischen Raum auch als rheumatoide Arthritis bezeichnet. Es handelt sich um eine ausgesprochen chronische Erkrankung des entzündlichen rheumatischen Formenkreises mit den Zeichen der Autoimmunkrankheit, bei der das fehlgeleitete Immunsystem eigenes Gewebe angreift und zerstört. Eine zumeist schwere Erkrankung, die im europäischen Raum etwa 1 – 2 % der Bevölkerung betrifft. Frauen sind 3-mal häufiger betroffen als Männer. Es gibt vorderhand keine Aussichten auf eine Heilung, lediglich die äußerst schweren Verläufe, die in tristester Behinderung enden, kann man doch hintanhalten.

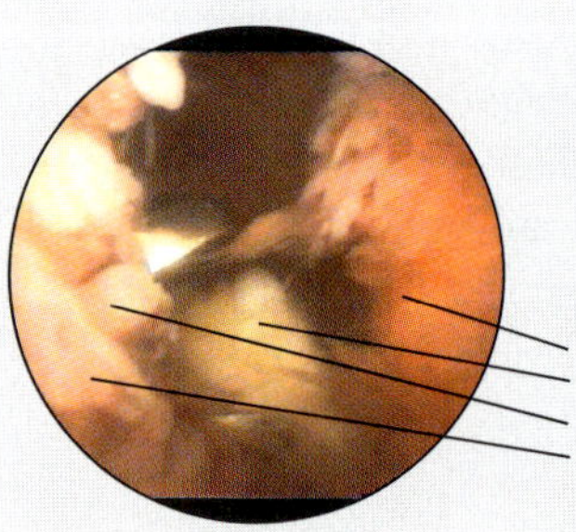

Die Erkrankung entsteht in der Regel kurz nach dem 20. Lebensjahr, wenn man die üblicherweise als eigene Krankheit betrachtete, eher seltene Polyarthritis im Kindesalter ausschließt. Neubeginn im 4. und 5. Lebensjahrzehnt gehört eher zu den Ausnahmen. Die Erkrankung verläuft in Schüben mit akuten Entzündungen von Gelenken, die sich nach einiger Zeit wieder beruhigen – allerdings mit Restzuständen – und nach mehr oder weniger langem Intervall neuerlich auftreten. Wird nichts unternommen, kommt es allmählich zu schwersten Deformierungen der befallenen Gelenke. Während des entzündlichen Schubes mit typischen, schmerzhaften Gelenkschwellungen ist anfangs in erster Linie die zarte Innenschicht der Gelenkkapsel betroffen.

Die ersten schmerzhaften Gelenkschwellungen zeigen sich an den kleinen Fingergelenken. Am häufigsten sind die Grund- und Mittelgelenke der Finger, charakteristischerweise symmetrisch, an beiden Händen betroffen. Bei etwa 20 % der Patienten gehen die Erkrankungen von den großen Gelenken aus, die Hälfte davon entfällt auf die Kniegelenke.

Die Dauer der Entzündungsphasen sowie ihre Intensität und Häufigkeit sind starken Schwankungen unterworfen. Während der Schübe sind die schon deformierten Gelenke kaum beweglich und in den Intervallen besteht eine typische Morgensteifigkeit. Obwohl nicht akut entzündlich verändert, dauert es bis zu einer Stunde, bis die befallenen Gelenke wieder einigermaßen bewegt werden können. Neben den Gelenkveränderungen kommt es durch Bewegungsmangel auch zu einem Muskelschwund der regionalen

Muskulatur. Der Krankheitsverlauf ist sehr unterschiedlich: vom einmaligen Schub bis zu schweren Behinderungen. Bei schweren Gelenkveränderungen bleibt dann die Schmerzsymptomatik auch zwischen den Schüben bestehen. Im höheren Alter kommt es manchmal zum Stillstand, sodass keine neuerlichen Schübe auftreten. Die Therapie, die unbedingt vom Fachmann, vom Rheumatologen, konzipiert werden soll, gliedert sich in 3 Abschnitte. Vordergründig ist die unmittelbare Bekämpfung der akuten, schmerzhaften Schübe. Dies geschieht mittels NSAR (nicht steroidale Antirheumatika), von denen es mehrere

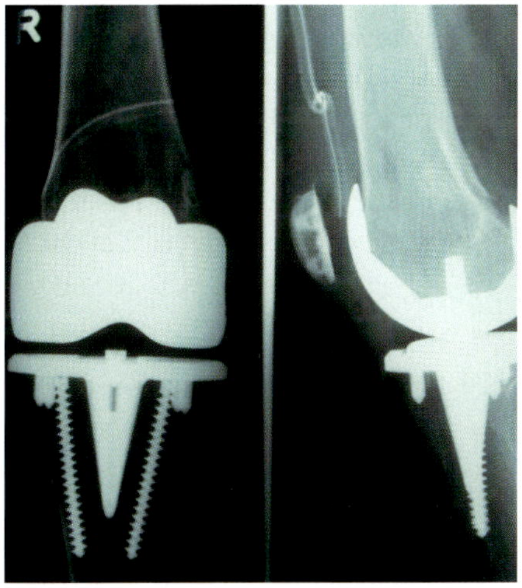

Künstliche Gelenke (hier Knie) als chirurgische Möglichkeit der Hilfe

Gruppen mit unterschiedlicher Verträglichkeit gibt und die sehr individuell eingesetzt werden müssen, eventuell mit Magenschutzmedikamenten. Nur im Extremfall wird Kortison gegeben.

Davon abzugrenzen ist die medikamentöse Basisbehandlung. Hiefür gibt es eine Reihe von Medikamenten, die je nach Schwere der Erkrankung und nach Verträglichkeit ausgewählt und eingesetzt werden müssen.

Die dritte Schiene der Therapie sind die chirurgischen Möglichkeiten. Die beste Behandlung, wenn die Gelenkzerstörung noch nicht weit fortgeschritten ist, besteht in einer operativen Entfernung der entzündlich verdickten und wuchernden Gelenkkapselinnenschicht. Bei höhergradig deformierten Gelenken bleibt noch die Möglichkeit eines künstlichen Gelenkersatzes. Man kann damit gelegentlich doch längerfristige Hilfe bringen.

Die physikalische Medizin bietet eine Palette von Möglichkeiten, die der Facharzt phasengerecht einsetzt, um diese schmerzhafte Erkrankung in Schach zu halten.

Alles in allem ist es, zumindest vorderhand noch, eine sehr lange (meist lebenslange) Therapie. Wichtig ist: rechtzeitig zum erfahrenen Fachmann!

→ **Die Medizin bietet eine Reihe individueller Behandlungsmöglichkeiten**

Psychosomatische Erkrankungen

Angst

→ Frauen haben ein empfindlicheres Seelenleben

Wir Frauen sind oft zu empfindsam. Das macht verletzlich, was wiederum Traurigkeit und Unglücklichsein auslöst. Ängste und Panik machen Frauen das Leben oft schwer. Wenn ihre Seele leidet, nützen auch gesundes Leben und regelmäßiger Sport nichts. Angst ist – ähnlich wie Stress – biologisch notwendig, weil sie vor Gefahr schützt.

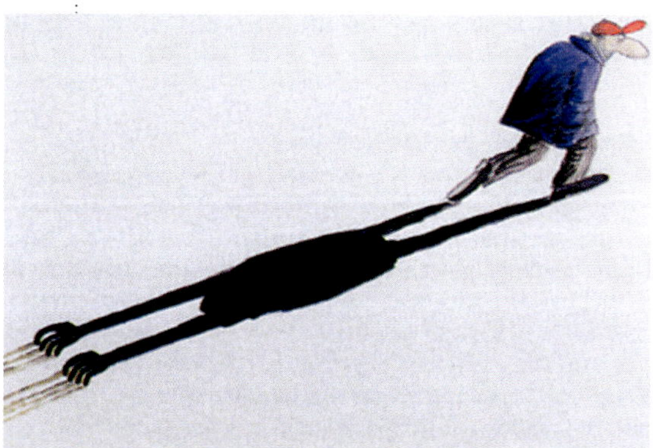

Auch die körperliche Reaktion ist wichtig: Das Hormon Adrenalin wird ausgeschüttet, um den Körper für Flucht oder Angriff fit zu machen. Das Herz schlägt schneller, die Atmung wird flacher. Das wird uns auch völlig klar, wenn wir tatsächlich davonlaufen. In Panik geraten wir aber über diese Körperreaktion, wenn sie auftritt, während wir etwa ruhig in einem Sessel sitzen, arbeiten, Auto fahren, lesen, fernsehen oder kochen. Ausgelöst wird sie durch innere, uns meist nicht bewusste Prozesse. Der Körper unterscheidet nicht zwischen realen und vorgestellten Gefahren. In der Folge entsteht eine Eigendynamik, die uns ängstlich auf jede Regung des Körpers achten lässt. Dadurch steigt die Angst und die Beschwerden treten verstärkt auf.

Angst macht Angst. Immer mehr Menschen leiden darunter. Angststörungen äußern sich in scheinbar völlig grundlos auftretenden körperlichen Zuständen wie Herzrasen, Zittern, Atemnot, Schweißausbrüchen oder Schwindel. Sie vermitteln ein Gefühl völliger Hilflosigkeit und des Ausgeliefertseins. Diese Störungen haben fast immer mit massiven Trennungs- und Verlustängsten zu tun, die in der Entwicklungsgeschichte des Einzelnen begründet sind und durch belastende Lebensumstände zutage treten. Das kann uns alle treffen, nicht nur besonders ängstliche Charaktere.

Problematisch dabei ist, dass zu Angststörungen oft noch Depressionen kommen. Tatsächlich treffen Angsterkrankungen und Depressionen sehr häufig aufeinander. Dabei herrscht dringendes Behandlungsbedürfnis. Betroffene sollten unbedingt Facharzt oder Fachärztin aufsuchen und sich helfen lassen. Die Tendenz bei Depressionen ist stark steigend. Laut Weltgesundheitsorganisation wird im Jahr 2020 die Depression der zweithäufigste Grund für Arbeitsunfähigkeit sein.

Druck

Experten führen die Ursachen für die Zunahme seelischer Probleme auf unseren Lebensstil zurück. Viele von uns fühlen sich beruflich und privat schwer belastet. Wir stehen ständig unter Stress, Zeit- und Leistungsdruck. Die Tage sind voll gepackt mit Pflichten, und Frauen haben ständig das Gefühl, funktionieren zu müssen. Das wirkt erdrückend und macht krank.

Bei einer Therapie setzen die Seelenforscher in zwei Bereichen an: Einerseits mit Entspannungstraining, damit sich der Betroffene selbst helfen kann, andererseits mit dem Aufspüren der Ursachen für die Beschwerden. Angstzustände und Depressionen sind mittlerweile zur Volkskrankheit geworden.

Laut Institut für medizinische Statistik leidet jeder sechste Österreicher im Laufe seines Lebens mindestens einmal darunter.

Depressionen und Ängste beeinträchtigen unser Leben massiv. Sie rauben uns die Lebensfreude, zerstören Partnerschaften und treiben uns in den Krankenstand – oft bis hin zur Arbeitslosigkeit. Trotzdem vertraut sich nur ein Drittel der Betroffenen Ärzten oder Therapeuten an, weil die Leiden in unserer Gesellschaft oft nicht als Krankheit, sondern als Charakterstörung gesehen werden. Das ist falsch, denn Linderung ist meist rasch möglich: therapeutisch, und wenn es sein muss, auch medikamentös.

Seelen-Check

Trifft einer dieser Punkte auf Sie zu, sollten Sie sich helfen lassen:

- Ich bekomme rasendes Herzklopfen und Angst, dass ich sterben muss.
- Ich fühle mich krank, aber es gibt keinen medizinischen Befund.
- Ich habe Probleme beim Ein- und Durchschlafen.
- Ich plage mich oft mit Gedanken, von denen ich glaube, dass ich mit niemandem darüber reden kann (Albträume, Stress-, Schuld- oder Hassgefühle).
- Ich fühle mich lustlos, erschöpft und überfordert.
- Ich bin niedergeschlagen und habe keine Freude am Leben.
- Ich lebe in einer schwierigen Beziehung, die mir die Luft zum Atmen nimmt.
- Ich kann ohne bestimmte Rituale (ständiges Waschen, Zusperren) nicht existieren, obwohl diese mein Leben völlig einengen.
- Ich denke manchmal an Selbstmord.
- Ich bin in einer belastenden Umbruchsituation (Tod, Arbeitslosigkeit, Trennung).

→ Professionelle Hilfe zulassen!

→ Angststörungen: professionelle therapeutische Hilfe suchen!

Therapie gegen Angst

- Keine Angst vor der Angst. Die erste menschliche Reaktion ist, die Situationen (etwa Liftfahren), in denen die Attacken aufgetreten sind, zu vermeiden. Das ist falsch. Denn nach und nach entwickelt sich eine Angst vor der Angst. Die Angstanfälle suchen sich andere Situationen aus und kommen bei anderen Gelegenheiten wieder.
- Deshalb sollte man sich bewusst in die Situation begeben und versuchen, das Angstgefühl selbst zu analysieren: Ängste nicht unterdrücken, sondern sich dazu bekennen und sie konsequent durchdenken.
- Möglichst über seine Ängste reden – am besten mit seinem Lebenspartner oder einem guten Freund, der besten Freundin. Der vertraute Mensch kann sehr hilfreich sein, indem er zuhört und ermutigt.
- Versuchen, sich mit kleinen Schritten zu befreien. Hat man es etwa endlich geschafft, allein in einem Aufzug zu fahren, sollte man sich selbst dafür loben.
- Die verschiedenen Entspannungstechniken sind eine gute Unterstützung gegen Alltagssorgen und Unbehagen.
- Etwas für sich selbst tun, das gut tut.
- Für Ausgewogenheit zwischen Arbeitszeit und Freizeit sorgen.
- Kondition antrainieren: Jede Art von Bewegung ist für den Körper ideal und Balsam für die Seele. Dadurch bekommt man wieder Vertrauen zum eigenen Körper. Das ist bei Angstattacken besonders wichtig.

Verband der Psychotherapeuten:

www.bdp-verband.org
www.psyonline.at

Eifersucht

Ein Stich schießt durch den Körper, das Herz rast, der Magen verkrampft sich, die Luft bleibt weg und der Schweiß bricht aus: Eifersucht, die Eigenschaft, die mit Eifer sucht, was Leiden schafft. Eifersucht kann das Leben zur Hölle werden lassen. Eifersucht ist wie Angst

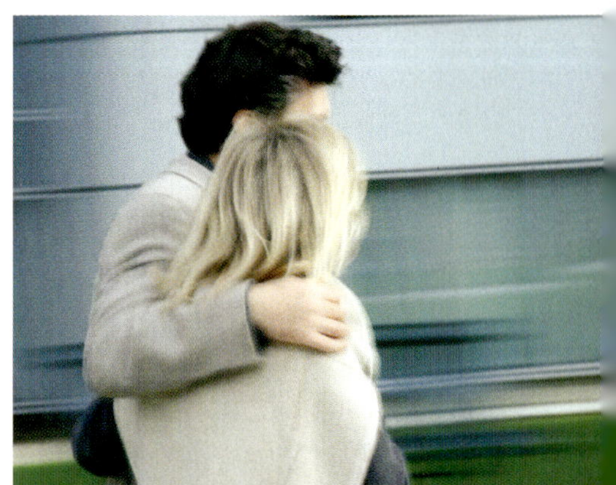

extrem schlecht für unsere Gesundheit und unser Wohlbefinden, wobei es hier nicht um ganz normale Eifersuchtsgefühle geht – die sind in Ordnung, die kennt fast jeder. Wenn die Eifersucht aber tatsächlich zur Sucht und krankhaft wird, ist das Verhalten nur noch zerstörerisch – vor allem sich selbst gegenüber.

Prinzipiell ist Eifersucht eine evolutionsgeschichtlich alte, sehr starke Leidenschaft, die sich zusammen mit der Liebe und der Bindung zu einer Person entwickelte. »Eifersucht ist etwas, das zur biologischen Grundausstattung des Menschen gehört. Es gibt kaum jemanden, der nicht eine gewisse Spur von Eifersucht empfinden kann. Liebe setzt ja Eifersucht voraus und umgekehrt«, sagt Harald Oberbauer, Oberarzt an der Innsbrucker Universitätsklinik für Psychiatrie sowie Gründer und Leiter der dortigen Eifersuchtsambulanz. Diese Ambulanz ist eine einzigartige Einrichtung: In den Eifersuchtssprechstunden, die es auf Krankenschein gibt, werden in Einzel- oder Paartherapien Probleme aufgearbeitet und gemeinsam Lösungsstrategien gesucht.

Eifersucht gehört zur Liebe

Als Menschen begannen, Gefühle in eine Beziehung zu investieren, entwickelten sie auch Verteidigungsstrategien, um die Liebe zu schützen. Stark ausgeprägte Eifersucht setzt Betroffenen allerdings dermaßen zu, dass sie sich mit nichts anderem mehr beschäftigen können und schließlich glauben, verrückt zu werden.

Wann aber wird Eifersucht krankhaft? Psychiater und Psychotherapeut Oberbauer: »Pathologisch ist sie dann, wenn die eigene Lebensqualität oder die des Partners, auf den sich die Eifersucht konzentriert, darunter leidet. Wenn man so eingeengt ist und an nichts anderes mehr denken kann als daran, betrogen zu werden.«

Mehr als 90 Prozent aller Frauen und Männer kennen das Symptom Eifersucht und sind gleichermaßen davon betroffen – Eifersucht ist nicht primär weiblich. Unter besonderen Umständen neigen bis zu zwei Prozent zu krankhafter Eifersucht, die – primär bei Männern – auch zu Gewalt führen kann.

→ 90 % aller Menschen sind eifersüchtig

Knacks in der Beziehung

Berechtigte Eifersucht besteht natürlich dann, wenn der Partner fremdgeht, die Kommunikation und das Sexualleben nicht mehr funktionieren. So genannte »normale« Eifersucht kann ein Signal dafür sein, dass grundlegende Bedürfnisse nicht befriedigt werden. Diese Eifersucht ist dann ein Zeichen dafür, dass in der Partnerschaft einiges nicht mehr stimmt. Werden solche Situationen nicht verändert und bereinigt, scheitert früher oder später die Beziehung. Unter dem Deckmantel der Eifersucht liegen manchmal unausgesprochene Probleme: Man fühlt sich unverstanden oder kann sich nicht mitteilen. In einem solchen Fall empfiehlt sich eine Paartherapie.

Heilung ist möglich

→ Psychotherapie kann Eifersucht heilen

Krankhaft eifersüchtig sind meist Menschen, die ein gemindertes Selbstwertgefühl haben; die von sich selbst nichts halten, weil ihnen etwa in der Kindheit vermittelt wurde, dass sie den Eltern nicht wichtig sind. Durch fehlende Liebe und Geborgenheit konnte kein stabiles Selbstbewusstsein aufgebaut werden.

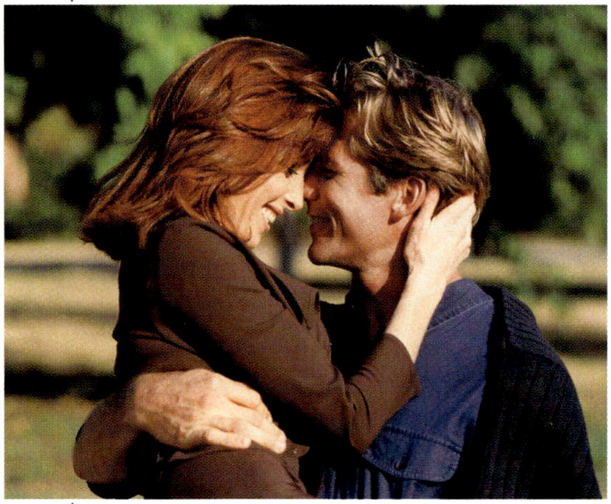

Wer die normale Eifersucht auf nachfolgende Geschwister nicht mit Hilfe der Eltern bewältigen konnte, ist gefährdet, als Erwachsener unter starker Eifersucht zu leiden. Dann braucht er die ständige Aufmerksamkeit seines Partners, um nicht der Angst zu verfallen, vor dem Nichts zu stehen. Oberbauer: »Solche Menschen leben in der Vorstellung, dass die Konkurrenz viel besser ist. Und weil die anderen viel schöner sind, ist es auch logisch, dass sich der Partner nach anderen umsieht.«

Pathologische Eifersucht, in der Literatur als »Othello-Syndrom« beschrieben, ist der Feind der Liebe. Sie beruht neben der Selbstwertproblematik häufig auf chronischem Alkoholismus oder Depressionen. In Extremfällen steigert sich die Sucht bis ins Wahnhafte.

Betroffene können sich nicht mehr distanzieren; Kontrollfunktionen versagen. Werden diese psychiatrischen Krankheiten erfolgreich behandelt, verschwindet auch die pathologische Eifersucht. Zur Heilung werden psychotherapeutische Verfahren – meist kombiniert mit Medikamenten – angewendet.

Strategien gegen die Eifersucht

- Treten Gefühle der Eifersucht auf, sollte man diese dem Partner unbedingt mitteilen und sie ernsthaft besprechen: Der Partner sollte in die eigene Gedankenwelt eingeweiht werden. Trägt man das Problem ständig mit sich allein herum, wird es stetig größer, weil man immer weitere Gedanken spinnt, die nicht korrigiert werden.
- Betroffene sollten erkennen, dass nicht ihr Partner sie eifersüchtig macht, sondern dass sie das selbst tun. Man sollte versuchen, bestimmte Verhaltensweisen des Partners nicht ständig als persönliche Ablehnung zu deuten und schon gar nicht als Beweis, dass man für ihn nicht gut genug ist.

- Das Selbstbewusstsein stärken: Nichts wirkt besser gegen Eifersucht als gesundes Selbstvertrauen. Wer sich selbst mag, von sich überzeugt ist und entsprechend viel Liebe in die Partnerschaft einbringt, vermutet nicht hinter allem und jedem Feinde oder Rivalen.
- Nicht alles für den Partner aufgeben, sondern die eigenen Interessen verfolgen und den eigenen Freundeskreis pflegen. Dann ist man nicht völlig vom Partner abhängig.
- Nicht aus Angst vor dem Verlassenwerden die eigenen Bedürfnisse an die des Partners anpassen.
- Die eigenen Fantasien immer wieder überprüfen, ob sie überhaupt den Tatsachen entsprechen.
- Den Partner durch Kontrolle an tatsächlicher oder vermuteter Untreue hindern zu wollen, führt lediglich dazu, sich selbst zu quälen und sich der Lächerlichkeit preiszugeben.
- Niemals den Respekt gegenüber dem Partner verlieren, auch wenn Angst und Wut noch so groß sind.
- Die Liebeszeichen des Partners nicht übersehen: Werden diese ständig ignoriert, wird er irgendwann entnervt aufgeben.
- Oft kann es sehr hilfreich sein, das Eifersuchtsproblem mit der besten Freundin zu besprechen.

Eifersuchts-Test

Denken Sie oft oder mehrmals täglich daran, dass Ihr Partner untreu ist oder sein könnte?	❏
Durchsuchen Sie persönliche Sachen Ihres Partners auf eventuelle »Beweisstücke«?	❏
Fällt Ihnen auf, dass Sie bestimmte Verhaltensweisen Ihres Partners in Richtung Seitensprung deuten?	❏
Lassen Sie Ihren Partner nur selten allein?	❏
Sind Sie beunruhigt, wenn Ihr Partner mit anderen ausgeht oder ein Geschäftsessen hat?	❏
Spionieren Sie Ihrem Partner nach?	❏
Belauschen Sie die Telefongespräche Ihres Partners?	❏
Fragen Sie Ihren Partner häufig, ob er/sie untreu ist?	❏
Beschimpfen Sie Ihren Partner wegen vermeintlicher Untreue?	❏
Fragen Sie andere Personen über Aktivitäten und Aufenthaltsort Ihres Partners aus?	❏
Kennen Sie Kontrollanrufe?	❏
Versuchen Sie, Ihren Partner ständig zu kontrollieren?	❏
Gibt es in Ihrer Beziehung häufig Streit wegen vermuteter Untreue?	❏
Beobachten Sie in Gesellschaft Ihren Partner, ob er mit anderen flirtet?	❏
Fühlt sich Ihr Partner wegen Ihrer Eifersucht bereits in seiner persönlichen Freiheit eingeschränkt?	❏

Wenn Sie ein oder zwei Fragen mit »Ja« beantworten, sollten Sie mit Ihrem Partner endlich offen darüber reden und versuchen, das alte Vertrauen wieder zu gewinnen. Wer mehrere Fragen mit »Ja« beantwortet, sollte professionelle Hilfe in Anspruch nehmen.

Quelle: UNI-Klinik Innsbruck, Eifersuchtssprechstunde

→ Die beste Strategie: gesundes Selbstvertrauen

Depression

Angsterkrankungen und Depressionen treten sehr häufig gemeinsam auf.

Einer Depression liegt ein gestörtes Gleichgewicht gewisser Stoffe zu Grunde: Die wichtigsten Überträgerstoffe sind Noradrenalin, Serotonin und Dopamin (Details über den Einfluss der Hormone auf psychische Erkrankungen lesen Sie auf Seite 233f.).

→ Depressionen können sich aus Stress entwickeln

Depressionen sind sehr häufig, sie sind Stoffwechselkrankheiten und gut behandelbar. Symptome sind Schuldgefühle, Angst und Schwermut, Antriebslosigkeit und Interesselosigkeit. Betroffene Frauen sind häufig niedergeschlagen, betroffene Männer sind oft aggressiv und »grantig«. Depressionen können jeden treffen und haben tausend Masken.

Auch nach einer Geburt kann eine hormonell verursachte, scheinbare »grundlose« Traurigkeit bzw. Depression (siehe Baby-Blues, Seite 398f.) auftreten.

Milde Depressionen beginnen häufig nach negativem Stress. Hier kann man mit Naturheilmethoden sehr gut helfen. Mittelschwere und schwere Depressionen müssen unbedingt ärztlich behandelt werden bzw. machen eine Psychotherapie erforderlich.

Schilddrüsenprobleme

Sie ist winzig und solange sie richtig funktioniert, bemerkt man sie nicht einmal: die Schilddrüse, ein Tausendsassa unter unseren Organen. Ein kleiner Schmetterling, der unglaublich viel regelt und in Schwung hält, uns aber unheimlich quälen kann, wenn er aus dem Gleichgewicht gerät.

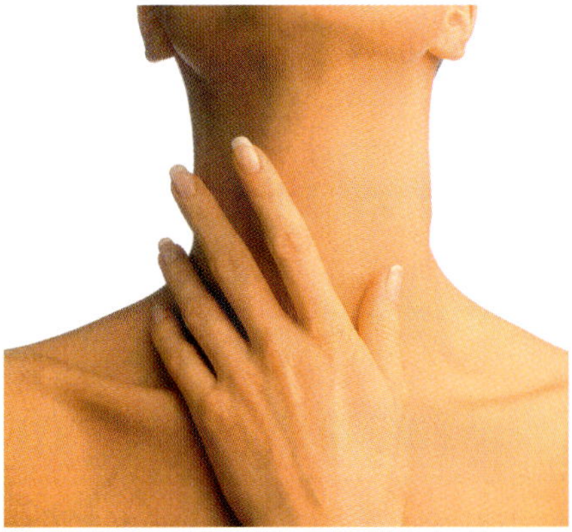

Das schmetterlingsförmige Organ ist zwar viel kleiner, aber genauso wichtig wie das Herz. Bei der Frau wiegt die Schilddrüse, die unterhalb des Kehlkopfes liegt, normalerweise 20 Gramm, beim Mann 25. Die Schilddrüse produziert die Hormone Thyroxin (T4) und Tri-Jod-Thyronin (T3) – über die genaue Wirkung der Hormone lesen Sie auf Seite 217f. Diese beiden Hormone werden in das Blut abgegeben und wirken auf alle Organsysteme des Körpers – auf Herz und Kreislauf, den Magen-Darm-Trakt, den Energiestoffwechsel, die Haut, die Persönlichkeit, die Psyche und auf den Intellekt. Die Hormone regulieren Körpertemperatur, Wasserhaushalt und Sauerstoffverbrauch. Außerdem sind sie für die Tätigkeit der Muskeln und des Nervensystems bedeutend. Ein normales Wachstum bei Kindern ist ohne Schilddrüsenhormone nicht möglich.

Schmetterling wirkt im gesamten Organismus

Die Hormone der Schilddrüse beeinflussen fast die gesamte körperliche Entwicklung (siehe Seite 216ff.). Auch die seelische Verfassung des Menschen hängt wesentlich von ihrer Funktion ab, deshalb haben Störungen erhebliche Auswirkungen auf das körperliche und seelische Wohlbefinden. Das Problem: Bei verschiedenen Störungen laufen Frauen oft von Pontius zu Pilatus und es dauert dann viel zu lange, ehe der Verdacht auf die Schilddrüse fällt. Direkt zu spüren ist sie ja nicht, aber man sollte bei Problemen stets auch eine Schilddrüsen-Untersuchung ins Auge fassen.

Überfunktion

Herzrasen, Zittern, Gewichtsabnahme, Panikattacken und Schlaflosigkeit können ihre Ursache in einer Überfunktion der Schilddrüse haben, wenn diese zu viel der beiden Hormone produziert. Das lässt sich mit entsprechenden Medikamenten sehr gut behandeln. So genannte Thyreostatika reduzieren die zu heftige Hormonproduktion.

Unterfunktion

Bei einer Unterfunktion wiederum werden zu wenig Hormone ausgeschüttet und der Körper auf Sparflamme gedrosselt. Symptome sind u. a.: Gewichtszunahme, verlangsamter Herzschlag, Verstopfung, Antriebslosigkeit, Depression und erhöhtes Cholesterin. Auch dagegen kann der Arzt ein wirksames Mittel verschreiben: Durch Ersatz-Schilddrüsenhormone wird die verminderte Eigenproduktion erhöht.

»Die Schilddrüse nimmt eine zentrale Rolle im Stoffwechsel ein, sie beeinflusst praktisch alle Organe und die Psyche. Das Beschwerdebild kann vielfältig sein. Deshalb werden Schilddrüsen-Probleme oft erst spät erkannt«, sagt Universitätsprofessor Alois Kroiss, Vorstand des Nuklearmedizinischen Institutes der Rudolfstiftung in Wien.

Schilddrüsen-Erkrankungen sind häufig: Fünf bis acht Prozent der Menschen in Deutschland, Österreich und der Schweiz haben Veränderungen an dem Organ. Und schon wieder trifft es besonders uns Frauen. Wir sind vier- bis sechsmal häufiger betroffen als Männer. Verantwortlich dafür ist unser komplizierter Hormonhaushalt, auf den die Schilddrüse empfindlich reagiert.

→ Die Schilddrüse steuert körperliches und seelisches Wohlbefinden

Entzündung, Kropf oder Knoten

Das Signal, dass mit der Schilddrüse etwas nicht stimmt, ist eine Vergrößerung, die man aber nicht unbedingt selbst erkennen oder spüren muss. Es kann eine vorübergehende Entzündung sein, die einfach zu behandeln ist, es kann sich aber auch um einen Kropf (Struma) oder um Knotenbildung handeln. Die »Basedow`sche Krankheit«, bei der die Augen hervortreten, wird ebenfalls durch die Schilddrüse verursacht.

→ Ein Bluttest reicht zur Erkennung von Störungen aus

Schilddrüsen-Spezialist Alois Kroiss: »Probleme entstehen durch mangelndes Jod. Wenn es zu einer Vergrößerung kommt, versucht die Schilddrüse durch vermehrte Produktion von Hormonen, das Defizit auszugleichen. Es kommt zur Knotenbildung im Schilddrüsengewebe.«

Knoten können durch eine Szintigrafie abgeklärt werden. Dabei wird dem Patienten eine kurzlebige radioaktive Substanz injiziert und mit einem Spezialgerät die Funktion der Schilddrüse gemessen. Ihre Größe wird durch eine Ultraschalluntersuchung festgestellt. Zudem werden die Hormonwerte im Blut bestimmt. Details zum Einfluss der Schilddrüsenhormone lesen Sie auf Seite 216ff.

Heiß oder kalt

Knoten, die keine Hormone produzieren, werden als »kalt« und jene, die sehr viele Hormone erzeugen als »heiß« bezeichnet. »Kalte Knoten müssen abgeklärt werden, weil sich ein Karzinom bilden könnte«, erklärt Professor Kroiss. Heiße Knoten wiederum verursachen eine Überfunktion. »Sie sind autonom und halten sich nicht mehr an die Spielregeln. Solche Knoten, vor allem wenn sie einzeln auftreten, betreffen selten die Restschilddrüse. Man nimmt sie chirurgisch heraus und hat eine große Chance, dass danach die Schilddrüse wieder ganz normal funktioniert.« Kroiss empfiehlt, problematische Knoten auf jeden Fall operativ entfernen zu lassen – vor allem, wenn es sich um wachsende kalte Knoten handelt.

Achtung bei älteren Menschen

Die Schilddrüse setzt oft auch älteren Menschen zu. Bei ihnen treten meist nur einzelne Symptome wie Depressionen oder Gewichtsverlust auf. Das wird leider häufig völlig ignoriert – dabei würde ein Bluttest ausreichen, um die Störungen in der Frühphase zu erkennen, zu behandeln und die Lebensqualität des Betroffenen wieder ins Lot zu bringen.

Was die Schilddrüse braucht und was ihr schadet

Jod ist ein lebenswichtiger Grundstoff für die Produktion der Schilddrüsenhormone. Für den täglichen Aufbau braucht das Organ 0,00014 g Jod – etwa ein zehntausendstel Gramm. Laut Empfehlung der Weltgesundheitsorganisation sollten mindestens 150 Mikrogramm pro Tag aufgenommen werden.

In unseren Breiten kann der Jodbedarf nur mit sehr ausgewogener Kost und jodiertem Kochsalz gedeckt werden. Bei einem Mangel beginnt die Schilddrüse verstärkt zu arbeiten und vergrößert sich krankhaft.

Die Folge: Der häufig vorkommende Kropf.

Die durchschnittliche mitteleuropäische Kost enthält zu wenig Jod. Eine besonders gute Quelle ist jodiertes Speisesalz. Empfehlenswert ist der häufige Verzehr von Meeresfischen wie Dorsch, Heilbutt, Hering, Makrele, Rotbarsch, Schellfisch, Scholle oder Tunfisch. 150 bis 200 Gramm davon reichen aus, um mit dem täglichen Jodbedarf versorgt zu sein.

Weitere Jodspender: Innereien, Milch, Mineralwasser, Fruchtsäfte, Kiwis, Johannisbeeren, Eier. Auch Roggenbrot, Haferflocken, Spinat, Radieschen, Tee oder Kaffee liefern etwas Jod.

Achtung:

Meersalz und andere Salzarten gibt es auch nicht jodiert im Handel – beim Kauf stets aufs Etikett achten!

Schilddrüsen-Check

	TestenSie sich selbst	Ja	Nein
ÜBERFUNKTION	Leiden Sie an Gewichtsverlust?	❑	❑
	Hat Ihr Appetit zugenommen?	❑	❑
	Vertragen Sie keine Hitze?	❑	❑
	Schwitzen Sie verstärkt?	❑	❑
	Sind sie nervös und hektisch?	❑	❑
	Sind Sie in letzter Zeit zittrig geworden?	❑	❑
	Haben Sie verstärkt Herzklopfen, auch in Ruhe?	❑	❑
	Haben Sie einen schnellen Ruhepuls?	❑	❑
	Leiden Sie an Ein- und Durchschlafstörungen?	❑	❑
	Haben Sie Beschwerden am Hals (z. B. Druck- und Würgegefühl, Schluckbeschwerden, Heiserkeit)?	❑	❑
	Haben Sie Beschwerden an den Augen (z. B. Fremdkörpergefühl, geschwollene Lider, Doppelbilder, hervorgetretene Augen, sonstiges)	❑	❑
	Haben Sie verstärkt Haarausfall?	❑	❑
	Wurden Sie in letzter Zeit mit jodhaltigen Kontrastmitteln untersucht?	❑	❑
	Wurden Sie mit jodhaltigen Medikamenten behandelt?	❑	❑
	Leidet jemand in Ihrer Verwandtschaft an einer Schilddrüsenerkrankung?	❑	❑
UNTERFUNKTION	Haben Sie an Gewicht zugenommen?	❑	❑
	Frieren Sie leicht bzw. sind Sie kälteempfindlich?	❑	❑
	Leiden Sie an Verstopfung?	❑	❑
	Fühlen Sie sich müde und antriebslos?	❑	❑
	Leiden Sie unter Muskelschwäche und Gelenkbeschwerden?	❑	❑
	Leiden Sie unter Traurigkeit bzw. depressiven Verstimmungen?	❑	❑
	Haben Sie Schlafstörungen?	❑	❑
	Bemerken Sie einen Leistungsabfall?	❑	❑
	Haben Sie eine verstärkte Neigung zu Wassereinlagerungen in Form von Schwellungen (z. B. im Unterschenkelbereich) bemerkt?	❑	❑
	Leiden Sie unter trockener Haut?	❑	❑
	Haben Sie Probleme mit schnellen Bewegungen?	❑	❑

Wenn Sie einige dieser Fragen mit »Ja« beantwortet haben, sollten Sie Ihre Schilddrüse untersuchen lassen.

Quelle: Nuklearmedizin Rudolfstiftung

→ Jodreiche Ernährung erhält die Schilddrüsenfunktion

Unterleibsschmerzen

→ Unterleibsschmerzen können verschiedenste Ursachen haben

Schmerzen sind immer Warnzeichen und müssen abgeklärt werden. Treten diese im Unterleib auf, müssen sie nicht immer gynäkologisch bedingt sein.

Eine Gastritis, eine Blinddarmreizung, Darmentzündungen und Darminfektionen, Verstopfung, Durchfall, ein Darmverschluss (Ileus) oder eine Darmverdrehung (Volvolus) müssen ebenso als Ursache ausgeschlossen werden wie eine Blasenentzündung oder eine Nierenkolik.

Auch ausstrahlende Schmerzen durch Wirbelsäulenerkrankungen und damit verbundene Muskelverspannungen sind denkbar.

Wichtig ist auch, zwischen akut oder chronisch auftretenden Schmerzen zu unterscheiden: Bei akuten Schmerzen besteht ein schneller Handlungsbedarf, da bleibende Organschäden daraus resultieren können. Bei schon länger bestehenden, chronischen Beschwerden hat der Körper sich schon anpassen können. Nichtsdestotrotz muss auch hier die Ursache behoben werden:
Wann war der erste Tag der letzten Regel? Könnten Sie schwanger sein?

Die ersten Symptome einer Eileiterschwangerschaft und eines drohenden Abortus sind nahezu gleich!

Eileiterschwangerschaften treten nie vor der 6. und extrem selten nach der 8. Schwangerschaftswoche auf, da sie meist um die 6. und 7. Schwangerschaftswoche Symptome wie Unterbauchschmerzen, Ausbleiben der Regel, Schwäche, Kreislaufprobleme verursachen. Bei der gynäkologischen Untersuchung kann eine leichte Blutung aus der Gebärmutter kommend sichtbar sein, der Tastbefund ist unangenehm oder kann starke Schmerzen verursachen. Bei der Ultraschalluntersuchung findet man in der Gebärmutter keine fetale Anlage, sondern lediglich eine hoch aufgebaute Schleimhaut oder eine Pseudoanlage, dafür ergibt sich aber im Bereich eines Eierstockes ein auffälliger Befund – ein so genanntes Ringecho – oder sogar eine fetale Anlage mit Herzaktionen. Unter Zuhilfenahme von Laboruntersuchungen – Blutbild sowie Hormonanalyse (HCG und Progesteron) – kann die Verdachtsdiagnose »Eileiterschwangerschaft« gestellt werden.

Die Diagnostik einer Eileiterschwangerschaft ist immer sehr komplex und die Erklärung der Therapiemöglichkeiten und Führung der Patientin sehr

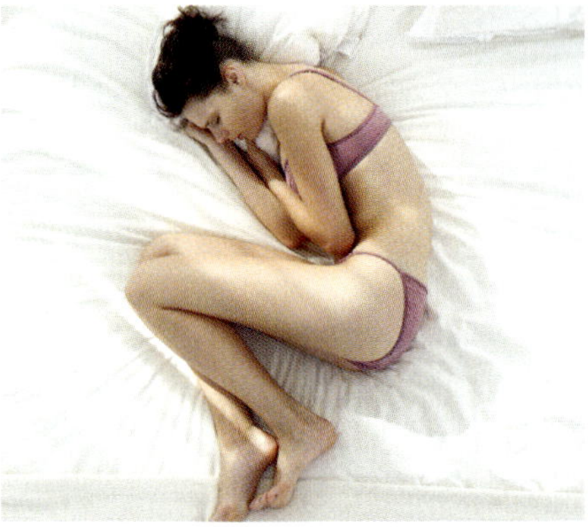

Beschwerden im gynäkologischen Bereich kann man schon durch gezielte Fragen eingrenzen und die Beschwerden der Dringlichkeit entsprechend behandeln.

schwierig. Therapeutisch besteht die Möglichkeit zuzuwarten, ein Chemotherapeutikum zu spritzen oder zu operieren. Das Chemotherapeutikum deswegen, weil es vor allem auf sich rasch teilende, wachsende Zellen die bei der Entwicklung einer Schwangerschaft vorliegen, wirkt. Bei nicht eindeutigen Werten muss zugewartet werden, bis die Diagnose eindeutig ist.

In der Wartezeit sowie nach der Spritzentherapie kann es zum Platzen der Eileiter kommen und dann muss schnell gehandelt werden Es liegt ein bedrohlicher akuter Zustand vor, da die Patientin sehr viel Blut verlieren oder sogar verbluten kann. Die Entscheidung, welche Therapieform individuell für die betroffene Patientin die bessere ist, muss gemeinsam getroffen werden und man muss sicher sein, dass die Patientin auch alle Warnzeichen des eigenen Körpers richtig deutet, die Therapie möchte und versteht. Die Operation wird vorwiegend von Kinderwunschpatientinnen gewählt, da sie unmittelbar nach der OP wieder schwanger werden dürfen. Nachteil der Operation ist sicherlich der Eingriff selbst, mögliche Komplikationen wie Blutungen und auch eine Vollnarkose. Bei der Spritzentherapie muss mindestens 3, besser aber 6 Monate abgewartet werden, da eine Schädigung des Feten durch das Chemotherapeutikum nicht ausgeschlossen werden kann.

Ist der Schwangerschaftstest positiv, die Patientin laut Ultraschall »richtig« schwanger – das heißt die Schwangerschaft ist in der Gebärmutterhöhle sichtbar und es bestehen trotzdem Schmerzen – muss an einen Abort (eine Fehlgeburt) gedacht werden.

Die Therapie besteht vorerst in strikter Bettruhe und eventuell einer Gelbkörperhormongabe. Sollten die Schmerzen trotz Ruhe nicht besser werden, ist die Fehlgeburt leider nicht zu verhindern. Fehlgeburten können jederzeit während einer Schwangerschaft auftreten.

Eierstockzysten bewirken nur Unterbauchbeschwerden, wenn sie bereits sehr groß sind, oder wenn der seltene Fall einer Stieldrehung, Torsion, einer Achsenverdrehung auftritt. Dabei dreht sich die Zyste, meist nach einer ruckartigen Bewegung, um den versorgenden Gefäßstiel. Die Blut- und Nervenversorgung ist unterbrochen, starke Schmerzen treten auf. Wird die Diagnose rechtzeitig gestellt und eine Operation zügig durchgeführt wird, kann die Zyste wieder zurückgedreht werden, das Gewebe wird wieder normal durchblutet und der betroffene Eierstock ist gerettet. Erfolgt die Operation zu spät, ist das Gewebe schon abgestorben und der betroffene Eierstock muss entfernt werden.

→ Eileiterschwangerschaft: Nichtentdeckung ist lebensgefährlich!

Starke Schmerzen verursachen sowohl Gebärmutter- als auch Eierstockentzündungen, die oft gemeinsam auftreten können. Wichtig sind körperliche Schonung und die Antibiotikatherapie, um einer Abszessbildung vorzubeugen. Gelingt dieses nicht, kann man nur mehr den Eiterherd/Abszessherd entfernen. Bei schweren Entzündungen müssen daher leider manchmal auch jungen Frauen die kompletten Genitalorgane entfernt werden – eine schwere Entscheidung für den behandelnden Operateur und für Frauen mit Kinderwunsch psychisch sehr schwierig zu verarbeiten.

→ Myome sind gutartig, können aber Beschwerden verursachen

Eine mögliche Ursache für Schmerzen ist auch eine verrutschte Spirale. Durch regelmäßige Kontrollen kann eine falsche Lage rechtzeitig erkannt, korrigiert oder die Spirale entfernt werden, bevor sie die Gebärmutter selbst unter starken Krämpfen ausstößt.

Chronische Schmerzen im gynäkologischen Bereich treten oft regelabhängig, zyklisch auf. Eine Endometriose (siehe Seite 273ff.) ist eine mögliche Ursache. Myome und Polypen verstärken nicht nur die Blutung, sondern können dabei auch Schmerzen verursachen.

Beide Erkrankungen sind sowohl konservativ als auch operativ zu behandeln.

Uterus myomatosus – was ist das?

Die Gebärmutter ist ein Muskel und hat in etwa die Größe und Form einer auf den Kopf gestellten Birne. Diese Muskelfasern sind speziell angeordnet und können sich bei Eintritt einer Schwangerschaft verdichten, vermehren und ausdehnen. Manchmal kommt es jedoch zum isolierten Wachstum einer Muskelzelle und es bilden sich gutartige kugelige Muskelgeschwulste, die Myome.

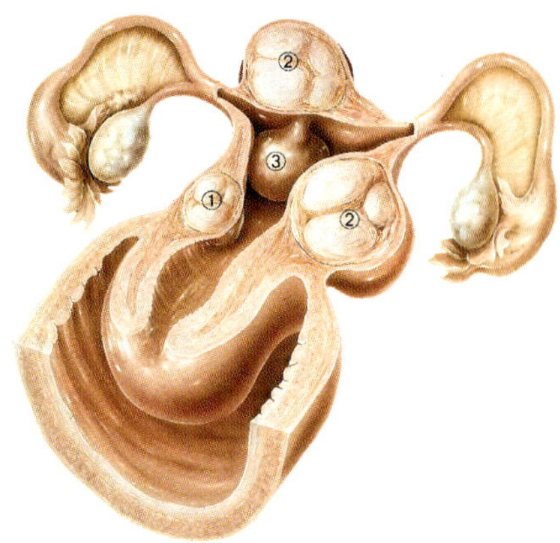

Lage der Myome:

1 +2: in der Muskulatur gelegene Knoten
3: in der Gebärmutterhöhle pendelnder Myomknoten

Diese können unter der stimulierenden Hormoneinwirkung einer Schwangerschaft rasch, ansonsten eher langsam wachsen. Probleme machen Myome erst, wenn sie eine gewisse Größe überschritten haben und Druck auf die

Nachbarorgane ausüben. Wachsen sie in Richtung Blase, ist die Blasenkapazität eingeschränkt und man muss öfters auf der Toilette die Blase entleeren. Liegen sie an der Gebärmutterhinterwand, verursachen sie Kreuz- und auch Stuhlbeschwerden. Liegen sie in der Gebärmutterwand, resultieren sie in zunehmend starken Blutungen und müssen operiert werden. Bei Kinderwunschpatientinnen mit Myomen, die in der Gebärmutterhöhle und/oder in der Muskulatur liegen, klappt eine Schwangerschaft nicht und man muss ebenfalls die Entfernung der Myome empfehlen.

Myome sollen nur konservativ operiert werden, wenn sie Beschwerden machen oder ein Kinderwunsch besteht, denn Myome neigen zu einem Wiederauftreten! Ist der Kinderwunsch abgeschlossen und bestehen bei einer Vielzahl von Myomen außerdem Blutungsprobleme, ist die sinnvollere Operation eine Gebärmutterentfernung.

Venenleiden

Frauen leiden viel häufiger unter Krampfadern als Männer. In der westlichen Welt sind Krampfadern und Venenerkrankungen besonders häufig, die tatsächlichen Ursachen sind jedoch weitgehend unbekannt. Ab dem 55. Lebensjahr nehmen Venenerkrankungen bei Frauen deutlich zu. Im fortgeschrittenen Alter leiden mehr als 50 Prozent der Frauen und 38 Prozent der Männer unter Krampfadern.

Krampfadern entwickeln sich nicht von heute auf morgen, sondern mit der Zeit. Deshalb ist es wichtig, rechtzeitig etwas dagegen zu tun. Auch in der Schwangerschaft können solche Beschwerden verstärkt auftreten. Schmerzen, Schwellung und Rötung können eine Venenentzündung oder einen Venenverschluss bedeuten. Diese Erkrankungen müssen sofort behandelt werden.

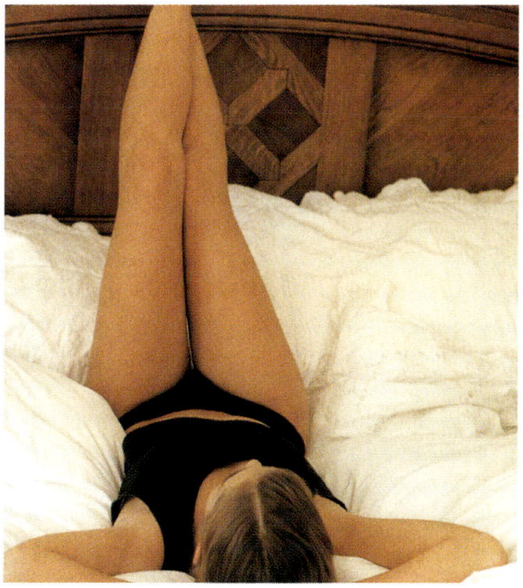

→ Venenleiden treten in der Schwangerschaft häufig auf

Venen dienen dem Rücktransport des Blutes zum Herzen. Das venöse Blutsystem stellt im Gegensatz zu den Arterien, die das Blut vom Herzen in den Körper bringen, ein dünnwandiges Niederdrucksystem dar. Meist begleiten zwei Venen eine Arterie, soweit es sich um mittlere und kleinere Gefäße handelt. Krampfadern sind erweiterte und geschlängelte Venen.

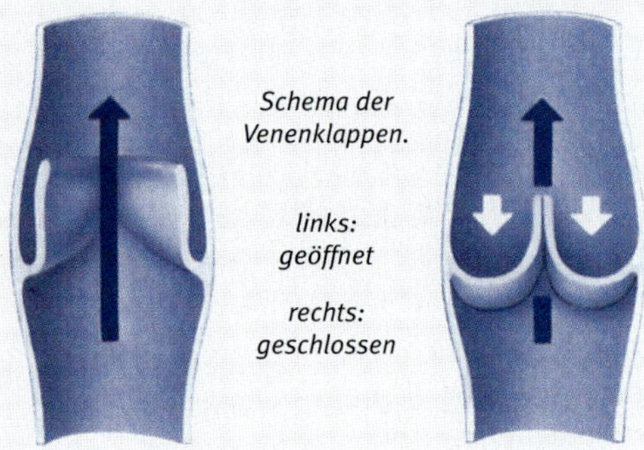

Schema der Venenklappen.

links: geöffnet

rechts: geschlossen

Wichtig für die Venen sind gut funktionierende Venenklappen, die sich mit Ausnahme der großen Körpervene (Vena cava) als halbmondförmige Taschenklappen in allen Venenabschnitten befinden. Gesunde Venenklappen lassen einen Blutfluss nur in Richtung Herz zu. Bei defekten Venenklappen kommt es zur Druckerhöhung und zum Stau in den Venen. Das Blut kann über Verbindungsvenen (Venae perforantes) in die falsche Richtung fließen, was zu einem Rückstau des Blutes in das oberflächliche Venensystem führt. Dadurch kommt es zur Venenerweiterung.

→ Gesunde Venenklappen sorgen für den Blutfluss zum Herzen; kranke Venen verursachen Stau in den Beinen

Die oberflächlichen Venen münden in das tiefe Venensystem ein, das unter der Muskulatur liegt.

Die Klappen in den Verbindungsvenen, die zwischen den beiden Systemen verlaufen, sind so ausgerichtet, dass das Blut nur in die tiefen Venen fließen kann.

Ausnahmen sind die Venen am Fuß: Bei mechanischer Belastung weicht das Blut aus der Fußsohle in die oberflächlichen Venen aus.

Das Venensystem erbringt enorme Leistung

Das Venensystem ist der wichtigste Blutspeicher des Kreislaufs. Wenn man liegt und dann aufsteht, versacken etwa 500 bis 700 Milliliter Blut in den Beinen, wo der Druck abrupt zunimmt.

Der wichtigste Mechanismus, durch den das Blut dann wieder in den Körper zurückfließt, ist die so genannte Muskelpumpe in Verbindung mit dem System der Venenklappen. Hier nimmt die Muskulatur der Wadenregion eine wichtige Stellung ein.

Durch das Zusammenziehen der Muskulatur beim Gehen wird das Blut vom Unterschenkel in den Oberschenkel und von dort in die Beckenvenen gepumpt.

Wenn die Venenklappen nicht mehr in Ordnung sind, ist das reibungslose Zurückpumpen des Blutes in Richtung Herz nicht mehr gewährleistet.

Krampfadern

Krampfadern, auch Varizen (lat. Varix = Knoten) genannt, sind ein chronisches Leiden. Oft zeigen Frauen bereits in der Jugend oder im frühen Erwachsenenalter die ersten Symptome. Die bläulichen, knotig verdickten Krampfadern werden durch ihre oberflächliche Lage unter der Haut sichtbar und bedeuten für die meisten Betroffenen nicht nur ein gesundheitliches, sondern auch ein kosmetisches Problem. In der Umgebung der Krampfadern kann es nach einiger Zeit zu sehr hartnäckigen Hautgeschwüren kommen. Bei chronischem Bestehen und dem Untergang von immer mehr Venenklappen ist beim Stehen ein konstant erhöhter Druck in den Beinvenen vorhanden, die Venen werden porös und es tritt Flüssigkeit in das umliegende Gewebe aus (Ödeme, führt zu geschwollenen Beinen). Es kann auch zu einer verstärkten Pigmentierung der Haut kommen.

Die Folgen von Krampfadern sind geschwollene Beine, Müdigkeit, Schweregefühl in den Beinen und Schmerzen.

Krampfadern sind in vielen Fällen harmlos, wenn sie ab dem ersten Auftreten behandelt werden.

Besprechen Sie das Thema umgehend mit Ihrem Arzt oder Ihrer Ärztin.

Risikofaktoren für Krampfadern

- Erbliche Veranlagung (90 %)
- Schwangerschaft. Ein Drittel der Frauen entwickelt in dieser Zeit Krampfadern, die sich jedoch nach der Geburt größtenteils zurückbilden.
- Hormonelle Einflüsse (Pille)
- Alter
- Übergewicht
- Stehende Tätigkeit
- Bewegungsmangel
- Mechanische Behinderung des Rückflusses (etwa ungünstige, einschneidende Kleidung)
- Alkoholismus

Was bei Krampfadern zu tun ist

- Bewegung ist wichtig: Gehen, Joggen und Beingymnastik im Liegen. Bringen Sie mehr Bewegung in Ihren Alltag und in die Freizeit. Körperliche Betätigung stärkt die Wadenmuskulatur und fördert den Abfluss des Blutes aus den oberflächlichen Venen (Muskelpumpe).
- Hochlagern der Beine: Nicht nur im Liegen, sondern auch im Sitzen. Legen Sie sich z. B. ein Kissen unter die Beine, durch welches die Beine in den Kniekehlen abgewinkelt werden können. Das hat einen entstauenden Effekt auf das Venensystem.

→ Bewegung ist bei Krampfadern unerlässlich

→ Operation ist wirksamer als Verödung

- Hohe Absätze führen zu einer besonderen Belastung der Beine, der Blutfluss in den Venen wird dadurch behindert. Es wird empfohlen, Absätze mit einer Maximalhöhe von 4 Zentimetern zu tragen.
- Übergewicht ist ebenfalls ein erschwerender Faktor bei Krampfadern und auch ein Risikofaktor, Krampfadern zu bekommen. Daher ist Gewichtsreduktion wichtig.
- Kaltes Duschen der Beine und Wassergüsse wirken sich entstauend aus.
- Kompressionsstrümpfe sind empfehlenswert, besonders wenn man beruflich viel stehen oder sitzen muss. Diese Strümpfe massieren die Beine und fördern die Durchblutung.
- Es gibt Medikamente, die beispielsweise die Venen verengen, damit die Klappen wieder besser schließen, und die Venen abdichten, damit keine Flüssigkeit mehr ins Gewebe austritt.
- Verödung: Die so genannte Verödungstherapie ist vor allem für Besenreiser und Seitenastkrampfadern geeignet. Dabei wird ein Mittel in die Krampfadern gespritzt, das deren Innenwand reizt und zum Verschluss (= Verödung) des Gefäßes führt. Nach der Verödung ist viel Bewegung notwendig, damit der Blutstrom in den verbliebenen Venen angeregt wird. Weil nach einer Behandlung von Stammkrampfadern mit der Verödungstechnik die Krampfadern häufig wiederkehren, werden Operationstechniken bevorzugt.
- Operation: Bei der so genannten »Stripping«-Operation werden die erkrankten Venen mit einer Sonde aus dem Bein gezogen. Mitunter werden kleinere Seitenäste zusätzlich verödet. Nach der Operation müssen für einige Zeit Kompressionsstrümpfe getragen werden.
- Lasertechnik: Mit dem Laser können Krampfadern auch ohne Schnitte operativ entfernt werden. Dabei wird ein Lichtlaserleiter durch einen kleinen Einstich (meist am Unterschenkel) eingeführt und die Vene mit Hilfe der Laserenergie unter örtlicher Betäubung gezielt von innen verschlossen. Damit ist die kranke Vene genau wie bei der herkömmlichen Operationsmethode ausgeschaltet und der venöse Rückfluss am Bein kann sich normalisieren. Problem: Die Technik ist sehr teuer und wird von den Krankenkassen meist nicht übernommen.

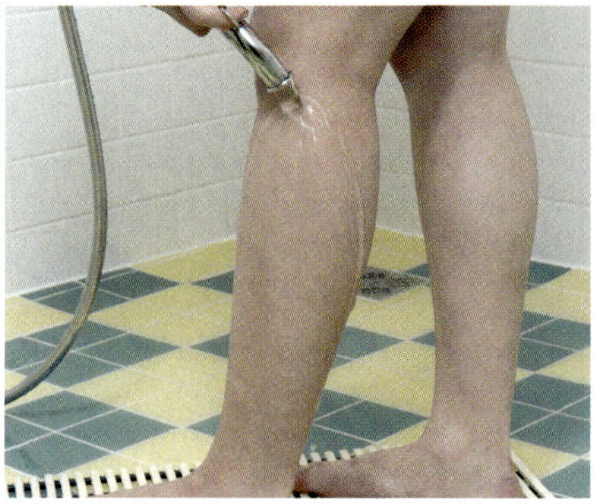

Vorbeugung

Da die Ursache für Krampfadern oft eine angeborene Bindegewebeschwäche ist, kann ihre Entstehung meist nicht vollständig verhindert werden. Allerdings ist es möglich, durch das Vermeiden von Risikofaktoren wie Übergewicht und mangelnder Bewegung das Fortschreiten der Erkrankung hinauszuzögern und die Beschwerden zu lindern.

Wechsel, zu früher (Climacterium praecox)

Es gibt immer mehr Frauen, die bereits ab 35 oder sogar schon davor in den frühen Wechsel kommen, das heißt, dass sie alle typischen Wechselbeschwerden viel zu früh erleiden.

Üblicherweise beginnen die Eierstöcke gegen Ende des fünften Lebensjahrzehnts langsam ihre Produktion einzuschränken. Jedoch können in unserer schnelllebigen Zeit der zunehmende Erfolgsdruck, Bewegungsmangel (aber auch ein Zuviel an Bewegung) sowie falsche, einseitige Ernährung den Organismus und damit auch das hormonelle Regulationssystem aus dem Gleichgewicht bringen. Zu viel Stress und zu wenig Energienachschub bedeuten einen chronischen Raubbau am eigenen Körper.

→ Rechtzeitige Therapie verhindert vorzeitiges Altern

Auch starker emotionaler Stress, Schock oder große physische Überforderung können die Regel ausbleiben lassen. Bei jüngeren Frauen kann sich der Körper nach Ende der Belastungssituation wieder erholen. Sind die Frauen in einem Alter, das den natürlichen Wechsel innerhalb der nächsten Jahre erwarten lässt, dann können die Eierstöcke bedingt durch den Schock und die chronische Überforderung vorzeitig ihre Funktion einstellen.

Bei Stress wird von der Nebennierenrinde vermehrt Kortison ausgeschüttet. Dieses Hormon ermöglicht es dem

Körper, sich physischem und psychischem Stress leichter anzupassen und entsprechende Reaktionsmuster rasch bereitzuhalten.
Ist jedoch eine Dauerbelastung vorhanden, kann als zusätzlicher Effekt die Funktion der Eierstöcke über die Stimulation der Nebennierenrinde eingestellt werden.

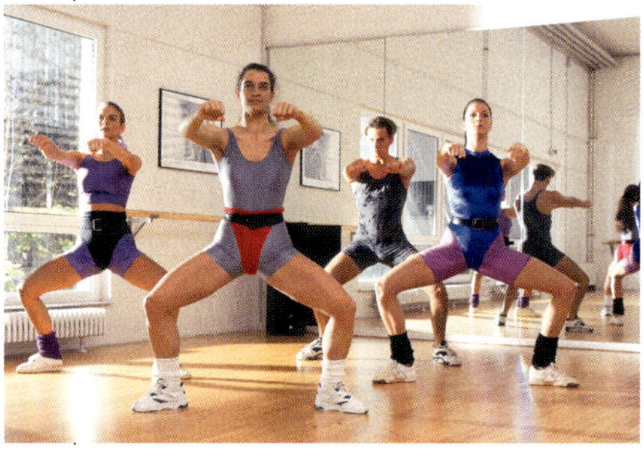

→ Extreme körperliche Belastung unterdrückt den Eisprung

Hochleistungssportlerinnen, Tänzerinnen oder Frauen in Kriegszeiten haben keinen Eisprung. Das Signal zur Produktion von Stresshormonen (Cortisol und Prolaktin) wird von der »Kommandozentrale« aller Hormone, der Hirnanhangdrüse, ausgegeben und bewirkt somit in Folge die Blockade am Eierstock.

Wird dem Körper nicht zugeführt, was er an Energie und Nährstoffen benötigt, bekommt er den Eindruck, dass unter dieser Mangelsituation die Menstruation einen zusätzlichen Verlust von Körperenergie bewirken würde und stellt daher den »Energieverlust Menstruation« ein.

Der Organismus stellt die Blutungen so lange ein, bis er wieder ausreichend Nahrung zugeführt bekommt und/oder die Belastung auf den Organismus, egal welcher Natur, endet.

Wechselbeschwerden

Die Wechseljahre umfassen die Zeit der Umstellung des weiblichen Körpers von der fruchtbaren Phase zur hormonellen Ruhephase. Die Fortschritte der Medizin haben es ermöglicht, dass ein Großteil der Frauen mehr als ein Drittel ihres Lebens nach der Geschlechtsreife verbringt.

Die Menopause – mit diesem Begriff wird das Leben nach der letzten Regelblutung definiert – trifft viele Frauen schwer. Das Klimakterium beginnt einige Jahre vor der Menopause, wo die Eierstockfunktion allmählich nachlässt und die Produktion von Östrogen und Progesteron abnimmt. Zyklusstörungen und vegetative Veränderungen kündigen die Menopause an.

Die hormonellen Veränderungen ziehen eine Reihe körperlicher und seelischer Veränderungen nach sich. Die berüchtigten Hitzewallungen entstehen durch hormonell bedingte kurzzeitige Erweiterung der subkutanen Gefäße und damit steigt die Hauttemperatur.

Wie ein Vulkanausbruch steigt die Hitze auf und die brennende Röte wird zuerst am Hals, dann auch im Gesicht verspürt.

Leistungsverlust, Müdigkeit, Schlafstörungen, Kopfschmerzen, Spannungsgefühl in den Brüsten, Herzjagen und Reizbarkeit können ebenfalls aufreten.

Die Symptome können sich bereits einige Jahre vor dem Ausbleiben der Regelblutung ankündigen und noch einige Jahre, gelegentlich auch mehrere Jahre nach der letzten Menstruation bestehen bleiben. Rund 80 % der Frauen leiden an Hitzewallungen und anderen Symptomen, bei einem Viertel der Frauen dauern die Erscheinungen länger als 5 Jahre an.

Die häufigsten Wechselbeschwerden:

- Wallungen mit Schweißausbrüchen
- Herzbeschwerden, vornehmlich Herzklopfen
- Schlafstörungen, sowohl Einschlaf- als auch Durchschlafstörungen
- Blasenbeschwerden (Reizblase)
- depressive Verstimmungen
- Nervosität
- Libidoverlust
- Trockenheit der Scheide
- Gelenk- und Muskelbeschwerden

Warum die Wechselbeschwerden so unterschiedlich sein können und manche Frauen extrem darunter leiden, während sie andere kaum registrieren, liegt nicht nur an der Einstellung zum Älterwerden, sondern auch daran, wie viel Östrogen noch gebildet wird (Details über hormonelle Ursachen und Behandlungsmöglichkeiten lesen Sie auf Seite 246ff.).

Die jeweils passende Therapie muss für jede Frau individuell nach ausführlicher Beratung durch den Frauenarzt unter Berücksichtigung der medizinischen Indikationen, der Anamnese, der Familiengeschichte, des Lebensstils (Rauchen, Alkohol), der gynäkologischen Untersuchung und der persönlichen Bedürfnisse gefunden werden. Das Therapieziel ist eine Verbesserung der Lebensqualität.

→ Wechselbeschwerden erfordern eine individuelle Therapie

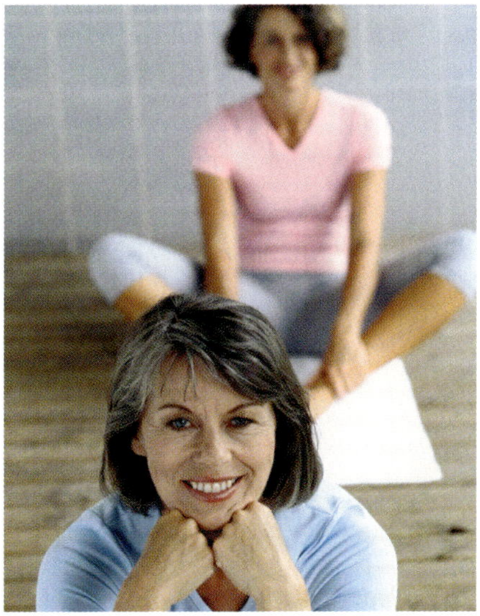

→ Seelische und hormonelle Ursachen können den Zyklus stören

Zyklusstörungen

Selten hält sich der Zyklus einer Frau an die in medizinischen Lehrbüchern angegebene Dauer von 28 Tagen. Eine Schwankungsbreite zwischen 21 und 35 Tagen ist normal. Erst wenn die Länge des Zyklus häufiger erheblich abweicht, spricht man von Zyklusstörungen.

Nur 10 % aller geschlechtsreifen Frauen geben eine konstante Zykluslänge von genau 4 Wochen an. Unter Blutungsanomalien versteht man Abweichungen vom normalen Monatszyklus der Frau. Entweder die Blutungsstärke oder das Intervall zwischen den Blutungen ist verändert.
Auch das Ausbleiben der Periode (Amenorrhö) und starke Regelschmerzen (Dysmenorrhö) gehören dazu. Die Ursachen reichen von funktionellen oder hormonellen Störungen über organische Veränderungen bis zu allgemeinen Erkrankungen und genetischen Defekten.

Je nach Art der Blutungsanomalie und abhängig vom Kinderwunsch unterscheiden sich die weiteren Untersuchungsschritte und die Behandlung. Wann genau tritt die Blutung im Zyklus auf, wie stark ist sie und wie lange dauert sie?

In den ersten Jahren nach Einsetzen der Monatsblutung sind Zyklusunregelmäßigkeiten ganz normal, denn das hormonelle Geschehen muss sich erst einmal einspielen. Etwa ein Viertel der Zyklusstörungen hat seine Ursache in Veränderungen der Gebärmutter und ihrer Schleimhaut. Auch Erkrankungen wie Endometriose und Zysten an den Eierstöcken können das Zyklusgeschehen stören.

Eine Reihe von Arzneimitteln kann den Zyklus unregelmäßig werden lassen. Vor allem die Pille und die Spirale können noch einige Monate, nachdem sie abgesetzt beziehungsweise entfernt worden sind, auf diese Weise nachwirken.

Das Zyklusgeschehen spiegelt außerdem sehr intensiv das seelische Befinden wider. Konflikte in der Partnerschaft, Störungen im Sexualleben, ein unerfüllter Kinderwunsch, Probleme mit dem Frausein – all das kann sich auswirken. Darüber hinaus greift körperliche Beanspruchung in den Zyklusablauf ein: harte Arbeit, Leistungssport, starker Gewichtsverlust und ständiger Wechsel der Tag-Nacht-Rhythmen, wie er zum Beispiel bei Schichtarbeit und Nachtdiensten notwendig ist.

Je regelmäßiger und unbelasteter die Lebensumstände sind, desto regelmäßiger und beschwerdeärmer ist die Blutung.

Weitere Blutungsanomalien:

Der Abstand zwischen zwei Blutungen ist kürzer als 25 Tage (Polymenorrhö).

Der Abstand zwischen zwei Blutungen beträgt mehr als 35, aber weniger als 45 Tage (Oligomenorrhö).

Die Blutungen sind öfter als 3-mal hintereinander ausgeblieben, ohne dass eine Schwangerschaft vorliegt (Amenorrhö).

Die Blutung dauert länger als sieben Tage (Menorrhagie) und ist so stark (Hypermenorrhö), dass mehr als fünf Binden oder Tampons am Tag nötig sind oder pro Blutung mehr als 20 Stück. Meist sind Blutungen, die sehr lange dauern, auch besonders stark; die beiden Erscheinungen treten also gemeinsam auf.

Ziehende Rücken- und Bauchschmerzen, teilweise sogar Bauchkrämpfe (Dysmenorrhö), können besonders zu Beginn der Blutung auftreten. Mit diesen Beschwerden haben vor allem Mädchen und junge Frauen zu kämpfen. Später verliert sich das meistens, wenn es keine organischen Ursachen dafür gibt, wie zum Beispiel die Krankheit Endometriose oder Veränderungen in der Gebärmutterstruktur – den Myomen.

Dysmenorrhö

Die Dysmenorrhö bezeichnet eine schmerzhafte Regelblutung. Wenn Sie immer wieder starke Regelschmerzen haben, sollten Sie feststellen lassen, ob vielleicht eine Krankheit oder Störung dahinter steckt, die eventuell behandelt werden muss.

Mögliche Ursachen starker Regelschmerzen sind z. B. Entzündungen der Gebärmutter oder der Eileiter, Verwachsungen an den Eileitern und Eierstöcken.

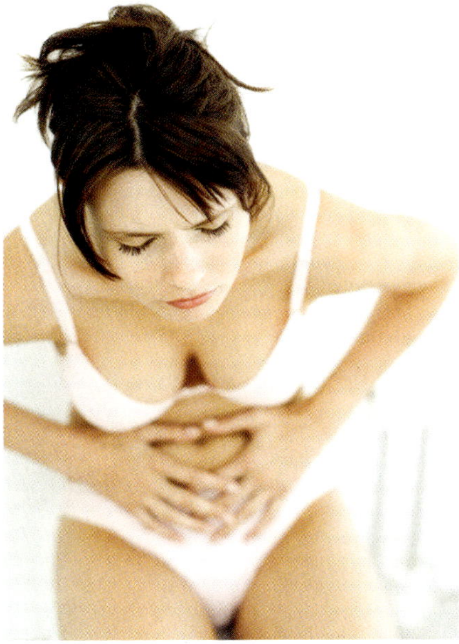

→ Auch körperliche Beanspruchung greift in den Zyklusablauf ein

→ Schmerzhafte Blutungen sind organisch oder psychisch bedingt

Ein leicht schmerzhaftes Ziehen im Bauch und im Rücken kennen die meisten Frauen als Anzeichen für die einsetzende Regelblutung.

Von einer Dysmenorrhö spricht man aber erst, wenn die Schmerzen regelmäßig und stark auftreten.

Es lassen sich zwei Formen der Dysmenorrhö unterscheiden:

1. **Primäre Dysmenorrhö**

   Die Beschwerden setzen gleich mit der ersten Regelblutung ein.

   Die Ursachen hierfür können organischer Natur (allgemeine Unterentwicklung der Genitalorgane oder Gebärmutterfehlbildungen) oder von psychischen Faktoren bestimmt sein. So wird die Menstruation häufig als spezifisch »weiblich« oder als Ausdruck des Erwachsen-sein-Müssens registriert, innerlich abgelehnt und als schmerzhaft empfunden. Eine auffallend enge Bindung an die Eltern, insbesondere den Vater, findet sich bei jungen Patientinnen mit primärer Dysmenorrhö bemerkenswert häufig.

   Je nach Ursachen der primären Dysmenorrhö variieren die Behandlungsmöglichkeiten (Wärmebehandlung, leichte Schmerzmittel, Hormonpräparate, Entspannungsübungen, leichte Gymnastik und Sport).

2. **Sekundäre Dysmenorrhö**

   Von sekundärer oder »erworbener« Dysmenorrhö spricht man, wenn es erst nach einem Intervall »normaler Regelblutungen« zu schmerzhaften Menstruationen kommt.

Folgende organische Ursachen kommen hierfür in Frage:

- Myome
- Endometriose
- Ovarialzysten
- Verwachsungen, die aufgrund von Entzündungen entstanden sind
- Verletzungen an den Mutterbändern
- Auch psychische Faktoren wie ein unerfüllter Kinderwunsch oder Partnerkonflikte, die sich auch auf das Sexualleben übertragen, können zur sekundären Dysmenorrhö führen; die Behandlung richtet sich individuell nach der Ursache

Starke Regelschmerzen über längere Zeit können auch Anzeichen seelischer Belastung sein. Vielen Frauen hilft in solchen Situationen eine therapeutische Aussprache.

Die Beschwerden beginnen schon einige Tage vor der Menstruation und sind meist zu Beginn der Blutung am stärksten.

Bei jungen Mädchen spielen auch unterentwickelte Genitalien mit engem Zervikalkanal eine Rolle. Die oft als Gewebefetzen abgehende Schleimhaut führt zusätzlich zu Schmerzen.

Diagnose

Die Diagnose wird anhand der geschilderten Beschwerden gestellt. Die Frauen und Mädchen klagen oft über heftige krampfartige Schmerzen im Unterleib und im Rücken, verbunden mit Übelkeit, migräneartigen Beschwerden und zum Teil auch mit Erbrechen. Hinzu kommen psychische Veränderungen wie beeinträchtigtes Selbstwertgefühl, nervöse Reizzustände, Verstimmungen und Depressionen. Durch sorgfältige Befragung, gynäkologische Untersuchung, einschließlich der Sonografie, kann man die Ursachen eingrenzen, obwohl z. B. Endometrioseherde im Ultraschall nicht immer entdeckt werden können.

Therapie

Die Therapie der Dysmenorrhö richtet sich nach den Ursachen. Meist müssen schmerzstillende und krampflösende Mittel verabreicht werden (z. B. Ibuprofen = hemmender Effekt auf die Prostaglandinbildung). Details zur hormonellen Therapie lesen Sie auf Seite 233.

→ Alternative Heilungsmethoden: Homöopathie, Akupunktur und Hypnose

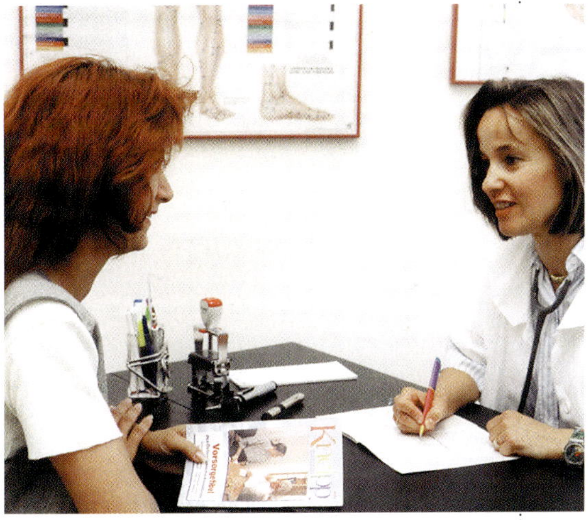

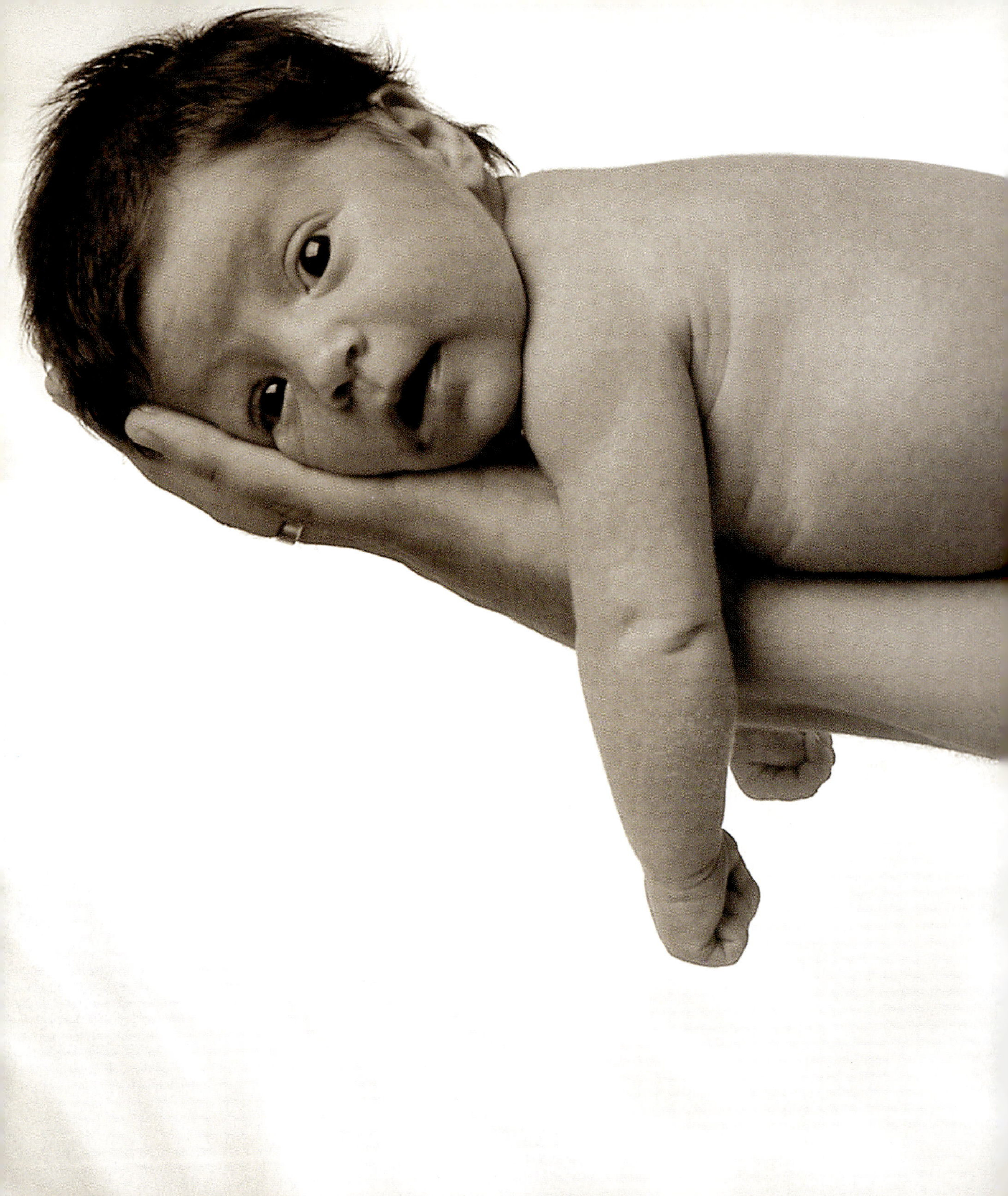

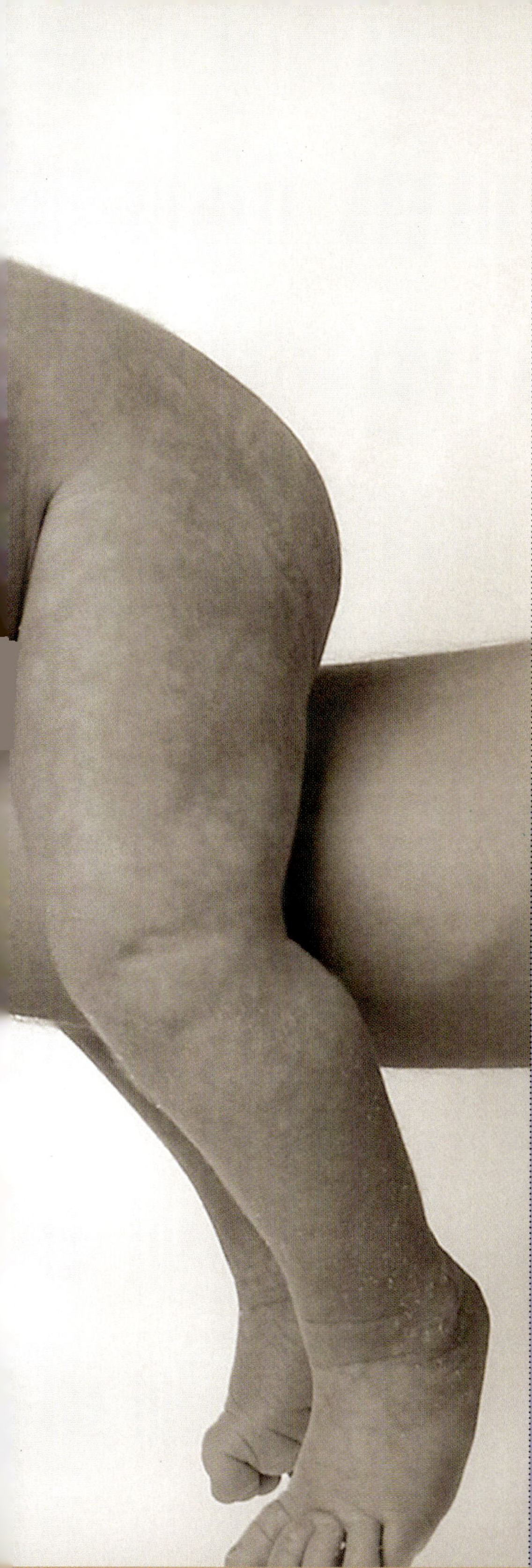

Rund um Schwangerschaft und Geburt

Schwangerschaft und Geburt sind großartige Erlebnisse im Leben einer Frau. Die heutigen medizinischen Möglichkeiten minimieren das Risiko und helfen auch bei anscheinend unerfüllbarem Kinderwunsch.

Kinderwunsch – Wunschkind

Was soll ich tun – ich werde nicht schwanger!

Viele Frauen werden schon »beim Hinschauen« schwanger, aber bei manchen will es einfach nicht klappen. Wer ist schuld?

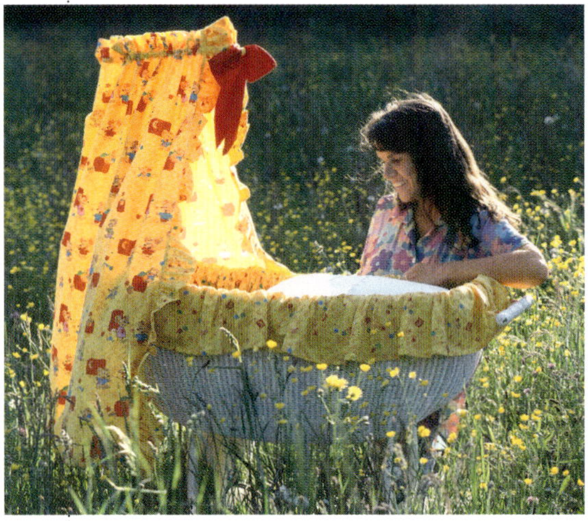

→ Als erstes muss geklärt werden, ob ein Eisprung vorliegt

Mit dieser Frage auf den Lippen kommen viele »Kinderwunschpaare« in die gynäkologische Sprechstunde. Wichtig ist es zu vermitteln: Niemand ist schuld. Beginnen wir zuerst mit der Kinderwunschabklärung beim Mann, diese ist am einfachsten und am schnellsten.

Für den Kinderwunsch sind beide Partner wichtig und vom Mann benötigt man ausreichend aktive, gesunde Spermien.

Mit Hilfe eines Spermiogramms, das beim Urologen oder in Speziallabors durchgeführt wird, weiß man über die Zeugungsfähigkeit des Mannes sofort Bescheid.

Liegt ein eingeschränkter bis schlechter Befund vor, benötigt das Paar jetzt Unterstützung durch eine Kinderwunschambulanz oder ein Fertilitätszentrum. Ist das Ergebnis in Ordnung, muss die Frau weiter abgeklärt werden. Das ist teilweise mühsam und vor allem wesentlich aufwändiger.

Liegt ein regelmäßiger Zyklus vor? Und vor allem: Besteht ein Eisprung?

Auskunft darüber gibt ein Regelkalender, falls einer verwendet wurde, sonst wird die Patientin aufgefordert, mindestens 3 Monate hindurch genaue Aufzeichnungen über die Regel zu führen.

Gleichzeitig sollte sie auch die Temperatur messen, oder einfacher, mit Hilfe eines Babycomputers oder Selbsttest-Streifens aus dem Harn den Eisprung bestimmen. Liegt kein Eisprung vor und besteht kein oder ein sehr unregelmäßiger Zyklus, muss mit Hilfe einer Hormon-analyse und eines Vaginalultraschalls bestimmt werden, wie die Eierstöcke aussehen. Das Ultraschallbild eines polyzystischen (PCO-)Eierstocks (siehe Seite 314ff.) ist typisch: Kleine Bläschen und nicht geplatzte Eibläschen haben die Struktur des Eierstocks komplett verändert und sind auch die Ursache, warum es nicht klappt. Aufgrund einer noch nicht geklärten Stoffwechselstörung hat sich ein Häutchen um den Eierstock gebildet und daher kann kein Eisprung erfolgen, sondern die Eibläschen sammeln sich unter dieser Haut perlenschnurartig an. So entsteht das typische Ultraschallbild – viele Zysten am Eierstock (polyzystisches Ovar-PCO). Man versucht vorerst mit einer Hormongabe, den Eierstock doch zur Produktion eines Eisprungs zu provozieren. Gelingt dies jedoch nicht, empfiehlt man eine operative Stichelung der Eierstöcke. Dabei wird die Oberfläche des Eierstocks für den Eisprung durchlässig gemacht. Diese Operation ist eine Bauchspiegelung, bei der auch gleichzeitig die Durchgängigkeit der Eileiter und die Gebärmutterhöhle abgeklärt werden.

Bei träge reagierenden Eierstöcken wird mit Hilfe einer täglichen Hormonspritze in unterschiedlicher Dosierung die Produktion von Eibläschen erzwungen. Der Eisprung wird – sofern ausreichend reife Eizellen vorhanden sind – ausgelöst und es sollte durch normalen Verkehr eine Befruchtung erfolgen.

Sind die Eileiter durchgängig?

Die Durchgängigkeit prüft man mit Hilfe eines Eileiterröntgens. Hat die Patientin öfters unter Scheideninfektionen gelitten, findet man fast immer verklebte Eileiter und die Patientin muss entweder einer Eileiterrekonstruktion oder einem Retortenbabyprogramm (siehe Seite 348f.) zugewiesen werden.

Liegt eine Gebärmutterfehlbildung vor?

Erste Informationen erhält man durch den Ultraschall oder durch das Eileiterröntgen, bei dem auch die Gebärmutterhöhle dargestellt wird. Zur weiteren Abklärung empfiehlt sich jedoch eine Gebärmutterspiegelung.

Mit Hilfe des Ultraschalls und der Hysteroskopie diagnostiziert und therapiert man auch in der Höhle gelegene Polypen und Myome, welche die Einnistung eines befruchteten Eies stören oder sogar verhindern können.

Ist alles so weit abgeklärt und findet man keine wirkliche Ursache, warum es nicht klappt, handelt es sich um eine »unexplained infertility«, also eine nicht erklärbare Unfruchtbarkeit.

Sehr oft wirkt der starke Wunsch der Frau schwanger zu werden, blockierend auf alle Fortpflanzungsmechanismen, und erst wenn diese psychische Blockade aufgehoben werden kann, »funkt es« und »schlägt ein«.

Jeder kennt die Geschichte von dem Ehepaar mit langjährigem Kinderwunsch, das sich endlich nach vielen Mühen zu einer Adoption entschlossen hat, das neue Kind ist da und die Frau ist plötzlich schwanger geworden.

→ **Die Ursache für Kinderlosigkeit bleibt manchmal unbekannt**

→ Die Befruchtungsmethode richtet sich nach der Spermaqualität

Von der Insemination zur Retortenbefruchtung

Liegt die Ursache für die Kinderlosigkeit beim Mann, das heißt sind zu wenig bewegliche, zu langsame und anatomisch auffallende Spermien vorhanden, kann man mit relativ einfachen Maßnahmen zum Erfolg kommen.

Insemination: Voraussetzung ist ein nicht allzu eingeschränktes Spermiogramm. Am Tag des Eisprungs werden

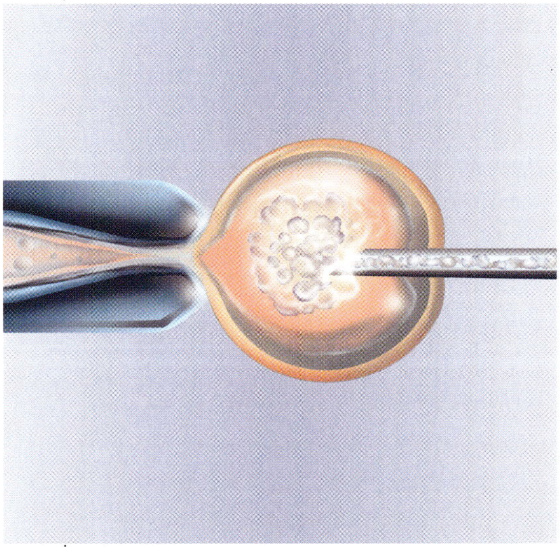

die speziell aufbereiteten, gewaschenen Samenzellen (das Ejakulat, das der Mann soeben gespendet hat) über einen dünnen Plastikkatheter direkt in die Gebärmutter der Partnerin eingespritzt. Die Erfolgsrate beträgt abhängig vom Spermiogrammbefund zwischen 20 und 50 %

IVF (In-vitro-Fertilisation), Retortenbaby, »künstliche Befruchtung«

Die Reagenzglasbefruchtung, auch kurz als IVF bezeichnet, wird seit 1978 in der Behandlung des unerfüllten Kinderwunsches eingesetzt.

Das Prinzip: Nach einer hormonellen Stimulation der Eierstöcke werden der Frau die Eizellen mittels gezielter, durch transvaginalen Ultraschall kontrollierter Punktion der Eierstöcke entnommen und außerhalb des Körpers – in einem Gefäß (»Reagenzglas«) mit den Spermien des Partners befruchtet. Die so entstandenen Embryonen werden in die Gebärmutter mittels dünnem Katheter wieder zurückgegeben. Dort wachsen sie im Idealfall an und es resultiert eine Schwangerschaft.

Indikation: Verschlossene Eileiter, Endometriose, idiopathische Sterilität der Frau, schlechte Spermaqualität des Mannes. Bei einer IVF ist eine Mindestanzahl von 50.000 bis 100.000 funktionsfähigen Spermien pro Eizelle notwendig, um eine Befruchtung zu erzielen.

ICSI – intrazytoplasmatische Spermainjektion

Die ICSI ist eine Behandlungsmethode, bei der die Eizelle von nur einem direkt in die Eizelle eingespritzten Spermium befruchtet wird. Dieses wird unter dem

Mikroskop mittels dünnster Glasinjektionsnadel durchgeführt.

Indikation ist ein sehr schlechtes Spermiogramm und die Azoospermie, also das völlige Fehlen von Spermien im Ejakulat. Die Spermien werden direkt durch Hodenpunktion gewonnen.

Die befruchtete Eizelle wird anschließend wie bei der IVF in die Gebärmutter eingesetzt. Die Erfolgsrate liegt zwischen 20 – 30 %.

Voraussetzungen seitens des Paares für die Behandlung sind folgende:

- 4 Versuche werden von den österreichischen Krankenkassen bis zu 70 % pro Versuch finanziell unterstützt*
- Ei- und Samenzellen dürfen nur von den Ehepartnern verwendet werden
- negativer HIV-Status beider Partner
- die Frau darf ihr 40. Lebensjahr, Männer das 50. Lebensjahr nicht vollendet haben
- nachgewiesener Tubenschaden, Spermiogramm mit eingeschränkter Funktion

* In Deutschland müssen gesetzlich versicherte Patientinnen seit dem 01.01.2004 einen gewissen Kostenanteil für Maßnahmen der Reproduktion selber tragen. Nähere Informationen dazu sowie für Privatpatientinnen finden Sie unter

http://www.fertilitycenter-berlin.de

Abenteuer Schwangerschaft

Wunschkind – endlich kündigt es sich an. Der Schwangerschaftstest ist seit heute positiv. Zwei blaue Streifen bedeuten Glückseligkeit. Die Ungeduld hat schon 3 Tests – weil viel zu früh gemacht – mit negativem Ergebnis in den Mistkübel wandern lassen.

Aber jetzt beginnt das Abenteuer Schwangerschaft.

Der Körper beginnt sich zu verändern. Dauernd ist man müde und möchte schlafen. Das unangenehme Brustspannen ist dem nächsten Schwangerschaftsproblem, der morgendlichen Übelkeit, gewichen. Zusätzlich plagen viele junge Frauen Kreislaufschwierigkeiten. Diese können zwar mit allmorgendlichen Wechselduschen und Bürstenmassagen einigermaßen in den Griff bekommen werden, kaltes Wasser in den Morgenstunden wird jedoch oftmals alles andere als angenehm empfunden.

Die regelmäßige Einnahme von blutdrucksteigernden Tabletten ist unter Umständen empfehlenswert. Ihr Arzt wird Sie entsprechend beraten und auch Empfehlungen betreffend der zusätzlichen Vitaminaufnahme abgeben. Nicht jede Frau schluckt gerne Pillen oder Tabletten. In den europäischen Ländern ernähren sich die Einwohner ausgewogen und benötigen eigentlich keine zusätzlichen Vitamine.

→ Eine Spermainjektion ist nur unter bestimmten Voraussetzungen möglich

→ Akupunktur kann Schwangerschaftsbeschwerden lindern

Sollte jedoch eine Blutbildkontrolle – Routinebestimmung im Rahmen des Mutter-Kind-Passes – niedrige Werte ergeben, ist die Einnahme eines Multivitaminpräparates sinnvoll. Die Gabe von Folsäure bis zur 18. Schwangerschaftswoche beugt Veränderungen im Bereich des Nervensystems und des Rückenmarks vor. Allerdings sollte mit dieser wirksamen Maßnahme vorbeugend bereits vor Eintritt einer Schwangerschaft begonnen werden. Ein in der Schwangerschaft häufig auftretendes Problem ist die Verstopfung. Die Gabe von Magnesium in Form von Tabletten oder Brausegranulat kann rasch Abhilfe schaffen. Zusätzlich sollte aber gleichzeitig für eine ausreichende Flüssigkeitszufuhr gesorgt werden.

Übelkeit und Erbrechen (Emesis und Hyperemesis) treten häufig bis zur ca. 16. Schwangerschaftswoche (SSW) auf und sind durch hormonelle Umstellungsprozesse bedingt. Die Symptome können sich manchmal derart verstärken, dass eine stationäre Aufnahme nötig wird. Neben Antiemetika (Medikamente gegen Übelkeit) werden über die Venen reichlich Flüssigkeit und B-Vitamine verabreicht, um den Zustand der Patientin zu stabilisieren und rasch Besserung hervorzurufen.

Chinesische Akupunktur als Methode der Komplementärmedizin bessert die Symptomatik ebenfalls lang anhaltend. Ein spezieller Akupunkturpunkt gegen Übelkeit in der Nähe der Handgelenksfurche (KS 6) wirkt erwiesenermaßen lindernd und kann mit dem so genannten Sea-Band gut behandelt werden. Das ist ein gestricktes Baumwollband mit eingearbeitetem Druckknopf, der auf dem Akupunkturpunkt zu liegen kommt und durch Dauerakupressur wirkt. Oft hilft aber auch ein bloßer Ortswechsel, Tapetenwechsel bei Schwangerschaftserbrechen Wunder. Allein durch diese Maßnahme erreicht man bereits eine Besserung, weil dadurch ein Abstand zu etwaigen auslösenden Problemen erreicht wird.

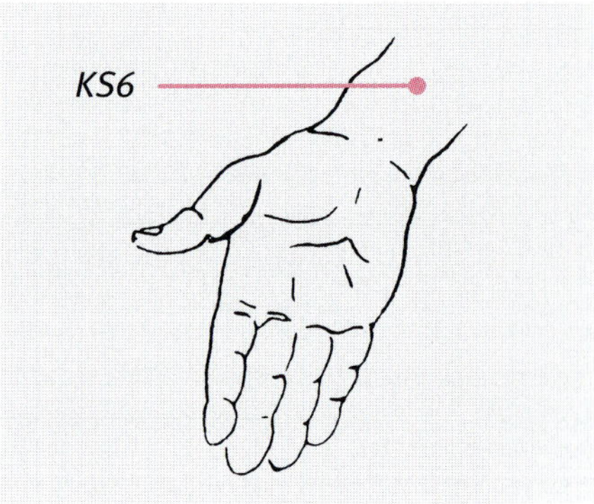

Blutungen in der Frühschwangerschaft treten relativ häufig auf und verunsichern die werdenden Mütter enorm. Blutungen sind als wichtiges Frühwarnsystem ein Zeichen des Körpers, dass mehr Ruhe benötigt wird. Die einzig wirksame Therapie ist körperliche Schonung, Vermeidung oder Reduktion von Stress und Bettruhe. Eine Gabe von Gelbkörperhormonen unterstützt die Einnistungsphase des Embryos und kann bis zur Bildung des Mutterkuchens (bis zur 16. SSW) unterstützend in Form von Tabletten oder Zäpfchen verabreicht werden.

In jedem Fall sollte jedoch ehestmöglich ein(e) Frauenarzt/-ärztin aufgesucht werden, um zu einer Diagnostik zu gelangen und die entsprechenden Therapieschritte einzuleiten.

Blutungen nach der 16. SSW können durch einen Polypen des Mutterkuchens und durch einen tief sitzenden oder sogar den Muttermund bedeckenden Mutterkuchen ausgelöst werden. Polypen verhalten sich in der Regel harmlos.

Bei vorliegendem Mutterkuchen (Plazenta praevia) ist die körperliche Schonung besonders wichtig, da sich durch übermäßige Bewegung der Mutterkuchen direkt über dem inneren Muttermund immer wieder ablösen oder abheben und dies zu mehr oder weniger starken Blutungen führen kann.

Über diese spezielle Lage des Mutterkuchens muss die Schwangere Bescheid wissen. Sie muss auch über eventuell notwendige Verhaltensmaßnahmen informiert werden: Sollte die Blutung an Intensität die Regelstärke erreichen oder sollten Schmerzen auftreten, keinesfalls warten bis das Problem von alleine vergeht. Das sofortige Aufsuchen einer Geburtshilfe ist in diesem Fall zwingend und lebensnotwendig!

Hilfe, ich bin schwanger – was tun?

Die Regelblutung ist jetzt schon 5 Tage überfällig, man ist unsicher, grantig, schläft schlecht und obendrein spannt auch noch der Busen wie höllisch. Kann ich schwanger sein? Nein, ich warte noch, wird schon nichts passiert sein. Oder doch? – Ich habe die Pille regelmäßig genommen, doch warum habe ich plötzlich am Ende 2 Dragees zu viel?

So, was jetzt? – In die nächste Apotheke oder lieber doch gleich zur Frauenärztin? Man braucht Gewissheit.

Bin ich schwanger oder leide ich doch nur unter einer durch Stress ausgelösten Hormonstörung?

Zwei blaue Striche auf dem Harnteststreifen sprechen mehr als tausend Worte. Das Ultraschallbild der Frauenärztin zeigt mitten in der Gebärmutterhöhle einen schwarzen kleinen Punkt. »Sie sind in der 6. Schwangerschaftswoche, was werden Sie tun? Wollen Sie dieses Kind?« Aus dem Verhalten der Patientin erkennt die Ärztin die ambivalenten Gefühle der jungen Frau.

Ist das jetzt wirklich der richtige Zeitpunkt um Mutter zu werden? Möchte ich wirklich mit diesem Mann eine Familie gründen? Schaffe ich die Belastung Beruf und Kind, Familie? Warum habe ich überhaupt studiert? Was werden die Eltern, der Freund sagen?

→ **Bei Blutungen gilt: körperliche Schonung!**

Fragen über Fragen fliegen einem durch den Kopf.

Soll man sich für oder gegen das Kind mit all den notwendigen Änderungen entscheiden?

Vorweg: jede Frau soll und muss sich selbst entscheiden können, wie sie im Falle eines positiven Schwangerschaftstests handelt.

→ Rechtzeitige Verhütung sollte ein Selbstverständnis werden

Man sollte meinen, im 21. Jahrhundert seien die Mädchen und Frauen ausreichend aufgeklärt und wissen über Empfängnisschutz so viel, dass sie niemals in die schwierige Situation der Entscheidung für oder gegen ein neues Leben kommen müssen.

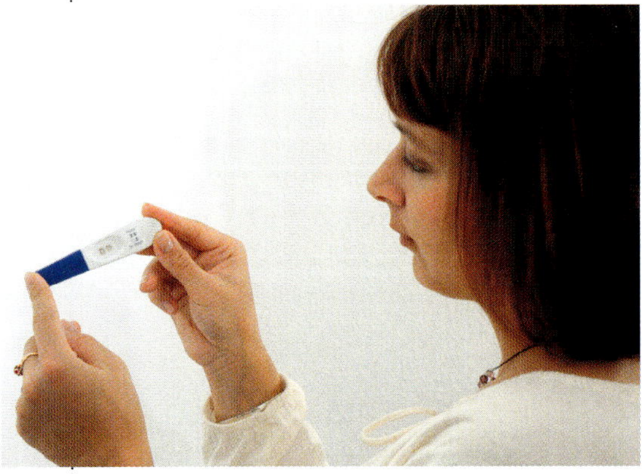

Doch die Abtreibungszahlen bleiben konstant, steigen sogar an.

Ungewollte Schwangerschaften sind nicht selten. Die Entscheidung »dafür« oder »dagegen« benötigt Zeit und Gespräche, Beratungsgespräche mit dem Partner und mit Vertrauten. Auch der Frauenarzt/die Frauenärztin und/oder professionelle Beratungsstellen können eine wichtige Hilfestellung zur Entscheidung geben.

Es stehen derzeit zwei Methoden für einen Schwangerschaftsabbruch zur Verfügung:

1. Der medikamentöse Abbruch mittels eines Antiprogesterons (Mifegyne®)

Das Medikament hebt die schwangerschaftsunterstützende Wirkung des Gelbkörperhormons auf und wird 2 Tage später zusätzlich mit einem Prostaglandinpräparat kombiniert, sodass es zur Fruchtausstoßung kommt. Magenschmerzen, Übelkeit und Unterbauchkrämpfe sind als Nebenwirkungen möglich. Diese Form des Abbruchs ist allerdings nur bis zur 7. Schwangerschaftswoche möglich und ist in ca. 98 % erfolgreich.

2. Der chirurgische Abbruch

Sollte eine ältere Schwangerschaft (bis zur 12. Woche) vorliegen, wird die Gebärmutterhöhle mittels Curette ausgekratzt oder mittels Saug-Curettage entleert.

Der Eingriff wird entweder in lokaler Nervenblockade durch eine Schmerzausschaltung um den Muttermund oder in Vollnarkose durchgeführt und ist nahezu schmerzfrei. Nach dem Eingriff können Unterbauchkrämpfe auftreten.

Geringe Blutungen, gefolgt von einem durchsichtig-gelblichen Ausfluss, sind im Wundheilungsprozess normal und unauffällig und können bis zu zwei Wochen dauern. Die nächste Regel setzt üblicherweise erst 4 – 8 Wochen nach dem Eingriff ein.

Bei der abschließenden fachärztlichen Nachkontrolle sollte reichlich Zeit in die Aufklärung und Beratung für praktikable kontrazeptiv wirksame Methoden verwendet werden. Nur die regelmäßige Anwendung des für die Patientin »idealen« Verhütungsmittels schützt.

Welche Untersuchungen in der Schwangerschaft?

Pränatale Diagnostik (PND)

Jedermann wünscht sich ein gesundes Kind. Die meisten Kinder kommen auch gesund und ohne irgendwelche Probleme auf die Welt.

Eine Schwangerschaft ist nicht nur mit Freude und Glücksgefühlen verbunden, sondern löst auch oft Angst, Ungewissheit und große Sorge um das Ungeborene aus.

Wie viel Information ist sinnvoll? Aus Erfahrung bedeutet ein Zuviel an Wissen vor allem bei schwangeren Frauen keine Beruhigung, sondern eine weitere Verunsicherung.

Wird mein Kind gesund auf die Welt kommen? Ist alles in Ordnung? Wächst es auch ausreichend?

Sind alle Organe in Ordnung – diese Fragen spiegeln die natürlichsten Ur-Ängste einer werdenden Mutter wider.

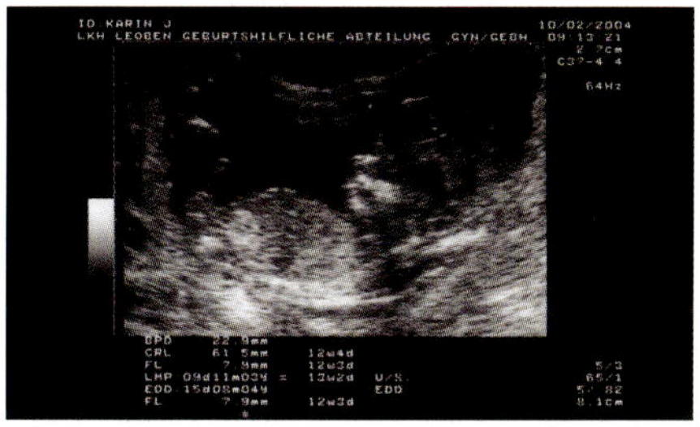

Ultraschall in der 12. Schwangerschaftswoche

Die werdenden Eltern haben eine sehr hohe Erwartungshaltung an ihre betreuenden Ärzte und an die angewandten Untersuchungstechniken. Sie erwarten, dass die derzeit verfügbaren Untersuchungen »alles können«, »nichts übersehen«, und sie ein rundum gesundes Baby bekommen.

→ Zu viel Information ist manchmal nicht sinnvoll

Bei den Ärzten resultiert aus dieser Erwartungshaltung ein großer emotionaler und forensischer Druck, Fehlbildungen und/oder genetisch bedingte Auffälligkeiten zu erkennen oder nicht zu übersehen. In einem speziell ausgearbeiteten Aufklärungsbogen der österreichischen Gesellschaft für Ultraschall in der Schwangerschaft wird darauf hingewiesen. Diesen Bogen sollte jede Schwangere vor der geplanten Untersuchung erhalten, durchlesen und unterschrieben retournieren.

Welche vorgeburtlichen Untersuchungsmöglichkeiten werden angeboten:

- Routine-Ultraschall im Rahmen des Mutter-Kind-Passes
- Organscreening
- Amniozentese – Fruchtwasseruntersuchung
- Chorionzottenbiopsie
- Triple-Test (Verfahren zur Risikoabschätzung von Chromosomenanomalien)
- Ersttrimesterscreening – Combined Test (Nackendickemessung mit Blutuntersuchung)

Routine-Ultraschall

→ Routine-Ultraschall: Überprüfung von Wachstum und Entwicklung

Beim Routine-Ultraschall im Rahmen des Mutter-Kind-Passes (17. – 20., 30. – 34. Schwangerschaftswoche) werden die Anzahl der Embryonen, die Vitalität des Embryos, die Größe und somit das Schwangerschaftsalter bestimmt und der Embryo auf mögliche Hinweise im Bereich von Wachstums- und Entwicklungsanomalien untersucht. Bestehen in der Familien- oder Krankengeschichte der Schwangeren Hinweise auf mögliche Risiken, werden gezielte Untersuchungen angeboten.

Risiken für Anomalien sind:

- mütterliches Alter über 35 Jahre
- Chromosomenanomalien in den vorangegangenen Schwangerschaften
- genetische Indikationen
- mütterliche Infektionen wie Toxoplasmose und Rötelinfektionen
- mütterliche Erkrankungen mit erhöhtem Fehlbildungsrisiko wie Diabetes mellitus

Organscreenig

Darunter versteht man eine ausführliche Ultraschalluntersuchung des Babys. Diese spezielle Untersuchung wird zwischen der 20. und 23. Schwangerschaftswoche (SSW) von Ihrem betreuenden Gynäkologen oder von Ultraschallspezialisten in dem Spital durchgeführt, in dem Sie Ihre Entbindung planen. Warum dieser Zeitpunkt? Nach der 20. Schwangerschaftswoche sind alle angelegten Organe des Kindes groß genug und ausreichend entwickelt, um eine Aussage über ihre Funktion treffen zu können und mögliche Fehlentwicklungen einzelner Organe erkennen zu können. Das kindliche Herz entwickelt sich z. B. vorerst aus einem

Schlauch, faltet sich dann in der Mitte, dreht sich, dann erst entwickeln sich die Herzkammern. Diese Ausdifferenzierung ist erst nach der 20. Woche abgeschlossen. Jetzt kann man das kindliche Herz genauso gut wie ein erwachsenes Herz im Ultraschall beurteilen.

Beim Organscreening wird das Kind vom Kopf bis zur Zehenspitze nach einem vorgegebenen Schema per Ultraschall untersucht und die jeweiligen Organe beurteilt (Kopf, Hirnstruktur, Gesicht, Augenabstand, Profil, Lippen – Ausschluss einer Gaumenspalte, Wirbelsäule – alle Wirbelkörper geschlossen? Herz, Herzklappenspiel, große Gefäße, Magen, Magenblase, Nabelschnur – Anzahl der Gefäße, Bauchwand geschlossen? Nieren, Harnblase, ausreichend Fruchtwasser, Extremitäten – Länge, Lage des Kindes, Mutterkuchen etc.).

Amniozentese

Die Fruchtwasseruntersuchung (Amniozentese) wird Schwangeren ab dem 35. Lebensjahr angeboten, da ab diesem Alter das Risiko ansteigt, ein Kind mit Chromosomenstörungen wie Down-Syndrom zu bekommen und wird zwischen der 14. und 16. SSW durchgeführt. Dabei werden unter sterilen Bedingungen und unter Ultraschallkontrolle, damit der Embryo nicht verletzt wird, mit einer langen dünnen Nadel ca. 20 ml Fruchtwasser abpunktiert.

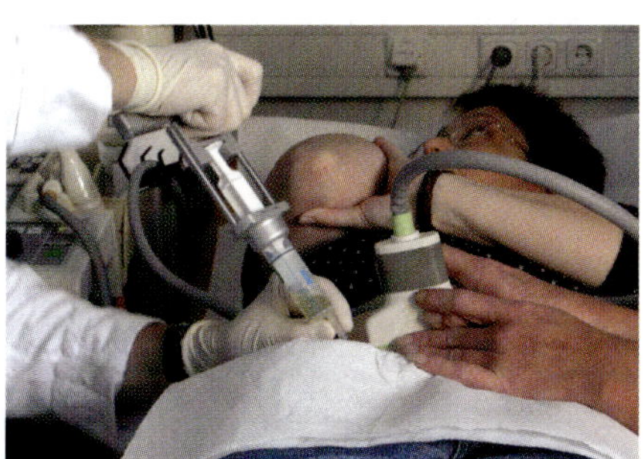

Aus dem Fruchtwasser werden anschließend Zellkulturen gezüchtet und analysiert.Das Untersuchungsergebnis liegt nach ca. 3 – 4 Wochen vor.

Chorionzottenbiopsie

Eine Chorionzottenbiopsie ist eine Alternative zur Fruchtwasseruntersuchung und wird zur Risikoabschätzung von genetisch bedingten Krankheiten durchgeführt. Dabei wird entweder durch die Scheide oder durch die Bauchdecke der Mutterkuchen anpunktiert und eine Gewebeprobe entnommen. Das Untersuchungsergebnis liegt am nächsten Tag vor. Vorteil: Sie kann bereits ab der 9. SSW durchgeführt werden. Nachteil: höhere Komplikationsrate.

Triple-Test

Jede werdende Mutter hat ein gewisses Risiko, ein Kind mit einer Chromosomenstörung zu gebären. Dieses steigt mit dem zunehmenden Alter der Schwangeren an. Die häufigste und bedeutendste Chromosomenstörung ist dabei das Down-Syndrom, »Mongolismus«,

→ Die Organe des Kindes können ab der 20. Woche beurteilt werden

Trisomie 21. Während eine 25-jährige Mutter in der 12. – 14. Schwangerschaftswoche ein Risiko von ca. 1:1.000 hat, steigt dieses Risiko bei einer 35-jährigen Mutter auf 1:250

Der Triple-Test ist ein Suchtest auf das Down-Syndrom (»Mongolismus«), Spina bifida – das ist eine Störung des Verschlusses im Bereich der Wirbelsäule (offener Rücken) sowie bestimmte andere chromosomale Störungen.

Hierbei werden mehrere vom Kind stammende Eiweißstoffe (AFP, hCG, ggf. freies Östriol) im mütterlichen Blut gemessen, mit der entsprechenden »Normalkonzentration« in der entsprechenden Schwangerschaftswoche verglichen und unter Einbeziehung des mütterlichen Alters zu einer Risikozahl für das Auftreten bestimmter Chromosomenstörungen und des »offenen Rückens« hochgerechnet.

→ Chromosomenstörungen können mit hoher Sicherheit entdeckt werden

Der Test kann erst ab der 15. Schwangerschaftswoche durchgeführt werden. Das exakte Schwangerschaftsalter ist neben den Serumergebnissen für die Genauigkeit des Tests notwendig. Kleine Ungenauigkeiten können schon zu falschen Ergebnissen führen. Das Ergebnis des Triple-Tests liegt innerhalb weniger Tage vor.

Zusätzlicher Nachteil des Triple-Tests: Im Falle einer Test-Auffälligkeit mit einer sich anschließenden Amniozentese ist mit dem Erhalt des endgültigen Ergebnisses der Fruchtwasseruntersuchung nicht vor der 18. Schwangerschaftswoche zu rechnen.

Das Ersttrimesterscreening – Combined-Test

Bei dieser speziellen Ultraschalluntersuchung in der 11. – 14. Schwangerschaftswoche wird die so genannte Nackenfalte des Embryos (auch nuchal translucency oder NT, Nackentransparenz) gemessen. Diese Struktur tritt normalerweise fast bei jedem Kind in diesem Schwangerschaftszeitraum auf, beträgt im Durchschnitt etwa 1 – 2 mm und entwickelt sich mit zunehmendem Schwangerschaftsalter wieder zurück. Ist diese Nackenfalte jedoch dicker, so kann dies ein Zeichen für das mögliche Vorliegen einer Chromosomenstörung beim Kind sein. Wird allein aufgrund der Nackenfaltemessung eine Risikobestimmung für das Vorliegen eines Down-Syndroms durchgeführt, so werden immerhin 80 % aller tatsächlich betroffenen Schwangerschaften dadurch als testauffällig erfasst und durch eine sich anschließende (das ist die Konsequenz dieses Suchtests) invasive Diagnostik (Fruchtwasserpunktion) entdeckt.

Um die Testgenauigkeit zu optimieren ist die Ultraschalluntersuchung mit einer Blutabnahme kombiniert: Es werden 2 Parameter aus dem mütterlichen Serum untersucht: Das freie ß-hCG und das PAPP-A. Durch sie kann die Erfassungsrate der Down-Syndrome (in einer sich anschließenden invasiven Diagnostik) auf 90 % gesteigert werden. Erst bei auffälligem Befund wird eine Punktion empfohlen und gegebenenfalls durchgeführt. Das Ersttrimesterscreening wird nur in speziellen Zentren mit der nötigen Ultraschall-Expertise und Genauigkeit bei der Blutbestimmung vorgenommen.

Wie der Triple-Test ist auch das nichtinvasive Ersttrimesterscreening keine von den gesetzlichen Kassen getragene Leistung.

Der »Combined Test« bietet für die Schwangere folgende Vorteile:

a.) Es können jüngere Patientinnen mit erhöhtem Risiko besser diagnostiziert werden.

b.) Bei Patientinnen, die älter als 35 sind oder die eine familiäre Belastung haben, können unnötige Punktionen vermieden werden.

Folgen der Diagnose

Wird bei diesen genannten Untersuchungen eine Schädigung diagnostiziert, erlaubt das Gesetz einen Schwangerschaftsabbruch.

Besonders wichtig ist es bei all diesen invasiven Untersuchungsmethoden, die werdenden Eltern vorab zu informieren, in welchem Verhältnis mögliche Komplikationen wie vorzeitiger Blasensprung, Infektionen, Blutungen oder sogar eine Frühgeburt zur Wahrscheinlichkeit einer Erkrankung, Behinderung oder Fehlbildung stehen. Oft sind falsche Vorstellungen zur Aussagekraft der jeweiligen Untersuchungen bei den betroffenen Eltern vorhanden. In diesem Fall helfen entsprechende Vorinformationen und manchmal wird eine weiterführende Untersuchung hinfällig.

Liegt jedoch ein auffallender Befund vor, der als Konsequenz leider einen Schwangerschaftsabbruch empfiehlt, benötigen die Betroffenen ausreichend Zeit um mit der Diagnose umgehen und darauf reagieren zu können. Jede Entscheidung der Eltern – sei es zum Schwangerschaftsabbruch, sei es aber auch zum Austragen der Schwangerschaft – sollte nach ausreichender Bedenk- und Beratungszeit von allen Beteiligten akzeptiert und getragen werden. Den betroffenen Eltern kann, sofern sie es wünschen, professionelle psychologische Hilfe begleitend zur Verfügung gestellt werden.

Schlussendlich muss noch darauf hingewiesen werden, dass auch unauffällige Testergebnisse kein Garant für ein gesundes Kind sind.

→ Die Diagnose kann das Leben der Betroffenen verändern

Rhesusinkompatibilität

→ Komplikationen bei einer weiteren Schwangerschaft sind vermeidbar

Neben den vier Blutgruppen A, B, AB und 0 existiert noch ein zusätzliches Unterscheidungsmerkmal: der Rhesusfaktor. Ungefähr 85 % der Bevölkerung Mitteleuropas besitzen dieses Merkmal – sie sind Rhesus-positiv (Rh +). Bei 15 % kann man den Rhesusfaktor nicht nachweisen – sie sind Rhesus-negativ (Rh -).

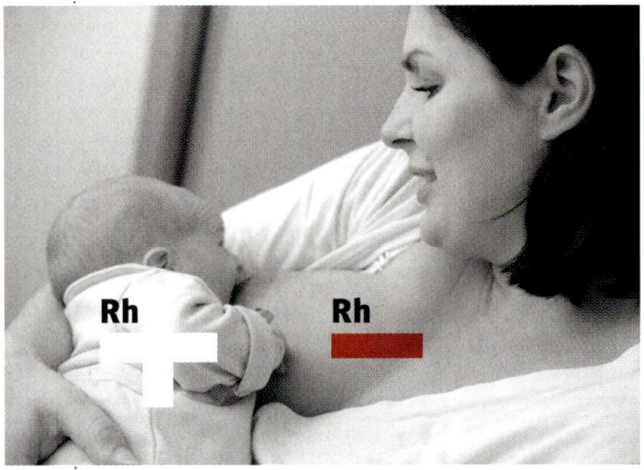

Kommen Rh-negative Menschen mit Rh-positivem Blut in Berührung, so bildet ihr Immunsystem Antikörper. Die Antikörperbildung kann nach einer Bluttransfusion mit nicht passendem, nicht verträglichem Blut oder während einer Schwangerschaft erfolgen. Ist eine Mutter Rhesus-positiv, besteht keine Gefahr für das Ungeborene. Eine Antikörperbildung unterbleibt. Ist die Schwangere jedoch Rhesus-negativ und erwartet ein Kind eines Rhesus-positiven Mannes, kann dies zu Komplikationen führen.

Wenn das Kind vom Vater das Rhesus-positive Merkmal trägt, dann bildet die Mutter Antikörper gegen die Blutzellen des Kindes. Die Antikörper lösen die roten Blutkörperchen des Kindes auf. Daher verringert sich die Anzahl an roten Blutkörperchen und bewirkt eine Blutarmut (Anämie) und einen Sauerstoffmangel beim Ungeborenen.

Die erste Schwangerschaft verläuft meist problemlos und das Kind wird gesund geboren. Zunächst unterbleibt die Antikörperbildung, da der Austausch von roten Blutkörperchen über den Mutterkuchen zu gering ist, um die Bildung von Antikörpern bei der Mutter auszulösen. Bei der Geburt des Kindes kann jedoch eine ausreichend große Menge an kindlichem Blut aus der Plazenta in den mütterlichen Blutkreislauf fließen und die Antikörperbildung verursachen. Eine wirksame vorbeugende Therapie ist heute möglich. Nach der Geburt eines Rhesus-positiven Kindes erhalten die Rhesus-negativen Mütter eine Injektion mit Rhesusantiserum (Anti-D-Immunglobulin) verabreicht, um die Bildung von Antikörpern zu verhindern. Komplikationen bei einer weiteren Schwangerschaft sind nicht zu erwarten.

Ist diese vorbeugende Therapie nicht erfolgt oder ist es schon früher durch eine vorausgegangene Fehlgeburt, eine Eileiterschwangerschaft, eine Chorionbiopsie oder eine Fruchtwasserpunktion zur Antikörperbildung gekommen, können in der folgenden Schwangerschaft Probleme entstehen.

Die Diagnose ob eine Antikörperbildung bereits erfolgt ist, ist einfach: Bei der ersten Schwangerschaftsvorsorgeuntersuchung werden die Blutgruppe, der Rhesusfaktor und Antikörper gegen Blutgruppen-Antigene aus dem Serum der Mutter bestimmt. Bei Rhesus-negativen Frauen wird während der Schwangerschaft mehrmals auf Anti-D-Antikörper getestet. Kann man Anti-D-Antikörper nachweisen, wird regelmäßig der Serumwert kontrolliert. Bei Ansteigen der Antikörper wird unter Ultraschallkontrolle das Fruchtwasser abpunktiert und analysiert oder der Gehalt an roten Blutkörperchen durch eine Punktion der kindlichen Nabelschnur bestimmt. Ist eine Anämie des Embryos nachweisbar, erfolgt eine Bluttransfusion – mittels Ultraschall – gezielt über die Nabelschnur.

Da es sich um eine spezifische Therapie handelt, wird diese nur an Zentren durchgeführt. Ziel ist es, soweit wie möglich, jedoch mindestens bis zur 30. SSW zu gelangen, da ab diesem Zeitpunkt die Voraussetzungen für eine erfolgreiche Aufzucht einer Frühgeburt deutlich zunehmen. Die Entbindung erfolgt mittels Kaiserschnitt. Ab der 35. Schwangerschaftswoche kann eine normale Geburt angestrebt werden.

Unmittelbar nach der Geburt wird das Neugeborene von den Kinderärzten übernommen, die Blutwerte kontrolliert und je nach Ergebnis und der Befindlichkeit des Kindes mittels Phototherapie, Bluttransfusion oder einem kompletten Blutaustausch behandelt.

Unauffälliger Schwangerschaftsverlauf

Die Liebe zwischen zwei Menschen zeigt sich auch in der körperlichen Liebe. Die »Krönung einer Liebe« gipfelt in einem gemeinsamen Kind. Zärtlichkeiten und Sexualität sind somit ein normaler Zustand im Alltag einer Familie, und sie gefährden eine Schwangerschaft nicht. Langsam rundet sich das Bäuchlein, erste Kindesbewegungen sind zu spüren – bei Erstgebärenden um die 18 – 20. Schwangerschaftswoche, bei Mehrgebärenden aber auch schon viel früher möglich.

→ Die Schwangerschaft wird durch Sexualität nicht gefährdet

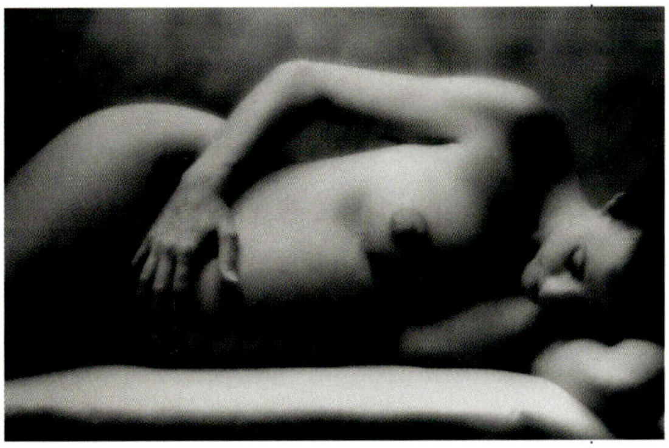

Manche Männer haben Scheu vor der körperlichen Liebe, glauben, dass sie dem Baby schaden können. Aber bei vorsichtig praktiziertem Geschlechtsverkehr wird in der Schwangerschaft besonders innig empfunden und man sollte darauf nicht verzichten müssen. Die Brüste wachsen, der Appetit auf

→ Geschlechtsverkehr ist bis zur Geburt möglich

Liebe ist bei den Schwangeren auch gesteigert, vor allem, wenn sie sich srundum wohl fühlen. Treten jedoch leichte Blutungen und Bauchkrämpfe nach der Liebe auf, sollte sicherheitshalber eine gynäkologische Kontrolluntersuchung erfolgen. Ist alles in Ordnung, kann die Liebe bis zu Geburt praktiziert werden. Wissen sollte man jedoch schon, dass im Samenerguss eine wehenfördernde Substanz enthalten ist!

Eine Schwangerschaft stellt einen natürlichen Zustand im Leben einer Frau dar. Im Alltagsleben sind in der Regel keinerlei Einschränkungen notwendig.

Gleiches gilt neben dem Sex auch für sportliche Betätigung. Ist die werdende Mutter regelmäßige körperliche Betätigung gewohnt, kann sie mit Kreislaufproblemen, aber auch mit Depressionen reagieren, wenn man sie, in der Absicht nur Gutes zu wollen höchstmöglich schont und/oder sie zu früh ohne plausiblen Grund für die Schwangerschaft freistellt.

Freistellung

Eine Freistellung oder ein vorzeitiger Mutterschutz wird nur bei starken, immer wiederkehrenden körperlichen oder seelischen Problemen gewährt. Bei Patientinnen mit Schwangerschaftserbrechen ist ein vorübergehender Krankenstand der Gesundheit förderlich. Hat die Patientin in der Vorgeschichte mehrere Aborte erlitten, wird sie vorzeitig freigestellt um sich wirklich schonen zu können.

Wann melde ich meine Schwangerschaft ?

Werdende Mütter haben gemäß § 3 Abs. 4 MuttSchG den Dienstgeber über ihre Schwangerschaft zu informieren und den voraussichtlichen Geburtstermin bekannt zu geben. Wann die Meldung erfolgt, liegt im Ermessen der Schwangeren – sinnvoll ist natürlich vor Beginn des Mutterschutzes. Auf Verlangen des Dienstgebers haben werdende Mütter eine ärztliche Bescheinigung über das Bestehen der Schwangerschaft und den voraussichtlichen Zeitpunkt ihrer Entbindung vorzulegen.

Was ist Toxoplasmose?

Toxoplasmose ist eine Infektionskrankheit, die durch Parasiten (Toxoplasma Gondii) verursacht wird. Die Krankheit kann Menschen aller Altersgruppen befallen, verläuft ohne Symptome oder ist nur mit geringen grippeähnlichen Beschwerden, wie vorübergehendem Schüttelfrost und Fieber verbunden. Es ist keine spezielle Therapie notwendig.

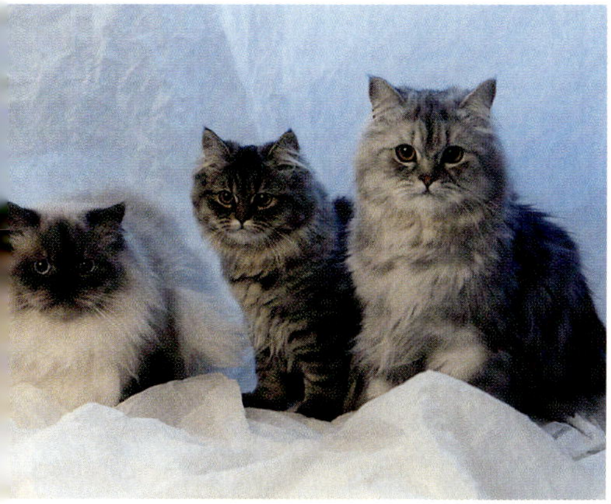

Diese Erkrankung ist nur bei einer Erstinfektion während einer Schwangerschaft für das Baby gefährlich, da der Erreger das Ungeborene schädigen kann.

Toxoplasmose verbreitet sich durch Übertragung des Parasiten über rohes Fleisch oder durch Kontakt mit infizierten Katzen über eine Schmierinfektion. Durch Kontakt mit infiziertem Katzenstreu, Kot oder verunreinigtem Obst und Gemüse wird die Infektion auch auf den Menschen übertragen.

Im Mutter-Kind-Pass sind daher entsprechende Untersuchungen zum Antikörpernachweis gegen Toxoplasmose vorgesehen. Sind Antikörper nachgewiesen und haben Sie somit eine Infektion durchgemacht, Abwehrstoffe und Antikörper gebildet, besteht für diese und folgende Schwangerschaften keine Gefahr mehr. Bei nicht vorhandenen Antikörpern (negativ) wird das Blut alle 2 – 3 Monate neuerlich getestet.

Folgende Verhaltensregeln sind für Schwangere empfohlen:

- Waschen Sie sich die Hände nach Kontakt mit rohem Fleisch und Gemüse sowie nach Gartenarbeit.
- Essen Sie kein rohes Fleisch (Beef tartar) oder Fisch (Sushi). Fleisch wird am besten durchgebraten oder gekocht.
- Waschen Sie sich die Hände nach dem Kontakt mit Katzen. Lassen Sie ein anderes Familienmitglied die Katzentoilette täglich säubern. Füttern Sie Ihre Katze nicht mit rohen Fleischprodukten bzw. Fleischabfällen. Wohnungskatzen, die schon Jahre bei Ihnen wohnen und keinen Kontakt zur Außenwelt haben, gelten als risikolos.

→ Toxoplasmose-Erstinfektion ist für das Ungeborene gefährlich

Schwangere mit einer Toxoplasmoseinfektion können ihr ungeborenes Kind anstecken (konnatale Toxoplasmose). Das Risiko für eine Übertragung auf die Leibesfrucht ist abhängig vom Schwangerschaftsalter. Vor der 16. Woche ist das Risiko gering, danach liegt es bei bis zu 50 Prozent.

Erfolgt die Ansteckung im zweiten oder letzten Drittel der Schwangerschaft, so besteht ein hohes Risiko für Fehl- bzw. Missbildungen die mit Gehirnschäden einhergehen, z. B. Wasserkopf (Hydrozephalus), Kalkablagerung im Gehirn, Augenentzündung mit Beteiligung der Netzhaut, die bis zur Blindheit führen kann.

→ In der Schwangerschaft rohe Lebensmittel meiden!

Tritt die Ansteckung knapp vor der Geburt auf, dann kommen die Kinder oft ohne besondere Symptome auf die Welt. Kommt es zu einer Erstinfektion in der Schwangerschaft, erfolgt die Behandlung mit täglicher Antibiotika-Einnahme bis zur Entbindung. Erfolgt diese Therapie rechtzeitig, so kommt es zu keinen Missbildungen, und das Baby kommt völlig gesund auf die Welt.

Diabetes – ein Problem für die Schwangerschaft?

Als Diabetes mellitus bezeichnet man eine Erkrankung des Kohlenhydratstoffwechsels (Zuckerstoffwechsel). Ursache ist das Fehlen oder die verminderte Wirksamkeit des körpereigenen Hormons Insulin, das den Einbau von Glukose in die Körperzellen steuert. Insulin wird in der Bauchspeicheldrüse gebildet.

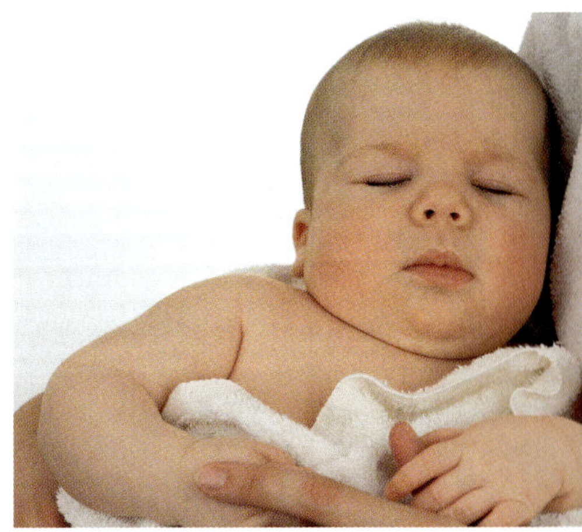

Eine schlechte Blutzuckereinstellung in der Frühschwangerschaft ist mit erhöhter Abort- und Fehlgeburtenhäufigkeit und einem erhöhten Risiko von schweren Missbildungen des Kindes verbunden.

Durch zeitgerechte intensive Information an alle Diabetikerinnen, die eine Schwangerschaft planen, kann das

Risiko von Komplikationen durch normnahe Blutzuckereinstellung möglichst niedrig gehalten werden. Eine enge Zusammenarbeit des geburtshilflichen Zentrums mit dem Diabetesspezialisten ist unverzichtbar.

Regelmäßige Laborkontrollen von Nüchternblutzucker, HbA1c (ein Parameter der diabetischen Stoffwechselkontrolle), Urin- und Blutdruckkontrollen sollten regelmäßig alle 2 – 4 Wochen während der gesamten Schwangerschaftsdauer erfolgen.

Bei nicht ideal eingestellten Zuckerwerten werden die Kinder diabetischer Mütter besonders groß, denn Insulin wirkt nicht nur blutzuckersenkend, sondern wandelt den überschüssigen Zucker in Körperfett um. Diese Kinder sind nicht nur schwer und sehr groß, sondern auch unreif und benötigen auf Grund von Anpassungsproblemen, von Hypoglykämien (zu niedrige Blutzuckerspiegel) und einer möglichen Lungenunreife nach der Geburt die Unterstützung einer Kinderintensivstation.

Die Geburt eines großen Kindes ist schwieriger als jene eines normalgewichtigen. Die Mütter dieser Kinder benötigen deswegen häufiger einen Kaiserschnitt oder eine Entbindung mit einem Dammschnitt und eventuell die Unterstützung durch eine Saugglocke oder Zange.

Da bei Diabetikerinnen die Insulindosis in der Schwangerschaft meist erhöht werden muss, ist nach der Geburt zu beachten, dass Stillen zusätzlich zur hormonellen Umstellung nach der Geburt einen blutzuckersenkenden Effekt hat, sodass die Insulindosis neu bestimmt werden muss.

Eine Sonderform der Zuckerkrankheit ist der Gestationsdiabetes. Das ist eine Störung des Zuckerstoffwechsels, die erstmalig während einer Schwangerschaft auftritt.

Auslösende Faktoren sind vor allem hormonelle Veränderungen in der Schwangerschaft, die zu einer Insulinresistenz führen. Die Stoffwechselstörung tritt meist in der zweiten Schwangerschaftshälfte auf und kann umso schwerer verlaufen, je früher sie auftritt. Bei den meisten Patientinnen normalisiert sich der Blutzuckerspiegel bereits nach der Geburt, spätestens jedoch noch im Wochenbett. Zur Abklärung eines weiter bestehenden Diabetes vom Typ II (siehe Seite 52f.) sollte unbedingt 3 – 4 Monate nach der Entbindung noch einmal ein Blutzucker-Belastungstest (OGTT) durchgeführt werden.

Die Therapie des Gestationsdiabetes besteht aus einer Ernährungsumstellung und der eventuell notwendigen Insulineinstellung. Bei 85 % der Patientinnen reichen bereits diätetische Maßnahmen aus.

Bei gut eingestellten Diabetikerinnen ohne zusätzliche Risiken ist in der Regel eine Spontanentbindung möglich. Ist das Kind jedoch zu groß oder ist zu viel Fruchtwasser vorhanden, ist eine vorzeitige Geburtseinleitung oder ein geplanter Kaiserschnitt sinnvoll.

→ **Kinder diabetischer Mütter sind oft besonders groß**

Ernährung und Schwangerschaft

→ Die Ernährung muss in der Schwangerschaft angepasst werden

Die Schwangerschaft ist ein physiologischer Prozess, der gerade in Bezug auf die Nährstoffzufuhr besondere Anforderungen darstellt. Kind und Mutter müssen optimal versorgt werden, damit keine langfristigen Schäden auftreten.

Eine Schwangerschaft verändert immer auch die Ernährungsgewohnheiten der Frau. In dieser Periode ist sie besonders daran interessiert, sich und das ungeborene Kind optimal zu versorgen.

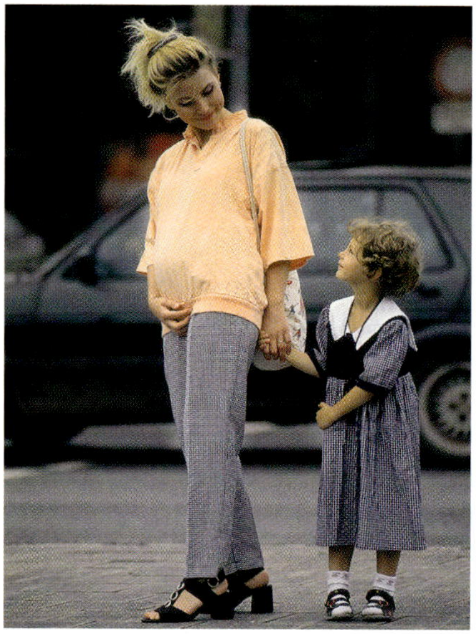

Bestimmte Speisen oder Getränke kann man aber auf einmal nicht mehr riechen. Bei über 60 % aller Schwangeren schärft sich der Geruchssinn und alltägliche Gerüche können bereits in deutlich geringeren Konzentrationen wahrgenommen werden. Aus diesem Grund werden viele Speisen und Getränke als sehr unangenehm empfunden und nicht mehr verzehrt.

Schwanger – essen für zwei?

Durch den Aufbau des fötalen und mütterlichen Gewebes und durch die hormonell bedingten Stoffwechselprozesse besteht in der Schwangerschaft ein erhöhter Nährstoffbedarf. Auf diese stoffwechselbedingten und physiologischen Veränderungen muss eine Anpassung der Ernährung folgen.

Trotz hinreichender Bekanntheit der Bedeutung einer ausgewogenen Ernährung als Voraussetzung für einen optimalen Schwangerschaftsverlauf und die fetale Entwicklung, ergeben sich in der Praxis Diskrepanzen zwischen der tatsächlichen Nährstoffaufnahme und der empfohlenen Zufuhr. Einer übermäßigen Zufuhr von Energie, Fett und Kohlenhydraten steht eine oft kritische Unterversorgung vor allem der Mikronährstoffe Vitamin A, Vitamin D, Vitamin B_6, Folsäure, Kalzium, Eisen, Jod und Zink gegenüber.

In der Schwangerschaft steigt der Bedarf an essentiellen Nährstoffen und in geringem Umfang auch an Energie. Für die gesamte Dauer der Schwangerschaft werden nach neuesten Untersuchungen zusätzlich 71.700 kcal (300 MJ) benötigt. Dieser zusätzliche Bedarf sollte gleichmäßig über die gesamte Schwangerschaft durch eine zusätzliche Aufnahme von 255 kcal pro Tag (1,1 MJ/d) gedeckt werden. Die empfohlene tägliche Zufuhr der Gesamtenergie ist abhängig vom Alter und der Arbeitsschwere (siehe Tabelle).

Richtwerte für die Energiezufuhr in der Schwangerschaft pro Tag

Alter	Körperliche Aktivität		
	leicht	mittel	schwer
	kcal/d	kcal/d	kcal/d
19 – 24 Jahre	2.155	2.455	2.755
≥ 25 Jahre	2.155	2.355	2.655

Quelle: DACH – Referenzwerte für die Nährstoffzufuhr, 2000

Der Proteinbedarf ist erst ab dem 4. Schwangerschaftsmonat erhöht. Unter Berücksichtigung eines Sicherheitszuschlages wird eine zusätzliche Zufuhr von 10 g/d empfohlen. Aufgrund des oft hohen Fett-, Purin- und Cholesteringehalts von tierischen Lebensmitteln sollte die Bedarfsdeckung durch eine Zufuhr von Eiweißquellen pflanzlichen Ursprungs erfolgen. Die niedrigere biologische Wertigkeit kann durch geeignete Kombination von Proteinquellen (z. B. Getreide mit Hülsenfrüchten oder fettarmen Milchprodukten) aufgewertet werden.

Der Bedarf an Fett und Kohlenhydraten ist nicht erhöht. Die üblichen Empfehlungen (Kohlenhydratzufuhr: 55 % der Energiezufuhr, Fettzufuhr: 30 % der Energiezufuhr) gelten auch für Schwangere. Die ausreichende Zufuhr von mehrfach ungesättigten essentiellen Fettsäuren ist vor allem für die Bildung von Eikosanoiden sowie Membran- und Blutlipiden wichtig. Geeignete Quellen sind Getreidekeim- und Sonnenblumenöl sowie fette Seefische.

Die Kohlenhydratzufuhr wird in Form von komplexen Kohlenhydraten empfohlen, da so einer überhöhten Energie- und verminderten essentiellen Nährstoffzufuhr entgegengewirkt werden kann.

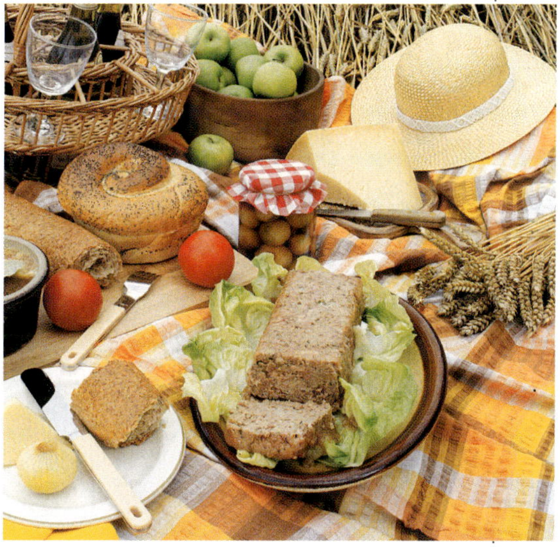

Besonders geeignet sind Vollkornprodukte, Kartoffeln, Hülsenfrüchte, Obst und Gemüse. Durch die damit verbundene ausreichende Zufuhr von Ballaststoffen wird eine in der Schwangerschaft oft auftretenden Verstopfung gehemmt.

→ Schwangere benötigen pro Tag nur ca. 255 kcal mehr

Empfohlene Zufuhr und Mehrzufuhr von Mineralstoffen pro Tag in der Schwangerschaft

Mineralstoff	empfohlene Mehrzufuhr in mg/µg		relative Mehrzufuhr in %		empfohlene Gesamtzufuhr	
	< 19 Jahre	≥ 19 Jahre	< 19 Jahre	≥ 19 Jahre	< 19 Jahre	≥ 19 Jahre
Kalzium	200 mg	–	20 %	–	1.200 mg	1.000 mg
Phosphor	550 mg	100 mg	79 %	14 %	1.250 mg	800 mg
Magnesium	40 mg	–	13 %	–	350 mg	310 mg
Eisen	15 mg	15 mg	100 %	100 %	30 mg	30 mg
Zink	3 mg*	3 mg*	43 %*	43 %*	10 mg*	10 mg*
Jod	30 µg	30 µg	15 %	15 %	230 µg	230 µg
Legende: *) ab dem 4. Monat						

Quelle: DACH – Referenzwerte für die Nährstoffzufuhr, 2000

Mit Ausnahme der Mikronährstoffe Vitamin D, Vitamin K, Pantothensäure, Biotin und Selen besteht auch für alle anderen Vitamine und Mineralstoffe ab dem 4. Schwangerschaftsmonat eine erhöhte empfohlene Zufuhr (Tabelle), die zwischen 8 und 100 % liegen kann.

Ein Kind – ein Zahn?

→ Der Bedarf an Eisen und Kalzium ist besonders erhöht

Von den Mineralstoffen sind Kalzium und Eisen von besonderer Bedeutung. Während der Stillzeit – und eingeschränkt während der Schwangerschaft – kommt es zu einer verstärkten Kalziummobilisierung aus dem Skelett.

Eine zu geringe Kalziumzufuhr der Mutter hat zwar keine schädlichen Auswirkungen für das Kind, aber das Sprichwort: »Ein Kind – ein Zahn« wurde in einer schwedischen Zwillingsstudie bestätigt. Abhängig vom sozialen Status kam es bei hoher Geburtenzahl zu einem vermehrten Verlust an Zähnen der Mutter. Der Mehrbedarf an Kalzium wird zwar wesentlich durch eine gesteigerte Resorption ausgeglichen, was aber den Konsum von kalziumreichen Lebensmitteln (Milch und Milchprodukten) voraussetzt. Nach Beendigung des Stillens werden die Skelettdepots schnell wieder aufgebaut, damit sind auch wiederholte Schwangerschaften und Stillphasen kein erhöhtes Risiko für eine Osteoporoseentstehung.

Besonders erhöht ist der Bedarf an Eisen. Es entfällt zwar der menstruelle Blutverlust, aber für den Feten werden ca. 300 mg, für die Plazenta ca. 50 mg und für das mütterliche Blutvolumen etwa 450 mg Eisen benötigt. Da eine Eisenmangelanämie während der Schwangerschaft mit einer erhöhten Rate an Mangelentwicklungen der

Frucht, Frühgeburten und zu geringer Gewichtszunahme verbunden ist, muss diese auf alle Fälle verhindert werden. Besonders eisenreich sind rote Fleischsorten, Kürbiskerne, Sesam, Mohn, Hirse und Weizenkeime. Die Ausnutzung liegt bei tierischen Produkten bei 30 %, bei pflanzlichen nur bei 10 %, sie kann jedoch durch Vitamin C erhöht werden.

Jodmangel der Mutter kann zur Beeinträchtigung der geistigen Entwicklung des Kindes führen.

Bei den Vitaminen ist hauptsächlich der Bedarf an jenen des B-Komplexes erhöht. Speziell die Aufnahme von Folsäure stellt bei gesunden Frauen eine kritische Versorgung dar. Eine unzureichende Zufuhr kann zu

→ Jod- und Vitaminmangel kann den Fötus schädigen

Empfohlene Zufuhr und Mehrzufuhr von Vitaminen pro Tag in der Schwangerschaft

Vitamine	empfohlene Mehrzufuhr in mg/µg		relative Mehrzufuhr in %		empfohlene Gesamtzufuhr	
	< 19 Jahre	≥ 19 Jahre	< 19 Jahre	≥ 19 Jahre	< 19 Jahre	≥ 19 Jahre
Vitamin A	0,3 mg*	0,3 mg*	38 %*	38 %*	1,1 mg*	1,1 mg*
Vitamin D	–	–	–	–	5 µg	5 µg
Vitamin E	1 mg	1 mg	8 %	8 %	13 mg	13 mg
Vitamin K	–	–	–	–	60 µg	60 µg
Vitamin B_1	0,2 mg*	0,2 mg*	20 %*	20 %*	1,2 mg*	1,2 mg*
Vitamin B_2	0,3 mg*	0,3 mg*	25 %*	25 %*	1,5 mg*	1,5 mg*
Niacin	2 mg*	2 mg*	15 %*	15 %*	15 mg*	15 mg*
Vitamin B_6	0,7 mg*	0,7 mg*	58 %*	58 %*	1,9 mg*	1,9 mg*
Folsäure**	200 µg*	200 µg*	50 %*	50 %*	600 µg*	600 µg*
Pantothensäure	–	–	–	–	6 mg	6 mg
Biotin	–	–	–	–	30 – 60 µg	30 – 60 µg
Vtiamin B_{12}	0,5 µg*	0,5 µg*	17 %*	17 %*	3,5 µg*	3,5 µg*
Vitamin C	10 mg	10 mg	10 %	10 %	110 mg	110 mg

Legende: *) ab dem 4. Monat
**) Frauen, die schwanger werden wollen oder könnten, sollten zusätzlich 400 µg synthetische Folsäure (= Pteroylmonoglutaminsäure) in Form von Supplementen aufnehmen, um Neuralrohrdefekten vorzubeugen. Diese erhöhte Zufuhr sollte spätestens 4 Wochen vor Beginn der Schwangerschaft erfolgen und während des ersten Drittels beibehalten werden.

Quelle: DACH – Referenzwerte für die Nährstoffzufuhr, 2000

→ Bei einer geplanten Schwangerschaft: Folsäure zuführen!

Schwangerschaftskomplikationen führen. Missbildungen, u. a. in Form von Neuralrohrdefekten (= offener Rücken) bzw. Fehlgeburten können bei einem Folsäuregehalt der roten Blutkörperchen < 130 ng/ml auftreten. Bei der Prävention von Neuralrohrdefekten ist die vor der Empfängnis empfohlene Folsäuresubstitution ein entscheidender Faktor. Deshalb sollten Frauen, die eine Schwangerschaft planen, in Absprache mit dem Arzt Folsäure zuführen. Folsäurereiche Lebensmittel sind: Hefe, Kleie, Kresse, Fenchel, Sonnenblumenkerne, Sesam, Chinakohl und grünes Gemüse.

Da der Energiebedarf in der Schwangerschaft nicht wesentlich, der Bedarf an vielen Nährstoffen aber deutlich steigt, muss bei der Lebensmittelauswahl auf eine hohe Nährstoffdichte geachtet werden.

Besonders geeignet sind Gemüse, Obst, Vollkornprodukte, Milch und Milchprodukte sowie Fisch, mageres Fleisch und Geflügel.

Die wichtigste Regel lautet: nicht viel mehr, sondern hochwertiger essen!

Dies scheint auch umso wichtiger zu sein, da die Nahrungspräferenzen der Kinder wahrscheinlich schon in der Schwangerschaft entscheidend beeinflusst werden können. In einer Studie wurde gezeigt, dass Babys im Alter von 6 Monaten besonders positiv auf mit Karottensaft zubereiteten Brei ansprachen, wenn die Mutter in der Zeit vor der Geburt oder in der Stillzeit häufig Karottensaft konsumiert hat.

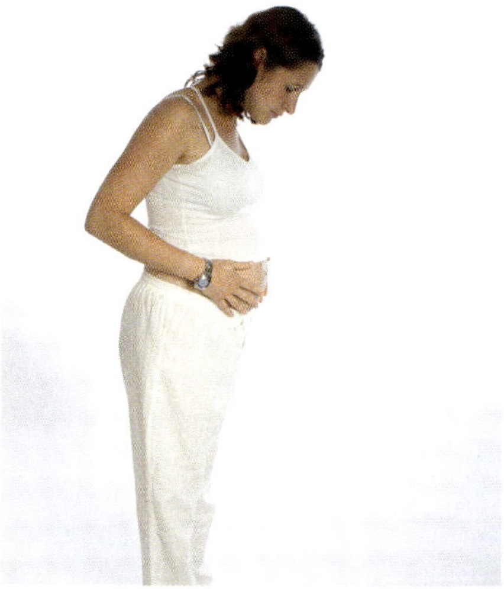

Qualität statt Quantität der zugeführten Nahrung ist nicht nur für die optimale Entwicklung des Kindes, sondern auch für die Lenkung der Geschmackspräferenzen wesentlich.

»Essen für zwei« in der Schwangerschaft ist ein Ernährungsmärchen! Alle Schwangeren müssen hinsichtlich einer angemessenen Ernährung ausreichend aufgeklärt und beraten werden.

Vorsicht ist bei allzu reichlichem Vitamin-A-Verzehr (Leber!), vor allem in der Frühschwangerschaft geboten. Hier können durch hohe Zufuhrsmengen Missbildungen beim Kind entstehen.

Schon eine einwöchige erhöhte Zufuhr von 30 – 90 mg Vitamin A pro Tag (= 30 mg Vitamin A = 100 g Lebertran oder 170 g Schweineleber) können in der frühen Schwangerschaft zu Abortus oder Schäden an Urogenitalsystem, Herz oder Gaumen führen.

Unverändert bleibt die empfohlene Flüssigkeitszufuhr für Schwangere. Täglich sollte es zu einer Gesamtflüssigkeitsaufnahme von 2,7 l kommen. Diese sollte idealerweise durch 1,5 l energiearme Getränke erfolgen. Der Rest gelangt dann durch den Wassergehalt in Lebensmitteln und das entstehende Wasser beim Abbau von Nährstoffen in den Körper.

Ungünstige Lebensmittel in der Schwangerschaft

Gerade während der Schwangerschaft und Stillzeit sollte man auf bestimmte Lebensmittel, die Krankheiten hervorrufen könnten, verzichten. Besonders problematisch für das ungeborene Kind ist eine Listeriose oder Toxoplasmose (durch Bakterien bzw. bakterienähnliche Mikroorganismen ausgelöste Infektionskrankheiten, siehe Seite 361f.).

Rohmilch und Rohmilchkäse sollte man meiden, um das Risiko einer Erkrankung an Listeriose ausschließen zu können. Diese Produkte könnten mit Listerien verseucht sein. Die Bakterien können aber auch in rohem Rind- und Schweinefleisch enthalten sein. Eine Infektion bei Erwachsenen wird sehr oft nicht richtig wahrgenommen. Es kommt zu einer allgemeinen Abgeschlagenheit und Leistungsschwäche. Für Kleinkinder und alte Menschen kann eine Infektion aber tödlich enden.

Bei einer Infektion im letzten Schwangerschaftsdrittel können die Bakterien auf das ungeborene Kind übergehen und so zu schweren Schäden führen. Es kann zu Entzündungen im Gehirn und in der Gehirnhaut kommen, die zu körperlichen und geistigen Behinderungen führen und sogar Früh- und Totgeburten verursachen können.

Aus diesem Grund sollte man in der Schwangerschaft auf rohe Milch und die daraus hergestellten Käsesorten völlig verzichten. Weiters sollte man Weichkäse und Sauermilchkäse meiden oder vor dem Verzehr die Rinde oder Randschichten entfernen, da die Listerien nur in den äußersten Schichten überleben können.

Fleisch sollte nur völlig durchgebraten verzehrt werden. Vorsicht ist auch bei Gemüserohkost aus mist- und jauchegedüngten Böden oder bei Fallobst geboten, hier kann ebenso eine Besiedelung mit Listerien erfolgt sein. Aus diesem Grund sollten Obst und Gemüse immer geschält werden. Völlig ungefährlich ist gekochtes Gemüse, da Hitzeeinwirkung die Krankheitserreger abtötet.

Ebenso gefährlich ist eine Toxoplasmoseinfektion während der Schwangerschaft. Die durch Parasiten hervorgerufene Krankheit verläuft üblicherweise meist unbemerkt oder manchmal

→ Vitamin A in großen Mengen erhöht die Abortusgefahr

→ Keine blähenden Lebensmittel am Ende der Schwangerschaft!

grippeartig. Bei Menschen mit Immunschwäche kann aber eine Gehirnhautentzündung auftreten und beim ungeborenen Kind das zentrale Nervensystem geschädigt werden. In der Folge können Behinderungen bis hin zu Früh- und Totgeburten auftreten.

Ernährungsempfehlungen für Schwangere

- täglich Getreide und Getreideprodukte (ca. 200 – 250 g Brot und/oder Müsli; 150 g Reis, Nudeln)
- täglich Gemüse und Salat (ca. 400 g Gemüse und/oder Hülsenfrüchte; ca. 100 g Salat)
- täglich Obst (ca. 300 g = 3 – 4 Stück)
- täglich Milch und Milchprodukte (bis 400 ml Jogurt, Milch etc. und 30 – 60 g Käse)
- 2- bis 3-mal wöchentlich Fleisch (100 – 150 g/Portion)
- 1- bis 2-mal wöchentlich Fisch (100 – 150 g/Portion)
- keine Rohmilch
- kein Rohmilchkäse
- kein rohes oder halb gegartes Fleisch
- kein rohes Gemüse aus mist- oder jauchegedüngten Feldern

Toxoplasmen werden entweder durch den Verzehr von rohem bzw. unzureichend gebratenem Fleisch oder durch Katzenkot auf den Menschen übertragen. Säuglinge können die Erreger auch über die Muttermilch bekommen.
Wichtig ist, dass man auf alle rohen Fleisch- und Wurstsorten verzichtet. Vorsicht bei der Zubereitung: Hackfleisch nicht abschmecken!

Besonders belastend, vor allem während der letzten Schwangerschaftsmonate, sind alle blähenden Lebensmittel und Speisen. Kohl und Hülsenfrüchte sollten deshalb nur selten gegessen werden.

Ernährung bei Schwangerschaftsbeschwerden

Morgenübelkeit

Eine Kleinigkeit ca. 30 Minuten vor dem Aufstehen kann die Beschwerden lindern. Empfohlen werden Tee und Zwieback.

Heißhunger

Die gesteigerte Insulinproduktion während der Schwangerschaft kann häufig zu einem starken Abfall des Blutzuckerspiegels und damit zu Heißhungerattacken führen. Hier helfen mehrere kleine Mahlzeiten über den Tag verteilt.

Wadenkrämpfe

Oft ist Magnesiummangel die Ursache. Abhilfe schaffen magnesiumreiche Lebensmittel wie Kürbis- und Sonnenblumenkerne, Sesam, Mohn, Getreide und Nüsse.

Sodbrennen

Sodbrennen und Völlegefühl kommen in der Schwangerschaft sehr häufig vor.
Auch hier helfen mehrere kleine Mahlzeiten. In manchen Fällen bringen Mandeln, Nüsse oder Haferflocken Linderung.

Verstopfung

Aufgrund der hormonellen Situation ist die Darmfunktion eingeschränkt. Dies kann zu Verstopfung führen.
Wichtig sind eine ballaststoffreiche Kost mit Vollkornbrot, Vollkorngetreide, Müsli und eine ausreichende Flüssigkeitszufuhr.
Es bewährt sich auch, am Morgen eingeweichte Pflaumen zu essen oder eine Glas lauwarme Buttermilch zu trinken.

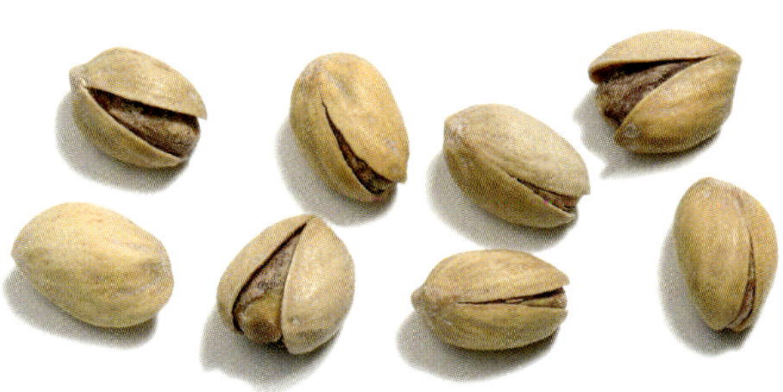

→ Schwangerschaftsbeschwerden kann man durch Ernährung begegnen

→ Die ideale Stillkost: Obst, Gemüse und Vollkornprodukte

Stillzeit

Während der Stillzeit ist der Organismus der Mutter darauf ausgerichtet, dem Säugling über die Muttermilch alle wichtigen Nährstoffe zur Verfügung zu stellen. Nährstoffdefizite gehen, genauso wie in der Schwangerschaft, zu Lasten der Mutter. Rasch können auch körpereigene Speicher, die bereits in der Schwangerschaft angegriffen wurden, aufgebraucht sein.

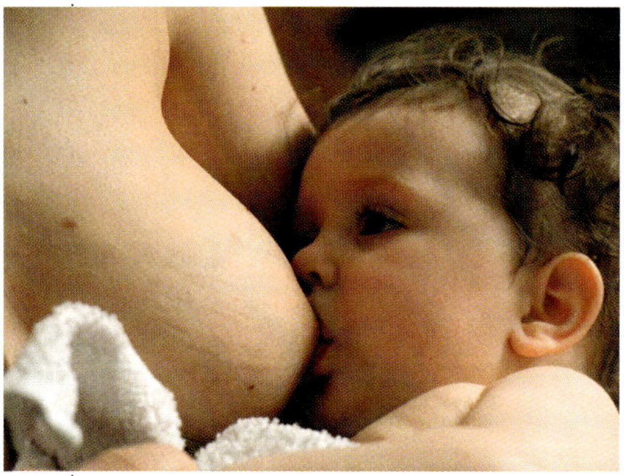

Stillen bedeutet einen beträchtlichen Mehrverbrauch an Energie. Pro 100 ml gebildeter Muttermilch benötigt man zusätzlich 85 kcal. In den ersten vier Monaten werden deshalb 635 kcal zusätzlich pro Tag und anschließend 525 kcal pro Tag empfohlen. Dieser zusätzliche Energiebedarf verringert sich dann mit jeder Beikost, die das Baby erhält. Wird der außerordentliche Energiebedarf nicht zugeführt, werden die Fettdepots der Mutter angegriffen. Viele junge Mütter nützen diesen Umstand, um wieder Gewicht zu verlieren. Dabei ist aber zu bedenken, dass durch die Fettmobilisierung aus dem Depot alle möglichen gespeicherten Schadstoffe frei werden, die der Säugling dann über die Muttermilch aufnimmt. Daher sollte die Mutter in der Stillzeit nur geringfügig abnehmen, höchstens 2 kg pro Monat.
Auch der Eiweißbedarf ist erhöht. Man rechnet mit ca. 2 g Eiweiß zusätzlich pro 100 ml gebildeter Muttermilch. Aus diesem Grund ist auf eine ausreichende Zufuhr von Eiweiß zu achten, da sonst fettfreie Masse der Mutter – vorwiegend Muskelmasse – abgebaut wird. Ideale Eiweißlieferanten sind fettarmes Fleisch und Milchprodukte. Letztere versorgen auch noch zusätzlich mit viel Kalzium.

Die empfohlene Zufuhr von vielen Mineralstoffen und Vitaminen steigt ganz erheblich. Stillende brauchen im Vergleich zu jungen erwachsenen Frauen rund ein Drittel mehr an Phosphor, Magnesium, Eisen, Jod, Vitamin B_2, Niacin und Vitamin B_{12} und mehr als die Hälfte an Zink, Folsäure, Vitamin C und Vitamin B_6.

Besonders hoch ist der Mehrbedarf an Vitamin A (= 88 %). Unverändert ist die empfohlene Zufuhr für Kalzium, Vitamin D, Vitamin K, Pantothensäure und Biotin. Lediglich für Mütter unter 19 Jahren erhöht sich die Kalziumzufuhr um 20 %. Durch diesen beträchtlichen Mehrbedarf sollte die Kost aus reichlich Obst, Gemüse und Vollkornprodukten bestehen.

Meiden bestimmter Lebensmittel

Blähende Lebensmittel und Speisen (Kohl, Hülsenfrüchte, Zwiebeln) können beim gestillten Säugling zu Blähungen führen.

Säurehaltige Obstsorten wie Zitrusfrüchte können unter Umständen zum Wundwerden des Kindes führen. Nicht jeder Säugling reagiert jedoch darauf. Aus diesem Grund sollte man Obst und Gemüsesorten ausprobieren und nur solche Arten meiden, auf die der Säugling tatsächlich reagiert.

Häufig wird beim Säugling eine Unverträglichkeit nach dem mütterlichen Verzehr von Kohl, Zwiebeln und Milch beobachtet. 10 bis 15 % der gestillten Kinder zeigen nachweislich allergische Reaktionen auf Kuhmilcheiweiß, die sich in Form von Koliksymptomen äußern. Liegt ein entsprechender Verdacht vor, sollten Mütter eine Woche lang eine strenge kuhmilcheiweißarme Ernährung durchführen. Verbessert sich die Symptomatik beim Kind und stellen sich die Beschwerden beim neuerlichen Verzehr der Mutter ein, sollte die Mutter während der gesamten Stillzeit auf Kuhmilch verzichten. Da dies aber auch eine niedrigere Kalziumzufuhr zur Folge hat, ist eine Zufuhr über Nahrungsergänzungsmittel zu erwägen.

Ausreichend trinken!

Stillende Frauen sollten täglich insgesamt 3,1 l Flüssigkeit aufnehmen, davon müssen mindestens 1,7 l aus energiefreien oder -armen Getränken stammen. Werden mehr als 3 l Flüssigkeit pro Tag aufgenommen, hat dies aber keinen Einfluss mehr auf die Milchbildung.

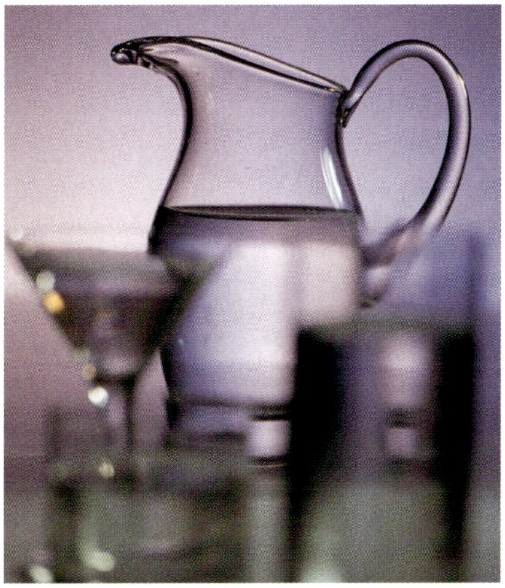

→ Der Säugling reagiert auf die mütterliche Lebensmittelzufuhr

Arzneimittel in der Schwangerschaft

→ Keine Medikamente zwischen 3. und 8. Schwangerschaftswoche!

Jede Medikamentenverordnung und -einnahme in der Schwangerschaft bedarf einer strikten Indikationsstellung. Bei jeder Tabletteneinnahme wird auch der Embryo automatisch mitbehandelt, denn der Mutterkuchen stellt keine Barriere, keinen Filter für Arzneimittel dar. Ob ein Embryo überhaupt geschädigt wird, hängt vor allem vom Stadium der Schwangerschaft und von der Dosis des eingenommenen Medikamentes ab. Medikamente, die bis zum 20. Tag nach der Empfängnis gegeben werden, wirken nach einem Alles-oder-Nichts-Prinzip, d. h. es kommt entweder zu einer Fehlgeburt oder sie schädigen überhaupt nicht. Während der Organentwicklung, das ist ab der 3. bis zur 8. Schwangerschaftswoche, ist der Embryo am stärksten gefährdet. Während dieser Zeit sollten aus Sicherheitsgründen keine Medikamente eingenommen werden. Andere Kriterien gelten jedoch bei chronisch kranken Müttern die unter Diabetes, Epilepsie, Asthma oder einer Herz-Kreislauf-Erkrankung leiden und für die eine regelmäßige Tabletteneinnahme teilweise lebensnotwendig ist. In Absprache mit der Schwangeren und den jeweiligen Spezialisten ist das mögliche Risiko einer Schädigung des Embryos gegen das Risiko einer Krankheitsverschlechterung oder einer Selbstgefährdung der Mutter abzuwägen. Grundsätzlich sind in der Schwangerschaft Antibiotika wie Penicilline, Cephalosporine und Makrolide, darunter besonders Erythromycin, erlaubt. Strikt verboten sind Gyrasehemmer (auch Chinolone genannt) oder Tetracycline.

Medikamente, die im 2. oder 3. Schwangerschaftsdrittel gegeben werden, wirken kaum noch schädigend, können aber das Wachstum und bereits bestehende Funktionen des Kindes negativ beeinträchtigen. Am häufigsten werden Mittel gegen Erbrechen, säurebindende Mittel, Schmerzmittel, Antibiotika sowie Beruhigungs- und Schlafmittel eingenommen. In jedem Beipackzettel sind Hinweise über die mögliche Gabe und Verträglichkeit in der Schwangerschaft und Stillzeit enthalten.

Grundsätzlich verschreibt man in der Schwangerschaft keine den Embryo schädigenden Medikamente. Haben Sie aber in Unkenntnis ihrer Schwangerschaft bereits Medikamente eingenommen, wenden Sie sich an Ihren behandelnden Arzt. Informationen auch auf: *www.reprotox.de*

Bei manchen Heilkräutern ist eine wehenauslösende Wirkung bekannt. Diese sollten daher in der Frühschwangerschaft als Auszug, Gewürz, Tee, Badezusatz oder Öl gemieden werden: Beifuß, Beinwell, Rosmarin, Petersilie, Rainfarn, Raute, Wermut und Zeder. Des Weiteren sind grundsätzlich alle abführenden Tees (besonders Aloe, Sennesblätter) während der Schwangerschaft zu vermeiden.

Sport und Schwangerschaft

Einen unauffälligen Schwangerschaftsverlauf vorausgesetzt, ist mäßige Bewegung zu begrüßen, einige sportliche Aktivitäten sind jedoch einzuschränken, besonders dann, wenn sie mit einem hohen Sturzrisiko verbunden sind. Springen, schnelles Laufen, Sprinten, Hüpfen, Kniebeugen oder Sit-ups sowie Bewegungen, die Druck auf den Bauch verursachen, sollten in der Schwangerschaft vermieden werden.

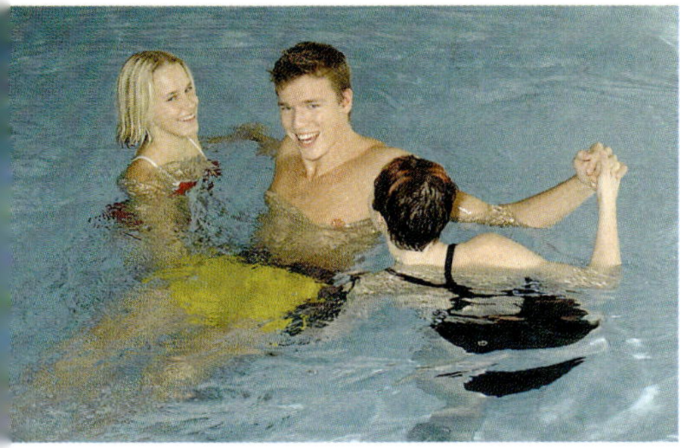

Zu bevorzugen sind Bewegungsabläufe, die kein besonderes Maß an Gleichgewichtssinn erfordern, da der zunehmend dicker werdende Bauch den Schwerpunkt des Körpers verlagert und somit das Koordinationsvermögen empfindlich gestört ist. Zusätzlich ist die Verletzungsgefahr im Bandapparat auf Grund von schwangerschaftsbedingten hormonellen Veränderungen erhöht, da die Bandverbindungen aufgelockert sind und eine Stabilität nicht in dem Maße gegeben ist, wie sie beim Sport benötigt wird.

Schwimmen ist für Schwangere die ideale Bewegungsform. Durch den Auftrieb trägt das Wasser das zusätzliche Gewicht und wirkt entspannend. Die Wassertemperatur sollte als angenehm empfunden werden und nicht unter 20 °C bzw. über 35 °C. liegen. Durch Schwimmen werden die Muskeln (auch die des Beckenbodens) trainiert und die Ausdauer verbessert, ohne dabei Muskeln oder Gelenke zu belasten. Vor allem bei Rückenbeschwerden ist Schwimmen der ideale Ausgleichssport.

→ Mäßige sportliche Betätigung ist ratsam

Wassergymnastik

Wassergymnastik hat viele Vorteile. Man kommt im Wasser nicht so leicht ins Schwitzen und die Verletzungsgefahr ist relativ gering. Auch kann man sich kaum überanstrengen oder einseitig belasten. Durch den Widerstand des Wassers werden die Muskeln einerseits intensiv trainiert, andererseits hat man durch den Auftrieb ein Gefühl von Leichtigkeit – trotz des zusätzlichen Gewichts in der Schwangerschaft. Oft wird mit einer »Nudel«, einer großen Schaumgummistange, oder anderen Hilfsmitteln trainiert.

Besonders empfehlenswert in der Schwangerschaft ist das Wasserlaufen. Man joggt dabei im brusttiefen Wasser. Auf den Gelenken der Schwangeren lastet nur noch ein kleiner Bruchteil ihres eigenen Gewichts. Dabei wird Muskulatur aufgebaut, die Ausdauer gesteigert – somit gute Voraussetzungen für eine leichte Geburt. Die Beinvenen werden entlastet, denn der sanfte Druck von außen lässt Ödeme verschwinden und massiert die Haut wie bei einer Lymphdrainage.

Viele Schwangere haben Angst, dass sie sich in öffentlichen Schwimmbädern eine Scheideninfektion, z. B. eine Pilzinfektion, holen könnten. Da die Wasserqualität ständig überwacht wird, ist diese Befürchtung allerdings unbegründet. Bedenklicher ist dagegen ein Whirlpool, weil dort das Wasser viel wärmer ist und nicht so häufig ausgetauscht wird. Ebenso ungeeignet sind Thermalwasser, Kohlensäure- und Schwefelbäder, da sie den Kreislauf einer Schwangeren zu stark belasten.

→ Der ideale Sport: Wassergymnastik

Die Bewegung im Wasser ist eine ideale Ergänzung zur traditionellen Geburtsvorbereitung und eignet sich während der gesamten Schwangerschaft.

Mit gezielten Übungen und Einsatz von Hilfsmitteln werden die Muskeln gedehnt, gekräftigt und gelockert, der Rücken und die Gelenke entlastet, die Haut und das Bindegewebe gestrafft und der Stoffwechsel angeregt.

Fragen Sie jedoch in jedem Fall Ihren betreuenden Frauenarzt, ob er bei Ihnen bzw. bei dieser Schwangerschaft irgendwelche Einwände oder Bedenken gegen Ihre sportlichen Aktivitäten hätte.

Fliegen in der Schwangerschaft

Urlaub bedeutet Entspannung, neue Eindrücke zu sammeln und ist in unserer Zeit vor allem mit Fernreisen, das heißt, mit einem Flug verbunden. Bei wiederholten Aborten und Frühgeburten, Plazenta praevia (vor dem inneren Muttermund liegender Mutterkuchen), Blutarmut, Herz- und Lungenerkrankungen sowie bei Bestehen einer ausgeprägten Flugangst ist das Fliegen zu unterlassen.

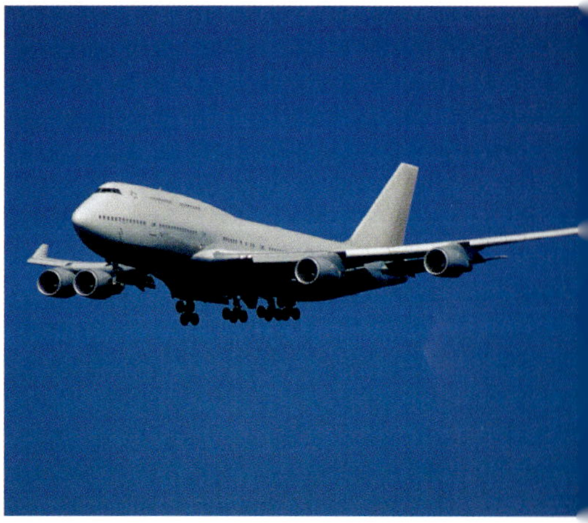

Das Fliegen in modernen Flugzeugen birgt für die Schwangere und ihr Baby kein bzw. ein vernachlässigbares Risiko. Der veränderte Sauerstoffdruck wird von Mutter und Fötus gut toleriert. Die geringe kosmische Strahlenbelastung auf Langstreckenflügen ist ebenfalls kein Grund, das Fliegen zu verbieten.

Viele Fluglinien verlangen vor allem zum Schutz der Fluglinie vor Geburten an Bord und den eventuell damit verbundenen Kosten ab der 34. Schwangerschaftswoche ein ärztliches Attest. In den letzten 4 Wochen vor dem errechneten Geburtstermin sollten allenfalls Kurzstrecken geflogen werden.

Einige Tipps: Achten Sie auf ausreichend Platz, auf Beinfreiheit – das heißt, buchen Sie relativ früh, trinken Sie genug Flüssigkeit, rauchen Sie nicht und trinken Sie keinen Alkohol (das sollten Sie ohnehin in der Schwangerschaft nicht tun!). Tragen Sie auf längeren Flügen Kompressionsstrümpfe. Achten Sie beim Anlegen des Sicherheitsgurtes darauf, dass dieser unterhalb des Bauches zu liegen kommt.

Genießen Sie den letzten Urlaub zu zweit!

→ Fliegen in der Schwangerschaft ist grundsätzlich kein Problem

Alles vorbereitet – das Kind kann kommen

Vom Wickeltisch bis zum Kinderwagen

Idealerweise sollten die Babyeinkäufe in Ruhe, ohne Stress und Zeitdruck und wenn möglich gemeinsam mit dem zukünftigen Vater getätigt werden. In der Regel hat man ja ohnedies nur beim ersten Kind ausreichend Zeit und Muße zur Verfügung.

Was benötigt ein Baby heutzutage?

An Babygewand reichen vorerst ein bis zwei Garnituren, da die junge Mutter und der neue Erdenbürger/die neue Erdenbürgerin von sämtlichen Freunden, Verwandten, Tanten, Müttern und Großmüttern sicher mit dem allersüßesten Babygewand überrascht werden.

Alle haben sie lange genug auf die Geburt gewartet. Endlich können sie in diversen Kindergeschäften süße kleine Sachen für den Nachwuchs erstehen.

Es folgen neben Neugeborenen-Stramplern Unmengen an kleinen, mittelgroßen und großen Kuscheltieren, Puppen und Kasperln. Auch unendlich oft abspielbare Schlaflieder, in den unterschiedlichsten Sonnen und Monden versteckt, sind gern verwendete Kindergeschenke.

→ Im ersten Jahr muss nicht viel Babykleidung gekauft werden

Spaß beiseite – gerade im ersten Jahr muss fast kein Gewand gekauft werden, da man nicht nur genügend – wie oben geschildert – geschenkt bekommt, sondern es hierzulande auch üblich ist, das Babygewand »herzuborgen«. Mindestens 2 – 10 Kinder erfreuen sich an den Kreationen, schlussendlich auch noch die Kinderkleidersammlung der Kirche.

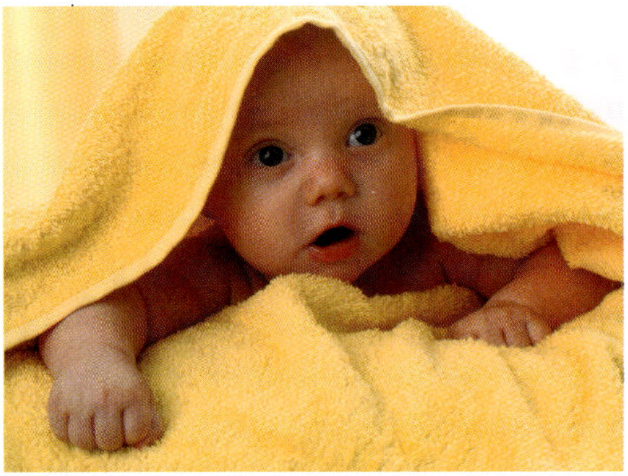

Ein eigener Wickeltisch gilt fast als Luxusgut. Eine abwaschbare Schaumstoffauflage auf der Waschmaschine, der Kommode oder auf einem anderen Möbelstück in einer Arbeitshöhe von ca. 120 cm ist funktionstüchtig und praktisch. Öltücher, Babyfeuchttücher und jede Menge Einwegwindeln erleichtern der modernen Mutter ihr Leben enorm. Selbst meine umweltbewusste Kusine wechselte von den auszuwaschenden mehrfach zu verwendenden Baumwollwindeln (arbeitsintensiv) zu den Einmalprodukten. Puder, Creme für Gesicht, Nabel, Po, vielleicht sogar ein spezielles Baby-Massageöl gehören zu den täglichen Pflegeprodukten fürs Kind.

Babybadewanne oder Babybadekübel oder reicht vielleicht doch die Waschmuschel für das erste Badevergnügen? Neben dem Platzproblem – haben Sie genügend Stauraum für alles? – ist natürlich bei jeder neuen Anschaffung auf die Geldbörse zu achten. Dies gilt auch für die Anschaffung eines Stubenwagens – er kann ein Wanderpokal in mehreren Familien sein – und des Kinderwagens. Der Superwagen von Heidi Klum in New York mit den unterschiedlich hohen Rädern ist aber nicht unbedingt wintertauglich für die Tiroler Alpen. Überlegen Sie vor jedem Neuerwerb die Funktionalität des jeweiligen Objekts neben dem Design, der Farbe und dem »Spaßfaktor«. Fragen Sie auch ihre Mutter und Freundinnen mit Kindern, lassen Sie sich von diesen »Expertinnen« im Freundeskreis beraten.

Vorbereitung zur Geburt

Folgende Dinge benötigen Sie bei ihrem Aufenthalt:

- Mutter-Kind-Pass
- Hausschuhe
- Morgen- oder Bademantel
- 2 Still-BHs (ein bis zwei Nummern größer als gewöhnlich)
- Baumwollsocken
- Toiletteartikel
- Pflegeartikel: Gesicht- und Körpercreme, Kamm oder Bürste, Zahnbürste, Zahnpasta, Haarbänder oder Steckkämme für Haare, Nagelschere und Feile, Deodorant, Haarshampoo, Handspiegel
- Armbanduhr oder Wecker
- Handy (Ladegerät nicht vergessen)
- Telefon- und/oder Adressbuch (fürs »Besuchermanagement«)
- Schreibutensilien
- Lesestoff (am besten ein Stillbuch, für anderes ist sowieso selten Zeit)
- Fotoapparat + Filme bzw. Digitalkamera + Batterien
- Babygewand zum Nachhause-Gehen
- Baby-Tragtasche oder Maxi-Cosi
- Babydecke
- etwas Kleingeld

Prinzipiell gilt:

Blasensprung: Der Blasensprung kann vorzeitig – das heißt, vor dem errechneten Geburtstermin ohne Wehen – oder rechtzeitig mit den Wehen erfolgen. Der Fruchtwasserabgang kann sehr plötzlich und heftig erfolgen. Der Blasensprung kann so massiv sein, dass größere Mengen an Flüssigkeit körperwarm an den Beinen herunterlaufen.

Rufen Sie in jedem Fall die Rettung und lassen Sie sich liegend mit der Rettung ins Spital bringen. Ist ein Blasensprung erfolgt, verlieren Sie regelmäßig Flüssigkeit. Auch aus diesem Grund ist der Transport im Privat-PKW nicht empfehlenswert.

→ Nach einem Blasensprung: mit der Rettung ins Spital!

Wann sollten Sie spätestens Ihre Geburtsklinik aufsuchen?

- bei Eintritt von Wehen
- bei Fruchtwasserabgang
- falls Blutungen auftreten

Eintritt von Wehen: Wehen können zu jeder Tages- und Nachtzeit beginnen und machen sich entweder durch regelmäßiges Ziehen und Schmerzen im Kreuzbereich oder im Bereich des Schambeins bemerkbar. Der Bauch wird hart und es zieht schmerzhaft in die tiefe Rückenpartie sowie in die Oberschenkel. Mit den Wehen beginnt die Öffnung des Muttermundes. Ein wesentliches Merkmal von Wehen ist die regelmäßige Wiederkehr – am Anfang alle 10 – 15 Minuten, dann werden die Abstände allmählich kürzer. Bei Wehenbeginn kann es auch zum Abgang von Blut und/oder Schleim kommen.

Beim langsamen Öffnen des Muttermundes verkürzt sich der verschließende Kanal, in dem ein dichter Schleimpfropf liegt, welcher herausgedrückt wird. Es kann auch etwas Blut dabei sein, das aus den Muttermundgefäßen kommt.

→ Erst bei regelmäßigen Wehen ins Krankenhaus!

Dies ist unauffällig, sofern die Blutung nur aus wenigen Tropfen besteht. Sollte eine Blutung nahezu in Regelstärke erfolgen, ist umgehend das Spital aufzusuchen. Sonst bitte noch etwas zuwarten, entspannen, vielleicht noch eine warme Dusche oder ein warmes Bad nehmen.

Versuchen Sie sich einzustimmen. Es wird empfohlen, sich so lange wie möglich in der gewohnten Umgebung aufzuhalten. Spätestens bei regelmäßiger Wehentätigkeit – alle 5 Minuten mindestens eine halbe Stunde lang – sollten Sie jedoch das Krankenhaus aufsuchen.

Das alles sind Empfehlungen, keine zwingenden Verhaltensregeln, denn wenn Sie unsicher sind, Ihre Symptome nicht deuten können oder wenn Sie einfach Angst haben, ist es in jedem Fall besser, Sie suchen Ihre Gebärklinik auf.

Geburtsablauf

1. Eröffnungsperiode

In der Eröffnungsperiode beginnen die Wehen – Eröffnungswehen. Die Wehen machen sich durch vorerst unregelmäßiges Ziehen im Bereich Kreuzbein/ Schambein unangenehm bemerkbar. Der ganze Bauch wird hart, die Gebärmutter stellt sich leicht auf und wölbt sich dadurch noch mehr vor. Die Wehen werden langsam regelmäßig und dauern jeweils 50 Sekunden bis knapp über eine Minute. Jetzt sollte spätestens die Tasche für das Krankenhaus fertig gepackt werden. Regelmäßige Wehen alle 5 bis 10 Minuten – höchste Zeit, um ins Krankenhaus zu fahren.

Langsam öffnet sich der Muttermund und gleichzeitig verkürzt sich der Gebärmutterhals, bis er ganz verschwunden ist. Die Hebammen geben beim Untersuchen die Konsistenz des Muttermundes (derb bis dünnsaumig, dehnbar) und die Muttermundweite in Zentimeter an (5 – 10 cm). Durch die regelmäßige Wehentätigkeit öffnet sich der Muttermund bis zu einer Größe von ca. 10 cm – so groß, dass ein kindliches Köpfchen durchschlüpfen kann. Das Gewebe im unteren Bereich der Gebärmutter wird dünner, der obere Anteil aber fester und dicker. So kann die Gebärmutter beim Pressen genügend Kraft entwickeln, das Kind bei der Geburt nach unten zu schieben. Irgendwann erfolgt der Blasensprung und das körperwarme Fruchtwasser tritt aus.

Die Eröffnungsphase dauert beim ersten Kind durchschnittlich 12 – 14 Stunden. Um sich diese Zeit selbst zu verkürzen, machen Sie Bewegung, stehen Sie immer wieder auf und versuchen Sie noch im Kreißsaal so lang wie möglich spazieren zu gehen. Während der gesamten Geburt wird die Befindlichkeit des Babys mittels Herztonüberwachung kontrolliert. Das muss und soll keine Dauerüberwachung sein. Zum Spazieren, für die Badewanne oder auch für den Toilettengang werden Sie vom Wehenschreiber abgehängt und fühlen sich so auch freier. Die Wehen sind intensiv, die Geburt schreitet voran.

Wenn Sie unter für Sie untragbaren Schmerzen leiden und mit ihrer erlernten Entspannungs- und Atemtechnik nicht mehr zurechtkommen, entscheiden Sie sich jetzt für eine Kreuzstichanästhesie (PDA, siehe Seite 396).

Durch vorbereitende Maßnahmen wie Homöopathie, Akupunktur, Yoga, Hypnose oder ein warmes Bad kann die Eröffnungsphase deutlich verkürzt werden.

2. Übergangsperiode

Der Muttermund ist nun vollständig eröffnet, aber das kindliche Köpfchen muss noch tiefer ins kleine Becken rutschen. Die Wehen sind heftig und werden oft als besonders schmerzhaft erlebt. Der erste Pressdrang tritt auf. Viel zu früh, daher werden die Wehen nach Anleitung der Hebamme veratmet. In dieser Phase ist die Unterstützung Ihres Partners und Ihrer Geburtshelfer – Arzt und Hebamme – sehr wichtig. Viele Frauen haben jetzt das Gefühl, dass sie keine Kraft mehr haben, dass sie die Geburt nicht überstehen und sterben wollen. Manche schimpfen, sind wütend und wollen weglaufen. Die Wehen sind umbarmherzig und gehen ohne Pause weiter. Die Übergangsphase dauert aber meist nicht sehr lange, und dann finden Sie durch die aktive Geburtsarbeit wieder zu sich selbst zurück.

→ In der Eröffnungsphase ist so lange wie möglich Bewegung angesagt

3. Austreibungsperiode

Das Köpfchen ist nun am Beckenboden angekommen und Sie spüren in jeder Wehe den intensiven und nicht mehr aufzuhaltenden Drang, zu drücken.

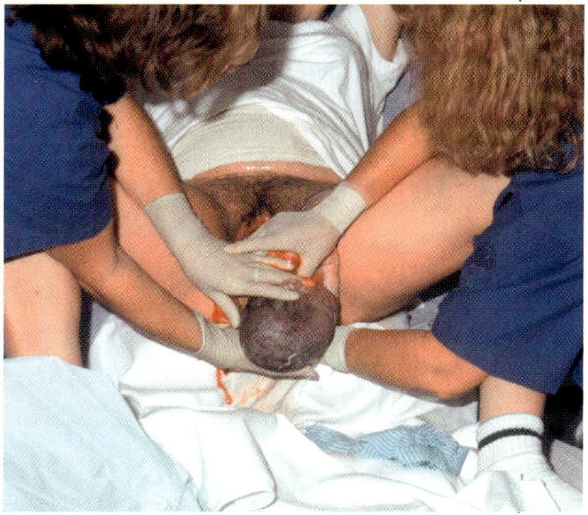

Jetzt ist es wichtig, dass Sie sich vom Team der Hebamme/Geburtshelfer leiten, führen lassen und noch nicht kräftig

→ Nach einer Normalgeburt wird das Kind gleich an die Brust gelegt

pressen, sondern den starken Druck des Kopfes auf ihren Damm tolerieren. Dadurch dehnt sich das Gewebe langsam und man kann so ein Einreißen des Gewebes oder einen Dammschnitt vermeiden. Jetzt ist es soweit – endlich dürfen Sie kräftig mitarbeiten, mitdrücken. Die erfahrenen Hände der Hebammen schützen Ihren Damm und langsam gleitet das Köpfchen aus Ihnen heraus. Der Kopf ist geboren, eine kurze Pause, gemeinsam wartet man auf die nächste Wehe, dann folgen die Schultern. Sie spüren ganz deutlich wie der Körper des Kindes, oft noch mit einem Schwall Fruchtwasser, aus Ihnen herausgleitet. Ihr Kind ist geboren! Sie haben es geschafft. Jetzt wird das Baby wenn notwendig von der Hebamme abgesaugt, abgenabelt und Sie bekommen es leicht blutverschmiert und mit einem lila bis leicht blauen Hautkolorit auf den Bauch gelegt. Es schreit und langsam färbt sich die Haut rosa.

4. Nachgeburtsphase

Unmittelbar nach der Geburt Ihres Kindes zieht sich die Gebärmutter zusammen. Innerhalb der nächsten 10 bis 30 Minuten löst sich der Mutterkuchen mit den Resten der Fruchtblase von der Innenwand der Gebärmutter. Einmal müssen Sie noch kurz mitdrücken, bis auch die Plazenta geboren ist.

Die Hebamme überprüft jetzt, ob der Mutterkuchen und die Eihäute vollständig sind, d. h., sich keine Reste mehr in der Gebärmutter befinden, und inspiziert die Scheide, den Damm und die Schamlippen nach möglichen Geburtsverletzungen, die genäht werden müssen.

Die Geburt ist vorbei. Sie werden gewaschen und umgezogen. Sie legen das erste Mal Ihr Kind an die Brust. Es funktioniert. Es saugt.

Geburtshilfliche Operationen

Eine Saugglocken- (Vakuum-) oder eine Zangengeburt wird nur dann durchgeführt, wenn die Mutter schon kraftlos, übermüdet ist und nicht mehr ausreichend Energie zum Herauspressen des Kindes hat oder wenn auf Grund von schlechten Herztönen eine akute Gefahr für das Kind besteht.

Um eine solche Operation durchführen zu können, muss der Muttermund ganz geöffnet und die Fruchtblase gesprungen sein.

Bei einer Vakuumgeburt wird eine Radgummischeibe mit ca. 5 cm Durchmesser und 2 cm Dicke in die Scheide eingeführt und auf den kindlichen Kopf aufgesetzt. Mit einer Pumpe wird langsam ein Unterdruck in der Saugglocke erzeugt. Ist das Vakuum vollständig aufgebaut und haftet die Glocke gut am Köpfchen, wird ein Dammschnitt gemacht und das Baby kann unter Mithilfe der Mutter – Pressen – aus dem Geburtskanal geleitet werden. Nach der Geburt des Kopfes wird der Unterdruck langsam wieder abgelassen, die Glocke entfernt und der Rest der Geburt normal beendet. Das Kind hat nach einer Saugglockengeburt meist eine Schwellung am Kopf. Diese ist harmlos und nach einigen Stunden verschwunden.

Bei einer Zangengeburt wird eine Geburtszange in die Scheide eingeführt, das kindliche Köpfchen wehensynchron herausgeleitet und anschließend der übrige Körper des Babys normal geboren. In seltenen Fällen haben die Kinder im Gesicht kleine Blutergüsse oder Hautabschürfungen, die harmlos sind und schnell wieder heilen.

Wie kann man gebären?

Liegend, sitzend, stehend – im Bett, am Hocker, im Roma-Rad, an der Sprossenwand, in der Badewanne.

Gebären in der Badewanne: Das warme Wasser wirkt schmerzlindernd und entspannend auf die Muskulatur der Mutter. Das Kind gleitet ins warme Wasser und kann auf diese Weise sanft seine traute Umgebung verlassen.

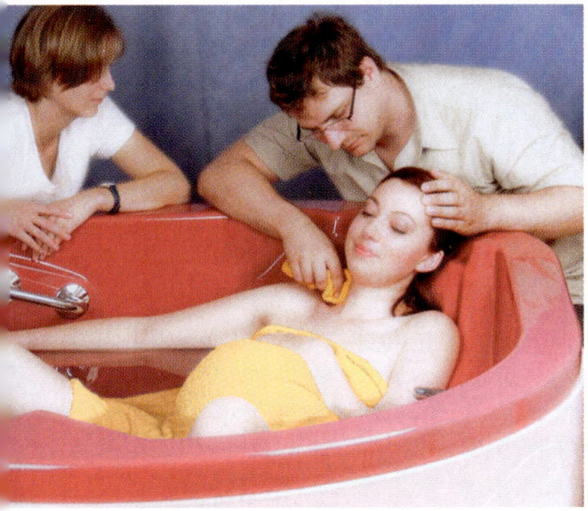

Achtung: Erschrecken Sie nicht, das Wasser verfärbt sich natürlich durch das Fruchtwasser milchig, durch das Blut blutig, und beim Pressen wird auch Stuhl in das Wasser entleert.

Was macht der Mann im Kreißsaal?

Die Anwesenheit von Vätern im Kreißsaal war lange Zeit umstritten und konnte sich erst in den 80er-Jahren durchsetzen. Inzwischen begleitet ein Großteil der Männer ihre Partnerinnen bei der Geburt. Nicht nur den Frauen ist die Anwesenheit ihres Partners wichtig, auch die meisten Männer möchten sich die Geburt ihres Kindes und die Unterstützung der werdenden Mutter nicht nehmen lassen. Eine aktive Teilnahme des Mannes an der Geburt wird von den Partnerinnen gewünscht, manchmal eingefordert. Diese Männer fühlen sich, so sie sich nicht auf dieses Ereignis vorbereitet haben, überfordert. Wichtig ist das Einbeziehen des Mannes in den Geburtsvorgang. Gemeinsames Spazieren am Anfang, Massage der Füße und des Rückens. Einfach da sein. Miterleben, nicht mitleiden lassen. Ihm auch klar machen, dass sobald das Kind auf der Welt ist, jede noch so schmerzhaft und lang verlaufende Geburt von der frischgebackenen Mutter vergessen ist.

→ Viele Männer nehmen heute aktiv an der Geburt teil

→ Rückbildungsgymnastik ist unbedingt anzuraten

Körperliche Schonung nach der Geburt

Wichtig ist, mit der Rückbildungsgymnastik so bald wie möglich zu beginnen und diese auch konsequent durchzuführen. Die meisten Mütter haben allerdings andere Sorgen und Probleme im Umgang mit den Bedürfnissen ihres Säuglings, sodass sie auf sich selbst vergessen. »Ist ja nicht so wichtig, mache ich später« heißt »mache ich gar nicht«. Die guten Vorsätze sind bald vergessen und erst bei der fachärztlichen Kontrolle nach der Geburt wird in der Regel darauf hingewiesen und man erinnert sich, dass man doch dieses und jenes tun sollte ...

Nach einem Kaiserschnitt sind nach einer körperlichen Erholungsphase von 3 – 4 Wochen die ersten Übungen der Rückbildungsgymnastik angesagt.

Übungsanleitungen bekommen Sie bereits einen Tag nach der Geburt. Spezielle Turngruppen werden von physikalischen Therapeutinnen und von manchen Hebammen angeboten.

Maximale Belastung nach der Geburt: Man muss ohne Probleme sein Kind tragen können.

Ambulante Geburt

Sie bietet sich als ideale Zwischenlösung, als ein Mittelding zwischen einer Geburt im Spital und einer Hausgeburt an.

Mit einer ambulanten Geburt werden alle Sicherheitsaspekte für eine Geburt, die ein Spital für die Schwangere und für das Neugeborene bietet, wahrgenommen. In der Regel können Mutter und Kind nach frühestens 4 Stunden das Krankenhaus verlassen. Das anschließende Wochenbett verbringt die Mutter mit ihrem Säugling in der vertrauten häuslichen Geborgenheit ohne Einschränkungen mit ausreichend Zeit zum Kennenlernen. Dabei hilft und unterstützt die begleitende Obhut einer erfahrenen Hebamme (diese kommt jedoch unter Umständen nur einmal täglich).

Ambulante Geburt heißt:

- Entbindung in einer Gebärklinik
- unauffällige, überwachte Nachgeburtsperiode von 3 – 4 Stunden
- Erstuntersuchung durch einen Kinderarzt (entweder auf Station oder am nächsten Tag)
- Entlassung der Mutter mit ihrem Neugeborenen aus dem Spital

Voraussetzungen für eine ambulante Geburt

- komplikationslose Schwangerschaft ohne Risiken
- komplikationslose Geburt mit wenig Blutverlust
- reifes, unauffälliges Neugeborenes (keine Frühgeburt)
- Hebamme für Wochenbettbetreuung
- Kinderarzt in der Nähe, welcher notfalls jederzeit verfügbar ist

Eine ambulante Geburt muss vorbereitet werden:

- Gesicherte Versorgung – die Adresse von freischaffenden Hebammen bekommen Sie auf *www.hebammen.at* bzw. *www.hebammen.de*
- Die Kosten werden z. T. von den Krankenkassen übernommen
- Nicht jeder Kinderarzt in Ihrem Wohnbereich übernimmt auch Hausbesuche – erkundigen Sie sich rechtzeitig
- Frauenarzt – sonst Klinik
- Unterstützung und Versorgung der Wöchnerin und des Neugeborenen durch Partner, andere Familienmitglieder und Freunde.

Vorteile für die Mutter und das Neugeborene:

Rasche Erholung in der vertrauten Umgebung ohne den so genannten Klinikzwang wie regelmäßige Weck-, Essens- und Visitenzeiten (der aber nicht in jeder Klinik obligat ist – erkundigen Sie sich bitte!). Die Schlaf-, Wach- und Essensphasen sind frei bestimmbar und werden in der Regel an das Neugeborene angepasst. Den Tagesablauf bestimmen lediglich Mutter und Kind, dadurch wird ein ungestörtes Kennenlernen ermöglicht.

→ Ambulante Geburt – frei bestimmbarer Tagesablauf

Vorteile für den Partner:

Der Partner wird so aktiv wie möglich in die Vorbereitung und in jede Phase der Geburt eingebunden. Unbeschränkte Unterstützung und Versorgung der Wöchnerin und des Neugeborenen durch den Partner, andere Familienmitglieder und Freunde ist optimal zu Hause möglich. Wichtig ist jedoch: nicht alle sollen gleichzeitig und überfallsartig der jungen Mutter helfen wollen. Hier muss der Partner regulierend eingreifen und die Besuchstermine koordinieren, damit genügend Ruhe für Mutter und Kind zu Verfügung steht.

Nachteile:

Sollte rasch medizinische Hilfe benötigt werden, ist dies mit einem Zeit-, Nerven- und organisatorischen Aufwand verbunden.

→ Eine ambulante Geburt hat nicht nur Vorteile

Ängstlichen jungen Müttern ist eine ambulante Geburt nicht zu empfehlen. Diese benötigen eine intensive Nachgeburtsbetreuung und damit auch die Möglichkeit, jederzeit und sofort Hilfe zu erhalten und beruhigende Antworten auf ihre Fragen zu bekommen. Auch der wichtige Kontakt und Erfahrungsaustausch mit gleich gesinnten Müttern fällt weg und somit die doch beruhigende Erkenntnis, dass aller Anfang schwer sein kann. Das gilt auch im Umgang mit Neugeborenen.

Hausgeburt

Die Hausgeburt ermöglicht es Frauen, in ihrer gewohnten Umgebung mit vertrauten Menschen die Geburt ihres Wunschkindes zu erleben. Die gewählte Hebamme betreut die werdende Mutter/das Paar kontinuierlich bereits während Schwangerschaft und kennt daher die emotionale Seite der Schwangeren, ihre Ängste und Wünsche, aber auch die soziale Umgebung und den Alltag der Familie. Während der Schwangerschaft wird ein Vertrau-

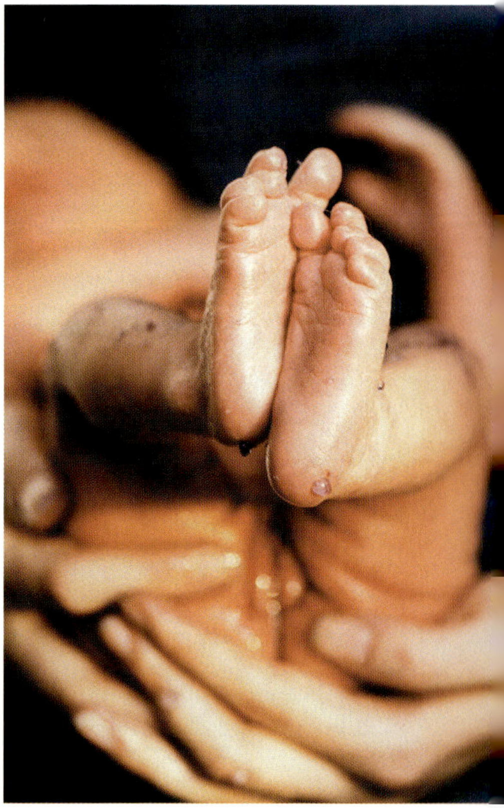

ensverhältnis zwischen Frau und Hebamme aufgebaut. Die Hebamme begleitet den Schwangerschaftsverlauf und ist auch für die Geburtsvorbereitung, die Geburt und das Wochenbett vertraute Ansprechpartnerin für alle sich ergebenden Veränderungen und Anliegen. Sie bekommt nahezu den Stellenwert eines »weisen Familienmitglieds«. Das ist für die Hebammen beglückend, aber zugleich auch belastend, da ihnen eine hohe Verantwortung von der zu betreuenden Familie überantwortet wird.

Bei einer Hausgeburt werden nahezu keine Medikamente verwendet. Während der Geburt werden Endorphine, Glückshormone des Körpers, körpereigene Drogen ausgeschüttet. Endorphine werden in Extremsituationen vom Körper selbst produziert. Sie wirken schmerzhemmend, beruhigend und angstlösend, verschaffen eine wohlig-glückliche Stimmung bis zur Ekstase, regen den Schlaf an und erhöhen die Wahrnehmung. Damit haben sie eine vergleichbare Wirkungsweise wie körperfremde Opiate (Morphium, Heroin, Opium).

Die Hebamme versucht auf der einen Seite, die Eigendynamik der Geburt nicht zu stören, hält sich beobachtend im Hintergrund, greift aber auch – wenn es die Situation erfordert – leitend in das Geburtsgeschehen ein. Während einer Geburt können sehr starke Emotionen offenbar werden, sodass eine vertraute Umgebung und vertraute Menschen für die Gebärende Stabilität bedeuten und dieses dazu beiträgt, sich leichter zu entspannen, loszulassen, den Schmerz zu verarbeiten und so die Geburt zu bewältigen. Nach einer Hausgeburt kommt die Hebamme mindestens eine Woche täglich, bei Bedarf so lange wie es die Frau bzw. Familie benötigt, zur Hausvisite. Sie untersucht die Frau (Brust, Höhenstand der Gebärmutter und Wochenfluss), unterstützt die Frau beim Stillen und im Umgang mit dem Baby.

Ein Großteil der Kosten einer Hausgeburt wird von den Kassen übernommen. Informationen und Preislisten erhalten Sie unter

www.hebammen.at

www.hebammen.de

Voraussetzungen für eine Hausgeburt:

- kein Schädel-Becken-Missverhältnis
- keine Plazenta praevia (der Mutterkuchen verlegt den Gebärmutterausgang)
- keine Beckenendlage
- keine Gestose (Schwangerschaftserkrankungen)
- ausreichend Platz und optimale hygienische Verhältnisse

→ **Der Hebamme wird eine große Verantwortung übertragen**

Der Kaiserschnitt (Sectio caesarea)

Der Kaiserschnitt gehört zu den ältesten chirurgischen Operationen. Die Geschichte erzählt, dass Julius Caesar mittels Kaiserschnitt entbunden wurde – daher stammt der Name.

➜ Eine der ältesten Operationen – der Kaiserschnitt

Ist eine normale Geburt unmöglich und/oder das Leben von Mutter und Kind gefährdet, wird die Schwangerschaft oder Geburt durch einen Kaiserschnitt beendet.

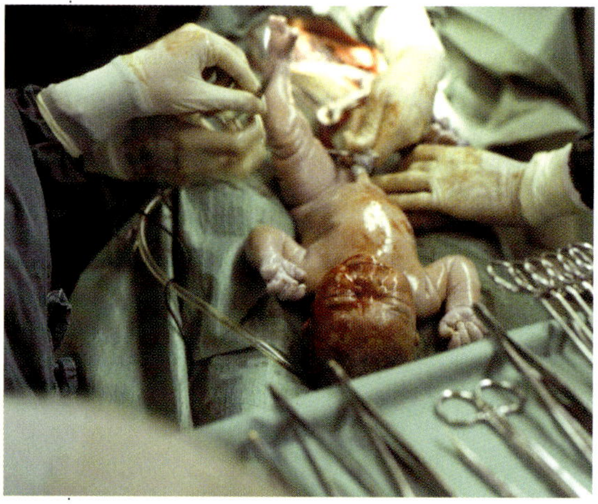

Was passiert bei einem Kaiserschnitt?

Die Patientin wird auf dem Operationstisch leicht schräg gelagert, damit das Gewicht des Kindes nicht direkt auf die Hauptschlagader drückt. Ist das der Fall, wird der Mutter schwindelig und es kann auch Übelkeit auftreten. Nach der Lagerung wird der Bauch mit einem Desinfektionsmittel steril gewaschen, ein Dauerkatheter in die Blase gelegt und der Operationsbereich abgedeckt.

Der Kaiserschnitt erfolgt entweder unter Narkose oder Periduralanästhesie (PDA, siehe Seite 396).

Die Haut wird im Bereich der Schamhaargrenze als so genannter »Bikinischnitt« durchtrennt. Selten, wenn es sehr schnell gehen muss, erfolgt auch die Schnittführung in der Mitte des Bauches zwischen Nabel und Schambein.

Anschließend wird das Unterhautfettgewebe durchtrennt, dann die Faszie – das sind die Sehnen der Bauchdeckenmuskulatur –, danach werden die Bauchmuskeln stumpf, aber sanft mit den Händen auseinander gezogen und die äußere Bauchhaut durchtrennt.

Unter Schonung der Harnblase wird die Gebärmuttermuskulatur direkt oberhalb der Harnblase (diese liegt direkt an der Gebärmutter an) durchtrennt und so die Gebärmutter geöffnet. Die Hand des Geburtshelfers wird direkt unterhalb des Köpfchens oder je nach Lage des Kindes unterhalb des Gesäßes in die Gebärmutter eingeführt und der Kopf oder das Gesäß sanft aus der Gebärmutter herausgehebelt. Gleichzeitig drückt die Operationsassistenz kräftig auf den Bauch der Mutter und schiebt so, durch den Druck von oben kommend, das Baby aus der Gebärmutterhöhle heraus. Die Nabelschnur wird durchtrennt, das

Baby ist jetzt abgenabelt und es wird der Hebamme übergeben. Diese zeigt den Eltern ihr Neugeborenes und der Kinderarzt übernimmt das Baby zur ersten Begutachtung. Ist alles in Ordnung, kommt das Baby entweder zur Mutter zurück oder der Vater bzw. die Hebamme kümmern sich weiter darum. Das Vorgehen ist in jedem Krankenhaus unterschiedlich. Anschließend wird der Mutterkuchen entfernt, die Gebärmutterhöhle ausgetastet und eventuell Reste ausgeschabt. Danach beginnt der schichtweise Wundverschluss – je nach Operationstechnik: Gebärmutter, Faszie, kosmetische Hautnaht. Die Wunde wird mit einem Pflaster verbunden.

Der sanfte Kaiserschnitt (»Kaiserschnitt light«)

Technik nach Misgav-Ladach

Es handelt sich dabei um eine besonders gewebeschonende Operationstechnik, bei der die Haut mit dem Messer geschnitten, das Unterhautfettgewebe und die Faszie mit den Fingern in der natürlichen Spaltlinie gerissen werden. Die Muskeln, die äußere Bauchhaut und die Gebärmutter – nach einem kleinen Eröffnungsschnitt – werden ebenfalls gerissen bzw. sanft gedehnt. Die Kindesentwicklung ist gleich schonend, das Zunähen betrifft aber nur die Gebärmutter, die Faszie und die Haut. Der Vorteil ist eine minimale Gewebetraumatisierung durch Messer und Nahtmaterial.

Wann ein Kaiserschnitt durchgeführt wird / notwendig ist:

- zu großes Kind bei zu kleinem Becken der Mutter: absolutes Schädel-Becken-Missverhältnis
- Mutterkuchen liegt vor dem Gebärmutterausgang und verlegt diesen: Plazenta praevia totalis
- kindliche Schräg- bzw. Querlage
- Schwangerschaftsvergiftung (EPH-Gestose)
- Nabelschnurvorfall **(Akutgeschehen)**
- drohende oder erfolgte Uterusruptur (Gebärmutter-Riss)
- Beckenendlage (BEL) mit zusätzlichen Risikofaktoren wie Erstgebärende über 35 Jahre
- nach vorangegangenem Kaiserschnitt
- drohende Gefahr für das Kind: durch die Dauerüberwachung während der Geburt zeigt ein mehrfacher Herztonabfall des Kindes Probleme an
- Wehenschwäche: trotz der Gabe von Wehenmitteln kommt es zum Geburtsstillstand; eine zu lange Geburt oder die Erschöpfung der Mutter können ebenfalls ein Grund für die Schnittentbindung werden
- vorzeitiger Blasensprung mit möglicher Infektionsgefahr für das Kind
- Mehrlingsschwangerschaft

→ Der »sanfte« Kaiserschnitt ist besonders gewebeschonend

→ Bei gewissen Komplikationen empfiehlt sich der geplante Kaiserschnitt

Geplanter Kaiserschnitt

Weiß man um mögliche Krankheiten, Risiken, Komplikationen bzw. Lage- oder Haltungsanomalien des Kindes schon vor oder während der Schwangerschaft Bescheid, wird der Kaiserschnitt zum bestmöglichen Zeitpunkt für Mutter und Kind festgelegt.

Wie lange dauert ein Kaiserschnitt?

Abhängig von der verwendeten Operationstechnik dauert ein Kaiserschnitt eine halbe bis eine Stunde.

Nützliche Adressen:

www.der-kaiserschnitt.de

www.netdoktor.at/ratschlaege/fakten/sectiocaesarea.htm

www.gesund.co.at/framgen.asp?url=/gesund/Kinder/Baby-Kaiserschnitt.htm

www.lifeline.de

Was ist ein Dammschnitt?

Der Dammschnitt (Episiotomie) dient der Entlastung des Beckenbodens beim Durchtritt des Kindes, um eine Überdehnung und Zerreißung der tiefen Beckenbodenmuskulatur zu vermeiden.

Warum und wann wird ein Dammschnitt durchgeführt?

- wenn die Weichteile sehr straff sind
- wenn der Dammriss droht
- bei Frühgeburten
- bei ungünstiger Einstellung des Kindes
- bei Beckenendlagen
- wenn die kindlichen Herztöne abfallen und eine Geburtsbeendigung anzustreben ist
- bei jeder vaginaloperativen Entbindung

Wie wird der Dammschnitt durchgeführt?

Es gibt unterschiedliche Arten der Schnittführung mit unterschiedlicher Heilungstendenz und Komplikationen.

1.) Medianer Dammschnitt

Wird der Schnitt in der Mitte in Richtung After durchgeführt, heilt die Wunde am besten, das kosmetische Ergebnis ist meistens sehr gut. Anschließende Beschwerden treten dann selten auf. Nachteilig ist, dass z. B. eine Zangenentbindung oder Saugglockenentbindung notwendig wird, wenn während der Entbindung Probleme auftreten. Da der Schnitt nicht erweitert werden kann, besteht die Gefahr, dass der Damm bis zum Darm reißt. Das könnte spätere Probleme, etwa mit dem »Stuhlhalten« nach sich ziehen.

2.) Mediolateraler Dammschnitt

Wird der Schnitt von der Mitte, also von sechs Uhr ausgehend zur Seite durchgeführt, ist die Gefahr der Darmverletzung kleiner, und der Schnitt ist im Notfall erweiterbar.

Nachteilig sind die große Wunde, die starke Blutung und die Gefahr der Blutergussbildung mit anschließender Wundheilungsstörung. Manchmal kann sogar eine operative Ausräumung des Blutergusses notwendig werden. Trotzdem wird diese Form der Episiotomie häufig angewendet, weil sie Platz schafft und darmschonender ist.

3.) Lateraler Dammschnitt

Die laterale Episiotomie wird seitlich durchgeführt, ca. bei sieben bis acht Uhr auf der rechten Seite und vier bis fünf Uhr auf der linken Seite.

Sie hat den Vorteil, noch mehr Platz für das Kind zu schaffen, allerdings sind die Wundfläche und die Blutung noch größer. Wundheilungskomplikationen treten häufiger auf als bei den erstgenannten Methoden, weshalb sie nur in Ausnahmefällen angewendet wird.

→ Dammschnitt-Techniken bergen verschiedene Vorteile und Risiken

Welche allgemeinen Komplikationen können mit dem Dammschnitt verbunden sein?

Blutung und Blutergussbildung:

- Es kann zu Infektionen kommen.
- Die Naht kann durch allgemeine Schwellung und mangelnde Durchblutung aufplatzen, sodass eine erneute Naht notwendig sein kann.
- Durch die Naht kann es zu kleinen Stufenbildungen kommen oder Nerven, die durchtrennt waren, bilden kleine, knotige Strukturen, die schmerzhaft sein können.

Wenn beim Geschlechtsverkehr beim Eindringen des Penis Schmerzen auftreten, sollten solche Stufenbildungen ausgeschlossen werden. Manchmal können diese so ausgeprägt sein, dass eine erneute Naht in Narkose notwendig ist.

→ Bachblüten verbessern die seelische Verfassung und nehmen die Angst

Wie lange dauert die Wundheilung und wann kann der erste Geschlechtsverkehr stattfinden?

Die Wundheilung der Episiotomie dauert etwa sechs Wochen, dann haben sich die meisten Fäden aufgelöst und die Schwellung sollte verschwunden sein. Danach ist normalerweise ein Geschlechtsverkehr ohne Schmerzen möglich. Vorher besteht auch noch der Wochenfluss, der hochinfektiös ist, auch für den Partner, weshalb der Verkehr vermieden werden sollte.

Geburtserleichterung

Bachblüten

Der englische Arzt Dr. Edward Bach bemerkte, dass einige Pflanzen einen positiven Einfluss auf bestimmte seelische Stimmungen wie Angst, Sorge, Trauer, Gereiztheit haben. Alle 38 von ihm verwendeten Heilmittel in Essenzform werden aus Blumen, Sträuchern und Bäumen der Natur hergestellt. Keines ist giftig oder kann dem Körper unabhängig von der eingenommenen

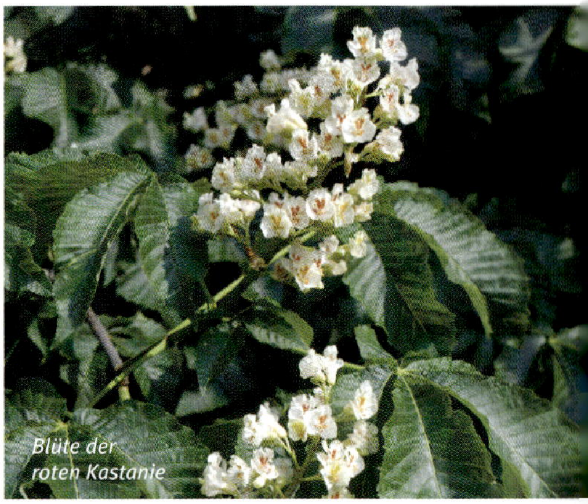

Blüte der roten Kastanie

Dosis schaden. Die Anwendung der Bachblüten erfordert keine medizinischen Vorkenntnisse und sie können daher von jedermann benutzt werden. Für die Auswahl der Bachblüten spielt die Krankheit selbst überhaupt keine Rolle. Es sind die Art und Weise wie der Patient auf eine Krankheit reagiert, sein emotionaler Zustand und seine Gemütsverfassung, auf die durch die

Therapie eingegangen wird. So sind die verwendeten Tropfen keine Mittel zur Schmerzbekämpfung, sie beeinflussen die seelische Verfassung. Bachblüten können die Angst nehmen, und weniger Angst bedeutet weniger Verspannung, Verkrampfung und somit weniger Schmerzen.

Wichtige Bachblüten-Essenzen und ihre Indikationen:

- **Rock Rose** – gemeines Sonnenröschen (Nr. 26) – Panik und Angst in Notfallsituationen, »Erste-Hilfe-Mittel«
- **Cherry Plum** – Kirschpflaume (Nr. 6) – Angst vor Verlust der Selbstkontrolle
- **Mimulus** – gefleckte Gauklerblume (Nr. 20) – Ängste des täglichen Lebens; diese Menschen ertragen ihre Ängste, sprechen nur selten darüber
- **Aspen-Espe** (Nr. 2) – unbestimmte, nicht greifbare Ängste und Zweifel
- **Red Chestnut** – rote Kastanie (Nr.25) – Sorge um andere

Bezugsquellen: Bachblüten-Sets am besten über die Apotheke beziehen, die Essenzen können dann auch zu Hause je nach Bedarf gemischt werden.

Aromatherapie

Ätherischen Duftstoffen wird eine Wirkung auf vegetativ-emotionaler Ebene zugeschrieben. Durch das Einatmen von verdampfenden Ölen wird die Freisetzung von körpereigenen Opiaten, den Endorphinen, angeregt. Endorphine (»Glückshormone«) werden in Extremsituationen vom Körper selbst produziert. Sie wirken schmerzhemmend, beruhigend und angstlösend, verschaffen eine wohlig-glückliche Stimmung. Mittels Aromatherapie können auf diese Art Wehen- und Geburtsschmerzen erleichtert werden.

→ »Glückshormone« wirken durch Aromatherapie auf den Körper ein

Es werden nur Öle von hoher Qualität verwendet (100 % naturrein) – geben Sie ein paar Tropfen Aromaöl in einen Becher Rahm oder ein Glas Milch und fügen Sie diese Mischung dem warmen Badewasser hinzu. So verteilen sich die Inhaltsstoffe gleichmäßig und Ihre Haut wird rundum gepflegt. Die Aromastoffe können aber auch verdünnt mit einem neutralen Öl als Massageöl im Bereich des Rückens, der Kreuzbeinregion und der Beine angewandt werden.

Die Extrakte von folgenden Pflanzen sollten in der Schwangerschaft, vor allem in den ersten 5 Schwangerschaftsmonaten, gemieden werden:

Anis, Basilikum, Beifuß, Bohnenkraut, Brunnenkresse, Eisenkraut, Estragon, Fenchel, Kampfer, Kümmel, Lorbeer, Liebstöckl, Majoran, Melisse, Muskat, Muskatellersalbei (erst zur unmittelbaren Geburtsvorbereitung!),

→ Bestimmte Pflanzenextrakte schaden in der Schwangerschaft!

Mutterkraut, Nelken, Poleiminze, Rainfarn, Raute, Rose, Rosmarin, Safran, Salbei, Speiklavendel, Thymian, Wacholder, Zedernholz, Zimt – sie können entweder Wehen auslösen oder sind giftig!

Für die Krampflösung und Entspannung während der Geburt sind Muskatellersalbei, Jasmin, Geranie, Sandelholz, Ylang-Ylang, Neroli, Melisse und Lavendel geeignet. Auch eine Mischung aus Zitronengras und Orangen wirkt beruhigend. Eisenkraut kann bei schwacher, unregelmäßiger Wehentätigkeit die Intensität der Wehen fördern und so die Geburt selbst beschleunigen.

Bezugsquellen: Aromaöle am besten über die Apotheke beziehen, da die naturreine Qualität unbedingt gewährleistet sein muss und dort nur kontrollierte Präparate angeboten werden.

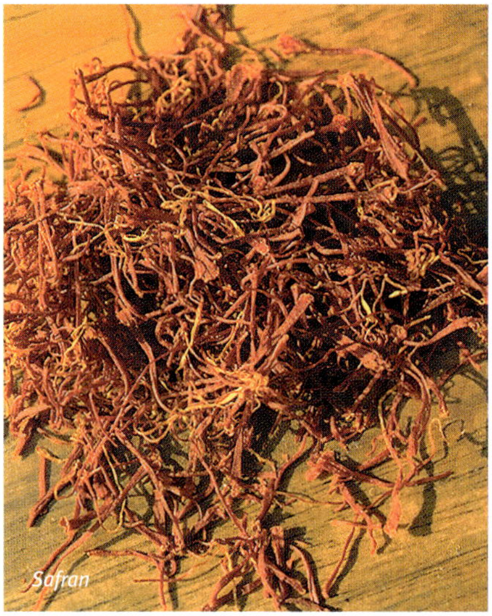

Safran

Yoga

Yoga ist eine der ältesten Wissenschaften, die sich mit dem Menschen in seiner Ganzheit beschäftigt. Yoga ist weder Sport noch Religion, sondern ein körperliches und geistiges Training.

Unter Yoga versteht man eine Vielzahl von körperlichen und mentalen Übungen, von Methoden und Techniken, die alle ein gemeinsames Ziel haben: die Befreiung des Menschen vom Leiden mit der Hilfe von Körper-übungen, Atempraktiken und Entspannung.

Das Wort »Yoga« bedeutet Einheit, Harmonie. Zur Geburtsvorbereitung verwendet man unterschiedliche Yogaübungen, bei denen Rücken und Beckenboden gestärkt werden und der ganze Körper flexibler und entspannter wird. Man erlernt verschiedene Atemübungen und sich durch bewusstes Atmen zu entspannen. Dadurch erhält man auch Energie und verbessert seine Kondition. Durch regelmäßiges Üben der Atemtechniken kann man sich in den verschiedenen Phasen der Geburt gezielt vom Atem helfen lassen und so den Schmerz wegatmen.

Kreuzbein-Massage

Mit unterstützender Hilfe der Hebamme kann Ihnen Ihr Partner während der Wehen mit gezieltem, kräftigem Druck gegen das Kreuzbein Erleichterung verschaffen.

Wasser

Warmes Wasser beruhigt und entspannt. In der Eröffnungsperiode der Geburt wird gerne die Möglichkeit eines Entspannungsbades angeboten. Jetzt ist auch der ideale Zeitpunkt und eine gute Möglichkeit, eine Aromatherapie im Wasser anzuwenden. Die beste Gelegenheit, die Wirkung des Wassers auszunutzen, ist ab dem Beginn von regelmäßigen Wehen. Ist der Zeitpunkt zu früh gewählt, können die Wehen plötzlich ganz aufhören. Zum Neustarten der Wehen werden Aromaöle, Homöopathie und Akupunktur angewandt. Wenn die Wehen dann wieder einsetzen, sind sie kraftvoll und bringen die Geburt gut voran. Jede Gebärklinik besitzt mittlerweile eigene Geburtswannen, die wie der Name schon sagt, nicht nur zu Beginn der Geburt in der Eröffnungsphase, sondern auch für eine Wassergeburt verwendet werden können. Im Wasser werden die Wehen leichter und besser ertragen als auf dem Trockenen.

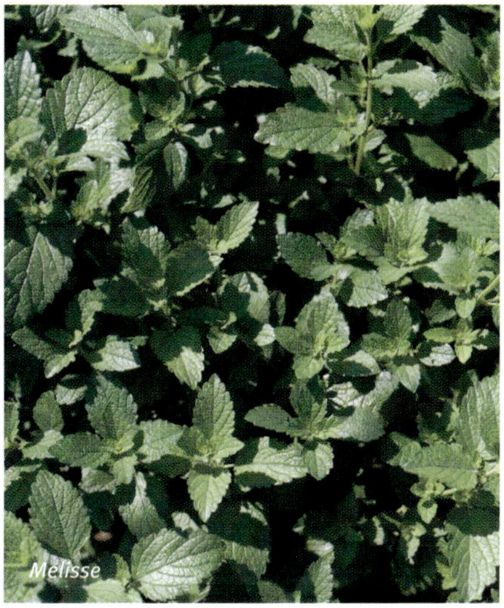
Melisse

→ Geburtswannen bringen Erleichterung vor und während der Geburt

PDA: Der »Kreuzstich«

Die Periduralanästhesie (PDA) ist heutzutage ein Routineeingriff in europäischen Kreißsälen. Bei der PDA wird eine dünne Nadel nach vorheriger örtlicher Betäubung der Haut zwischen 2 Wirbel in den Rückenmarkskanal gestochen. Man spürt dabei kaum mehr als beim Blutabnehmen. Anschließend wird ein dünner Schlauch in den Kanal vorgeschoben. Eine Testdosis des Medikaments wird verabreicht. Über diesen Spezialkatheter wird anschließend kontinuierlich über eine Pumpe eine Mischung aus Schmerz- und Betäubungsmitteln verabreicht. Die Nervenenden nehmen die Medikamente auf, nach etwa 20 Minuten verspüren Sie keine Schmerzen mehr. Sie spüren die Wehen lediglich als Druck. Die Beine sind schwer, je nach verwendeter Medikamentenmischung können Sie mit Unterstützung gehen oder man rät Ihnen, doch lieber im Bett zu bleiben. Durch eine PDA kann es vor allem in der Pressphase zur Geburtsverzögerung kommen, da auf Grund der ausgeschalteten Schmerzwahrnehmung nicht richtig und vor allem nicht ausreichend von der Schwangeren mitgepresst werden kann. Es wird dann häufiger der Einsatz einer Saugglocke nötig. Als mögliche Nebenwirkung der PDA sind Kopfschmerzen bekannt, die durch ein minimales Austreten von Rückenmarksflüssigkeit aus dem Stichkanal verursacht werden. Gelegentlich kann es auch zu Rückenschmerzen kommen.

→ Der Kreuzstich nimmt die Schmerzen, kann aber die Geburt verzögern

Homöopathie

Homöopathische Mittel zielen darauf ab, die Selbstheilungskräfte des Körpers zu aktivieren. »Homöopathie« leitet sich vom griechischen Wort für Gleichgewicht (Homöostase) ab. Das wichtigste Prinzip der Homöopathie ist das Ähnlichkeitsprinzip. Die Symptome, die eine Substanz in großen Mengen beim gesunden Menschen hervorrufen kann, vermag sie in minimalen Dosen beim kranken Menschen zu heilen. Ein homöopathisches Mittel ist nicht stark oder schwach, auch nicht gut oder schlecht, sondern es kommt allein auf die richtige »Wellenlänge« an Information an. Homöopathika werden sehr stark verdünnt, denn über die Heilwirkung entscheidet nicht die Menge bestimmter Substanzen, sondern das genannte Ähnlichkeitsprinzip.

Während der Schwangerschaft ist es wichtig, die richtigen Mittel in der richtigen Potenz zu verabreichen. Es gibt Homöopathika, die in der Frühschwangerschaft blutungsauslösende Wirkung haben können. Begeben Sie sich in die professionellen Hände Ihrer Geburtshelfer bzw. lassen Sie sich vom homöopathischen Arzt ausführlich beraten!

Als bewährte Mittel werden zum Beispiel Pulsatilla, Caulophyllum (vor der Geburt), Coffea, Chamomilla, Cimicifuga (während der Geburt) und Arnika, Bellis perennis, Kalium carbonicum, China, Hamamelis, Phytolacca (nach der Geburt) eingesetzt.

Akupunktur

Die Schmerzen während der Geburt lassen sich mit Hilfe von Akupunktur zuverlässig und schonend lindern.

Die Akupunktur zur Geburtsvorbereitung wird ab der 36. Schwangerschaftswoche einmal pro Woche durchgeführt. Es werden Akupunkturpunkte an den Beinen und Armen, eventuell auch am

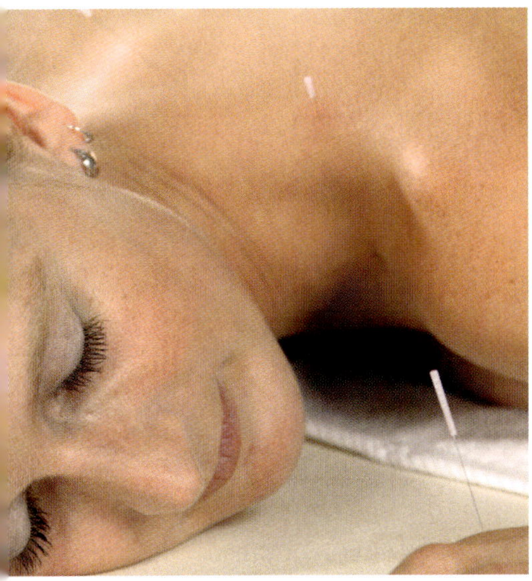

Kopf mit sterilen Einmalnadeln gestochen. Eine Sitzung dauert 20 bis 30 Minuten – so lange werden die Nadeln belassen, dabei liegt oder sitzt die Schwangere ungestört in einem ruhigen Raum.

Nach Vorstellung der traditionellen chinesischen Medizin ist die Geburt durch eine starke Polarität gekennzeichnet: einerseits zwischen sehr starken Yang-Kräften der Gebärmutter, die eine intensive austreibende Aktivität während der Wehen entfalten und andererseits zwischen den strukturellen Yin-Kräften des Geburtskanals, die noch nicht ausreichend eröffnet sind. Die geburtsvorbereitende Akupunktur hilft bei der Reifung der Geburtswege und harmonisiert die haltenden Yin-Kräfte, indem sie 4 Wochen vor der Geburt das Fließen von Qi (Lebenskraft) fördert. Durch die Akupunktur werden auch Blockaden in anderen Meridianen des Körpers gelöst und das allgemeine Fließen der Lebenskräfte verbessert.

In mehreren internationalen Studien konnte die Wirksamkeit der Akupunktur bestätigt werden. Die Schwangeren profitieren von einer kürzeren Eröffnungsphase mit einer deutlich kürzeren Geburtszeit.

Akupunktur wird als Geburtsvorbereitung angeboten. Während der Geburt selbst wird äußerst selten akupunktiert, da dies von den Schwangeren meistens nicht gewünscht bzw. toleriert wird.

Internet:

www.akupunktur.at

www.akupunktur.de

→ **Akupunktur vor der Geburt lindert die Schmerzen zuverlässig**

Hypnose

Hypnose ist ein jahrtausendealtes Heilverfahren, das bei den alten Ägyptern als »Tempelschlaf« bekannt war. In vielen Bereichen der Medizin und Psychotherapie wird Hypnose mit großem Erfolg zur Bewältigung von Ängsten und Schmerzen angewandt.

→ Hypnose kann die Angst nehmen und Schmerzen lindern

Hypnotherapeutisch vorbereitete Frauen haben weniger Angst vor der Geburt. Sie erleben Schmerzen geringer und bei Erstgebärenden verkürzt sich die Geburtszeit deutlich. Die Befindlichkeit bei Frauen, die mit Hypnose vorbereitet wurden, ist ebenfalls besser.

Nachteil: sehr zeitintensive Methode bei fraglicher Hypnotisierbarkeit der Klientin.

Internet:

www.hypnose-verband.de

Baby-Blues (Wochenbett-depression)

Alles ist so abgelaufen, wie man es sich nicht besser erträumen könnte. Die Geburt war schnell, das Geburtserlebnis überwältigend, das Kind ist gesund und wunderschön und alle sind glücklich. Aber am dritten Tag nach der Geburt überfallen die junge Mutter, die eigentlich nur glücklich sein sollte, unkontrollierte Tränenausbrüche, sie fühlt sich leer und ausgehöhlt.

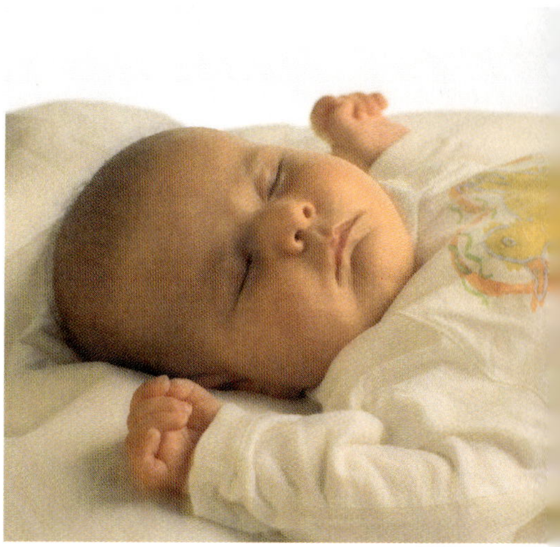

Tränen nach der Geburt sind eine ganz natürliche Reaktion auf alle hormonellen Umstellungsprozesse. Durch die Geburt kommt es zu einem abrupten Hormonabfall, dieses bewirkt am häufigsten Weinen. Deshalb wird die Wochenbett-Traurigkeit auch als »Blues«, als »Baby Blues« oder als »Heultage« bezeichnet. Neben Traurigkeit und unmotivierten Weinanfällen leiden die jungen Mütter unter Müdigkeit, Erschöpfung, Schlafproblemen, Ruhelosigkeit, Stimmungsschwankungen, Reizbarkeit, Konzentrationsstörungen und Angst. Verständnis und Zuwendung auf der einen Seite, aber auch die hormonelle Unterstützung durch Progesteron helfen, wieder ins Gleichgewicht zu finden. Dauert dieser »Zustand« jedoch länger als zwei Wochen an, ist unbedingt ein Psychiater zu konsultieren um mit entsprechenden Medikamenten und einer Gesprächstherapie eine schwere Depression zu vermeiden.

→ **Der Baby-Blues hat hormonelle Ursachen**

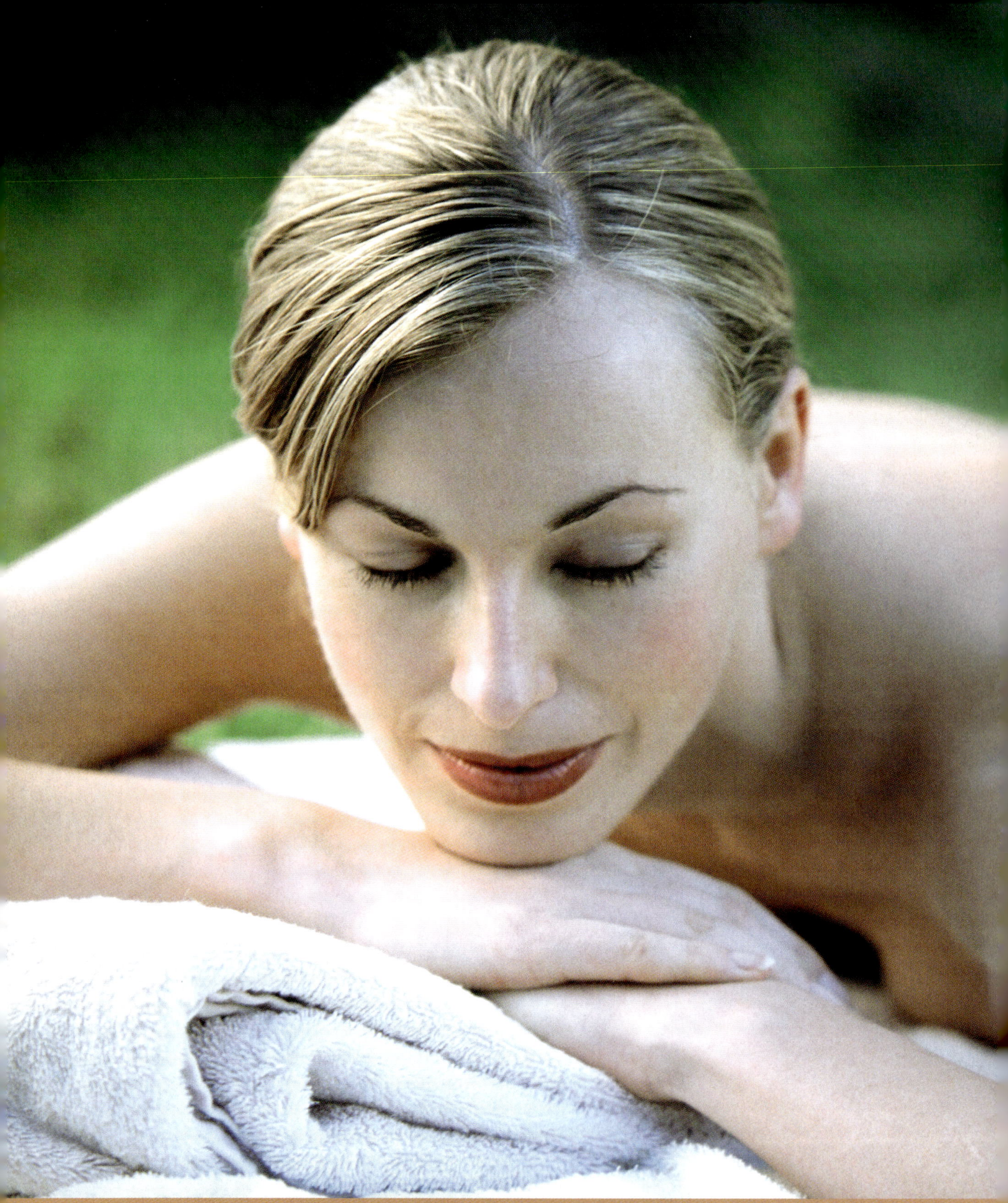

Praktische Lebenshilfe für Frauen

Frauen werden durch Kinder, Partnerschaft, Beruf und Haushalt ständig auf Trab gehalten. Frauen glauben oft, immer funktionieren zu müssen. Das geht nicht so einfach, denn zwischendurch braucht jeder Mensch Zeit für sich alleine, zum Auftanken und Regenerieren. Wie das am besten gelingt, erfahren Sie in diesem Kapitel.

Einteilungssache

→ Freundlich und bestimmt »nein« sagen und dabei bleiben!

Die große Kunst, »Nein« zu sagen

Die einen verstehen es bestens, auf Distanz zu gehen und die anderen spüren zu lassen, wenn zu viel von ihnen gefordert wird. Wird dennoch eine zusätzliche Aufgabe an sie herangetragen, lehnen sie diese schlichtweg ab. Punktum. Und keiner ist ihnen böse.

Die anderen wiederum lassen sich alles anhängen. Sie erledigen emsig Dinge, die gar nicht zu ihrem Bereich gehören, meist auch noch unbedankt, weil es ja selbstverständlich ist, dass man ihnen alles aufbürden kann, weil sie nicht nein sagen und keine Grenze setzen können.

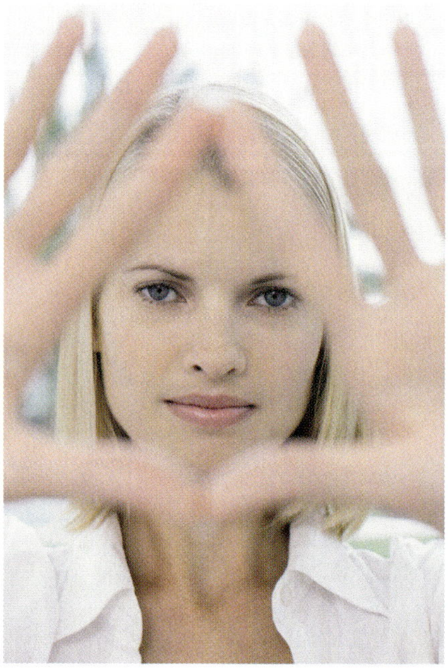

Das Problem dabei ist, dass die anderen aus allen Wolken fallen, wenn so jemand Gutmütiger sich dann einmal anders entscheidet und meist etwas schroff ablehnt, weil es ihm einfach reicht, er genug hat und nicht mehr kann.

Besonders Frauen tun sich auf dem Terrain des Neinsagens oft sehr schwer. Gleichgültig, ob im beruflichen oder privaten Bereich, den meisten fällt es eben schwer, eine Bitte oder eine Aufforderung abzulehnen, etwa wenn der Chef nach Büroschluss mit einem dringenden Auftrag kommt, eine Freundin das neue Auto ausleihen will, das eigene Kind nach dem dritten Eis am Tag verlangt oder die Nachbarin um einen Babysitterdienst ersucht.

Wer will durch ein klares Nein in solchen Situationen schon gerne unhöflich sein, unprofessionell, hart oder lieblos wirken?

Eine Zustimmung bedeutet aber meist auch, dass man sich mehr Arbeit aufbürdet, Frust einhandelt oder in andere unangenehme Stress-Situationen bringt.

So wird's gemacht:

- **Ein klares »Nein«:**
  Aussagen wie »ich weiß nicht so recht« oder »eigentlich wollte ich etwas anderes tun« sind falsch. Menschen, die sich immer unklar ausdrücken, erzeugen bei ihrem Gegenüber Gereiztheit. Das Nein sollte klar formuliert und der Sachverhalt erklärt werden. Dabei empfiehlt es sich, das Nein nicht an den Anfang des Satzes zu stellen, genauso wenig sollte es aber am Ende einer wortreichen Erklärung kommen.

- **Zeitangaben:**
  Nichts erzeugt mehr Ärger, als auf ein »Bald« vertröstet zu werden. Mit einer genauen Zeitangabe (heute leider nicht, aber morgen bis 16 Uhr) kann man Klarheit schaffen. An die Vereinbarung sollte man sich aber unbedingt halten.

- **Initiative:**
  Lautet die Antwort »Nein«, so befindet man sich sprachlich bereits in der Defensive. Der andere erwartet jetzt eine Begründung dafür. Ohne Begründung könnte man gleichgültig oder aggressiv wirken. Vor allem, wenn man vorher als Jasager bekannt war und das Nein unerwartet kommt. Deshalb die Initiative ergreifen und von sich aus die Meinung oder Entscheidung erklären. Damit hat man den weiteren Gesprächsverlauf im Griff.

- **Gefühle:**
  Es gibt Situationen, in denen es sinnvoll ist, den eigenen Gefühlszustand anzusprechen, wenn man Nein sagt. Emotionale Aussagen zeigen Offenheit und erwecken Sympathie.

- **Mitgefühl:**
  Wer dies zeigt, signalisiert damit, dass andere ihm nicht gleichgültig sind. So kann man eine Bitte abschlagen und sich abgrenzen, aber gleichzeitig zeigen, dass man Verständnis für die Situation des anderen hat. Mit einem Nein begibt man sich immer in eine Konfliktsituation. Diese lässt sich dadurch leichter gestalten.

- **Übereinstimmungen** sollten ebenso immer aufgezeigt werden wie Gemeinsamkeiten, etwa wenn man selbst genauso wie der Chef weiß, dass eine bestimmte Arbeit tatsächlich noch erledigt werden muss. Trotzdem ist es im Moment eben nicht möglich. Das verringert die Kluft und zeigt, dass die Differenzen nicht überwiegen.

→ Mitgefühl und Emotionen machen ein Nein weniger hart

Es gibt aber noch eine andere Möglichkeit – nämlich freundlich »Nein« zu sagen. Wenn man das beherrscht, verletzt man die Gefühle der anderen nicht und schafft es trotzdem, seine eigenen Ziele durchzusetzen. »Freundlichkeit bedeutet nämlich nicht, immer nachgeben zu müssen. Ein freundliches Nein kann nachvollziehbar und trotzdem verbindlich sein«, erklärt die deutsche Pädagogin und Sozialwissenschafterin Tanja Baum. Gleichgültig, wie banal die Situation auch sein mag, ein »Nein« ist immer eine Ablehnung für den anderen.

→ Setzen Sie eigene Prioritäten und lassen Sie sich nicht von anderen bestimmen

Wer »Nein« sagt, hat sich durchgesetzt und kann damit einen Vorteil für sich verbuchen. Schafft man es auch noch, sein Gegenüber nicht vor den Kopf zu stoßen, hat man einen zweiten Nutzen daraus gezogen. Die gute Beziehung bleibt erhalten, weil für das Nein Verständnis geschaffen wurde.

Sofort anfangen

Beginnen Sie gleich morgen mit dieser neuen Strategie. Auch wenn man Sie noch so umschmeichelt, üben Sie sich im Neinsagen. Und bleiben Sie dabei, dass Sie die zusätzlichen Freundschaftsdienste oder Arbeiten leider nicht übernehmen können. Ohne Groll und ohne Aggression.

Haben Sie es einmal geschafft, haben Sie schon gewonnen. Beim zweiten Mal wird es Ihnen schon leichter fallen und beim dritten Mal werden Kollegen, Mitarbeiter, Chef oder Familienmitglieder Sie voll akzeptieren. Sie werden sehen, es passiert gar nichts. Sie bleiben genauso anerkannt wie eh und je, nur dass es Ihnen ab sofort wesentlich besser geht und das Leben stressfreier wird.

Damit sind Sie auch wieder in der Lage, Ihre Prioritäten selbst zu setzen statt von anderen bestimmt zu werden. Das gibt uns auch das Gefühl, Kontrolle über uns zu haben und nicht fremdbestimmt zu sein. Sich selbst nach seinen eigenen Vorstellungen leben zu können, ist enorm wichtig für die Selbstzufriedenheit.

Es gibt nichts Schlimmeres, als ständig das Gefühl zu haben, von anderen in irgendeiner Form getrieben zu werden. Die Entscheidung dafür fällen aber wir selbst.

Zeitmanagement

Wenn Ihnen ständig die Zeit davonläuft und Sie im wahrsten Sinne des Wortes hinten und vorn nicht mehr zusammenkommen, dann bleibt nur noch eines: Bilanz zu ziehen und ein entsprechendes Zeitmanagement zu erstellen.

Dazu bedarf es allerdings einer gründlichen Gewissenserforschung. Sie müssen sich mit Ihren eigenen Ansprüchen, Wünschen und Zielen auseinandersetzen und diese Ihren privaten und beruflichen Gegebenheiten gegenüberstellen. Sie müssen Prioritäten setzen und möglicherweise ein wenig egoistischer werden, damit Sie mit Ihren Bedürfnissen nicht zu kurz kommen. Lothar J. Seiwert, Deutschlands führender Zeitmanagement-Experte, sagt, dass es durchaus möglich ist, seine verfügbare Zeit so einzuteilen, dass es jeder schaffen kann, seine beruflichen und privaten Ziele zu erreichen. Ein effektives Zeitmanagement erlaubt es dann, dass man den täglichen Anforderungen und Aufgaben gewachsen ist und sie bewältigen kann, ohne sich dabei ständig überfordert und gestresst zu fühlen.

Was ist wirklich wichtig?

Um das Beste aus Ihrer Zeit zu machen, erstellen Sie eine Liste mit all ihren Aufgaben, ganz strikt in der Reihenfolge ihrer Wichtigkeit. Damit erkennen Sie auf einen Blick dringende und weniger wichtige Aufgaben. Alles, was nicht

Zeitcheck

Testen Sie, wie es um Ihre Zeiteinteilung steht und kreuzen Sie Zutreffendes an:	JA	NEIN
Sie leiden ständig unter Arbeitsüberlastung und Zeitnot.		
Sie fühlen sich meist gestresst und werden mit Ihrer Arbeit nie wirklich fertig. Der Leistungsdruck macht Ihnen sehr zu schaffen.		
Es kommt häufig vor, dass Sie praktisch rund um die Uhr arbeiten und das Gefühl haben, wie eine Maschine funktionieren zu müssen.		
Müssen Sie viele Überstunden machen? Kommen Sie erst nach Dienstschluss so richtig zum Erledigen Ihrer tatsächlichen Aufgaben?		
Durch meine Arbeit und ständige Überforderung habe ich kaum noch Zeit für Familie und Freunde. Zu Hobbys komme ich schon gar nicht mehr.		
Zählen Sie die Ja-Antworten zusammen und kontrollieren Sie sich.		

Auswertung:

0 bis 1 Punkte: Sie sind im Umgang mit der Zeit recht gut. Es liegen keine schweren Probleme vor. Sie könnten aber sicher noch mehr herausholen.

2 bis 3 Punkte: Sie sind wirklich viel beschäftigt. Schrauben Sie ein wenig zurück und teilen Sie sich den Tag besser ein. Überlegen Sie, was Sie delegieren und worauf Sie verzichten könnten.

4 bis 5 Punkte: Sie sind eine von der Arbeit Besessene und früher oder später ernsthaft gesundheitlich gefährdet. Dieses Tempo und diesen Druck können Sie auf Dauer nicht durchstehen. Sie sollten sofort einen Entschärfungsplan erstellen und unbedingt Aufgaben abgeben.

→ 4 – 5 JA-Antworten bedeuten gesundheitsgefährdenden Stress

unbedingt von Ihnen selbst erledigt werden muss, sollten Sie delegieren. Unwichtiges wird aufgeschoben. Seiwert empfiehlt, sich an die Reihenfolge zu halten und sich durch nichts aus dem Konzept bringen zu lassen. Vielleicht sind es einige ganz banale Dinge, die Sie vermeiden können: Eventuell Telefongespräche straffer führen, sich nicht ständig für alle und alles verantwortlich fühlen, sich im Neinsagen üben (siehe Seite 402ff.). Möglicherweise läuft Ihnen täglich nur deshalb die Zeit davon, weil Sie sich eine halbe Stunde das ewig gleiche Gejammere der Kollegin anhören oder Sie sich immer wieder für Arbeiten einteilen lassen, die gar nicht in Ihren Bereich fallen. Bedenken Sie diese Dinge bei der Aufstellung Ihrer Liste ebenso wie ihre privaten Herausforderungen: Ist es wirklich nötig, dass Sie nach einem besonders anstrengenden Tag noch ein Haubenmenü hinstellen müssen? Es ist doch nichts dabei, wenn die Küche einmal kalt bleibt. Müssen Sie die Fenster wirklich selber putzen und in der Nacht noch die Bügelwäsche erledigen? Überlegen Sie, ob Sie das nicht delegieren könnten.

→ **Gehen Sie mit Ihrer wertvollen Zeit sparsamer um**

Umsetzen

Mit Ihrer vollständigen Liste werden Sie sich konzentriert an Ihre Arbeit machen, werden die wichtigen Aufgaben erkennen und natürlich auch bewältigen.

Die schriftliche Aufzeichnung ist eine Arbeitsentlastung für das Gedächtnis. Laut Lothar J. Seiwert hat ein schriftlich fixierter Plan den psychologischen Effekt einer Selbstmotivation. Die Aktivitäten werden zielorientierter ausgeführt. Durch die feste Leitlinie lässt man sich weniger ablenken und ist konzentrierter. Damit werden wir viel zufriedener und vermeiden, unter Druck zu kommen.

Stress kommt nicht von den Dingen, die wir erledigt haben, sondern von dem, was wir nicht geschafft haben. Gleiches gilt für das Ende eines Arbeitstages: Wir sollten auf dem Heimweg den Arbeitstag gedanklich beenden und uns auf das Privatleben freuen. Das eine ist abgeschlossen, das andere fängt an.

Schließlich geht es um Ihre Zeit; vor allem um Ihre Freizeit, die für Regeneration, Entspannung und zum Schöpfen neuer Kräfte unerlässlich ist.

Internet: www.seiwert.de

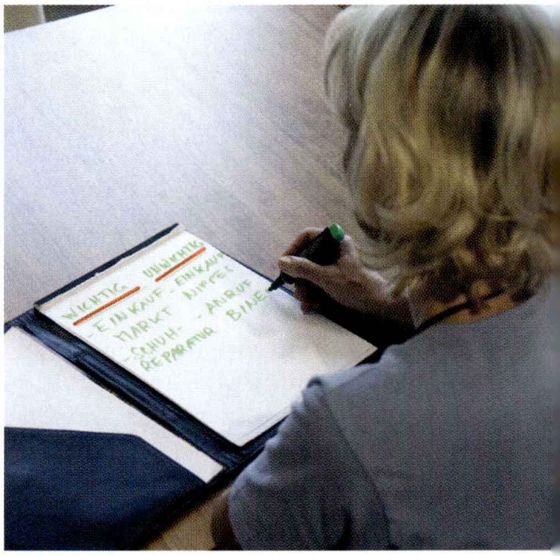

Atmen, Abschalten, Schlafen

Atmen Sie Stress weg

Ein überaus wirkungsvolles Mittel gegen jede Art von Aufregung ist richtiges Atmen. Deshalb sollten Sie sich gleich einmal eine Atempause gönnen. Es gibt Profis, die es schaffen, sich mit einem einzigen Atemzug einer Stress-Situation zu entziehen. Atmen – die einfachste Sache der Welt, denken wir. Und dennoch atmen viele von uns falsch, ganz besonders in Situationen, in denen wir uns nicht wohl fühlen und wir es am dringendsten brauchen würden.

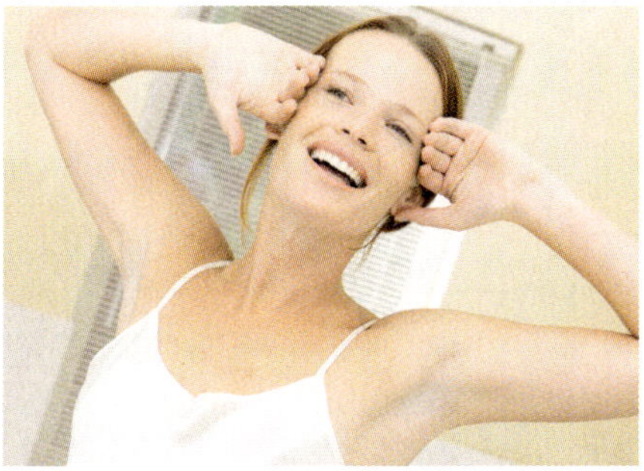

Babys beherrschen das Atmen noch perfekt: In sanftem, gleichmäßigem Rhythmus wölben sich der Bauch nach vorne und die Flanken zur Seite – danach sinkt beides wieder langsam zusammen. Solcherart versorgt sich der Organismus bis in die letzte Zelle mit frischem Sauerstoff. Diese natürliche Technik verlernen wir im Laufe der Zeit und atmen falsch. Deshalb wird unsere Hauptenergiequelle Atem nicht wirklich ausgeschöpft.

Durch Erkrankungen, Verletzungen, einseitige Bewegungsabläufe, Umweltverschmutzung, Stress, Ängste oder unterdrückte Gefühle gerät der Atem aus dem Takt.

Dazu der in Wien tätige Atemtherapeut Norbert Faller: »Der persönliche Ausdruck muss schon in der Kindheit zurückgehalten werden. Über den Atem wird jedoch sehr viel an Ausdruck und Gefühlen transportiert und wer seine Gefühle nicht leben darf, verkrampft sich automatisch.« Das wirkt sich auf die Muskeln (sie werden schlaff oder steif) und auf die Haltung aus. Ausgeglichene Muskelspannung und gute Haltung sind wichtige Voraussetzungen für das richtige Atmen. Jeder Mensch kommt mit seinem eigenen Atem-Rhythmus zur Welt und sollte diesen auch wieder finden.

Wie der Mensch leibt und lebt, so atmet er auch. Atemlosigkeit muss keine organische Ursache haben, sie resultiert oft aus einer Übertragung der Lebensweise.

Die meisten Menschen atmen zu flach und zu hastig. Das hat zur Folge, dass verbrauchte Luft lediglich in den

→ **Wer seine Gefühle nicht auslebt, verkrampft sich und atmet falsch**

Atemwegen hin- und hergeschoben wird. »Dadurch werden Lungen und Blutkreislauf unzureichend mit Sauerstoff versorgt, Gewebe und Organe schlecht durchblutet. Das beeinträchtigt Zellstoffwechsel und Immunabwehr«, so Faller, der in seinem Institut für Atemlehre seiner Klientel das richtige Luftholen beibringt.

So erkennen Sie, wenn Ihre Atmung nicht im Einklang ist:

- Atmen nur über die Brust
- schnelles Ermüden oder müdes Erwachen in der Früh
- häufiges Gefühl, nicht richtig Luft zu bekommen oder außer Atem zu sein
- oftmaliges Seufzen
- öfter als 15-maliges Atmen pro Minute in Ruheposition

→ Richtiges Atmen macht das Leben gleich leichter

Ständiger Sauerstoffmangel wirkt sich auch negativ auf unsere Stimmung und die Denkfähigkeit aus.

Richtiges Atmen ist also eine Kunst. Das Problem dabei ist auch, dass wir gerade in Stress-Situationen unwillkürlich einatmen, hecheln oder gar den Atem anhalten. Und das ist völlig falsch. Oberflächlicher und schneller Atem ist kontraproduktiv, weil dabei zu wenig Sauerstoff für einen klaren Kopf ins Gehirn gelangt und Emotionen nicht kontrolliert werden können. Zusätzlich bleibt das Zwerchfell inaktiv, was zu Antriebslosigkeit und Müdigkeit führt.

Durch ganz bewusstes Atmen kann jedoch ein Spannungsausgleich geschaffen werden, der es erlaubt, dass man auch in heiklen Situationen den Überblick bewahrt und die richtige Entscheidung trifft.

Prinzipiell gilt: Einatmen heißt immer »weit« – Bauch und Seiten dehnen sich aus – und Ausatmen heißt immer »schmal« – alles sinkt wieder zusammen. Besonders wichtig ist das Ausatmen, weil dabei 70 Prozent der im Körper befindlichen Giftstoffe ausgeschieden werden. Außerdem steigt beim Ausatmen der Kalziumspiegel im Organismus an, was beruhigend auf uns wirkt. Bei zu häufigem Einatmen entsteht Kalziummangel, was uns aufregt und noch nervöser macht.

So checken Sie Ihre Atmung

Legen Sie sich entspannt auf den Rücken und legen Sie Ihre Handflächen auf den Unterbauch. Jetzt atmen Sie ein. In welche Richtung bewegt sich Ihr Bauch? Zieht er sich ein und wird beim Einatmen flacher, dann atmen Sie rückwärts – und falsch. Wenn sich der Bauch ausdehnt, dann atmen Sie natürlich und richtig. Wichtig dabei ist, tief und langsam einzuatmen, der Bauch soll aufgehen wie ein Ballon. Danach den Bauch fallen lassen und ganz langsam ausatmen.

Pressen Sie die Luft richtig heraus. Befreien Sie sich von der alten, abgestandenen Luft. Das entgiftet und entspannt zugleich. Üben Sie so oft wie möglich richtiges Atmen, damit es wieder in Fleisch und Blut übergeht. Schließlich wollen wir uns nicht ständig darum kümmern. Der Körper soll das, wofür er angelegt ist, gefälligst wieder selbst machen.

Ein kleines Trainingsprogramm hilft Ihnen, richtig zu atmen.

Die Übungen sind ideal, um Stress-Situationen zu unterbrechen. Wenn eine ungute, unangenehme Stimmung aufkommt, so rasch wie möglich ein kleines Atemtraining einschieben. Das lässt einen sofort wieder »aufatmen«. Die Übungen könnten aber auch täglich (mehrmals) durchgeführt werden, um sich wieder fit zu fühlen.

Einige Übungen im Stehen und Sitzen fürs Büro, die sich locker zwischendurch machen lassen:

Haltung und Atmung ändern

Eine Sofortmaßnahme, wenn Sie jemand am Telefon ärgert, wenn Sie sich ungerecht behandelt fühlen und auch bei direkten Konfrontationen. Um negative Gefühle zu mildern, sollte man augenblicklich eine andere Körperhaltung einnehmen. Schulter zurück, Kopf

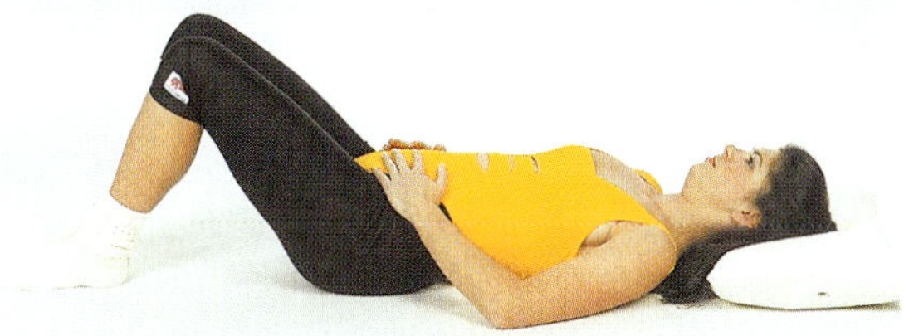

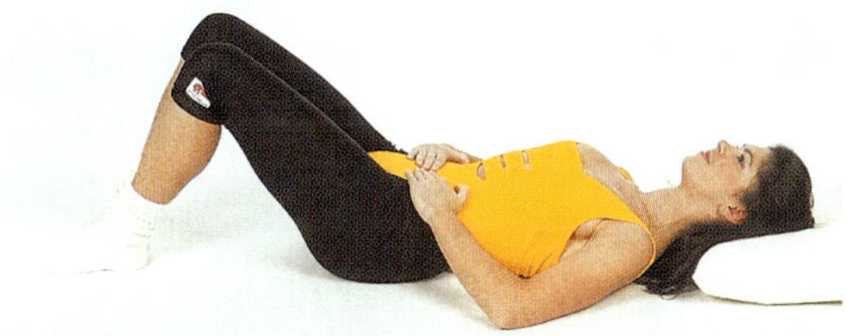

hoch, Blick geradeaus. Und jetzt ganz bewusst die Bauchatmung einsetzen.

Sobald wir in den Bauch atmen, beruhigt sich unser Geist. Es funktioniert nämlich physiologisch nicht, gleichzeitig tief zu atmen und Angst zu haben.

Tiefe Atmung vertreibt also Angst und Stress. Bitte üben, damit es in Notfällen auch klappt.

Arm nach oben dehnen

Diese Übung löst den Druck und hebt die Stimmung. Sie fördert die Brustatmung und wirkt belebend auf Schultern und Arme: Dabei sitzt man weit vorne mit aufgerichtetem Becken auf einem Sessel, die Beine stehen parallel und hüftbreit auf dem Boden.

→ **Bewusste Bauchatmung vertreibt Angst und Stress**

→ So bringen Sie Bewegung ins Büro!

Abwechselnd den linken und rechten Arm locker nach oben dehnen. Achten Sie dabei darauf, dass die Gelenke offen und durchlässig bleiben. Also nicht strecken oder anspannen. Lassen Sie sich Zeit und den unwillkürlichen Atem zu, den Sie dabei in Brust- und Bauchbereich spüren.

Beckenkreisen

Eine gute Übung für die Bauchatmung, die besonders für jene geeignet ist, die sehr viel sitzen müssen. Sie wirkt lockernd und belebend auf Rücken, Bauch und Becken. Die Muskulatur in diesen Bereichen wird gedehnt. Auf einen Sessel oder Hocker setzen, das Becken aufrichten, Augen schließen und Hände locker auf die Oberschenkel legen. Durch kontinuierliches Kreisen des Beckens geht der Atem automatisch mehr in den Bauch, fließt freier und auch kraftvoller. Richtung und Tempo mehrmals wechseln.

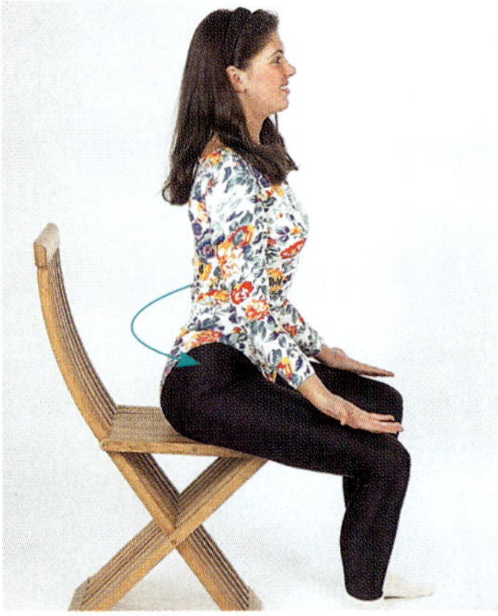

Pendelschwung

Eine Übung, die den ganzen Körper belebt und die Flanken- und Vollatmung fördert. Stellen Sie sich aufrecht hin, die Beine hüftbreit auseinander. Schließen Sie die Augen und konzentrieren Sie sich auf Ihren Körper. Schwingen Sie beide Arme von einer Seite zur anderen um den Körper herum, das Becken bleibt aber nach vorne gerichtet. Jedes Mal, wenn Sie ganz zur Seite geschwungen haben, berühren Ihre Arme den Körper und die Beine beugen sich – so entsteht ein kleines Wippen. Danach zur anderen Seite schwingen. Der Atem fließt in seinem eigenen Rhythmus. Jetzt öffnen Sie die Augen und schauen den Armen hinterher. Sie beziehen damit Kopf und Hals mit ein und vergrößern die Bewegung. Danach drehen Sie auch Becken und Bein mit. Nach einiger Zeit lassen Sie die Bewegung wieder kleiner werden, lassen sie ausklingen und die Arme langsam auspendeln.

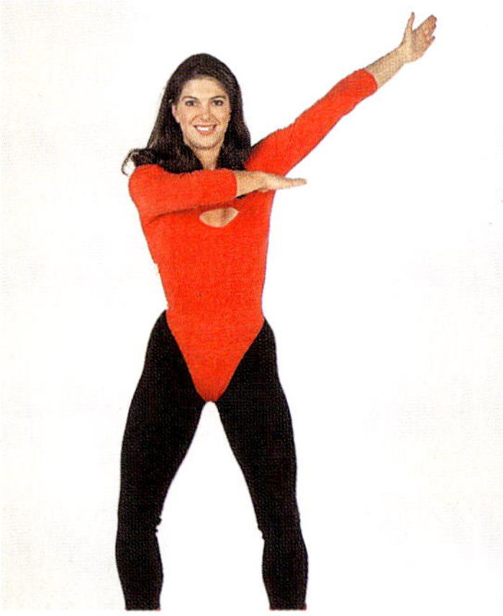

Internet: www.atemlehre.at

Wie schalte ich ab?

Wer womit am besten abschalten kann, lässt sich nicht allgemein beantworten. Es ist eine sehr individuelle Angelegenheit. Das kann Musik, ein Buch oder die Lieblingssendung im Fernsehen sein. Während sich die einen auf der Couch räkeln, betreiben andere Krafttraining oder führen den Hund spazieren.
Wichtig ist nämlich nicht nur Beruhigung, sondern auch körperliche Bewegung. Wer viel im Büro sitzt, beruflich viel stehen muss oder anderen einseitigen Belastungen ausgesetzt ist, sollte sich nach der Arbeit unbedingt bewegen. Eine fixe sportliche Tätigkeit wäre ideal. Man glaubt gar nicht, wie gut ein Dauerlauf oder ein flotter Fußmarsch sein kann.

Mit richtiger Bewegung lässt sich all die aufgestaute Energie abstrampeln, der Kopf wird wieder klar und das Herz leichter (siehe Seite 34ff).

Rituale

Gewöhnen Sie sich bestimmte Rituale an, die Ihnen das Abschalten erleichtern und Sie in eine andere Stimmung versetzen.

Rituale als Sofortmaßnahme:

- Wenn Sie sich gestresst fühlen, gehen Sie Händewaschen und stellen Sie sich dabei vor, wie der ganze Ärger den Abfluss hinunterrinnt. Auch wenn Sie mit jemandem Kontakt haben, der unangenehm ist oder den Sie nicht unbedingt mögen – so rasch wie möglich die Hände waschen. Das hilft wirklich.
- Wenn Sie nicht mehr weiter wissen, wütend oder verletzt sind, gehen Sie ein paar Schritte und stellen Sie sich vor, wie Sie den Ärger in den Boden treten. Sie fühlen sich sofort erleichtert.
- Ehe sich Ihr Zorn ausbreitet, versuchen Sie einmal, sich etwas Lustiges vorzustellen. Denken Sie an einen Streich, eine Filmszene oder einen guten Witz.

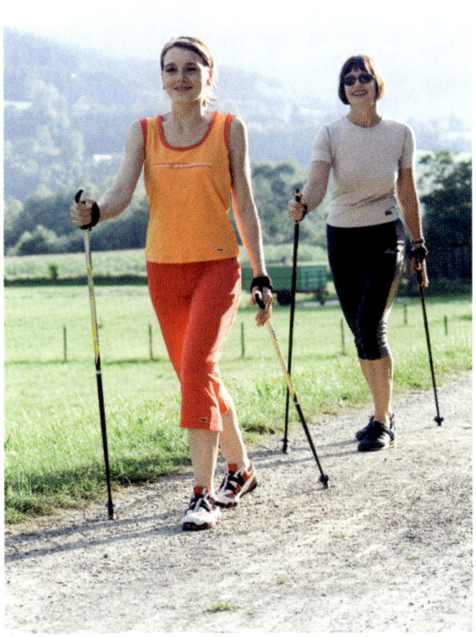

→ **Treten Sie Ärger einfach in den Boden!**

- In heiklen Situationen könnten Sie sich auch den Befehl geben »Schulter schwer«. Dabei konzentrieren Sie sich auf Ihre Schulter, die jetzt schwer werden soll und schon sind Sie abgelenkt, fühlen sich besser – ohne dass Ihr Gegenüber etwas merkt. Das ist eine Teilentspannung aus dem autogenen Training.

→ Unangenehme Gefühle und Berufsprobleme bleiben vor der Tür

- Gegen aufsteigende Tränen hilft am besten, wenn man selbst zu sich sagt, dass man jetzt gleich wieder losheulen wird. Mit dieser einfachen, nüchternen Betrachtung kann man die Tränen zurückhalten.

- Meist merken wir selbst, wie uns die Mundwinkel herunterhängen und wie wir uns verkrampfen. Ziehen Sie in diesen Situationen einfach Ihre Mundwinkel nach oben – jetzt lächeln Sie. Auch das funktioniert, und wenn Sie ein humorvoller Typ sind, werden Sie vermutlich über sich selbst lachen können (mehr über die unglaubliche Wirkung des Lachens auf Seite 425f.)

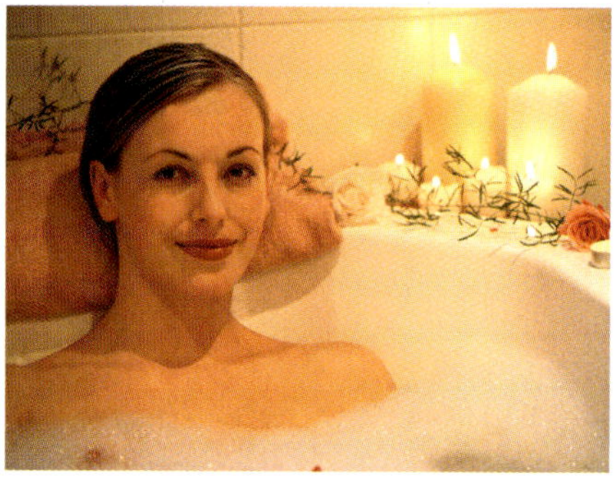

Rituale für daheim:

- Beim Heimkommen treten Sie ganz bewusst über die Schwelle und konzentrieren sich auf den privaten Bereich. Die Arbeit, die Probleme des Tages, haben hier nichts verloren. Damit beschäftigen Sie sich morgen wieder, wenn Sie ganz bewusst den Schritt an Ihren Arbeitsplatz setzen und das Private draußen lassen. Jetzt aber sind Sie zu Hause und sorgen dafür, dass es Ihnen gut geht.

- Wann immer es möglich ist, nehmen Sie ein warmes Bad oder eine kühle Dusche – je nachdem, was Sie brauchen.

  Auf jeden Fall jedoch wechseln Sie die Kleidung, wenn Sie daheim angelangt sind. Sie entledigen sich sozusagen Ihrer Arbeitskluft, der eventuell Ärger oder Gerüche anhaften könnten – das befreit Sie. In Ihrer Privatkleidung fühlen Sie sich gleich viel wohler.

- Jetzt können Sie sich mit ein paar Atemübungen (siehe Seite 407ff.) in Schwung bringen und das erledigen, was eben noch sein muss, oder Sie wenden die eine oder andere Entspannungstechnik an.

- Führen Sie ein Gespräch mit Ihrem Liebsten, rufen Sie Ihre Lieblingsfreundin an oder hören Sie Musik. Tun Sie etwas, was Ihnen Freude bereitet. Dadurch tanken Sie neue Kraft und Energie.

- Machen Sie eine Fantasiereise. Beamen Sie sich an einen Ort des Glücks. Stellen Sie sich einen Palmenstrand vor, glasklares Wasser. Oder eine traumhafte Skipiste.
- Sie könnten sich gedanklich auch auf eine Wolke legen und somit Abstand im besten Sinn des Wortes gewinnen.
- Spielen Sie mit Ihrem Kind/Ihren Kindern – aber nicht unbedingt wieder auf dem Computer. Die altmodischen Spiele wie »Schwarzer Peter« oder »Mensch-ärgere-dich-nicht« sind wunderbar geeignet. Dabei wird die Aufmerksamkeit auf völlig andere Dinge gelenkt, das entspannt total und macht nicht nur das Kind glücklich.
- Am Abend oder vor dem Einschlafen gehen Sie die Highlights des Tages durch. Und nur diese. Wir neigen dazu, vor allem die negativen Erlebnisse zu sammeln und im Kopf zu behalten. Sie ändern das jetzt und rufen sich das Positive in Erinnerung. Die drei schönsten Erlebnisse gehen Sie in Gedanken noch einmal durch.

Schlaf

Frauen müssen gut schlafen

Es gibt nichts Besseres, als ausgeschlafen und fit zu erwachen. Das wissen wir zumindest ab dem Zeitpunkt der ersten »schlechten« Nächte. Nicht einschlafen, nicht durchschlafen können, alles hören oder immer wieder aufschrecken. Es ist grauenhaft, schlaflos zu sein. Erschöpft, müde, unkonzentriert, gereizt – die Stimmung ist im Keller, der Tag grau und mühsam. Es gibt Lebensphasen, in denen wir schwer guten Schlaf finden und dadurch noch schwerer

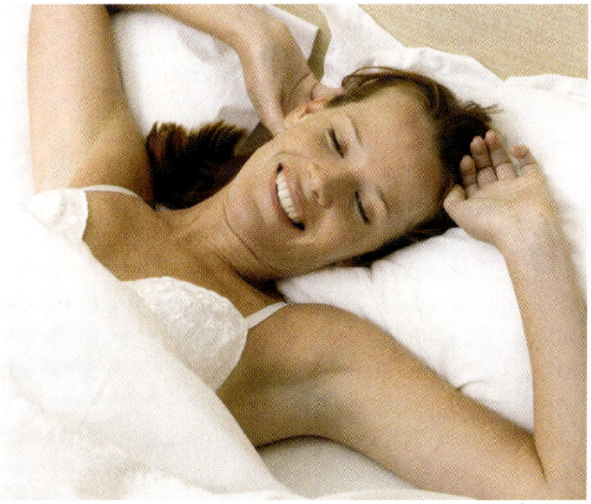

belastet sind. Schlaflosigkeit kann zur Qual werden. Etwa jede vierte Frau leidet darunter. 70 Prozent der Störungen sind auf psychische Probleme zurückzuführen: Stress, Depressionen, Ängste, Sorgen, Alkohol- und Medikamentenmissbrauch können den Schlaf

→ **Wohliger Schlaf fördert Aktivität und gute Stimmung**

rauben. Bei 30 Prozent der Schlaflosen sind organische Leiden verantwortlich – wie etwa Asthma, Schnarchen, Schilddrüsenüberfunktion, Herz-Kreislauf-Probleme oder das so genannte »Restless Legs«-Syndrom (unruhige Beine). Universitätsprofessor Dr. Bernd Saletu, Schlafforscher an der Universitätsklinik für Psychiatrie in Wien kennt 88 Möglichkeiten für gestörten Schlaf – vom Nicht-einschlafen-Können trotz bleierner Schwere über jähes Erwachen nach ein paar Stunden bis zu schlechten Träumen. Das kann jedem zwischendurch passieren und ist nicht weiter schlimm. Bei kurzfristigen Störungen können pflanzliche Medikamente wie Baldrian, Melisse, Hopfen, Passionsblume oder Johanniskraut gute Dienste leisten. »Wer länger als einen Monat hindurch und dabei dreimal in der Woche Probleme mit dem Schlafen hat, leidet unter Schlafstörungen und sollte einen Arzt aufsuchen«, empfiehlt Professor Saletu. Diese Störungen sollten genau abgeklärt werden.

→ Ärgernisse haben in Ihrem Bett nichts verloren

Bloß nicht irgendein Medikament schlucken, das auch die Freundin nimmt. Auch ein vom Arzt verschriebenes beliebiges Medikament muss nicht unbedingt das richtige sein, wenn der Patient vorher nicht eingehend untersucht wurde. Bei Tiefschlafstörungen bedarf es nämlich anderer Medikamente als etwa bei Traumschlafstörungen.

Bei vielen hilft es bereits, ein wenig zurückzuschalten, denn Schlafstörungen hängen oft auch damit zusammen, dass wir uns immer mehr von Außenreizen bombardieren lassen oder versuchen, den Tag auf Kosten der Nacht auszudehnen um mehr zu arbeiten, mehr Vergnügen oder mehr vom Leben zu haben. Dadurch bleibt der Schlaf auf der Strecke. Weil sich die Menschen immer mehr aufhalsen, nehmen Belastungsreaktionen und Anpassungsstörungen zu, die sie dann schlaflos werden lassen.

Einige Zahlen

26 Prozent der Menschen geben an, schlecht zu schlafen. Bei mehr als 80 Prozent von ihnen dauern die Probleme länger als ein Jahr. Nur jeder dritte Schlaflose vertraut sich einem Arzt an. Betroffen sind insgesamt 27 Prozent der Frauen und 24 Prozent der Männer. Am stärksten leiden Menschen jenseits der 50 darunter. 42 Prozent von ihnen finden keine erholsame Nachtruhe. Bei den 31- bis 50-Jährigen sind es 21, im Alter bis zu 30 Jahren 13 Prozent.

Stark betroffen sind Hausfrauen – ein Viertel von ihnen leidet unter Schlafstörungen. Bei Selbstständigen, Managern und Beamten sind es 23, bei deren Mitarbeitern 15 und bei Arbeitern 16 Prozent. Bei Schülern und Studenten sind 14 Prozent betroffen. Auf dem Land lebt man gesünder. Dennoch: 19 Prozent der Landwirte schlafen schlecht.

Folgen

Die Folgen der durchwachten Nächte: Leistungsabfall und Konzentrationsmangel. Müdigkeit kann lebensgefährlich sein. Darauf sind nicht nur unzählige Auffahrunfälle (wie sie täglich passieren) zurückzuführen, sondern auch Katastrophen wie Tschernobyl, das Exxon-Valdez-Tankerunglück oder der Brand im Tauerntunnel.

Auch Schnarchen gefährdet die Gesundheit und kann mit Herzinfarkt oder Schlaganfall enden. Schnarchen wird durch eine Erschlaffung der Schlundmuskulatur ausgelöst. Beim Mann passiert dies um die 40, bei der Frau erst ab der Menopause. Lautes, unregelmäßiges Schnarchen mit explosionsartigen Geräuschen kann ein Zeichen dafür sein, dass es zwischendurch zu Atemstillständen (Schlaf-Apnoe-Syndrom) kommt (am besten den Arzt fragen).

Leises und regelmäßiges Schnarchen ist meist harmlos.

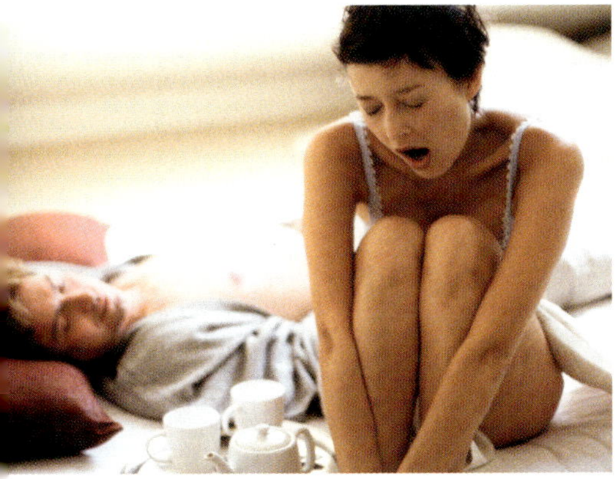

Nicht ärgern

Um geruhsamen Schlaf zu finden, sollten wir uns auch gut entspannen können. Berufliche und private Probleme machen das oft schwierig.

Deshalb ist es so wertvoll, zumindest die unwichtigen Erlebnisse und Ärgernisse nicht mit ins Heim beziehungsweise ins Bett zu nehmen. Lassen Sie unliebsame Zeitgenossen geistig draußen vor der Tür.

Es wäre doch gelacht, wenn Ihnen die Stichelei des Chefs oder der Ärger mit dem Kollegen noch beim Einschlafen nicht aus dem Kopf gehen. Mit schwerwiegenden Schlägen – von Liebeskummer, Krankheit, Arbeitslosigkeit oder Trauer um einen lieben Menschen – müssen wir ohnehin umgehen lernen, müssen lernen, Schicksalsschläge zu bewältigen und zu verarbeiten.

Da sind schlaflose Nächte schwer zu verhindern. Frauen leiden häufiger an Schlaflosigkeit als Männer – Beruf, Familie, Kinder spielen da eine große Rolle.

Eine der Ursachen für Schlafstörungen liegt auch in der hormonellen Umstellung während des Wechsels. Schuld kann der Mangel an Östrogen sein.

Professor Saletu beobachtet auch immer wieder eingebildete Schlafstörungen. Manche Menschen behaupten, sie schlafen nicht, tun es aber. Das sind so genannte Wahrnehmungsstörungen des Schlafzustandes.

→ **Schlechter Schlaf über längere Zeit kann verheerende Folgen haben**

Meist leiden ältere Menschen darunter, deren Schlafbedürfnis nur noch durchschnittlich 5,75 Stunden beträgt. Es heißt, dass wir acht Stunden Schlaf brauchen. Das trifft aber nicht auf jeden zu, und wer krampfhaft versucht, auf diese Stundenzahl zu kommen, könnte sich Schlafstörungen förmlich antrainieren. Manchen Menschen reichen sechs oder sieben Stunden, andere wieder brauchen neun, um fit und ausgeruht zu sein.

→ Rituale am Abend verhelfen zu einem erholsamen Schlaf

Schlaf-Tipps

- Sorgen Sie täglich für die benötigte Stundenanzahl an Schlaf. Davor sollte eine spürbare Pause zwischen Alltag und Nachtruhe eingehalten werden. Das hilft, entspannter die Abendstunden zu verbringen. Das heißt auch, Probleme nicht ins Schlafzimmer mitzunehmen.
- Ab dem Nachmittag keine aufputschenden Getränke wie Kaffee, schwarzen Tee oder Cola trinken.
- Halten Sie Ihr Schlafritual ein. Gehen Sie immer zur gleichen Zeit zu Bett. Denken Sie an etwas Schönes oder Lustiges oder tragen Sie Ihr Lieblingsgedicht vor.
- Achten Sie darauf, dass Sie gut liegen. Das richtige Bett ist dabei überaus wichtig. Die Matratze sollte wirbelsäulengerecht mitfedern, nicht zu hart, aber auch nicht zu weich sein.
- Sport und Bewegung sind ideal für einen gesunden Schlaf. Unmittelbar vor dem Schlafengehen sollten Sie aber auf körperliche Anstrengungen verzichten.
- Das Schlafzimmer sollte ein Wohlfühlraum sein, der ruhig, immer gut gelüftet und nicht zu stark geheizt ist. Lärm kann den Schlaf schwer stören.
- Keine schweren Speisen am Abend zu sich nehmen. Schlaffördernd ist eine leichte Kost, die weder den Magen noch die Nachtruhe belastet.
- Reduzieren Sie Stress und Spannung. Verzichten Sie vor dem Zubettgehen auf Computerspiele, Internet-Surfen oder aufregende Filme im Fernsehen. Alles, was entspannt, ist gut für einen erholsamen Schlaf – vom warmen Bad bis zu Entspannungsübungen. Notieren Sie vor dem Schlafengehen, was am nächsten Tag zu erledigen ist. Damit haben Sie sich von diesen Gedanken befreit.
- Am Abend auf Alkohol, Zigaretten und stimulierende Getränke verzichten. Mit Alkohol schläft man zwar rasch ein, doch er stört die Schlafphasen und verhindert erholsamen Schlaf.
- Seien Sie wach während des Tages. Wer schlecht schläft, sollte da besonders aktiv sein.

Frauen wollen überhaupt mehr schlafen als Männer. Das hängt wahrscheinlich auch mit dem immer wieder beschriebenen Schönheitsschlaf zusammen. Nach Saletus Studien schläft die Frau im Durchschnitt eine Stunde länger als der Mann, möchte aber noch eine Stunde mehr haben.

www.schlafmedizin.at

Zum Schlummern – Gute-Nacht-Tee:

15 g Melisse, 15 g Hopfenblüten, 15 g Lavendelblüten und 15 g Baldrian in der Apotheke mischen lassen. Einen Esslöffel mit einem viertel Liter kochendem Wasser übergießen und sieben bis zehn Minuten ziehen lassen. Eine halbe Stunde vor dem Schlafengehen trinken.

→ **Jeder Mensch schläft anders – und Frauen länger als Männer**

Heilsame Gefühle

Glücksgefühle

→ Glückliche Menschen sind entspannt und erfolgreich

Glück ist nicht unbedingt Glückssache und auch nicht von Äußerlichkeiten abhängig. Glück steckt in jedem von uns. Wir müssen es nur erkennen. Wer das schafft, kann sich wahrhaft glücklich schätzen, denn Glücksgefühle empfinden zu können ist eine wunderbare Entspannungsmethode. Dabei geht es weder um einen Lottogewinn noch um die Suche nach Glück, Erfolg oder Geld, sondern ums Zulassen. Gute Gefühle bewusst wahrnehmen. Erinnern wir uns, wie glücklich wir als Kinder oft waren.

Meist waren es die einfachen Dinge, die so viel Freude bereiteten – ein Spiel, eine gelungene Zeichnung, eine kleine Aufmerksamkeit der Großmutter, unerwarteter Besuch, ein neues Paar Schuhe. Rufen Sie diese Empfindungen aus Ihrem Unterbewusstsein ab und spüren Sie sie abermals.

Als Erwachsene befinden wir uns oft in einer Tretmühle und merken manchmal gar nicht, wie glücklich wir eigentlich sein könnten. Wenn es Ihnen gut geht, Sie gesund sind, der Tag positiv verlaufen ist, das Essen besonders gut geschmeckt hat, dann freuen Sie sich doch einfach. Sie tun sich damit selbst Gutes und verpassen Ihrer Seele ein paar Streicheleinheiten.

Seien Sie einfach zufrieden

Es geht nicht darum, dass Sie sich jetzt unentwegt glücklich fühlen sollen – das geht wahrscheinlich gar nicht. Aber wenn Ihr Leben im Prinzip gut verläuft, haben Sie doch allen Grund, zufrieden zu sein.

Und wenn Sie sich das hin und wieder vor Augen führen und positiv empfinden können, sind Sie eine glückliche Frau. Damit steigen die Selbstsicherheit und das Selbstbewusstsein – alles geht viel leichter von der Hand.

Glückliche Menschen schaffen die Balance zwischen Anspannung und Entspannung wie von selbst. Glückliche Menschen sind nicht allein auf das Glück ausgerichtet, sondern leben und nehmen die Freuden des Lebens einfach mit.

Es ist eben besser, sich bei vielen kleinen Anlässen zu freuen und sich wohl zu fühlen, als ständig verkrampft auf das große Glück zu warten. Und noch etwas: Wer glücklich ist, bleibt auch Realist und schätzt seine Ziele und Möglichkeiten richtig ein.

Zufriedene Menschen senken entweder die Ansprüche ab oder intensivieren die Anstrengung. Nur nicht mit Zwang etwas erreichen wollen, was nicht erreichbar ist. Das frustriert und stresst.

Machen Sie sich selbst glücklich

Selbst beglücken können wir uns prinzipiell mit allen Tätigkeiten, die Freude bereiten. Beschäftigungen, die körperliche oder geistige Konzentration erfordern, bescheren uns das ersehnte Glücksgefühl. Verantwortlich dafür sind die Botenstoffe Dopamin und Serotonin, die der Körper dann vermehrt ausschüttet und damit Glücksgefühle auslöst.

Alles, was Alltag und Sorgen vergessen lässt, macht uns auch glücklich: Sport, Hobbys, Spiele, Geselligkeit, Essen, Trinken, Reden, Lesen und natürlich Sex. Dabei widmet man sich ganz einer Aktivität, in der man voller Freude und Glücksgefühl aufgeht. Dabei kann jegliches Zeitgefühl verloren gehen.

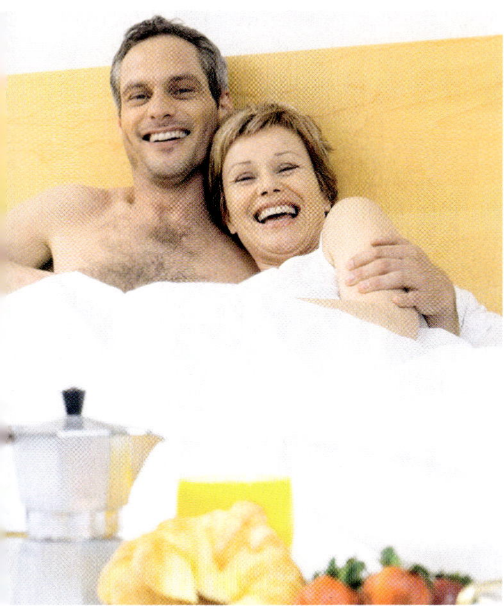

Alles fließt. »Flow« (Fließen) nennt man das in der Wissenschaft, erfunden vom amerikanischen Psychologieprofessor ungarischer Abstammung Mihaly Csikszentmihalyi. Der Glücksforscher untersucht seit fast 40 Jahren, was den Menschen glücklich macht: Es ist der Prozess des völligen Aufgehens im Leben, des Einswerdens mit einer Tätigkeit, neben der alle anderen bedeutungslos sind. Der Mensch, der Flow erlebt, geht wieder und wieder einer solchen Beschäftigung um ihrer selbst willen nach. Das kann für den einen Joggen und für den anderen Kartenlegen sein, wobei jeder seine Fähigkeiten richtig einsetzen sollte.

Man soll sich Aufgaben stellen, die weder über- noch unterfordern. Wenn wir ständig dasselbe Kreuzworträtsel lösen oder die gleiche Figur malen, sind wir nicht gefordert. Am glücklichsten sind jene Menschen, die sich bei einer Beschäftigung selbst vergessen können, so der Happyologe Csikszentmihalyi. Übrigens: Flow entsteht nicht beim Ausruhen oder Fernsehen, sondern vor allem durch eigenes Tun und Wirken.

Andererseits hat der britische Glücksforscher Michael Argyle herausgefunden, dass sich Anhänger der so genannten »Soap-Operas«, die meist im Vorabend-Programm laufen, glücklicher fühlen als andere Menschen. Wahrscheinlich deshalb, weil die Zuseher imaginäre Bindungen und Freundschaften mit den Darstellern eingehen. Das zeigt wiederum, wie unterschiedlich Glück empfunden werden kann.

→ **Glücklich ist, wer völlig im Leben aufgeht**

Am besten ist es, wir orientieren uns in dieser Sache an der Art von Kindern, die es ganz natürlich schaffen, in sich aufzugehen. Bei einem Spiel oder einer Tätigkeit sind sie voll konzentriert und verspüren in dieser Situation weder Hunger noch Durst. Sie sind vertieft und glücklich. Eine Fähigkeit, die bei Erwachsenen oft nicht mehr vorhanden ist. Glücklich zu sein um seiner selbst willen, das ist es, was wir anstreben sollten.

Hier noch ein paar Fakten zum Thema Glück und zur Beruhigung:

- Glückliche Menschen investieren in ihre sozialen Beziehungen, sie erhalten Unterstützung von Freunden und ihrer Familie. Zudem sind sie der Meinung, dass sie von anderen Menschen geschätzt und gemocht werden (auch wenn das nicht so ist).
- Reiche Leute sind nicht glücklicher als der Durchschnittsmensch. Lediglich für sehr arme Menschen sind Geld und Glück gekoppelt.
- Intelligenz und körperliche Schönheit machen nicht glücklich. Das heißt, Kluge und Schöne sind nicht glücklicher als der Durchschnitt.

→ Reichtum und Schönheit machen nicht glücklich(er)

Glücksrezepte

- Den Augenblick genießen. Volle Konzentration und Achtsamkeit auf das, was soeben passiert. Bei der Sache bleiben, ohne an etwas anderes zu denken.
- Beziehungen zu anderen Menschen pflegen. Wir fühlen uns am wohlsten, wenn wir mit anderen zusammen sind. Wir brauchen Liebe, Freundschaft, Geselligkeit und Kameradschaft.
- Auf das Wesentliche konzentrieren: Der Überfluss macht uns oft unfähig, genießen zu können oder Freude zu empfinden. Deshalb sollten wir nicht immer wahllos konsumieren (jeden Tag Champagner und Kaviar werden auch zur Gewohnheit und fad), sondern uns hin und wieder in Bescheidenheit üben.
- Sich in Arbeit und Freizeit fordern: Nützen Sie Ihre Talente und Fähigkeiten. Das führt zu Flow (siehe Seite 419) und macht stolz auf eigene Leistungen. Das wiederum steigert das Selbstwertgefühl und macht glücklich.
- Gelassenheit ist auch etwas, das für das Glücksempfinden sehr wichtig ist. Tipps dazu finden Sie auf Seite 422ff.

Freundeskreis

Hegen und pflegen Sie Ihre Freundschaften – in guten und in schlechten Zeiten, denn sie sind Gold wert. Wahre Freunde können durch nichts und niemanden ersetzt werden. Seien Sie für Ihre Freunde da, wenn diese Sie brauchen. Hören Sie zu und nehmen Sie Anteil an ihren Sorgen und Problemen. Warten Sie nicht immer, bis Ihre Freundin Sie anruft, sondern melden Sie sich regelmäßig auch bei ihr. Leisten Sie hin und wieder freiwillig Babysitter- oder Einkaufsdienste. Das sind Geschenke, die eine Freundschaft fürs Leben schaffen. Das ist etwas, das vielleicht nie wieder kommt. Eine Freundschaft, die man möglicherweise selbst einmal in Anspruch nehmen kann und die einem über schwere Zeiten hinweghilft. Das ist ein gutes Gefühl und eine große Beruhigung.

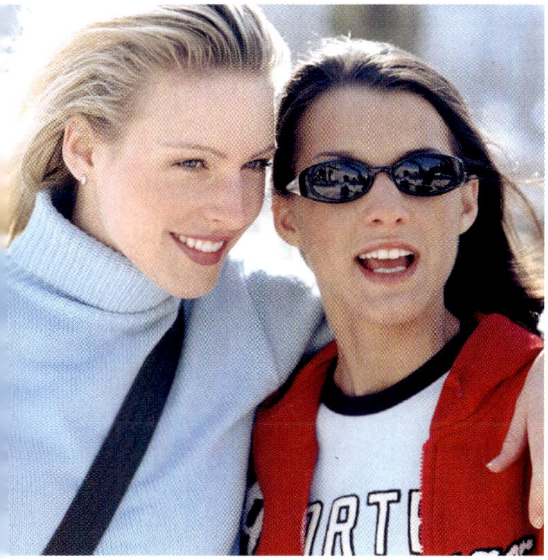

Jede Frau braucht eine Freundin:

- Der besten Freundin kann man einfach alles anvertrauen. Auch jene Dinge, die man nicht mit seinem Liebsten, seinem Partner, besprechen will.
- Mit der besten Freundin kann man lachen und weinen. Man kann sich so geben, wie man tatsächlich ist. Und man kann sich auch einmal gehen lassen. Eine Freundin legt nicht jedes Wort auf die Goldwaage.
- Die beste Freundin kennt einen sehr gut und sie kann daher auch einmal kritisch sein und die Wahrheit sagen. Vor allem aber kann sie bei schwierigen Entscheidungen helfen.
- Ein Freundeskreis erspart eine Psychotherapie. Bei regelmäßigen Kontakten kann sich jede und jeder alles von der Seele reden – das wirkt wie ein innerer Hausputz.
- Freundinnen und Freunde sind beim Älterwerden wichtig. Denn Freundschaften sind das Salz des Alters, sorgen für Abwechslung und schützen vor Einsamkeit und Depression.

→ Freundschaften sind da, um gepflegt zu werden

Gelassenheit

Menschen, die mit Gelassenheit reagieren, haben meist unsere volle Bewunderung. Sie sind angenehme Gesprächspartner, niemals bösartig oder untergriffig. Sie wirken so ausgeglichen, als könne ihnen nichts irgendetwas anhaben. Sie scheinen leicht und locker durchs Leben zu gehen.

Wer hat nicht schon einmal gedacht, dass er in seinem Auftreten so wie XY sein möchte, es zu schaffen, so ruhig Dinge anzugehen oder auf Menschen zu reagieren. Aber dann sagt man sich gleich: »Das ist einem angeboren, so kann ich niemals reagieren.« Stimmt nicht, man kann sich – wie es sprichwörtlich heißt – durchaus »in Gelassenheit üben« indem man in sich hineinhört, seine Umgebung genau beobachtet, Störendes erkennt und analysiert und sich anschließend selbst an der Nase nimmt und Änderungen herbeiführt.

→ Lehnen Sie sich zurück und lassen Sie die anderen einmal werken

»Denn allzu selbstverständlich akzeptieren wir Forderungen als gerechtfertigt und merken nicht, dass es sich in Wirklichkeit um Zumutungen handelt« schreibt Ursula Nuber in ihrem Ratgeber »10 Gebote für gelassene Frauen«. Dem Chef ist es recht, wenn Frauen glauben, mehr arbeiten zu müssen als Männer, weil Frauen einfach besser sein müssen. Das sollten Sie checken. Vielleicht reicht es auch einmal, das ganz normale Pensum zu bringen.

Ihre Familie und Ihr Partner sind natürlich überglücklich, dass Sie alles schaffen. Sie kommen gar nicht mehr auf die Idee, Ihnen zu helfen. Weil Sie nichts sagen, merken sie auch gar nicht, dass Ihnen schon längst alles zu viel wird. Kommt Ihnen das bekannt vor? Bitte gleich für die Änderungsliste notieren.

Frauen sollten lernen, sich wichtiger zu nehmen und ihr Leben nicht von Aufgaben und Verpflichtungen bestimmen zu lassen. Es lässt sich oft genug nicht vermeiden, aber wo immer es möglich ist, sollten Frauen trachten, sich nach ihren eigenen Bedürfnissen richten zu können. Dazu müssen wir natürlich unsere eigenen Grenzen kennen und uns nicht ständig zu vieles zumuten, das wir nur schwer bewältigen können.

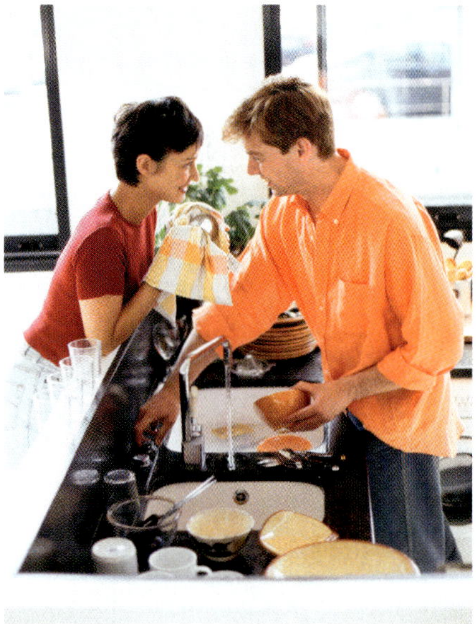

So üben Sie sich in Gelassenheit

- Versuchen Sie, dem Leben auch eine spielerische Seite abzugewinnen. Spielen Sie wieder einmal, wie Sie es als Kind getan haben (siehe auch Glücklichsein, Seite 418ff.). Das heißt, etwas ohne festen Sinn und Zweck zu tun. Dabei fallen Last und Bürde ab. Sie vergessen Zeit, Raum, Menschen, Ärger und Sorgen. Es ist hierbei gleichgültig, ob Sie Gedichte schreiben, Ihre Fertigkeit im Schnurspringen neu beleben, Karten spielen oder Patiencen legen. Es sollte nicht ums Gewinnen, sondern lediglich um die Sache selbst gehen.

- Autorin Ursula Nuber empfiehlt, unbedingt das Leben zu vereinfachen. Der moderne Lebensstil verlangt, dass viel Energie und Aufmerksamkeit in Dinge investiert wird, die man gar nicht braucht. Verzichten Sie daher auf überflüssigen Konsum und fragen Sie sich, was Sie wirklich brauchen und worauf Sie locker verzichten können. Lebenskünstler wissen, dass der wahre Luxus sowieso nicht käuflich ist, sondern Zeit, Ruhe und Sicherheit bedeutet. Also: Wohnung und Arbeitsplatz entrümpeln und ab sofort auf Unnötiges (oder das, was Ihnen nichts bringt und nichts bedeutet) verzichten. Das erleichtert enorm und vermeidet zudem Stress.

- Lassen Sie sich nicht länger vom Alltag auffressen. Nützen Sie Mußestunden und auch -minuten. Wenn etwa die Ampel auf Rot steht, beim Warten auf Bus oder Bahn, beim Arzt oder auf einem Amt: Atmen Sie tief durch und wenden Sie einfache Übungen an, die Sie sich inzwischen angeeignet haben. Lassen Sie einfach Ihre Gedanken schweifen – und denken Sie an etwas Schönes. Das kann man auch bei der Hausarbeit anwenden. Ungeliebtes Bügeln, Putzen oder Kochen lassen sich mit der richtigen Einstellung in Muße-Momente verwandeln.

  Versuchen Sie einfach, Unabwendbares ganz locker und natürlich zu nehmen. Beim Putzen trainiert man den Body und beim Bügeln kann man fernsehen. Besetzen Sie diese Dinge positiv oder zumindest neutral, dann fallen Sie Ihnen weniger schwer. Das wiederum macht Sie fröhlicher und lässt keine negative Energie aufkommen.

→ **Wer versucht, wieder zum Kind zu werden, kann alles leichter nehmen**

→ Nur wer sich selbst mag, kann nach seinen Vorstellungen leben

- Vermeiden Sie Entscheidungsstress: Lassen Sie sich nicht unter Druck setzen, wenn etwas Wichtiges zu entscheiden ist. Listen Sie Vor- und Nachteile auf. Im Zweifelsfall fragen Sie andere nach deren Meinung und treffen dann erst Ihre Entscheidung.
- Vertrauen Sie auf Ihre innere Stärke und auf Ihr Gefühl. Ganz besonders in Krisensituationen ist es notwendig, möglichst Ruhe zu bewahren. Gelassene Menschen agieren nicht aufgeregt und kopflos, sondern suchen nach Lösungen. Sie fühlen sich nicht als Opfer und geben sich nicht automatisch selbst die Schuld.
- Kontrollieren Sie sich selbst: Setzen Sie sich persönliche Ziele und beobachten Sie sich selbst dabei, wie Sie diese umsetzen (am besten gleich einmal an der Änderungsliste). Lassen Sie sich von anderen nicht beirren und gehen Sie Ihren eigenen Weg.
- Betrachten Sie Ihr Umfeld und unterscheiden Sie zwischen Freund und Feind. Verzichten Sie ab sofort auf Freundschaften, die Ihnen nicht gut tun, die Sie nerven oder gar schädlich für Sie sind. Vermeiden Sie prinzipiell den Kontakt zu Pessimisten, Neidern und Nörglern. Hegen und pflegen sie stattdessen die wahren Freundschaften. Dabei ist weniger mehr. Achten Sie auf Qualität und nicht auf Quantität.
- Machen Sie sich nicht ständig Sorgen, sonst ziehen Sie diese nur an. Analysieren Sie Ihre Probleme, suchen Sie Lösungen – auch mit Hilfe anderer. Aber nehmen Sie das Leben nicht ernster, als es ohnehin ist.
- Versuchen Sie, sich regelmäßig zu entspannen und zur Ruhe zu kommen.
- Finden Sie zu sich selbst. Erforschen Sie sich selbst und fragen Sie sich, wer Sie eigentlich sind, was Sie wirklich wollen und ob Sie auf dem richtigen Weg sind. Wichtig: Sie müssen sich selbst mögen, sonst können Sie Ihr Leben nicht nach Ihren eigenen Vorstellungen leben.

Lachen

Humor macht den Menschen im Alltag belastungsfähiger, kreativer und erfolgreicher. Lachen ist das Beste, was Sie für sich tun können. Wenn es irgendwie möglich ist, bitte lachen Sie auch einmal über sich selbst. Und lachen Sie jetzt und sofort. Das wirkt oft kleine Wunder und entkrampft total. Versuchen Sie, kleine und vor allem unwichtige Missgeschicke nicht mehr so ernst zu nehmen. Zucken Sie mit den Schultern und lächeln Sie. Lachen ist die beste Medizin, sagt der Volksmund, und der hat ja so Recht. Lachen ist der ideale Stresskiller überhaupt, denn Lachen entspannt, befreit und beruhigt. Lachen ist wie Magie – und vor allem ist es ansteckend.

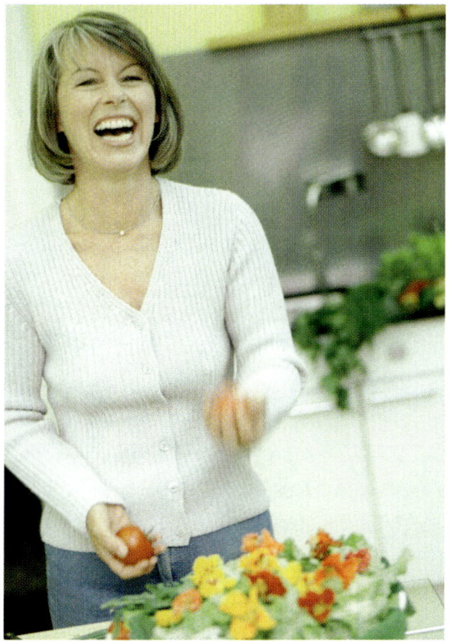

Wir sind viel zu ernst. Der moderne Mensch hat offenbar das Lachen verlernt. Obwohl die Menschen heute wohlhabender sind, fühlen sie sich schlechter als jene vor 50 Jahren. Damals, in der Nachkriegszeit, in der die Menschen praktisch nichts hatten, lachten sie im Durchschnitt 18 Minuten am Tag. Heute lachen wir nur noch drei bis sechs Minuten. Während Kinder bis zu 400-mal täglich kichern, beanspruchen Erwachsene ihr Zwerchfell nur noch etwa 15-mal am Tag. Erfolg und Leistung sind heute wichtiger denn je und das schlägt uns aufs Gemüt und greift die Gesundheit an. Der Sinn für Humor lässt zu wünschen übrig. Dagegen kämpft seit Jahren der indische Arzt Madan Kataria, der 1995 den ersten Lachclub gegründet hat. Inzwischen wird das von ihm entwickelte Lachyoga weltweit angewandt, auch in Österreich und Deutschland.

→ Erste Hilfe: Bringen Sie sich selbst zum Lachen

Es wäre doch gelacht, wenn man das Lachen nicht wieder erlernen könnte. Das Wichtigste dabei ist die Bereitschaft zu lachen, man muss es nur selbst wollen. Dann funktioniert es sogar, wenn einem überhaupt nicht danach ist.

Hier gleich eine kleine Übung zum Ausprobieren:

Ziehen Sie die Mundwinkel nach oben und tun Sie so, als ob Sie lächeln (und schon lächeln Sie wirklich). Anschließend öffnen Sie den Mund, fletschen die Zähne und lassen einige Lacher heraus. Jetzt lachen Sie doch, oder?

→ Lachen ist der ideale Stresskiller

Das tut ja so gut! Sie haben sich selbst überlistet, denn das Gehirn kann nicht unterschieden, ob das Lachen echt oder künstlich ist. Durch den Reiz schaltet es automatisch auf Frohsinn und der Körper reagiert positiv. Lachen ist der ideale Stresskiller, es entspannt, befreit und stärkt das Immunsystem. Die Produktion der Stresshormone wird gebremst, jene der Glückshormone forciert. Durch das tiefe Luftholen wird der Gasaustausch der Lunge um das Drei- bis Vierfache erhöht. Der Puls steigt an und die Pupillen weiten sich. Anschließend verlangsamt sich die Herzfrequenz, der Blutdruck sinkt und die Muskelanspannung löst sich. Eine Minute Lachen ist genau so gut wie eine halbe Stunde Entspannungstraining. Es ist eine intensive körperliche Lusterfahrung, nach der man sich so richtig wohl fühlt. Man kann zwar Probleme nicht weglachen, aber man kann sie mit Humor besser lösen. Und: Lachen verbessert das zwischenmenschliche Klima. Außerdem kann man damit andere Menschen mitziehen, wodurch es für alle etwas einfacher wird. Also in Krisensituationen daran denken: Mundwinkel nach oben und das Gehirn überlisten …

Internet: www.lachyoga.at

Weinen

Manchmal muss es einfach sein. Weinen Sie und lassen Sie die Tränen fließen. Auch wenn gar nichts Schlimmes passiert ist. Es gibt eben Zeiten, in denen es nicht so läuft, wie wir es gerne hätten. Und es gibt Tage, an denen wir unter Gefühlsschwankungen (etwa unter dem Prämenstruellen Syndrom, siehe Seite 316f.) leiden.

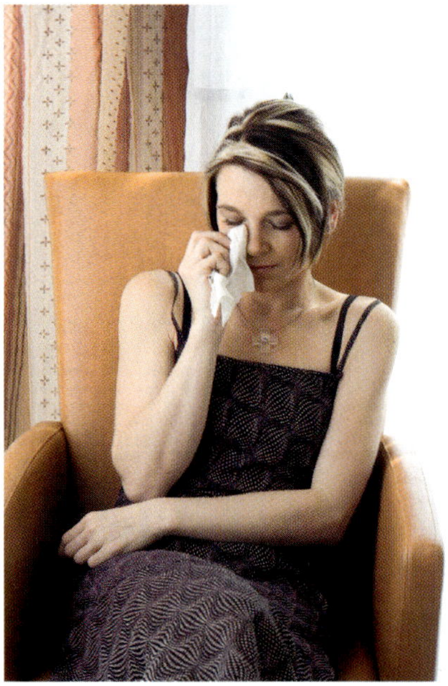

Natürlich sollten Sie nicht während einer Besprechung, am Kundentelefon oder vor dem Chef weinen. Aber vor dem Fernseher oder beim Lesen können Sie es doch rinnen lassen. Frauen brauchen das manchmal (eigentlich auch Männer, aber nur wenige wagen es, sich das einzugestehen).

Unsere Tränen fließen vor Glück und Rührung oder vor Trauer und Verzweiflung. Auch vor Wut, Kränkung oder nach einem Misserfolg. Tränen sind übrigens eine ganz spezielle menschliche Ausdruckskraft, denn Tiere können nicht weinen.

Beim Schluchzen werden mit der Tränenflüssigkeit Stresshormone ausgeschwemmt, der Blutdruck sinkt, das Zwerchfell ist gelockert, das Gehirn wird besser mit Sauerstoff versorgt und die innere Spannung löst sich. Man fühlt sich danach viel besser. Deshalb sind Tränen echte Stresskiller und machen einen wieder fit.
In Bezug auf die Schönheit wirken sich Tränen meist nicht so positiv aus, aber was soll's.

Frauen haben nun einmal Tränen

Frauen weinen fünfmal häufiger als Männer, wobei es einem Großteil der Frauen schon bei traurigen Nachrichten oder sentimentalen Filmszenen das Wasser in die Augen treibt. Männer brauchen im Gegensatz zu Frauen einen konkreten Anlass, um zu weinen. Dann sollten Sie die Tränen aber rinnen lassen, um die entsprechende Erleichterung zu finden.

Übrigens: In einer Beziehung gibt es nur wenige Ausdrucksmittel, die so effektvoll sind wie Tränen. Sie vermitteln Nähe und Vertrauen. Bei allzu häufiger Anwendung verliert die Methode jedoch an Wirkung. Ein Übermaß an Tränen ist genau so ungünstig wie ständiges Unterdrücken. Letzteres führt zur Erstarrung und belastet unsere Seele.

Wegen jeder Kleinigkeit loszuheulen wird möglicherweise als Schwäche ausgelegt und geht anderen auf die Nerven. Also hier am besten die Anti-Wein-Methode anwenden: »Ich werde gleich zu weinen beginnen«. Damit ist der Tränenfluss vorerst einmal gestoppt. Für Tränen ist die für Gefühle und Emotionen zuständige rechte Gehirnhälfte verantwortlich.

Mit der nüchternen Feststellung, dass man jetzt weinen wird, schaltet sich die für die Logik zuständige linke Gehirnhälfte ein. Und bei der haben die Tränen keine Chance.

→ Frauen haben Tränen – und die müssen manchmal fließen

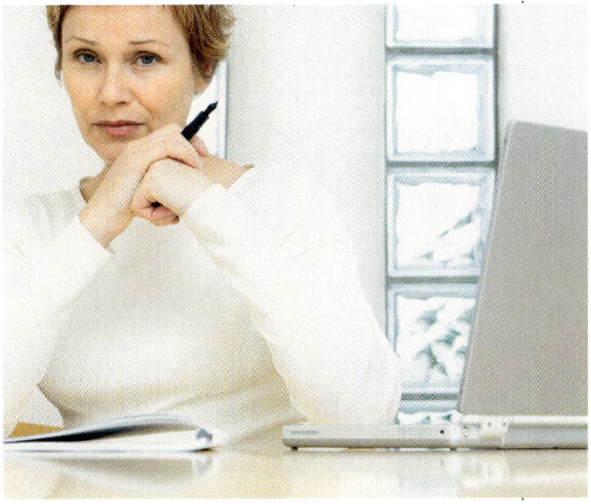

Gefühle

→ Ein Gefühlsausbruch ist besser, als alles hinunterzuschlucken

Das menschliche Gefühlssystem ist für lange Phasen des Glücks, der Harmonie und Freude angelegt.

Die positiven Gefühlsbereiche sind nachweislich die gesündesten. Sie beugen Krankheiten vor, verlängern das Leben und steigern den Erfolg.

Die negativen Gefühlsbereiche sind eigentlich nur zum Schutz da. Sie reagieren auf jede Form der Bedrohung und stellen alles zur Verfügung, um effektiv fliehen oder kämpfen zu können – womit wir wieder einmal bei Stress angelangt sind. Negativer Stress und negative Gefühle sind nur für kurze und intensive Einsätze konzipiert. Sie bereiten große körperliche Aktivität vor und müssen ausgedrückt werden.

Lang anhaltende Phasen voll unterdrückter negativer Gefühle sind reines Gift für die Gesundheit. Wir haben Gefühle, damit wir sie auch zeigen. Aber nicht immer können wir sie so herauslassen, wie wir uns das vielleicht vorstellen. Ganz besonders im Berufsleben will man seine Gefühle im Griff haben.

Man kann eben nicht einfach vor lauter Wut zu toben und schreien beginnen und auch nicht wegen kleiner Erfolgserlebnisse Freudentänze im Büro aufführen. Gar keine Gefühle bei der Arbeit zu zeigen, kann allerdings sehr schädlich sein. Denn Gelassenheit vor sich herzutragen, während man innerlich total aufgewühlt ist, kann nicht lange gut gehen.

Wir sollten aus der Emotion heraus agieren und Gefühle zum richtigen Zeitpunkt und natürlich nicht übertrieben zeigen. Es ist besser, einmal einen Gefühlsausbruch zu riskieren und danach darüber zu reden, als alles zu schlucken und sich zu verkrampfen.

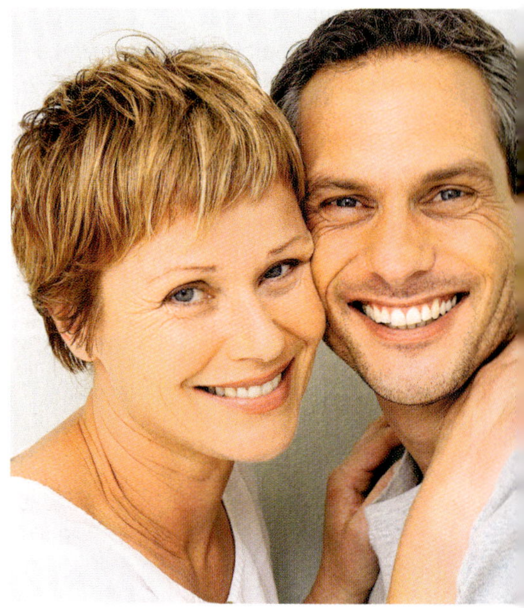

So können Sie Ihre Gefühle steuern

- **Positiv und intensiv:** Täglich die besten Gefühle für die eigene Gesundheit pflegen. Besonders Güte und Gelassenheit sind Wundermittel. Scham ablegen und die intensiven Gefühle der Kindheit wieder aufleben lassen.
- **Hochgefühle sammeln:** Prägen Sie sich künftig jede Situation gut ein, in der Sie intensive positive Gefühle erleben. Merken Sie sich alle Sinneseindrücke. Wenn Sie dann Wochen später einmal nicht so gut drauf sind, nützen Sie die Erinnerung an das schöne Erlebnis und Sie fühlen sich sofort besser.
- **Kein Gefühlsgift:** Lassen Sie sich nicht von den negativen Gefühlen anderer anstecken. Wenden Sie sich ab, wenn Sie jemand unaufgefordert anjammert oder versucht, Sie zu unterdrücken und auch, wenn jemand beginnt, zynisch und gehässig zu werden.
- **Aussprechen:** Über negative und positive Gefühle mit dem Partner, den Freunden und Kollegen reden. Gefühle werden durch das Aussprechen wieder in Fluss gebracht. Das ist der biochemisch-emotionale Hintergrund von Beichte und Gesprächstherapie. Es befreit und reinigt den Körper von Giftstoffen.
- **Bewegung:** Bewegen Sie sich lebendig, locker und leicht. Hält sich der Körper in einem der Muskelspannung entsprechenden Zustand, fällt es leichter, Gefühle an die Oberfläche zu lassen.
- **Ausdruck:** Gefühle sollten in Gesicht, Stimme und Körperhaltung zum Ausdruck kommen. Dies widerspricht zwar dem gesellschaftlichen Dogma, entspricht aber dem natürlichen Fluss der Gefühle.
- **Stehen Sie zu Ihren Schwächen.** Tun Sie das nicht, zwingen Sie sich selbst immer wieder zur Lüge – und das bedeutet, Gefühle zu unterdrücken. Sie blockieren sich damit selbst.
- **Tränen.** Der Sinn der Trauerarbeit ist es, die aufgestauten negativen Gefühle auszuschwemmen. Wenn etwas seelisch schmerzt, ist Weinen die natürlichste Reaktion (siehe auch Weinen, Seite 426f.).
- **Berührungen:** Kommen Sie anderen Menschen – ihrem Partner, ihren Kindern, Freundinnen und Freunden – körperlich nahe. Durch Berührungen und Streicheleinheiten werden Glückshormone ausgeschüttet, die einen in ein Gefühlshoch versetzen.
- **Lachen:** Tun Sie es so oft wie möglich (auf Seite 425f. können Sie es lernen).

→ Es tut gut, Gefühle zum richtigen Zeitpunkt zeigen zu dürfen

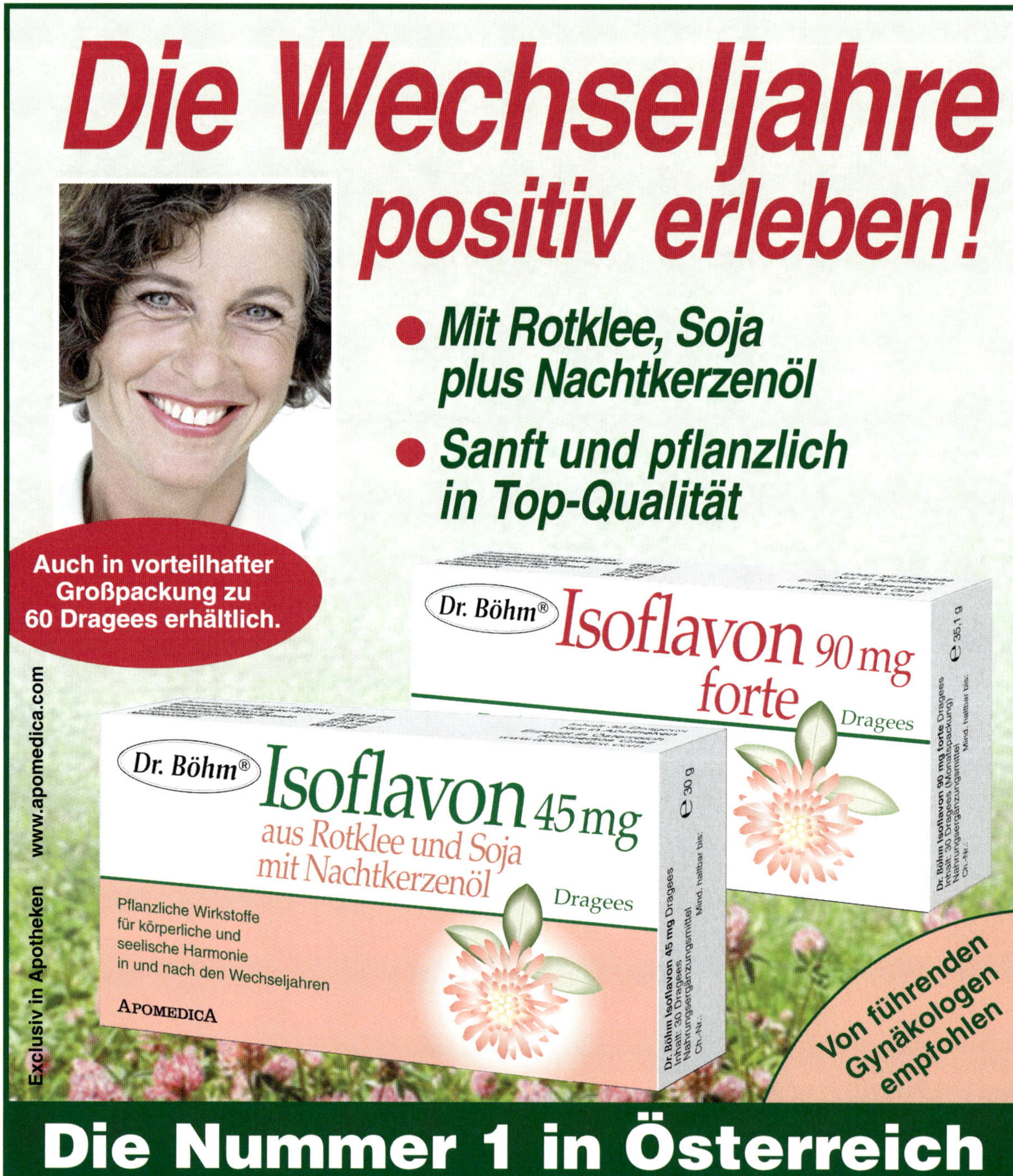
Die Wechseljahre positiv erleben!
Mit Rotklee, Soja plus Nachtkerzenöl
Sanft und pflanzlich in Top-Qualität
Auch in vorteilhafter Großpackung zu 60 Dragees erhältlich.
Dr. Böhm® Isoflavon 90 mg forte Dragees
Dr. Böhm® Isoflavon 45 mg aus Rotklee und Soja mit Nachtkerzenöl Dragees
Pflanzliche Wirkstoffe für körperliche und seelische Harmonie in und nach den Wechseljahren
APOMEDICA
Exclusiv in Apotheken www.apomedica.com
Von führenden Gynäkologen empfohlen
Die Nummer 1 in Österreich

Lexikon / Sachregister

Dieses Register enthält sowohl allgemeine (frauen)medizinische Begriffe als auch die in diesem Buch vorkommenden Fachausdrücke samt Erklärungen (kursiv).

A

Abdominal-Schallkopf = *Ultraschall durch die Bauchdecke* 179

Abort(us) = *Fehlgeburt* 330, 331, 360, 362, 369, 376

Aciclovir = *Medikament zur Behandlung virusbedingter Infektionen* 278

ACTH = *Adrenocorticotropes Hormon, Eiweißhormon, das die Nebennierenrinde beeinflusst* 210, 211

Adenomyose uteri = *Gewebeveränderung (*→ Endometriose*) in der Muskelschicht der Gebärmutter* 273

Adipositas = *Fettsucht (krankhaft) mit stark erhöhtem Körperfettanteil* 156, 197, 206, 252, 314, 315

adjuvante Therapie = *Zusatztherapie (z. B. Bestrahlung nach einer Operation)* 204, 207

Adnexitis = *Entzündung der Eierstöcke* 223

Adrenalin = *Hormon zur raschen Bereitstellung von Energie durch Steigerung von Pulsfrequenz, Herzminutenvolumen* → systolischem Blutdruck 130, 131, 320

AFP = ***A**lpha**f**eto**p**rotein, Eiweiß, das in Leber und Verdauungstrakt des Fötus gebildet wird* 356

AGS = ***A**dreno**g**enitales **S**yndrom; genetisch bedingte Stoffwechselerkrankung, die mit einer Störung der Hormonbildung in der Nebennierenrinde aufgrund eines Enzymmangels einhergeht, führt bei Frauen zu männlicher Behaarung und zu Zyklusstörungen* 177

AIDS = ***A**cquired **I**mmune(o) **D**eficiency **S**yndrome, erworbenes Immundefektsyndrom; erstmals 1981 beschriebenes Krankheitsbild, das durch eine ausgeprägte Immunschwäche mit wiederkehrenden Erkrankungen sowie bösartigen* → Tumoren *und* → Lymphomen *geprägt ist; AIDS entspricht dem Stadium 3 der HIV-Erkrankung* 227, 277, 278, 279

Akne = *Erkrankungen der Talgdrüsenfollikel mit Sekretions- und Verhornungsstörungen, nachfolgender Entzündung und evtl. Vernarbung* 123, 223, 224, 227, 232, 242, 286, 287, 288, 314

Akromegalie = *Durch eine Überfunktion des* → Hypophysen*vorderlappens ausgelöster Riesenwuchs; geschieht dies nach dem Wachstumsabschluss, bleiben die Körperproportionen normal, jedoch wachsen die vorspringenden Körperpartien wie Nase, Kinn, Finger und Zehen (Akren) weiter* 212

Akupunktur = *aus der Traditionellen Chinesischen Medizin (TCM) stammende Therapiemethode, bei der an charakteristischen Punkten der Körperoberfläche Akupunkturnadeln an Meridianen entlang unterschiedlich tief eingestochen werden, wodurch »energetische Störungen« innerhalb des Organismus ausgeglichen bzw. einzelne Organsysteme angeregt oder gedämpft werden sollen* 73, 235, 255, 297, 343, 350, 381, 395, 397

Aldosteron = *»Dursthormon«, wird bei Flüssigkeitsmangel vermehrt ausgeschüttet und aus* → Cholesterin *gebildet* 211

Alopezie = *Haarausfall* 286, 287, 314

Alzheimer → *siehe* Morbus Alzheimer 234, 237, 300, 301, 302

Amenorrhö = *Ausbleiben der Regelblutung* 226, 228, 259, 288, 340, 341

Amine, biogene = *aus* → Aminosäuren *entstehende Verbindungen mit vielfältigen physiologischen Funktionen* 107, 299

Aminosäuren = *organische Verbindungen, die sämtliche* ➜ Proteine *(Eiweiße) von Lebewesen aufbauen* 63, 84, 97, 99, 127, 142

Amyloid = *spezieller Eiweißkomplex* 301

anabol = *das Knochen- und Muskelwachstum betreffend, aufbauend* 215

Anämie = *Blutarmut* 97, 98, 99, 103, 114, 358, 359, 366

Anämie, hypochrome = *verminderter Farbstoffgehalt der roten Blutkörperchen, Aufhellung des Blutes* 97

Anämie, megaloblastische = *Veränderung des roten Blutbildes* 98

Anämie, perniziöse = *Störung der Blutzellbildung* 99

Anamnese = *Krankengeschichte; Art, Beginn und Verlauf der aktuellen Beschwerden, die im ärztlichen Gespräch mit dem Kranken (Eigenanamnese) und /oder dessen Angehörigen (Fremdanamnese) erfragt werden* 225, 252, 275, 286, 287, 311, 339

anatomisch = *den Bau der Körperteile betreffend* 152, 183, 306, 348

Androgene = *Sammelbegriff für männliche Sexualhormone; fördern das Knochen- und Muskelwachstum und führen bei Frauen zur Vermännlichungserscheinungen (*➜ Virilisierung*)* 215, 242, 252, 281, 286, 316

androgenetische Alopezie = *männlicher Haarausfall bei Frauen aufgrund erhöhter Konzentrationen von männlichen Hormonen* 286, 287

Androgenisierung = *Vermännlichung, siehe* ➜ Virilisierung

android = *apfelförmige Figur bei Männern und Frauen nach der Menopause; die Fettverteilung verschiebt sich Richtung Bauch* 157

Anomalie = *Unregelmäßigkeit, Abweichung, geringgradige Entwicklungsstörung* 340, 354, 390

Anorexia nervosa = *Magersucht, Essstörung mit beabsichtigtem, selbst herbeigeführtem Gewichtsverlust* 259

Antazida = *Medikamente zur Neutralisation der Magensäure bei säurebedingten Magenbeschwerden* 310, 313

Anti-D-Immunglobulin ➜ *siehe* Rhesus-Antiserum 358

Antiepileptika = *Medikamente, die epileptische Anfälle unterdrücken bzw. deren Entstehung verhindern können* 98, 222

Antikoagulantien = *Hemmstoffe der Blutgerinnung* 313

Antikonvulsiva ➜ *siehe* Antiepileptika 97, 310

Antikonzeption = *Empfängnisverhütung* 192, 225

Antioxidantien = *Stoffe, die der Entstehung von freien Radikalen durch Oxidation entgegenwirken und somit Herzinfarkt und Krebserkrankungen vorbeugen* 108, 116, 126, 127, 138, 256, 276, 301

antioxidativ = *der (schädlichen) Oxidation entgegenwirkend* 64

Antiprogesteron = ➜ Hormon, *das der* ➜ Progesteron*bildung entgegenwirkt, wird gegen Vermännlichungserscheinungen eingesetzt* 352

APC-Resistenz = *erblich bedingte Blutgerinnungsstörung mit Risikoerhöhung für* ➜ Thromboembolien 187

Apoplexie = *Schlaganfall* 222

Applikator = *Einführhilfe (Tampon)* 182

Arginin = *Aminosäure, Zwischenprodukt im Harnstoffwechsel; dient der Entgiftung des Körpers von Ammoniak* 127

Arteriosklerose = *wichtigste und häufigste krankhafte Veränderung der Arterien mit Verhärtung, Verdickung und Elastizitätsverlust durch Ablagerungen an den Gefäßwänden (»Verkalkung«)* 22, 23, 54, 55, 59, 106, 133, 255, 283

Arthritis, rheumatoide = *entzündliche Allgemeinerkrankung der Gelenke bisher ungeklärter Herkunft* 238, 239, 313, 318

Arthrose = *Gelenkerkrankung, die vorwiegend bei einem Missverhältnis zwischen Beanspruchung und Belastbarkeit der einzelnen Gelenkanteile entsteht* 238, 239, 313, 318

Atrophie = *Rückbildung (eines Organs)* 246, 281

Autoimmunerkrankungen = *Autoaggressionskrankheiten; Krankheiten, bei denen das Immunsystem körpereigenes Gewebe angreift* 239

Avidin = *wasserlösliches* ➜ Rezeptor-*Molekül* 99

axillar = *die Achsel betreffend, seitlich* 190

Azoospermie = *Fehlen reifer Spermien im Ejakulat* 349

B

Baby-Blues ➜ *siehe* Wochenbettdepression 7, 326, 398

Bakterien = *einzellige Kleinlebewesen ohne echten Zellkern* 116, 132, 181, 245, 263, 264, 265, 266, 267, 277, 278, 369

Ballaststoffe = *unverdauliche Nahrungsbestandteile, die durch ihr Volumen die*

Darmtätigkeit anregen und den Transport des Darminhalts fördern 53, 84, 87, 88, 106, 110, 118, 132, 168, 170, 171, 310

Barbiturate = *Gruppe von Medikamenten, die eine dämpfende Wirkung auf das Gehirn haben; sie werden in der Schmerzbekämpfung, als Beruhigungs-, Schlaf- oder Narkosemittel und zur Unterdrückung von Krämpfen eingesetzt* 222

Barrieremethode = *mechanische Verhütungsmethode; Vorrichtung, die undurchlässig für Samenzellen ist* (→Diaphragma) 190, 227

Basaltemperatur = *Aufwach-, Morgentemperatur (»Temperaturmethode« zur Verhütung)* 183

Bauchspiegelung = *Operation über zwei bis höchstens sieben, in der Regel 1 cm große Einstiche anstelle des klassischen Bauchschnittes* 176, 192, 272, 275, 304, 305, 306, 347

BEL = ***B****ecken****e****nd****l****age; Kindslage, bei der das Beckenende vorausgeht, macht häufig eine Schnittentbindung notwendig* 389

Beriberi = *Thiamin- (Vitamin B_1-) Mangelkrankheit* 96, 112

Besenreiser = *dicht unter der Haut fast parallel verlaufende, erweiterte kleinste Venen, besonders am Oberschenkel* 336

Bikinischnitt = *ca. 10 cm langer Querschnitt, der etwa 1 – 2 cm unter dem Schamhaaransatz gesetzt wird; Anwendung bei* → Endometriose-*Operationen* 388

biogen = *von Lebewesen stammend*

biologisch = *die Lebewesen betreffend* 147, 320

Biopsie = *Entnahme einer Gewebeprobe, u. a. durch Punktion mit einer Hohlnadel* 203

biopsieren = *eine Gewebeprobe mittels Hohlnadel entnehmen* 275

Biotin = *wasserlösliches Vitamin* 99, 112, 125, 136, 149, 366, 367, 372

Bioverfügbarkeit = *Bezeichnung für Geschwindigkeit und Ausmaß, in denen der therapeutisch wirksame Anteil eines Arzneimittels freigesetzt und aufgenommen bzw. am Wirkungsort verfügbar wird* 100

Blutlipide = *Blutfette* 365

Blutplasma = *flüssiger Bestandteil des Blutes* 105

Blutplättchen → *siehe* Thrombozyten 283, 285

Blutungsanomalien = *Unregelmäßigkeiten des Zyklus* 183, 229, 269, 341

Body-Mass-Index = *(Körpergewicht in kg dividiert durch Körpergröße in m^2)* 25, 59, 153, 156, 252

BRCA (Breast Cancer) 1, 2 = *Tumorgene, Erbanlagen* 200

Budd-Chiari-Syndrom = *seltene Lebererkrankung mit Verschluss der Lebervenen* 222

Bypass = *Umgehung eines Gefäßverschlusses mittels Gefäßprothese* 310

C

Cadmium = *giftiges Element, Umweltgift* 105

Carotinoide = *gelbe bis rötliche Farbstoffe,* → Antioxidantien, *Provitamine; das am häufigsten vorkommende Carotinoid ist das ß-Carotin (Karotte), auch als Provitamin A bekannt* 93, 94

Cephalosporine = *Antibiotika für den medizinischen Einsatz, die natürlich in Schimmelpilzen vorkommen* 374

Chemotherapie = *Behandlung unter Einsatz von Substanzen mit schädigender Wirkung auf Krankheitserreger und* → Tumorzellen *durch Blockade des Stoffwechsels* 204, 273, 289, 290, 293, 295

Chinolone → *siehe* Gyrasehemmer 374

Chlamydien = *Gattung bakterienähnlicher Kleinlebewesen* 244, 263, 277

Cholecalciferol = *Vitamin D_3, spielt im Knochenstoffwechsel eine wichtige Rolle* 212

Cholelithiasis = *Gallensteine* 222

Cholesterin = *in tierischen Geweben vorkommende organische Verbindung; Hauptbestandteil der Gallensteine* 14, 15, 16, 19, 23, 24, 25, 26, 27, 38, 41, 46, 53, 54, 55, 56, 59, 63, 64, 68, 79, 81, 87, 98, 106, 107, 109, 110, 143, 171, 216, 241, 258, 283, 301, 327

Cholesterinspiegel = *Gesamtmenge an Cholesterin im Blut* 19, 22, 24, 35, 41, 54, 57, 64, 69, 85, 87, 106, 107, 116, 258

Cholin = *entsteht im Stoffwechsel und ist ein so genanntes* → biogenes Amin, *Bestandteil von* → Lecithin, *dem Gehirnbotenstoff Acetylcholin und wichtig im Folsäurestoffwechsel; ohne Cholin können Fette nicht verarbeitet bzw. abtransportiert werden, was zur Fettleber führt* 109

Chorion(zotten)biopsie = *Untersuchungsmethode, um in der Schwangerschaft Chromosomenanomalien des heranwachsenden Kindes zu einem frühen Zeitpunkt schnell auszuschließen* 354, 355, 358 chromosomale Störung = *Abweichung von Struktur oder Anzahl der Chromosomen* 356

Chromosomen = *Träger der genetischen Information, Bestandteile des Zellkerns* 356

Cimicifuga racemosa = *Traubensilberkerze, Wanzenkraut* 257

Citrat = *Salz der Zitronensäure* 101

Climacterium praecox = *zu frühes Eintreten der* → Wechseljahre 337

Clomiphentherapie = *synthetisches* → Östrogen, *das zur Auslösung des Eisprungs verwendet wird* 315

Colitis ulcerosa = *chronische, meist in Schüben verlaufende Entzündung der Dickdarmschleimhaut, die sich vom Mastdarm ausgehend kontinuierlich ausdehnt* 313

Combined Test = *Untersuchung der »Nackenfalte« des Embryos zur Feststellung von* → Chromosomen*störungen* → *siehe* Nackendickemessung 354, 357

Condylome = *Feigwarzen; Viruserkrankung, die durch das* → HPV-Virus verursacht wird 279

Corrugator supercilii = *Muskel im mittleren Augenbrauenbereich*

Curcumin = *leuchtend orange-gelber Stoff, der in natürlicher Form in der Gelbwurzel vorkommt, wird als Gewürz und Aromastoff genutzt* 108

D

Daidzein = *eines der* → Isoflavone, *enthalten in der Sojabohne* 144

Dammschnitt → *siehe* Episiotomie 363, 382, 390

Danazol = *Medikament mit hormonähnlicher Wirkung, wird in der* → Endometriose-*Behandlung eingesetzt* 231

Darmgekröse = *Bauchfellverdoppelung am Darm* 306

Darmperistaltik = *wellenförmig fortschreitende Wandbewegung des Darms, dient der Durchmischung bzw. dem Transport des Darminhalts* 148, 298

Degeneration = *Schädigung, Störung* 98

degenerativ = *entartet, geschädigt* 79, 248

Demenz = *über Monate bis Jahre chronisch verlaufende,* → degenerative *Veränderungen des Gehirns mit Verlust von früher erworbenen kognitiven Fähigkeiten (Gedächtnis-, Denk-, Erinnerungsstörungen)* 300, 310

Depotgestagen = *über einen längeren Zeitraum hinweg wirksames hormonales Verhütungsmittel (Dreimonatsspritze, Hormonstäbchen, Hormonspirale)* 189

Depotinjektion= *Arzneiform, deren gesteuerte (verzögerte) Arzneistofffreisetzung über einen längeren Zeitabschnitt möglichst konstant sowie in therapeutisch brauchbarer Menge geschieht* 251

Depression = *gut behandelbare Stoffwechselkrankheit; Symptome sind Schuldgefühle, Angst und Schwermut, Antriebslosigkeit und Interesselosigkeit* 144, 320, 326, 327, 399

Dermoid = *Zwillingsanlage 272*

Diabetes mellitus = *Krankheitsbegriff für verschiedene Formen der Glukosestoffwechselstörung mit Mangel an Insulin* 52, 53, 59, 79, 80, 106, 226, 227, 240, 252, 254, 314, 354, 362

Diaphragma = *wiederverwendbares Verhütungsmittel nach der Barrieremethode, das 2 Stunden vor dem Geschlechtsverkehr vor dem* → Gebärmutter*hals platziert wird, wo es danach noch mindestens 6 – 8 Stunden verbleiben soll* 191

Diarrhö = *Durchfall* 222

diastolischer Blutdruck = *zweiter, »unterer« Blutdruckwert* 47, 49

Dignität = *Beschaffenheit* 308

Disaccharide = *Zweifachzucker (z. B. Rohrzucker); Zucker, die zur Aufnahme in den* → Organismus *erst gespalten werden müssen* 86

Disposition = *Krankheitsbereitschaft; die angebliche oder erworbene Anfälligkeit eines* → Organismus *für Erkrankungen* 187, 310

Diuretika = *Arzneimittel, die entwässernd wirken*

Divertikulose = *Auftreten zahlreicher Divertikel (birnen- oder sackförmige Ausstülpungen von Wandteilen eines Hohlorgans); die Entstehung wird durch ballaststoffarme Ernährung und Verstopfung begünstigt* 106

Dopamin = *Hirnbotenstoff* 30, 68, 130, 326, 419

Doppler-Ultraschall = *Verfahren zur Bestimmung der Blutflussgeschwindigkeit in arteriellen und venösen Gefäßen sowie im Herzen* 272

Dosis = *verabreichte Menge eines Arzneimittels* 93, 133, 144, 225, 227, 252, 374, 392

Douglas`scher Raum = *zwischen Gebärmutter und Rektum gelegener tiefster Punkt der Bauchhöhle bei der Frau* 271

Down-Syndrom = *chromosomale Abweichung, führt zur Fehlentwicklung fast sämtlicher Gewebe und Organe, die langsam wachsen, unreif bleiben, schneller altern und Fehlbildungen aufweisen können* 355, 356

Dranginkontinenz = *plötzlich auftretender Harndrang mit unwillkürlichem Urinverlust* 251

Druck, osmotischer = *Druck, der von einer prall mit Flüssigkeit gefüllten pflanzlichen Zelle von innen gegen die Zellwand, gegen den Wanddruck, ausgeübt wird* 101, 102, 113, 115

Dysfunktion = *Funktionsstörung* 243, 269

Dysmenorrhö = *schmerzhafte, unter Krämpfen verlaufende Regelblutung* 223, 227, 233, 257, 271, 340, 341, 342, 343

Dysurie = *erschwerte (schmerzhafte) Blasenentleerung* 275

E

Effluvium = *Haarausfall* 243

Eikosanoide = *Produkt des Arachidonsäure-Stoffwechsels (vierfach ungesättigte Fettsäure)* 365

Eileiterschwangerschaft = *Schwangerschaft außerhalb der Gebärmutter im Eileiter mit Ausstoßung der Frucht in die Bauchhöhle nach einigen Wochen* 176, 191, 305, 330, 358

Einphasenpillen = *feste Kombination der Hormone* ➔ Östrogen *und* ➔ Gestagen, *die monatlich 21 Tage lang eingenommen wird, orales Verhütungsmittel* 184

Eisenmangelanämie = *häufigste Blutarmut, bei der der rote Blutfarbstoff reduziert ist* 366

Ektopie = *angeborene Gewebe- oder Organverlagerung, meist nach außen, aber auch innerhalb des Körpers an eine ungewöhnliche Stelle* 268

endogen = *im Körper selbst entstanden, nicht von außen zugeführt* 55, 60

endokrin = *Hormone ins Blut oder Lymphsystem absondernd* 281

Endokrinopathie = *Bezeichnung für Krankheiten, bei denen hormonelle Störungen ursächlich und krankheitsbestimmend im Vordergrund stehen* 310

Endometriose = *gutartige Wucherungen der Gebärmutterschleimhaut außerhalb der Gebärmutter; Verteilung nahezu überall im Körper* 223, 231, 258, 273, 274, 275, 276, 332, 340, 341, 342, 348

Endometriumkarzinom = *Gebärmutterkörperkrebs* 294

endoskopisch = *mittels Ausleuchtung und Inspektion von Körperhohlräumen und Hohlorganen* 305, 306, 307

Entenschnabelspekulum = *Instrument zur gynäkologischen Untersuchung* 178

Endometrium = *Gebärmutterschleimhaut* 183, 242, 273, 294

Entzündung = *(Abwehr-) Reaktion des Organismus auf Reize mit dem Ziel, den Auslöser und seine Folgen zu beseitigen* 196, 217, 230, 236, 239, 328

Enzym = *den Stoffwechsel regulierende Verbindung* 97, 205

EPH-Gestose = *Schwangerschaftserkrankung mit dem Leitsymptom* ➔ Ödem, *Eiweiß im Harn und Bluthochdruck* 389

Epilation = *Haarentfernung* 286

Epilepsie = *Funktionsstörungen des Gehirns infolge exzessiver Entladungen von Nervenzellen, die in körperlichen Anfällen münden* 374

Episiotomie = *Dammschnitt; erweiternde Operation am Geburtskanal zur Vermeidung eines Dammrisses* 390, 391, 392

Epithel = *geschlossener Zellverband, der innere oder äußere Körperoberflächen bedeckt* 70, 93

Ergotamin = *Substanz mit starker gefäßverengender Wirkung* 296

Ersttrimesterscreening ➔ *siehe* Combined Test 354, 356, 357

essentiell = *lebensnotwendig; Stoffe betreffend, die für einen Organismus unentbehrlich sind und die er nicht selbst herstellen kann; für den Menschen sind einige* ➔ Vitamine, *etliche* ➔ Aminosäuren *und einige mehrfach ungesättigte* ➔ Fettsäuren *essentiell* 147, 149, 364, 365

Eumenorrhö = *reguläre, ohne Beschwerden verlaufende Menstruationsblutung* 183

exogen = *von außen zugeführt, nicht im Körper selbst entstanden* 60

F

Faszie = *wenig dehnbare Hülle einzelner Organe, Muskeln oder Muskelgruppen; allgemeine Körperfaszien umhüllen die Gesamtmuskulatur des Rumpfs oder der Extremitäten* 388, 389

Feinnadel-Biopsie = *Gewebeentnahme mittels einer dünnen Hohlnadel* 203

femoral = *zum Oberschenkel gehörend; siehe* ➔ gynoid 156

Fermentierung = *Gärung* 185

fermentiert = *gegärt, haltbar gemacht* 99

Ferritin = *Eiweiß, wichtige Speicher- und Transportform des Eisens im Organismus* 100

fetal = *vorgeburtlich, den Fetus (Fötus) betreffend* 232, 330, 364

Fette = *Hauptnährstoff mit hohem Energiegehalt; zur Resorption fettlöslicher* → Vitamine *und als Quelle* → essentieller Fettsäuren *unentbehrlich* 53, 54, 56, 85, 86, 98, 109, 110, 147, 276

Fettsäuren = *Nahrungsbestandteile, die in gesättigter und ungesättigter Form vorkommen* 53, 57, 59, 64, 85, 95, 98, 99, 107, 109, 110, 124, 126, 133, 135, 147, 149, 258, 276, 317, 365

Fettsäuren, → essentielle = *ein- oder mehrfach ungesättigte (mit chemischen Doppelbindungen) Fettsäuren, die der Mensch mit der Nahrung aufnehmen muss, da er sie nicht selbst herstellen kann; ein Mangel infolge fettfreier Ernährung kann zu Hautveränderungen und Wachstumsstörungen führen* 85, 111, 317, 365

Fettsäuren, gesättigte = *nicht* → essentielle *Fettsäuren, die vorwiegend mit der Nahrung aufgenommen werden, der Körper aber auch selbst herstellen kann* 64

Fibrinolyse = *Vorgang, der die Funktion der regelrechten Blutgerinnung aufrechterhält*

Fibroadenom = *Neubildung von Gewebe der Drüsen oder Schleimhäute, die auf einer Störung oder dem Verlust der Wachstumsregulation beruht und bösartig entarten kann* 291

Fibrose = *Vermehrung des Bindegewebes* 315

fibrozystische Mastopathie = *als Knötchen- oder Strangbildung tastbare Veränderung der Brustdrüse* 291

Filtrationsrate, glomeruläre = *Flüssigkeitsvolumen, das von der Niere pro Zeiteinheit filtriert wird* 148

Flavonoide = *Gruppe von wasserlöslichen Pflanzenfarbstoffen mit gefäßverstärkender, entzündungshemmender oder antiviraler und krampflösender Wirkung; Vorkommen in Zitronen, Weintrauben, Tee und kakaohaltiger Schokolade* 108, 116, 126, 133

Fluorid = *Salz der Fluorwasserstoffsäure (Flusssäure)* 114, 124

Fluor vaginalis = *Ausfluss* 262, 263

Follikel = *kleiner Schlauch, Bläschen (im Haarbalg, im Eierstock als Eizelle etc.)* 210, 212, 219, 220, 254

follikulär = *die Eizelle betreffend* 183

follikuläre Phase = *erste Phase des zweiphasigen Menstruationszyklus mit Heranreifen eines Follikels, steht v. a. unter dem Einfluss der* → Östrogene 183

Folsäure = *hitze- und lichtempfindliches, wasserlösliches Vitamin aus dem B-Komplex, hauptsächlich enthalten in Leber, Vollkornprodukten, Spinat, Brokkoli, Spargel, Tomaten, Eigelb und Nüssen* 63, 98, 99, 112, 125, 134, 136, 148, 149, 350, 364, 367, 368, 372

forensisch = *gerichtlich, gerichtsmedizinisch*

Freie Radikale = *sehr reaktionsfreudige, krebserregende Verbindungen* 94, 128

Fruchtwasserpunktion = *Entnahme von Fruchtwasser mittels Hohlnadel zur Untersuchung* 356, 358

Frühmenarche = *deutlich verfrühtes Auftreten der Menstruation* 182, 184

FSH = ***F**ollikel **s**timulierendes **H**ormon, reguliert u. a. den Zyklus der Frau* 210, 212, 214, 219, 220, 222, 223, 254, 314, 315

G

Galaktorrhö = *spontaner Milchfluss aus der Brustdrüse* 213

Gallensäuren = *von den Leberzellen hergestellte Bestandteile der Galle* 54, 55, 87, 98, 110

Gamma-Linolensäure = *mehrfach ungesättigte* → Fettsäure 233, 258

Gastrektomie = *totale operative Magenentfernung* 222, 310

Gastroenteritis = *Schleimhautentzündung von Magen und Dünndarm*

Gebärmutter = *birnenförmiges, muskulöses Hohlorgan, in welchem die befruchteten Eizellen heranreifen*

Gebärmutterkrebs = *Gebärmutterhalskrebs oder Gebärmutterkörperkrebs (siehe* → Krebs) 21, 38, 79, 80, 229, 242, 248

Gelbkörper = *entsteht im Eierstock aus dem gesprungenen* → Follikel *unter dem Einfluss des* → luteinisierenden Hormons (LH), *Bildungsort von* → Östrogen *und* → Progesteron 212, 220

Gelbkörperhormon = *wichtigstes natürliches* → Gestagen (→ Progesteron) 188, 212, 220, 235

Gelbkörperphase = *2. Phase des Mentruationszyklus* 183, 235

Gelenkarthrose → *siehe* Arthrose

Genistein = *Pflanzenhormon, das in der Sojabohne vorkommt* 144

genital = *die Geschlechtsorgane betreffend*

Genitale, Genitalien = *äußere oder innere Geschlechtsmerkmale* 177, 178, 270, 343

Gerinnungssystem = *komplexer, in Phasen verlaufender Vorgang, der der anhaltenden Blutstillung dient* 68, 187, 303

Geschlechtskrankheiten → *siehe* STD

Geschlechtsmerkmale, sekundäre = *sich in der Pubertät entwickelnde Merkmale (Brüste, weiblicher Behaarungstyp, charakteristische Fettverteilung)* 219

Geschwulst = *Anschwellung (Gewebeanhäufung),* → Tumor 288

Geschwür = *Substanzdefekt der Haut, meist mit intensiver Entzündungsreaktion verbunden* 178

Gestagene = *weibliche Geschlechtshormone, so genannte Gelbkörperhormone; wichtig für die Vorbereitung und Erhaltung der Schwangerschaft sowie die Steuerung des Monatszyklus; wichtigstes Gestagen ist das* → Progesteron, *gemeinsam mit dem* → Östrogen *wird es in der* → Hormonersatztherapie *verwendet, die »Pille« enthält v. a. synthetische Gestagene mit progesteronähnlicher Wirkung* 212, 223, 225, 226, 227, 228, 232, 233, 241, 242, 249, 251, 252

Gestationsdiabetes = *erstmalig während einer Schwangerschaft auftretender Diabetes* 363

Gestose = *Bezeichnung für alle durch eine Schwangerschaft bedingten Krankheitszustände* 387, 389

Gicht = *in akuten Schüben oder chronisch verlaufende Stoffwechselstörung, die durch einen erhöhten Harnsäurespiegel* (→ Hyperurikämie) *verursacht wird; dadurch bilden sich Ablagerungen von Harnsäurekristallen in verschiedenen Gelenken und Geweben* 58, 59, 60, 79, 101, 107, 114, 140

Gicht-Kalk = *krankhafte Gichteinlagerungen* 101

Gingivitis = *Entzündung der Zunge* 222

Globusgefühl = *Gefühl eines im Rachen steckenden Kloßes, evtl. mit Druckgefühl bzw. Schluckzwang* 216

glomerulär = *die Nieren betreffend* 127, 367

Glukose = *der am häufigsten vorkommende und biologisch wichtigste Einfachzucker, enthalten in süßen Früchten, Pflanzensaft, Honig, tierischem Gewebe und Blut (Blutzucker)* 86, 87, 147, 226, 362

Glutaminsäure = *Eiweißbestandteil mit vielen Stoffwechselfunktionen*

GnRH = *bewirkt die Freisetzung von* → FSH und → LH; *Releasing Hormon* (→ RH) 212, 219

Goitrogene = *kropferzeugende Substanzen* 104

Gonokokken = *Bakterien, die beim Menschen durch Schmierinfektion der Schleimhäute eine meldepflichtige Infektionskrankheit mit eitrigen Entzündungen auslösen* → Gonorrhö (Tripper) 263

Gonorrhö (Tripper) = *Infektionskrankheit, die durch Bakterien* (→ Gonokokken) *ausgelöst wird* 277, 278, 279

Grading = *Gradmesser für die Aggressivität eines* → Tumors 203

gynoid = *birnenförmige Figur bei Frauen; Fettverteilung in Richtung Hüften und Oberschenkel* 156

Gyrasehemmer = *Wirkstoffgruppe von Antibiotika* 374

H

Haarfollikel → *siehe* Follikel

Haemoccult-Test = *Test auf verborgenes Blut im Stuhl* 198

Hämorrhoiden = *krampfaderartige Erweiterungen der Venen im Übergang vom Mastdarm zum Enddarm* 106

Harninkontinenz = *gestörte Reservoirfunktion der Harnblase mit unwillkürlichem Harnabgang* (→ Inkontinenz) 280

Harnsäure = *in Wasser schwer lösliche organische Säure* 60, 107

Harnstein = *bis hühnereigroße feste Masse in der Harnblase* 101, 114

Harnverlust → *siehe* Harninkontinenz 247, 264, 280

Hashimoto = *Entzündung der Schilddrüse* 217

HCG = ***h**umanes **C**horion**g**onadotropin; Hormon, welches in Zellen der menschlichen* → Plazenta *gebildet wird, Indikator für eine bestehende Schwangerschaft* 356

Herpes genitalis = *ansteckende Virusinfektion im Bereich der Geschlechtsorgane, die durch* → Herpes-Simplex-Viren *ausgelöst wird* 277, 278

Herpes-simplex-Viren = *Erreger der* → Herpes-*Krankheit* 278

Heroin = *Rauschgift, nicht legal verkehrsfähiges Betäubungsmittel* 387

Herzinfarkt = *plötzlich auftretende Erkrankung des Herzens durch akuten Verschluss eines Herzkranzgefäßes, das den Herzmuskel mit Blut versorgt; Folgen sind das Absterben von Herzmuskelteilen, gefährliche Rhythmusstörungen sowie ernsthafte Störungen der Pumpfunktion bis zum Herzstillstand* 18, 22, 23, 24, 26, 46, 54, 63, 68, 69, 80, 103, 106, 107, 237, 240, 249, 252, 283, 310, 415

Herzinsuffizienz → *siehe* Insuffizienz 79

Hirsutismus = *verstärkte, dem männlichen Behaarungstyp entsprechende Geschlechts-, Körper- und Gesichtsbehaarung bei Frauen* 223, 232, 242, 286, 288, 314

Histamine = *Substanz, die für Allergien verantwortlich ist, gehört zur Gruppe der* → biogenen Amine 106

Histidin = *Eiweißbaustoff, Vorstufe von* → Histamin 107

Histologie = *Lehre von den Geweben des Körpers* 203

histologisch = *das Körpergewebe betreffend* 180, 199, 204

Hitzewallungen = *aufsteigende Hitzeschübe, wobei die Haut insbesondere im Bereich von Gesicht und Oberkörper rötlich und warm wird* 247, 253, 254, 338, 339

HIV-Infektion = *menschliches Immunschwäche-Virus, welches* → AIDS *auslösen kann* 278

Homöopathie = *alternative Heilmethode nach dem Grundsatz »Ähnliches durch Ähnliches heilen«, Verabreichung stark verdünnter Substanzen, die der Krankheit ähnliche Symptome hervorrufen und sie somit heilen sollen* 255, 343, 381, 395, 396

Homöostase = *griechischer Ausdruck für Gleichgewicht* 396

Homozystein = *Aminosäure, die beim Eiweißstoffwechsel entsteht; erhöhte Werte können eine Schädigung der Blutgefäße zur Folge haben* 63, 254

Homozysteinämie = *erhöhte* → Homozystein-*Werte im Blut* 98

Honeymoon-Cystitis = *Harnwegsinfekt, der durch Geschlechtsverkehr übertragen wird* 264

Hormone = *körpereigene Informationsübermittler, Botenstoffe* 26, 54, 110, 135, 142, 144, 157, 158, 161, 187, 209, 210, 211, 212, 214, 215, 217, 219, 220, 221, 222, 228, 242, 250, 254, 265, 271, 281, 282, 287, 289, 310, 314, 315, 326, 327, 328, 338

Hormondepotimplantat = *operativ eingesetzter, anorganischer Fremdkörper zur Empfängnisverhütung (»Hormonstäbchen«) mit langer Liegedauer* 188

Hormonersatztherapie = *künstliche Hormongabe in den* → Wechseljahren 21, 26, 39, 161, 197, 215, 233, 237, 240, 241, 242, 250, 251, 252, 253, 254, 256, 257

Hormonrezeptorstatus = *Gradmesser für die Aufnahmefähigkeit der Hormon-»Andockstelle«* 204, 205

HPV-Virus = ***H**uman**p**apillomaviren; Gruppe von mehr als 150 verschiedenen DNA-Viren, durch die* → Geschlechtskrankheiten *übertragen werden können* 277

Hydrozephalus = *Wasserkopf; Erweiterung der Flüssigkeitsräume des Gehirns durch eine Blockade des Gehirn-Rückenmark-Flüssigkeitsabflusses* 362

Hymen = *Jungfernhäutchen* 177, 181

Hyperandrogenämie = *Überschuss männlicher Geschlechtshormone bei Frauen* 286, 315

Hypercholesterinämie = *erhöhte* → Cholesterin-*spiegel im Blut* 106

Hyperinsulinämie = *erhöhte* → Insulin*werte im Blut* 316

Hyperlipidämie = *erhöhte Blutfettwerte* 314

Hypermenorrhö = *zu starke Regelblutung* 223, 341

Hyperparathyreoidismus = *Überfunktion der Nebenschilddrüse* 310

Hyperthyreose = *Überfunktion der* → Schilddrüse 310

Hypertonie = *Bluthochdruck* 46, 47, 314

Hyperurikämie = *erhöhte Harnsäurespiegel im Blut* 58, 59, 60

Hyperventilation, alveoläre = *gesteigerte Atmungstätigkeit* 79

Hypnose = *Veränderung des Bewusstseins mit Einengung der Aufmerksamkeit, Minderung des Realitätsbezugs und gesteigerter Beeinflussbarkeit* 73, 343, 381, 398

Hypoglykämie = *Verminderung der Konzentration von Glukose im Blut, Unterzuckerung* 53

Hypothalamus = *Teil des Zwischenhirns* 210, 211, 212, 217, 219

Hypophyse = *Hirnanhangdrüse* 210, 211, 213, 214, 217, 218, 219, 314

Hypotonie = *niedriger Blutdruck* 50

Hysterektomie = *Gebärmutterentfernung* 294

Hysteroskopie = *Gebärmutterspiegelung* 192, 303

I

ICSI → *siehe* **I**ntra**z**ytoplasmatische **S**permia**i**njektion 348

Ileus = *Störung der Darmpassage aufgrund von Darmlähmung oder Darmverschluss* 330

Impedanz, bioelektrische = *Bestimmung des Körperfettanteils mit Hilfe einer elektrischen Messung* 156

Implanon = *lang wirksames hormonelles Verhütungsmittel in Stäbchenform, das auf der Innenseite des Oberarmes direkt unter die Haut eingesetzt wird* 188, 224

Indikation = *Grund zur Anwendung eines bestimmten diagnostischen oder therapeutischen Verfahrens in einem Erkrankungsfall, der seine Anwendung hinreichend rechtfertigt, wobei grundsätzlich Aufklärungspflicht gegenüber dem Patienten besteht* 303, 306, 307, 348, 349

Infarkt = *Absterben eines Gewebeteils infolge Gefäßverschlusses* 284

Infektion = *Ansteckung durch Krankheitserreger (Viren, Pilze, Bakterien)* 177, 187, 191, 196, 239, 244, 245, 264, 266, 267, 277, 278, 279, 361, 369

Inhibin = → Peptidhormon *der Eierstöcke, sorgt für regelrechte Funktion der Eierstöcke und* → FSH-*Produktion* 293

Injektion = *Verabreichung in Spritzenform, Einspritzung* 224, 251, 280, 358

Inkontinenz = *Unfähigkeit des Zurückhaltens, Unterdrückens (Urin, Stuhl)* 280

Insemination = *künstliches Einbringen des Samens in die weiblichen Geschlechtsorgane* 348

Insuffizienz = *Schwäche, ungenügende Leistung eines Organs oder Organsystems* 79, 102, 310

Insulin = *blutzuckersenkendes Eiweißhormon, spielt eine Rolle bei der Regulation des Blutzuckers und der Therapie des* → Diabetes mellitus 24, 52, 210, 211, 226, 227, 362, 363

Insulinresistenz = *Stoffwechselzustand mit hohen Insulinwerten trotz normaler oder erhöhter Blutzuckerkonzentration; führt zu einem Mehrbedarf an Insulin* 53, 59, 316, 363

interagieren = *in Wechselwirkung mit der Umwelt treten* 37

intestinal = *zum Darmkanal gehörend* 310

Intoxikation = *Vergiftung* 105

Intrauterinpessar = *siehe* IUD/IUP 229

Intrazytoplasmatische Spermiainjektion (ICSI) = *Methode der künstlichen Befruchtung, bei der das Spermium direkt in das Zellplasma der Eizelle injiziert wird* 348

Intubation = *Einführen eines Schlauches bzw. Rohrs über Mund oder Nase zur Sicherung der Atemwege* 305

invasiv = *(in den Körper) eindringend* 356, 357

in vitro = *im (Reagenz-)Glas, außerhalb des lebenden* → Organismus 348

In-vitro-Fertilisation (IVF) = *Reagenzglasbefruchtung, künstliche Befruchtung im Labor außerhalb des Mutterleibes* 348

Inzidenz = *Anzahl der Neuerkrankungsfälle innerhalb einer bestimmten Bevölkerungsgruppe und eines bestimmten Zeitraums*

Isoflavone = *sekundäre Pflanzeninhaltsstoffe (Stoffe ohne Nährwert, im Gegensatz zu Fett, Eiweiß, Kohlenhydraten); Anwendung in der Krebsvorbeugung und gegen Wechseljahresbeschwerden* 144, 255, 256, 257

IUD/IUP = ***I**ntra **U**terine **D**evice, **I**ntra**u**terin**p**essar; mechanisches Verhütungsmittel (»Spirale«)* 191

IVF → *siehe* **I**n-**v**itro-**F**ertilisation 348, 349

K

Kaiserschnitt = *operative Beendigung der Schwangerschaft oder der Geburt unter chirurgischer Eröffnung des Uterus* 176, 192, 288, 359, 363, 384, 388, 389, 390

Karnitin = *Eiweiß, das besonders in Fleisch vorkommt; hilft bei der Versorgung der Zellen und erhält die Leistungsfähigkeit der Muskeln* 109

Karpaltunnelsyndrom = *Sensibilitätsstörung der Hand mit starken Schmerzen (besonders Daumen, Mittel- und Zeigefinger) durch »Nerveneinklemmung«* 217

Karzinom = *bösartiger* → Tumor, → Krebs 200, 288, 328

Katheter = *dünnes Plastikschläuchlein, mit dem Hohlorgane wie Harnblase, Magen, Darm, Gefäße entleert, gefüllt oder gespült werden können* 348

Keilresektion = *Methode zur Behandlung des* → PCO-Syndroms; *Entfernung eines Gewebekeils aus dem Eierstock* 315

Keratinozyten = *spezialisierte Zellen der menschlichen Oberhaut, die die Hornsubstanz Keratin produzieren; dieses wirkt wasserabweisend und verleiht der Haut Schutz und Stabilität* 281

Klimakterium = *Übergang von der fruchtbaren Lebensphase bis zum »Alter« mit Rückgang der Funktion der Eierstöcke bis zum Stillstand der* ➔ Hormon*produktion* 26, 68, 209, 234, 240, 246, 247, 250, 280, 287, 338

Knaus-Ogino-Methode = *Methode der natürlichen Verhütung mit Berechnung der fruchtbaren und unfruchtbaren Tage (periodische Enthaltsamkeit)* 189

Koagulation = *(Blut-)Gerinnung; verhindert z. B. bei Verletzungen der Gefäßwände den übermäßigen Austritt von Blut ins umgebende Gewebe bzw. aus der Haut*

koagulieren = *eine Blutstillung herbeiführen* 304

Kohlenhydrate = *organisch-chemische Verbindungen, die man auch als Zucker bezeichnet; eingeteilt werden sie in* ➔ Monosaccharide, ➔ Disaccharide *und* ➔ Oligosaccharide/Polysaccharide; *wesentlicher Teil der menschlichen Nahrung* 49, 53, 83, 84, 85, 86, 87, 98, 110, 118, 124, 135, 137, 138, 141, 147, 149, 257

Kolik = *schwere, krampfartige Leibschmerzen* 330, 373

Kollagen = *ein bei Menschen und Tieren vorkommendes Strukturprotein des Bindegewebes, das die Hautelastizität erhält und somit der Hautalterung entgegenwirkt* 243

Kollaps = *plötzlich auftretendes Kreislaufversagen* 102, 114

Koloskopie = *Darmspiegelung* 20, 21

kompensieren = *ausgleichen* 65, 73, 145

Kondom = *Hülle aus (in der Regel) Latex, die vor dem Geschlechtsverkehr über das erigierte Glied abgerollt wird, um sowohl Schwangerschaften als auch die Ansteckung mit sexuell übertragbaren Krankheiten zu vermeiden* 185, 187, 189, 196, 227, 277, 279

Konglomerattumor = *Verklebung oder Verwachsung von Organen und Organteilen, die bei Untersuchung den Eindruck einer größeren* ➔ Tumor*bildung entstehen lassen* 274

Konisation = *Entnahme einer kegelförmigen Gewebeprobe des Gebärmutterhalses zur histologischen (feingeweblichen) Untersuchung* 176, 196, 292, 304

konnatal = *angeboren* 362

Konus = *Kegel* 304

konservative Behandlung = *nichtoperative Behandlung bzw. erhaltende chirurgische Behandlung* 332, 333

Konsistenz = *Beschaffenheit bzw. Grad der Festigkeit eines Stoffs* 179, 190, 221, 222, 262, 263, 380

Kontraindikation = *Gegenanzeige; Umstand, der die Anwendung eines diagnostischen oder therapeutischen Verfahrens bei an sich gegebener Notwendigkeit in jedem Fall verbietet* 226

Kontraktion = *Zusammenziehung* 213

Kontrazeption = *Verhütung* 177, 226, 264

Konzeption = *Empfängnis* 177, 264

koronar = *die arteriellen Kranzgefäße des Herzens betreffend* 36, 52, 69, 79, 254, 258

Koronarangiopathie = *Erkrankung der Herzkranzgefäße* 222

Korrelation = *Wechselwirkung*

Kortikoide = *in der Nebenniere gebildete* ➔ Steroidhormone 232, 315

Krampfadern = *unregelmäßig schlauchförmig oder knotenförmig erweiterte und geschlängelte (oberflächliche) Venen* 80, 106, 288, 333, 334, 335, 336, 337

Kürettage = *Ausschabung der Gebärmutter* 176, 295, 303, 304

Kürette = *löffelförmiges Instrument zur Entfernung von Gewebe aus der Gebärmutter* 303, 304

L

Labilität = *Schwankung, Unsicherheit, Unbeständigkeit* 134, 316

Lactobacillus Acidophilus = *Stäbchenbakterien, die in der Vagina das saure Milieu aufrechterhalten* 265

Laparoskopie = *Bauchspiegelung; Operationsform* 192, 305

Laser-Behandlung = *Lichtbestrahlung mit extrem hoher Energiedichte zur chirurgischen bzw. dermatologischen Behandlung* 275, 279, 304, 336

lateral = *seitlich 391*

Laxantien = *Mittel zur Förderung und Erleichterung der Darmentleerung, Abführmittel* 222

Lebensstilmedizin = *Form der Gesundheitsvorsorge; Vorsorgemaßnahmen, die unseren Lebensstil beeinflussen sollen in Kombination mit therapeutischen Maßnahmen, wenn bereits Gesundheitsstörungen wie Bluthochdruck, erhöhte Blutfettwerte etc. aufgetreten sind* 35, 289

Leberzirrhose = *chronische Lebererkrankung, Schrumpfleber durch Zerstörung des normalen Läppchenaufbaus* 105, 114

Lecithin = → essentieller *Bestandteil von Zellwänden und Nervengeweben im Körper, Nahrungsbestandteil (Eigelb, Wurzelgemüse, Pflanzenöle, Hülsenfrüchte)* 109

LH = ***l**uteinisierendes **H**ormon, reguliert u. a. den Zyklus der Frau* 210, 212, 213, 214, 219, 220, 222, 223, 224, 254, 314

Libido = *Sexualtrieb* 186, 215, 270

Libidoverlust = *Mangel an Verlangen nach sexueller Aktivität* 225, 247, 252, 339

Lignane = *Pflanzenschutzstoffe, die vor allem in Linsen, Getreidekörnern, Früchten und Gemüse enthalten sind* 144, 255

linea alba = *weiße Linie; entsteht durch Verflechtung der seitlichen Bauchmuskeln in der Medianlinie der Bauchwand* 286

Lipide = *Sammelbezeichnung für Fette und fettähnliche Stoffe* 140

Lipoproteine = *an Fette gebundene* → Proteine 55

Lipoproteinlipase = → Enzyme, *die bei Übergewichtigen das Nahrungsfett in die Fettzellen einschleusen; enzymatische Fettspaltung* 161

Listeriose = *Infektion, die natürlicherweise bei Wirbeltieren vorkommt (Rind, Schaf, Ziege, Schwein, Hühner, Nager), aber auf den Menschen übertragen werden kann* 369

lumbal = *im Bereich der Lendenwirbelsäule (LWS)*

Lutealphase = *2. Zyklusphase, Gelbkörperphase* 232, 317

Lycopin = → Carotinoid; *Stoff, der die Tomaten rot färbt; gilt als ein hochwirksamer* → Radikalfänger (→ Antioxidans) 116, 126

Lymphom = *Lymphknotenvergrößerung*

Lysin = → Aminosäure, *die mit der Nahrung aufgenommen werden muss; wichtig für die Infektabwehr und Reparaturmechanismen des* → Organismus 127

M

Makrolide = *Antibiotika gegen viele bakterielle Infektionen im Atemtrakt (außer Tuberkulose) sowie gegen die Geschlechtserkrankungen* → Gonorrhö *und* → Clamydieninfektionen 374

Malabsorptionssyndrom = *krankhafter Zustand, bei dem die Aufnahme von Nahrungsbestandteilen durch die Darmwand in die Lymph- oder Blutbahn vermindert ist* 310

Malignom = *bösartiger* → Tumor 253

Mangan = → essentielles → Spurenelement; *ein Mangel kann zu Sterilität und Knochenfehlbildungen führen* 89, 105, 116, 125, 127, 133, 134, 136, 149

manifest = *vorhanden, ausgebrochen*

Manipulation = *Handhabung* 188

Marker = *radioaktiv angereicherte Stoffe zur Gewebeuntersuchung; Körpersubstanz, die auf einen* → Tumor *hinweisen kann* 272

Mastitis = *Brustdrüsenentzündung* 199

Mastodynie = *Brustspannen*

median = *entlang der Mitte/ Mittellinie* 391

mediolateral = *von der Mitte ausgehend in einem bestimmten Winkel zur Seite hin* 391

Megaloblast = *abnorme Vorstufe von roten Blutkörperchen*

megaloblastische Anämie = *Veränderung des roten Blutbildes 98*

Mehrphasenpillen = *Präparate, die unterschiedliche Hormondosen enthalten, 2- und 3-Stufenpräparate, orale Verhütungsmittel* 184

Melanom = *an der Haut, seltener an der Schleimhaut vorkommender* → Tumor 253

Membran = *(zarte) Haut, Grenzfläche; Trennschicht, von der jede* → biologische *Zelle umgeben ist* 365

Menarche = *erste Blutung* 182, 206, 219, 220

Meningeom = *langsam wachsender, gutartiger* → Tumor, *von bestimmten Zellen im Gehirn und Rückenmark (Meningen) ausgehend* 252

menopausal = *die Menopause (letzte Regelblutung) betreffend* 205

Menopause = *letzte Regelblutung (Entzugsblutung)* 22, 26, 39, 49, 122, 143, 147, 152, 156, 161, 165, 197, 206, 223, 234, 237, 238, 240, 241, 246, 249, 250, 252, 254, 255, 257, 265, 270, 271, 273, 280, 281, 282, 294, 309, 310, 311, 313, 338

Menopausenstatus = *gibt an, in welchem Stadium (vor, während, nach) der* → Menopause *sich die Frau befindet*

Menorrhagie = *verlängerte, verstärkte* → Menstruation 341

Menstruation = *Abstoßung der Gebärmutterschleimhaut, zyklische Blutung* 103, 123, 173, 175, 176, 182, 183, 186, 212, 219, 220, 221, 224, 230, 232, 259, 278, 288, 316, 317, 338, 339, 342

metabolisch = *veränderlich; im Stoffwechsel entstanden, stoffwechselbedingt* 157, 237

Metabolisches Syndrom = *Symptomenkomplex aus Übergewicht, gestörtem Kohlenhydratstoffwechsel, erhöhten Blutzuckerwerten, erhöhten Triglyzeridspiegeln, Bluthochdruck, niedrigem guten Cholesterin (HDL-Cholesterin), Diabetesgefahr, erhöhter Arterioskleroseneigung* 63, 316

Metastasierung = → Tumor-*Aussaat, Absiedelung (»Verschleppung«) von körpereigenen Zellen, gefolgt von der Entstehung weiterer Krankheitsherde* 204

Methionin = *Eiweißbaustein* (→ Aminosäure); *wird zur* → Synthese *und zum Abbau vieler Stoffe im Körper benötigt* 109

Mifegyne® = *Abtreibungspille, »Pille danach«; Methode der* → postkoitalen → Antikonzeption 352

Migräne = *anfallsartiger, pulsierender und meist halbseitiger Kopfschmerz, oft begleitet von Übelkeit, Erbrechen und Wahrnehmungsstörungen* 224, 227, 234, 235, 261, 295, 296, 297, 298, 299, 300

Misgav-Ladach-Technik = *sog. »sanfter Kaiserschnitt«; gewebeschonende Operationstechnik, bei der die Haut mit dem Messer geschnitten und anschließend das Unterhautfettgewebe und die* → Faszie *mit den Fingern gerissen werden* 389

Mönchspfeffer (vitex agnus castus) = *Gewächs aus der Familie der Lippenblütler; Anwendung bei Menstruationsstörungen, prämenstruellen Beschwerden und Brustspannen* 233

Mongolismus → *siehe* Down-Syndrom 355, 356

monophasisch = *einphasig* 223

Monosaccharide = *Einfachzucker; Zucker, die nicht weiter zerlegt werden müssen, um vom Organismus aufgenommen werden zu können* 86

morbid = *»krank« (vom lateinischen morbidus)* 156

Morbus Alzheimer = *fortschreitende* → Demenz-*Erkrankung des Gehirns, die vorwiegend im Alter auftritt und mit einer Abnahme der Gehirn- und Gedächtnisleistung einhergeht* 234, 237, 300

Morbus Basedow = *Störung der* → Schilddrüse *mit Hervorquellen der Augen* 217

Morbus Crohn = *chronisch-entzündliche Darmerkrankung, die im gesamten Magen-Darm-Trakt von der Mundhöhle bis zum After auftreten kann* 313

Morbus Cushing = *hormonell verursachte Krankheit durch erhöhte Konzentrationen von Cortisol im Blut (Hormon der Nebennierenrinde), Symptome sind u. a. Vollmondgesicht, Stammfettsucht, Stoffwechselkrankheiten (z. B. Zuckerkrankheit, Knochenabbau), Wachstumsstörungen bei Kindern, Zyklusstörungen bei Frauen* 211

Morbus Parkinson = *langsam fortschreitende* → neurologische *Erkrankung des Gehirns* 301

Morphium = *Hauptalkaloid des Opiums, Schmerzmittel* 387

Morphologie = *Lehre von der Körper- (Organ-) Form und Körperstruktur*

morphologisch = *die Form betreffend* 274

Motilität = *Bewegungsvermögen von Organen* 187

Mutterkuchen → *siehe* Plazenta

Muttermund = *Öffnungen der Gebärmutter, mit denen sich der* → Zervikalkanal *– als äußerer Muttermund – in die* → Vagina, *bzw. als innerer Muttermund in die Gebärmutterhöhle öffnet* 177, 178, 179, 185, 191, 196, 222, 268, 271, 303, 304, 351, 352, 376, 380, 381, 382

Myelom, multiples = *vom Knochenmark ausgehender* → Tumor 310

Myom = *gutartiger* → Tumor *des Muskelgewebes, häufig in der Gebärmutter* 303

Myomknoten = *gutartiger* → Tumor, *der überwiegend aus Muskelzellen besteht* 179, 306, 332

Myopathie = *entzündliche oder degenerative Muskelerkrankung* 105

N

Nachtkerzenöl = *fettes Öl aus den Samen der Nachtkerze (Oenothera biennis), enthält u. a. mehrfach ungesättigte* → Fettsäuren 233, 256, 258, 276

Nackendickemessung = *Messung der* → Nackenfalte; *ist diese dicker als 1 – 2 mm, so kann dies ein Zeichen für das mögliche Vorliegen einer Chromosomenstörung beim Kind sein* 354

Nackenfalte = *eine Struktur, die normalerweise fast bei jedem Kind in der 11. – 14.* → SSW *auftritt, sie beträgt im Durchschnitt etwa 1 – 2 mm und entwickelt sich mit zunehmendem Schwangerschaftsalter wieder zurück* 356

Nackentransparenz (NT) = *vorübergehend zwischen 11. und 14.* → SSW *auftretendes Ödem im Nackenbereich des Fetus* 356

Natriumchlorid = *Kochsalz, Steinsalz, farblose Kristalle oder weißes Pulver* 102

Nebennierenrinde = *paarige Hormondrüse, umgeben von Fettgewebe, liegt dem oberen Pol der Niere auf* 211, 215, 248, 288, 337, 338

neoadjuvante Therapie = *die Operation vorbereitende Therapie* 204

Neuralrohrdefekt = *Fehlbildung, bei der es im Laufe der Schwangerschaft in der frühembryonalen Entwicklung zu einem unvollständigen Verschluss des Neuralrohrs (des Teiles des Embryos, der später Gehirn und Rückenmark bildet) kommt* 98, 367, 368

neurologisch = *das Nervensystem bzw. die Muskulatur betreffend* 105, 233, 296, 298

neuromuskulär = *die (Reaktion der) Muskeln und Nerven betreffend*

Neuropathie = *Erkrankung des Nervensystems* 98, 112

neuropsychiatrisch = *die Wechselwirkung zwischen Gehirn und Verhalten betreffend* 98, 112, 233

Neurotoxizität = *schädigende Wirkung von giftigen Stoffen an den Nerven* 99

Neurotransmitter = *kleine Moleküle in den Nervenenden zur Erregungsweiterleitung* 130, 297

Noradrenalin = *Hormon des Nebennierenmarks, Überträgersubstanz* 326

nuchal translucency ➔ *siehe* **N**acken**t**ransparenz (NT) 356

O

Obstipation = *Verstopfung* 148

Ödem = *schmerzlose, nicht gerötete Schwellung infolge von Ansammlung wässriger Flüssigkeit in den Gewebespalten der Haut und der Schleimhäute* 102, 112, 135, 204, 224, 243, 316, 335, 376

OGTT = ***O**raler **G**lukose-**T**oleranz**t**est, Blutzucker-Belastungstest* 363

Oligomenorrhö = *zu langes Zyklusintervall zwischen zwei Regelblutungen (»seltene Blutung«)* 288, 341

Oligosaccharide ➔ *siehe* Polysaccharide

Omegafettsäuren = *mehrfach ungesättigte* ➔ Fettsäuren *in zwei Formen:*

Omega-3-Fettsäuren = *v. a. in Kaltwasserfischen (z. B. Hering, Lachs) und Pflanzenölen (Raps- u. Leinsamenöl) enthalten* 57, 110, 124, 126, 135, 149, 258, 276

Omega-6-Fettsäuren = *v. a. in pflanzlichen Ölen enthalten* 110, 124, 135, 149

Onkologie = *Lehre von den* ➔ Tumoren *und tumorbedingten Krankheiten* 200, 273

Opiate = *opiumhaltige Arzneimittel* 387

Optik = *Gerät, das Einsicht ins Körperinnere verschafft* 304, 305

oral = *über den Mund verabreicht, z. B. in Tabletten- oder flüssiger Form* 190, 221, 251

Organismus = *das System von Organen bei Lebewesen* 14, 23, 30, 48, 55, 63, 66, 70, 76, 84, 85, 86, 87, 88, 95, 96, 101, 104, 105, 106, 107, 122, 134, 147, 148, 149, 163, 211, 222, 242, 243, 278, 285, 327, 337, 338, 372, 407, 408

Organscreening = *ausführliche Ultraschalluntersuchung eines Babys zwischen der 20. und 23.* ➔ SSW 354, 355

Orgasmus = *Höhepunkt bzw. Befriedigung sexueller Erregung beim Geschlechtsverkehr oder bei der Masturbation* 189, 214, 270

Ornithin = ➔ Aminosäure, *Bestandteil von Antibiotika* 127

osmotisch = *ausgleichend (siehe* ➔ Druck, osmotischer) 103

Osteomalazie = *erhöhte Weichheit und Verbiegungstendenz der Knochen durch mangelhaften Einbau von Mineralstoffen in die Knochensubstanz* 94, 110

Osteoporose = *übermäßiger Abbau der Knochensubstanz nach der Menopause, der das ganze Skelett betrifft (Knochenschwund); typisches Merkmal ist eine Abnahme der Knochenstabilität, was zu einer erhöhten Gefahr von Knochenbrüchen führt* 14, 20, 35, 38, 42, 68, 101, 114, 129, 132, 133, 140, 240, 248, 249, 254, 255, 309, 310, 311, 312, 313

17ß-Östradiol = *wichtiges körpereigenes* ➔ Östrogen 256

Östrogene = *wichtigste weibliche Geschlechtshormone, die hauptsächlich in den Eierstöcken gebildet werden* 97, 116, 206, 214, 215, 223, 224, 225, 226, 228, 234, 238, 242, 248, 249, 250, 251, 281, 282

Otosklerose = *Verknöcherung der Gehörknöchelchen – kann zur Taubheit führen; erste Symptome: Ohrensausen, Schwindel* 222

Ovarialkarzinom = *Eierstockkrebs* 198, 293

Ovarialzyste = *Eierstockzyste* 224, 271, 305, 331, 342

Ovarlogen = *Beckenwand direkt hinter dem Eierstock* 275

Ovula = *Verhütungsmittel in Zäpfchenform, z. B. Schaumovula* 264

Ovulation = *Eisprung, Ausstoßung einer reifen Eizelle* 220

Ovulationshemmer = *Substanz, die den Eisprung verhindert, »(Antibaby-) Pille«* 222

Oxalat = *Substanz (enthalten in Spinat, Mangold), die die Kalziumverfügbarkeit hemmt und somit die Entstehung von* ➜ Osteoporose *begünstigt* 101, 133

oxalhaltig = *Oxalkristalle (anorganischer Stoff) enthaltend, relevant bei Krankheiten wie* ➜ Osteoporose, *beim Gesunden unbeachtlich*

Oxidation = *Vorgang, bei dem ein Element Elektronen an einen Reaktionspartner abgibt; Verbindung mit Sauerstoff, (Bewirkung der) Aufnahme von Sauerstoff* 95, 96, 127

Oxytocin = *im* ➜ Hypothalamus *gebildetes und im* ➜ Hypophysenhinterlappen *gespeichertes* ➜ Hormon*; wird durch Reizung der Genitalorgane, durch deren Dehnung bei der Geburt, durch den Saugakt beim Stillen sowie durch Seh- und Geruchsreize ausgeschüttet* 210, 213, 214

P

PAP-Test = *»Krebsabstrich«; Zellabstrich mittels Watteträger oder Spezialbürstchen vom* ➜ Muttermund, *benannt nach seinem Erfinder Papanicolaou* 178, 293, 294

parenteral = *über die Venen (Verabreichungsform)* 105

Parkinson`sche Krankheit ➜ *siehe* Morbus Parkinson

pathologisch = *krankhaft* 145, 323, 324

pathophysiologisch = *die Lehre von den krankhaften Lebensvorgängen und gestörten Funktionen im menschlichen* ➜ Organismus *betreffend* 316

PCO-Syndrom = *Polycystisches (auch Polyzystisches) Ovarsyndrom (Stein-Leventhal-Syndrom); Erkrankung, die mit Zyklusstörungen, einem männlichen Behaarungstyp* (➜ Hirsutismus), *Akne oder Haarausfall* (➜ Alopezie) *und/oder einer Erhöhung des Anteils der männlichen Geschlechtshormone im Blut* (➜ Hyperandrogenämie) *einhergeht; dabei finden sich viele kleine Zysten in beiden Eierstöcken, zusätzlich oft verbunden mit Übergewicht und unerfülltem Kinderwunsch* 231, 232, 258, 286, 314, 315, 316, 346, 347

PDA = ***P**eri**d**ural**a**nästhesie, Schmerzausschaltung während einer Geburt mittels Injektion von Schmerzmitteln in den Rückenmarkskanal* 236, 381, 388, 396

Pearl-Index = *Anzahl der ungewollten Schwangerschaften in 100 imaginären Frauenjahren* 222

Pelviskopie = *Bauchspiegelung, Operation im kleinen Becken* 305

Penicilline = *wichtige Antibiotika, wirken gegen eine Vielzahl von Krankheiten* 374

Peptidhormon = *vorwiegend aus Eiweiß bestehendes* ➜ Hormon 211

Perforation = *Durchbohrung einer geschlossenen Körperhöhle oder Struktur, meist eines Hohlorgans* 304

perikonzeptionell = *während der Planung einer Schwangerschaft*

perimamillär = *rund um die Brustwarze* 286

perimenopausal = *während der Wechseljahre* 160

peripher = *außen, am Rande, weg oder fern vom Zentrum* 52

perniziös = *bösartig, schwer, gefährlich* 99

persistierend = *andauernd, hartnäckig* 272

Pestizide = *chemische Substanzen zur Bekämpfung von schädlichen Tieren und Pflanzen* 105

Pflanzeninhaltsstoffe, sekundäre = *Gruppe chemischer Verbindungen ohne Bedeutung im pflanzlichen Grundstoffwechsel, aber mit gesundheitsfördernden und -erhaltenden Wirkungen* 108, 126, 133, 289, 296

Pflanzenschutzstoffe = *Substanzen, die in Pflanzen* ➜ synthetisiert *werden und Krankheiten vorbeugen können* 108, 127

Phenylethylamin = *Farbstoff für Pelze, Leder, Textilien, Haare, Kunststoffe und Nagellacke; starkes Allergen, das Kontaktekzeme und wahrscheinlich auch Asthma auslösen kann* 130

Phosphor = ➜ essentielles ➜ Spurenelement *des Körpers; Baustein von Knochen, Zähnen und Zellen, wichtig für den Energiestoffwechsel* 89, 101, 102, 114, 125, 133, 134, 136, 140, 149, 257, 366, 372

Phototherapie = *Behandlung mittels optischer Strahlung (UV-Strahlung)* 359

Phytate = *Substanzen, die in ballaststoffreichen Lebensmitteln vorkommen; hemmen die Kalziumverfügbarkeit und begünstigen somit die Entstehung von* ➜ Osteoporose 101

Phytohormone = *Hormone auf pflanzlicher Basis* 255

Phytoöstrogene = *aus Pflanzen extrahierte Stoffe, die dem menschlichen* ➜ Östrogen *vergleichbar sind und eine ähnliche Wirkung haben* 108, 116,

126, 127, 133, 145, 206, 233, 253, 255, 256, 257

physiologisch = *die normalen Lebensvorgänge und physikalischen Funktionen des* → Organismus *betreffend* 99, 262, 409

physisch = *körperlich* 211, 247

Phytoöstrogene = *siehe Pflanzenschutzstoffe* 108, 116, 126, 127, 133, 145, 206, 233, 253, 255, 256, 257

Pigmentierung = *Vorhandensein von Farbstoffen, z. B. in der Haut* 98, 205, 335

Pille = *das am häufigsten verwendete* → orale *Verhütungsmittel mit hohem Empfängnisschutz; regelmäßig einzunehmendes* → Hormon*präparat, das* → Östrogen *und* → Gestagen *in unterschiedlicher Zusammensetzung und Dosierung enthält* 5, 16, 49, 134, 160, 174, 184, 185, 187, 188, 189, 198, 222, 224, 225, 226, 227, 231, 233, 241, 242, 252, 265, 268, 287, 298, 315, 335, 340, 351

Plaques = *Ablagerungen, Wandanlagerungen in Blutgefäßen oder Nerven, die z. B. zu* → Arteriosklerose, → Herzinfarkt *oder* → Morbus Alzheimer *führen können* 237, 301

Plasma = *flüssiger Bestandteil des Blutes* 105

Plazenta = *Mutterkuchen; das wichtigste Organ im vorgeburtlichen Versorgungssystem, das Bindeglied zwischen Mutter und Kind; die Plazenta bildet sich an derjenigen Stelle der* → Gebärmutter*wand, wo sich das Ei eingenistet hat* 212, 351, 358, 366, 376, 382, 387, 389

Plazenta praevia = *vor dem* → Muttermund *liegender Mutterkuchen* 351, 376, 387, 389

PMS = ***Präm****enstruelles* ***S****yndrom; charakteristisches, zyklisch wiederkehrendes, komplexes Beschwerdebild; kann zwischen 2 und 14 Tagen vor der einsetzenden Menstruationsblutung auftreten* 232, 233, 258, 316, 317

Polyarthritis, chronische = *entzündliche Gelenkerkrankung* 238, 239, 261, 318

Polyneuropathie = *Nervenerkrankung, die genetisch, durch Stoffwechselstörungen oder Infektionen bedingt sein kann* 98

Polyp = *Schleimhautwucherung in ein Hohlorgan, meist gutartige, gestielte Geschwulst* 303

Polyphenole = *Pflanzenschutzstoffe, organische Verbindungen; wirken entzündungshemmend und krebsvorbeugend* (→ Antioxidantien) 124, 133

Polysaccharide = *Mehrfachzucker (Kohlenhydrate), Zuckerketten wie Stärke oder Zellulose; spielen eine wichtige Rolle als Speicherstoff und Nahrungsgrundlage* 86, 87, 148

Porphyrie = *vererbbarer Enzymdefekt in der Leber* 222

Porphyrin = *organisch-chemischer Farbstoff, spielt im menschlichen Stoffwechsel eine wichtige Rolle* 98

Postexpositionsprophylaxe = *Verhütung einer Infektion nach Kontakt mit Viren* 279

postkoital = *nach dem Geschlechtsverkehr* 225

postmenopausal = *nach den Wechseljahren* 205, 265

postmenstruell = *nach der Regel* 235

postoperativ = *nach einer Operation* 306

Präkanzerose = *sog. Vorkrebs, Vorstufe eines bösartigen* → Tumors 292

prämenopausal = *vor den Wechseljahren* 160, 246

prämenstruell = *vor der Regel* 235

Prämenstruelles Syndrom = *siehe* PMS 232, 258, 316

Pränataldiagnostik = *Summe der vorgeburtlichen Untersuchungen* 352

Progesteron = *körpereigenes Gelbkörperhormon, wichtigstes natürliches Gestagen* 212, 219, 220, 232, 234, 246, 251, 330, 338, 399

prognostisch = *mit einer gewissen (statistischen) Wahrscheinlichkeit voraussagend* 184

Prolaktin = → Hormon, *das in der* → Hypophyse *gebildet wird, steuert bei der Frau indirekt den Monatszyklus, den Milcheinschuss in die Brust und beim Mann die Fruchtbarkeit* 210, 213, 254, 338

proliferativ = *wucherungsfördernd* 251

proliferative Mastopathie = *gutartige Vermehrung der Drüsenläppchen und des Bindegewebes* 203

prophylaktisch = *vorbeugend* 297

Prophylaxe = *Verhütung von Krankheiten, Vorbeugung* 20, 298, 311

Prostaglandinsynthese = *Aufbau von Prostaglandinen (in Samenflüssigkeit, Keimdrüsen und fast allen anderen Organen enthalten)* 258

Protein = *vorwiegend aus* → Aminosäuren *aufgebauter Eiweißkörper* 310

protektiv = *schützend*

psychisch = *seelisch* 200, 211, 332, 342

psychologisch = *die Wissenschaft vom Erleben und Verhalten des Menschen in Bezug auf sich selbst sowie auf Personen, Ereignisse und Objekte seiner Umwelt betreffend* 67, 233, 243, 271, 301, 357, 406

Punktion = *Einführung einer Hohlnadel zur Flüssigkeitsentnahme oder Einbringung von Injektionen* 199, 348, 356, 359

Purine = *Bestandteile von Zellkernen; werden im* → Organismus *zu Harnsäure abgebaut und über die Nieren ausgeschieden; eine erhöhte Purinkonzentration kann* → Gicht *zur Folge haben* 106, 107

Q

Quadrant = *imaginäres Viertel einer Körperpartie (z. B. bei einer Brustkrebsoperation relevant, bei welcher die Brust in 4 Quadranten eingeteilt wird)* 180, 203

Quercetin = *gelber Naturfarbstoff mit krebsvorbeugender Wirkung (*→ Antioxidans*), der z. B. in Äpfeln vorkommt* 108

R

Rachitis = *gestörte Mineralisation der Grundsubstanz (Matrix) des wachsenden Knochens infolge unzureichenden Kalzium- bzw. Phosphatangebots* 94, 101, 102, 110, 114

Radikalfänger = *Substanzen, die freie Radikale (krebsverursachende Atome) abfangen und in eine stabilere, unschädlichere Verbindung überführen* 108, 255, 256

Referenzwerte = *Bezugswerte* 123, 125, 136, 149, 365, 366, 367

rektal = *durch den Enddarm (After), vom Enddarm her* 190, 221

rektovaginal = *die Mastdarm-Scheiden-Region betreffend* 275

Remission = *(vorübergehendes) Zurückgehen von Krankheitserscheinungen*

Resorption = *Aufnahme von Stoffen in die Blut- oder Lymphbahn* 146, 312, 366

reversibel = *umkehrbar, heilbar, absetzbar* 186, 227

Rezeptor = *reizaufnehmende Zelle, »Andockstelle«* 130, 204, 205, 210, 214, 242, 282

rezidivierend = *wiederkehrend* 265

RH = ***R**eleasing **H**ormone, »auslösendes«, »anregendes« Hormon; wird im* → Hypothalamus *gebildet und regt im* → Hypophysen-*Vorderlappen die Produktion weiterer* → Hormone *an* 212

Rhesus-Antiserum = *Substanz, die die Bildung von Antikörpern der Mutter gegen das kindliche Blut aufgrund der* → Rhesusinkompatibilität *verhindert* 358

Rhesusfaktor = *zusätzliches Unterscheidungsmerkmal der menschlichen Blutgruppen A, B, AB und 0: dabei wird zwischen Trägern des Merkmals (Rh-Positiven) und solchen, bei denen dieses fehlt (Rh-Negativen) unterschieden* 358, 359

Rhesusinkompatibilität = *Antikörperbildung der Mutter gegen die Blutzellen des Kindes, welche die roten Blutkörperchen des Kindes aufgrund von* → Rhesusfaktor-*Unverträglichkeit auflöst (Rh-negative Mutter, Rh-positives Kind)* 358

Rifampicin = *Mittel gegen Tuberkulose der ersten Wahl* 222

Rosacea = *Akne der älteren Frau* 222

Rücken, offener → *siehe* Spina bifida 356, 368

Ruptur = *Zerreißung, Durchbruch* 389

S

Saponine = *sekundäre* → Pflanzeninhaltsstoffe, *wasserlösliche Verbindungen* 116, 126

Sarkom = *bösartiger* → Tumor, *der häufig frühzeitig* → metastasiert, *kann sich aus ursprünglich gutartigen Tumoren (z. B.* → Myomen) *entwickeln* 288

SBHG = *Schädel-Becken-Missverhältnis = zu großer Schädel des Fetus in Relation zum Becken der Mutter* 387, 389

Schlafapnoe = *schlafbezogene Atemstörung mit Stillstand des Atemflusses an Nase und Mund, evtl. mit Verlegung der oberen Atemwege* 79

Schlaganfall = → neurologischer *Vorfall, bei dem es aus unterschiedlichen Ursachen (Blutung oder Gefäßverschluss) zu einem plötzlichen (»schlagartigen«) Funktionsverlust von Teilen des Gehirns kommt* 22, 23, 24, 35, 46, 54, 63, 68, 69, 79, 80, 107, 157, 237, 240, 249, 283, 298

Schilddrüse = *wichtige* → Hormon*drüse; gehört zu den* → endokrinen *Drüsen; sie hat die Form eines Schmetterlings und liegt schildartig vor der Luftröhre, deshalb ihre Benennung* 20, 104, 114, 211, 216, 217, 218, 230, 310, 314, 326, 327, 328, 329

Schleimhaut = *die das Innere von Hohlorganen auskleidende Schicht; oberste Zellschicht von*

Körperöffnungen – Mund, Nase, After, Scheide 93, 96, 97, 100, 112, 177, 183, 191, 212, 219, 263, 264, 268, 274, 278, 282, 303, 304, 330, 340, 343

Schleimhautepithel → *siehe* Epithel

Schokoladenzyste = → Endometriosezyste *im Eierstock* 273

Schwämmchen, kontrazeptives = *Verhütungsmaßnahme der* → Barrieremethode *zum Einmalgebrauch, bei der ein mit spermienabtötenden Substanzen (Spermiziden) getränkter scheibenförmiger Schwamm am Gebärmutterhals anliegt* 190

Schwangerschaft = *Zeitraum, in dem eine befruchtete Eizelle im Körper einer Frau zu einem Kind heranreift* 70, 93, 94, 96, 97, 98, 99, 100, 101, 102, 103, 104, 122, 152, 158, 162, 187, 189, 212, 213, 214, 215, 225, 233, 235, 236, 239, 241, 265, 268, 280, 287, 288, 331, 332, 333, 335, 341, 345, 348, 349, 350, 352, 353, 357, 358, 359, 360, 361, 362, 363, 364, 365, 366, 367, 368, 369, 370, 371, 372, 374, 375, 376, 377, 385, 386, 388, 390, 393, 394, 396

Schwangerschaftswoche → *siehe* SSW 70, 93, 94, 96, 97, 98, 99, 100, 101, 102, 103, 104, 122, 152, 158, 162, 187, 189, 212, 213, 214, 215, 225, 233, 235, 236, 239, 241, 265, 268, 280, 287, 288, 331, 332, 333, 335, 341, 345, 348, 349, 350, 352, 353, 357, 358, 359, 360, 361, 362, 363, 364, 365, 366, 367, 368, 369, 370, 371, 372, 374, 375, 376, 377, 385, 386, 388, 390, 393, 394, 396

Screening = *bevölkerungsbezogene Untersuchung gesunder Personen, um Krankheiten im Vor- bzw. Frühstadium entdecken zu können* 294, 311

Seborrhö = *gesteigerte Talgproduktion der Talgdrüsen, besonders am behaarten Kopf und im Gesicht, »Schuppen«* 286

Sectio caesarea → *siehe* Kaiserschnitt 388

Sekretion = *Absonderung von Flüssigkeit aus Zellen* 180, 205, 263

Sekretionsphase = *2. Phase des Menstruationszyklus, Eisprung* 212

Selen = → essentielles → Spurenelement, *das in Nahrungsmitteln (Fisch, Fleisch, Innereien, Nüssen, Sesam) und Getreideprodukten enthalten ist* 64, 89, 105, 114, 125, 126, 127, 136, 149, 276, 301, 366

Sensitivität = *Aufnahmebereitschaft, Empfindlichkeit* 286

Serotonin = *Hirnbotenstoff* 30, 97, 130, 235, 297, 326

Serum = *Wirkstoff, flüssiger Teil des Blutes* 60, 213, 254, 356, 359

Serumdiagnostik = *Untersuchungsmethode anhand von Bestandteilen im Blut* 286

SHBG = ***S**exualhormon **b**indendes **G**lobulin, Hormonbindungsprotein* 315, 316

Sheehan-Syndrom = *Teilweiser oder kompletter Ausfall des* → Hypophysenvorderlappens *(posttraumatisch, nach Blutungen, Unfall); mögliche Folgen: Erschöpfungszustände,* → Oligo- *und* → Amenorrhö bzw. → Libido- *und Potenzstörungen, blasse, sich zurückbildende Haut, Pigmentschwund, Reduktion der Körperbehaarung; im vorpubertären Alter kommt es u. U. zu Hochwuchs oder zu Minderwuchs* 211

Sonografie = → Ultraschall-*diagnostik-Verfahren* 343

Spermiogramm = *Auflistung der bei der Spermauntersuchung erhobenen Befunde* 348, 349

Spina bifida = *Fehlbildung, bei der ein Teil des Rückenmarks nicht wie üblich in der Wirbelsäule liegt, sondern zwischen den Wirbeln nach außen in eine sackartige Hautausstülpung wächst; zählt zu den* → Neuralrohrdefekten 356

Spirale → *siehe* IUD/IUP 191, 224, 227, 229, 230, 268, 332, 340

Spironolakton = *Medikament, das die Nierentätigkeit anregt* 232, 233, 315

Spurenelemente = *Elemente, die in sehr geringen Mengen im* → Organismus *vorkommen; ein Entzug ruft Mangelerscheinungen hervor; Spurenelemente werden mit Trinkwasser, Nahrung und Atemluft aufgenommen* 89, 127, 143

SSW = ***S**chwanger**s**chafts**w**oche; Zeitangabe für die fetale Ausbildung; die erste Schwangerschaftswoche beginnt mit dem ersten Tag der letzten Regelblutung, also vor der Befruchtung des Eies; eine Schwangerschaft umfasst bei Menschen im Allgemeinen 40 Schwangerschaftswochen* 90, 330, 350, 351, 352, 353, 354, 356, 359, 374, 377, 397

STD = ***S**exually **t**ransmitted **d**iseases (Geschlechtskrankheiten), sexuell übertragbare Krankheiten* 277

Sterilisation = *Herbeiführung der Unfruchtbarkeit eines Menschen durch einen chirurgischen Eingriff (Durchtrennung der Eileiter bzw. Samenstränge)* 192, 193, 226

Steroidhormone = *fettliebende, vorwiegend aus* → Fett *bestehende* → Hormone*; zu den menschlichen Steroiden gehören Sexualhormone* 210

STH = ***S**omato**t**ropes **H**ormon, Wachstumshormon; im* → Hypophysen-*Vorderlappen gebildetes* → Peptidhormon 210, 211, 212

Stichelung = *Methode zur Behandlung des* → PCO-Syndroms, *dabei werden mit einer Elektronadel mehrere kleine Löcher in die Oberfläche des Eierstocks gebohrt* 315, 347

Stieldrehung → *siehe* Torsion 331

stippchenförmig = *in Form von Flecken; kleine organische Anhäufungen* 274

Streptomycin = *Antibiotikum, Anwendung u. a. zur Behandlung der Tuberkulose; darf in der Schwangerschaft nicht verabreicht werden* 99

Stress = *Bezeichnung für Reaktionen des Organismus (erhöhte Aktivität des Nervensystems, vermehrte Hormonausschüttung, Blutdrucksteigerung u. a.) auf verschiedene Reize von außen, etwa infolge emotionaler Belastung* 23, 27, 32, 35, 36, 38, 47, 51, 76, 77, 78, 108, 123, 129, 131, 183, 206, 211, 212, 213, 221, 228, 233, 234, 238, 265, 267, 280, 298, 301, 317, 320, 321, 326, 337, 338, 350, 351, 377, 402, 405, 406, 407, 408, 409, 413, 416, 423, 428

Stress, oxidativer = *Bildung von Sauerstoffmolekülen in den Blutgefäßen, die* → Arteriosklerose *begünstigen können* 108

Stripping-Methode = *»Krampfadern ziehen«* 336

Struma = *Kropf, Vergrößerung der* → Schilddrüse 216, 328

subkutan = *unter die/der Haut* 338

Substitution = *Ersatz, künstliche Zufuhr* 237, 250

Sulfide = *Salze des Schwefelwasserstoffes* 108, 116, 126

sympto-thermale Methode = *Methode der natürlichen Verhütung mittels* → Basaltemperatur*messung und Beobachtung des Muttermundschleims* 190

Synapse = *Umschaltstelle für die Erregungsübertragung zwischen Nerven bzw. Nerven und Organen* 301

Synthese = *Zusammensetzung, Verschmelzung, chemischer Aufbau; Entstehung neuer Stoffe aus der Kombination bestimmter Elemente und Gruppen* 54, 94, 100, 106, 109, 130, 332

Synthetisierung = *künstliche Herstellung* 98

systolischer Blutdruck = *erster, »oberer« Blutdruckwert* 47, 48, 49, 81, 316

Szintigrafie = *bildgebendes Verfahren der nuklearmedizinischen Diagnostik, Gewebeuntersuchung mit radioaktiv angereicherten Stoffen* (→ Marker) 217, 328

T

Tamoxifen = *Medikament zur Brustkrebsbekämpfung, Antiöstrogen* 145, 205

Teerzyste → *siehe* Schokoladenzyste 273

Testosteron = *stärkstes natürliches männliches Sexualhormon, Keimdrüsenhormon* 210, 215, 216, 243, 287

Tetracycline = *Sammelbezeichnung für Antibiotika mit breitem Wirkungsspektrum* 374

Thromboembolie = *akuter Gefäßverschluss durch ein verschlepptes Blutgerinnsel* 222, 226, 253, 254

Thrombose = *vollständiger oder teilweiser Verschluss von Arterien oder Venen sowie der Herzhöhlen durch ein Blutgerinnsel* 79, 225, 226, 252

Thrombozyten = *Blutplättchen; feste Bestandteile des Blutes, die für die Blutgerinnung zuständig sind* 68, 283

Thyreostatika = *Substanzen, die die Hormonproduktion der Schilddrüse hemmen* 327

Thyreotoxikose = *Überfunktion der* → Schilddrüse 313

Thyreotropin (→TSH) = *ein Hormon des* → Hypophysen*vorderlappens mit stimulierender Wirkung auf die* → Schilddrüse *für die* → Hormon*produktion* 210

Thyroidea → *siehe* Schilddrüse

topisch = *örtlich, lokal*

torquiert = *gedreht* 305

Torsion = *Drehung, Achsendrehung* 331

toxisch = *giftig* 100, 105

Toxizität = *giftige, u. U. gesundheitsschädigende, grundsätzlich von der Dosis abhängige Eigenschaft und Wirkung von chemischen Substanzen* 97

Toxoplasma Gondii = *Erreger der* → Toxoplasmose 361

Toxoplasmose = *häufig vorkommende Infektion durch das Bakterium* → Toxoplasma Gondii, *die vom Tier auf den Menschen übertragen werden kann; verursacht entzündliche Herde und das Absterben von Zellen* 354, 361, 362, 369

Tranquilizer = *Substanzen, die eine beruhigende, schlaffördernde, muskelentspannende oder krampflösende Wirkung haben* 222

transdermal = *über die Haut* 251

Transformation = *Umbildung, Verwandlung* 304

Transitzeit = *Verweildauer der Nahrung im Darm* 106

transvaginal = *durch die Scheide* 348

TRH = ***T**hyrotropin **r**egulierendes **H**ormon; steuert die* → Schilddrüsen*funktion und die Bildung von* → TSH 216, 217, 218

Trigeminus-Nerv = *Hirnnerv* 299

Trigger = *Auslöser* 299

Triggerfaktoren = *(mit-)auslösende Faktoren*

Triple-Test = *Verfahren, das zwischen der 16. und 20.* → SSW *zur Risikoabschätzung in Bezug auf* → Chromosomen*störungen beim Fetus angewandt wird* 354, 355, 356, 357

Tripper → *siehe* Gonorrhö

Triptane = *Substanzen zur spezifischen Therapie der Migräne, die Kopfschmerz und typische Begleiterscheinungen bessern* 298

Trisomie 21 → *siehe* Down-Syndrom 356

trockenes Auge = *unzureichende Benetzung der Augen durch Sekretionsstörung des Tränenfilms* 282

TSH = ***T**hyroidea **s**timulierendes **H**ormon; steuert die* → Schilddrüsen*funktion und die Bildung der* → Schilddrüsenhormone → T3 *und* → T4 210, 217, 218, 254

Tubus uteri/Tuben = *Eileiter* 192, 220, 226, 349

Tumor = *gut- oder bösartige Schwellung, Geschwulst, jegliche Raumforderung* 197, 203, 204, 252, 253, 272, 288, 292, 294, 308

Tumormarkerbestimmung = *Bestimmung mittels Substanzen, deren Analyse eine Aussage über Vorliegen, Verlauf oder Prognose von bösartigen Erkrankungen ermöglicht* 272

Tyramin = *Gewebehormon, das die glatte Muskulatur von Blutgefäßen und Gebärmutter zusammenzieht; Abbauprodukt von* → Aminosäuren, *kann Überempfindlichkeitsreaktionen auslösen* 299

T3 = ***Tri**iodthyronin,* → Schilddrüsen*hormon* 217, 218, 254, 326

T4 = ***Tetra**iodthyronin (Thyroxin),* → Schilddrüsen*hormon* 217, 218, 254, 326

U

Ulcus ventriculi = *Magengeschwür* 222

Ultraschall = *Schwingungen mit einer Frequenz oberhalb der menschlichen Hörgrenze; Methode zur Sichtbarmachung von Körperstrukturen unterschiedlicher Dichte* 15, 21, 179, 217, 229, 230, 242, 271, 272, 275, 303, 315, 331, 343, 347, 348, 353, 354, 355, 356, 357, 359

Urgeinkontinenz → *siehe* Dranginkontinenz 280

urogenital = *Harn- und Geschlechtsorgane betreffend* 254, 369

Uterus myomatosus = *Wachstum gutartiger kugeliger Muskelgeschwulste* (→ Myome) *in der* → Gebärmutter, *bedingt durch Hormoneinwirkung* 332

UV-Licht = *ultraviolettes Licht, Spektralbereich der elektromagnetischen Wellen* 96, 289

V

Vagina = *Scheide, weibliches Geschlechtsorgan* 220, 265

vaginal = *die Scheide betreffend, im Bereich der Scheide gelegen* 264, 265, 266, 267, 268, 307, 346, 390

Vaginosonografie = *spezielle Ultraschalluntersuchung durch die Scheide mittels eines Sondenstabs*

Varizen = *Krampfadern* 335

Vasa deferentia = *Samenleiter beim Mann* 193

Vasektomie = *Sterilisation beim Mann mittels Durchtrennung des Samenstranges* 226

Vasopressin = *im Zwischenhirn gebildetes Eiweißhormon* 210

Veganer = *Vegetarier, die auch keine Eier und Milchprodukte konsumieren* 100

vegetativ = *dem Einfluss des Bewusstseins entzogen, nicht dem Willen unterworfen* 240, 246, 247, 338, 393

vegetatives Nervensystem = *dem Einfluss des Willens und des Bewusstseins nicht untergeordnete Nerven*

Vena cava = *große Hohlvene mit Verbindung zum Herz; Vene, in welche alle anderen Körpervenen münden* 334

Venae perforantes = *Bezeichnung für die Venen, die das oberflächliche mit dem tiefen Venensystem der Beine verbinden* 334

Verkalkung = *Kalkablagerung in Geweben* 94, 102, 114

Verödung = *Inaktivierung oberflächlicher Venen durch Injektionsbehandlung* 336

verschorfen = *Herstellen einer Wunddecke aus geronnenem Blut und Wundsekret; Methode zur Regeneration zerstörten Gewebes* 275, 305

Verstopfung = *Stuhlverstopfung; Störungen, die durch erniedrigte Stuhlfrequenz und notwendiges starkes Pressen beim Stuhlgang gekennzeichnet sind* 79, 87, 101, 106, 114, 134, 148, 217, 235, 327, 329, 330, 350, 365, 371

Virilisierung = *Vermännlichung bei Frauen durch eine überhöhte Konzentration männlicher Sexualhormone* 216

viszeral = *die Eingeweide betreffend; siehe* → android 157

Vitamine = *organische Verbindungen, die der* → Organismus *für lebenswichtige Funktionen benötigt, die aber von ihm selbst nicht oder nicht ausreichend erzeugt werden können und die deshalb regelmäßig mit der Nahrung zugeführt werden müssen* 63, 64, 83, 84, 85, 87, 88, 93, 94, 100, 110, 118, 126, 127, 132, 133, 134, 135, 138, 139, 142, 143, 144, 149, 257, 289, 299, 349, 350, 366, 367

Vitaminoide = → vitaminähnliche *Wirkstoffe, die* → essentiell *für Zellstruktur und -funktion sind* 109

Vitiligo = *Weißfleckenkrankheit* 222

Volvolus = *Stiel- oder Achsendrehung eines Organs* 330

Vulnerabilität = *Anfälligkeit, Verletzbarkeit*

W

Wächterlymphknoten = *erster Lymphknoten des lymphatischen Systems im Abfluss- oder Abstromgebiet eines Organs* 204, 308

Wechseljahre = *hormonelle Umstellung vor und nach der* → Menopause 5, 6, 22, 159, 160, 197, 214, 240, 246, 247, 248, 282, 338

Wochenbettdepression = → Depression, *häufig mit Weinen (»Heultage«) durch die hormonelle Umstellung nach der Geburt* 398

Wochenfluss = *Wundsekretion nach der Geburt während der ersten 1 – 3 Wochen* 387, 392

Z

Zellgift = *Gesamtheit von Stoffen, die schädigend bzw. zerstörend auf die Zelle wirken* 289

Zellkern = *größter lichtmikroskopisch wahrnehmbarer Teil der Zelle, der von einer Doppelmembran umgeben ist* 214

Zellmembran = *dünnes Häutchen, äußere Begrenzung aller Zellen* 93, 101

Zellulite = → Degeneration *des Unterhautgewebes bei Frauen in der Oberschenkel- und Gesäßregion* 243

Zervikalkanal = *Teil des Gebärmutterhalses* (→ Zervix) 343

Zervix = *Gebärmutterhals; unterer Teil der* → Gebärmutter, *der den* → Muttermund *enthält und in die Scheide hineinragt* 178

Zervixkarzinom = *Gebärmutterhalskrebs* 292, 293, 294

Zervizitis = *bakterielle Entzündung des* → Muttermundes *mit verstärktem Ausfluss* 222

Zyklus = *Kreislauf, wiederholte aufeinander folgende, gleich ablaufende Ereignisse bzw. unterschiedliche Ereignisse innerhalb eines Zyklusablaufes, Monatszyklus der Frau (Abstand zwischen zwei Regelblutungen, »zyklische« Ereignisse)* 173, 183, 184, 187, 211, 212, 213, 214, 219, 220, 221, 223, 226, 228, 252, 258, 259, 274, 340, 346

Zykluslänge = *Intervall zwischen zwei Regelblutungen* 183, 220, 228, 340

Zyste = *mit Flüssigkeit gefüllter Hohlraum, Bläschen (Brust, Ovar)* 179, 199, 272, 331

Zystitis = *Harnblasenentzündung* 222

Zystozele = *Senkung des Blasenbodens, Zeichen einer allgemeinen Bindegewebeschwäche, »Blasenbruch«, Vorfall der Harnblase in einen Bruchsack, z. B. Einstülpung der Harnblase in die vordere Scheidenwand* 265

Zytokine = → Proteine, *die der Kommunikation zwischen Zellen dienen; Wachstums- und Differenzierungsfunktion* 239

Zytostatika = *Substanzen, die das Zellwachstum, insbesondere die Zellteilung verhindern oder verzögern, sie werden in der Therapie von* → Tumoren *eingesetzt* 98

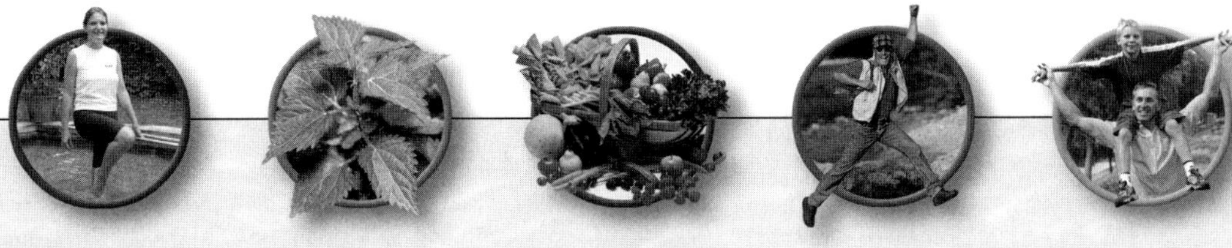

Frauen Frauen Frauen Frauen Frauen Frauen Frauen Frauen Frauen Frauen Frauen Frauen Frauen
Frauen Frauen Frauen Frauen Frauen Frauen Frauen Frauen Frauen Frauen Frauen Frauen Frauen
Frauen Frauen Frauen Frauen Frauen Frauen Frauen Frauen Frauen Frauen Frauen Frauen Frauen
Frauen Frauen Frauen Frauen Frauen Frauen Frauen Frauen Frauen Frauen Frauen Frauen Frauen
Frauen Frauen Frauen Frauen Frauen Frauen Frauen Frauen Frauen Frauen Frauen Frauen Frauen
Frauen Frauen Frauen Frauen Frauen Frauen Frauen Frauen Frauen Frauen Frauen Frauen Frauen
Frauen Frauen Frauen Frauen Frauen Frauen Frauen Frauen Frauen Frauen Frauen Frauen Frauen
Frauen Frauen Frauen Frauen Frauen Frauen Frauen Frauen Frauen Frauen Frauen Frauen Frauen
Frauen Frauen Frauen Frauen Frauen Frauen Frauen Frauen Frauen Frauen Frauen Frauen Frauen
Frauen Frauen Frauen Frauen Frauen Frauen Frauen Frauen Frauen Frauen Frauen Frauen Frauen
Frauen Frauen Frauen Frauen Frauen Frauen Frauen Frauen Frauen Frauen Frauen Frauen Frauen
Frauen Frauen Frauen Frauen Frauen Frauen Frauen Frauen Frauen Frauen Frauen Frauen Frauen
Frauen Frauen Frauen Frauen Frauen Frauen Frauen Frauen Frauen Frauen Frauen Frauen Frauen
Frauen Frauen Frauen Frauen Frauen Frauen Frauen Frauen Frauen Frauen Frauen Frauen Frauen
Frauen Frauen Frauen Frauen Frauen Frauen Frauen Frauen Frauen Frauen Frauen Frauen Frauen
Frauen Frauen Frauen Frauen Frauen Frauen Frauen Frauen Frauen Frauen Frauen Frauen Frauen
Frauen Frauen Frauen Frauen Frauen Frauen Frauen Frauen Frauen Frauen Frauen Frauen Frauen
Frauen Frauen Frauen Frauen Frauen Frauen Frauen Frauen Frauen Frauen Frauen Frauen Frauen
Frauen Frauen Frauen Frauen Frauen Frauen Frauen Frauen Frauen Frauen Frauen Frauen Frauen
Frauen Frauen Frauen Frauen Frauen Frauen Frauen Frauen Frauen Frauen Frauen Frauen Frauen
Frauen Frauen Frauen Frauen Frauen Frauen Frauen Frauen Frauen Frauen Frauen Frauen Frauen
Frauen Frauen Frauen Frauen Frauen Frauen Frauen Frauen Frauen Frauen Frauen Frauen Frauen
Frauen Frauen Frauen Frauen Frauen Frauen Frauen Frauen Frauen Frauen Frauen Frauen Frauen
Frauen Frauen Frauen Frauen Frauen Frauen Frauen Frauen Frauen Frauen Frauen Frauen Frauen
Frauen Frauen Frauen Frauen Frauen Frauen Frauen Frauen Frauen Frauen Frauen Frauen Frauen
Frauen Frauen Frauen Frauen Frauen Frauen Frauen Frauen Frauen Frauen Frauen Frauen Frauen
Frauen Frauen Frauen Frauen Frauen Frauen Frauen Frauen Frauen Frauen Frauen Frauen Frauen
Frauen Frauen Frauen Frauen Frauen Frauen Frauen Frauen Frauen Frauen Frauen Frauen Frauen
Frauen Frauen Frauen Frauen Frauen Frauen Frauen Frauen Frauen Frauen Frauen Frauen Frauen
Frauen Frauen Frauen Frauen Frauen Frauen Frauen Frauen Frauen Frauen Frauen Frauen Frauen
Frauen Frauen Frauen Frauen Frauen Frauen Frauen Frauen Frauen Frauen Frauen Frauen Frauen
Frauen Frauen Frauen Frauen Frauen Frauen Frauen Frauen Frauen Frauen Frauen Frauen Frauen
Frauen Frauen Frauen Frauen Frauen Frauen Frauen Frauen Frauen Frauen Frauen Frauen Frauen
Frauen Frauen Frauen Frauen Frauen Frauen Frauen Frauen Frauen Frauen Frauen Frauen Frauen
Frauen Frauen Frauen Frauen Frauen Frauen Frauen Frauen Frauen Frauen Frauen Frauen Frauen
Frauen Frauen Frauen Frauen Frauen Frauen Frauen Frauen Frauen Frauen Frauen Frauen Frauen
Frauen Frauen Frauen Frauen Frauen Frauen Frauen Frauen Frauen Frauen Frauen Frauen Frauen
Frauen Frauen Frauen Frauen Frauen Frauen Frauen Frauen Frauen Frauen Frauen Frauen Frauen
Frauen Frauen Frauen Frauen Frauen Frauen Frauen Frauen Frauen Frauen Frauen Frauen Frauen
Frauen Frauen Frauen Frauen Frauen Frauen Frauen Frauen Frauen Frauen Frauen Frauen Frauen
Frauen Frauen Frauen Frauen Frauen Frauen Frauen Frauen Frauen Frauen Frauen Frauen Frauen
Frauen Frauen Frauen Frauen Frauen Frauen Frauen Frauen Frauen Frauen Frauen Frauen Frauen
Frauen Frauen Frauen Frauen Frauen Frauen Frauen Frauen Frauen Frauen Frauen Frauen Frauen
Frauen Frauen Frauen Frauen Frauen Frauen Frauen Frauen Frauen Frauen Frauen Frauen Frauen
Frauen Frauen Frauen Frauen Frauen Frauen Frauen Frauen Frauen Frauen Frauen Frauen Frauen
Frauen Frauen Frauen Frauen Frauen Frauen Frauen Frauen Frauen Frauen Frauen Frauen Frauen
Frauen Frauen Frauen Frauen Frauen Frauen Frauen Frauen Frauen Frauen Frauen Frauen Frauen
Frauen Frauen Frauen Frauen Frauen Frauen Frauen Frauen Frauen Frauen Frauen Frauen Frauen
Frauen Frauen Frauen Frauen Frauen Frauen Frauen Frauen Frauen Frauen Frauen Frauen Frauen
Frauen Frauen Frauen Frauen Frauen Frauen Frauen Frauen Frauen Frauen Frauen Frauen Frauen
Frauen Frauen Frauen Frauen Frauen Frauen Frauen Frauen Frauen Frauen Frauen Frauen Frauen